中国当代名医验方选编

妇科分册

主　编　张奇文
副主编　郑其国　孙玉国　张振宇

中国中医药出版社
·北　京·

图书在版编目（CIP）数据

中国当代名医验方选编．妇科分册/张奇文主编．—北京：中国中医药出版社，2013.5

ISBN 978-7-5132-1352-3

Ⅰ.①中…　Ⅱ.①张…　Ⅲ.①妇科病-验方-汇编-中国-现代
Ⅳ.①R289.5

中国版本图书馆 CIP 数据核字（2013）第 041711 号

中国中医药出版社出版
北京市朝阳区北三环东路 28 号易亨大厦 16 层
邮政编码　100013
传真　010 64405750
北京联兴盛业印刷股份有限公司印刷
各地新华书店经销
*
开本 787×1092　1/16　印张 24.75　彩插 1.25　字数 421 千字
2013 年 5 月第 1 版　　2013 年 5 月第 1 次印刷
书号　ISBN 978-7-5132-1352-3
*
定价　65.00 元
网址　www.cptcm.com

社长热线　010 64405720
购书热线　010 64065415　010 64065413
书店网址　csln.net/qksd/
官方微博　http://e.weibo.com/cptcm

《中国当代名医验方选编》

编委会

《中国当代名医验方选编》

妇科分册编委会

主　编　张奇文

副主编　郑其国　孙玉国　张振宇

编　委　（以姓氏笔画为序）

王永前　王默然　邓中光　田宝林
孙　兴　孙玉国　朱士高　朱建华
朱婉华　朱锦善　杜锡贤　李书英
何若苹　张秀芹　张佃堃　张宝华
张振兴　张振宇　张善堂　张瑞华
郑书翰　郑其国　柳少逸　胡懿读
高树中　高修安　曹志群　董幼祺
董继业　路　洁　蔡锡英　颜　新

鞠躬尽瘁
治病救人

张奇文同志

一九八九年七月

陆定一八十三岁

中共中央原宣传部部长、国务院原副总理陆定一给张奇文教授的题词

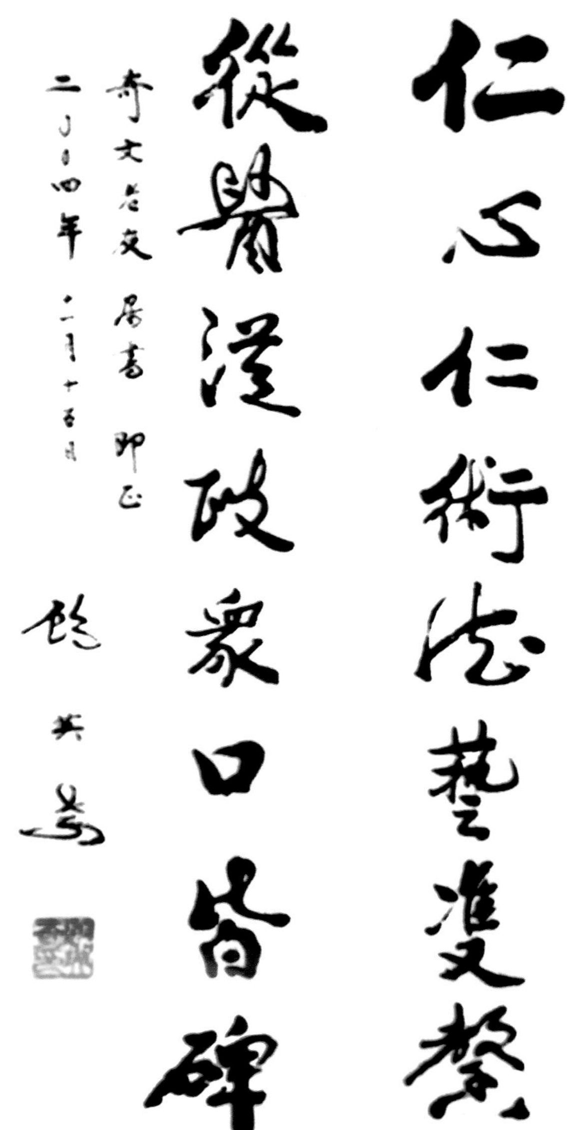

中华人民共和国卫生部原副部长、中国红十字会原常务副会长顾英奇为张奇文的题词

張奇文教授乃當代著名中医儿科专家，医理精深，经验宏富，对儿科建树尤多，有"南江、北王、中张"之称，尤为可贵者，奇文既不仅精于医，且擅于政，先后任山东中医学院党委书记、省卫生厅副厅长等职，为中医事业之振兴贡献至巨，可谓亦医亦相一身者乃医林俊杰也，实为钦佩！今欣逢从医从政五十载之庆，爰以诗书情一阕贺之

精研幼幼谱新章　奇篇阐岐黄
从医从政半百　业绩自辉煌
杏林暖　小儿王　起膏肓
培育英才　著述丰硕　医林之光

朱良春时年八十有九
乙酉之夏

国医大师朱良春为张奇文教授题词

（南江，指南京中医药大学儿科博士生导师，已故著名中医江育仁教授；北王，指中国中医科学院西苑医院儿科主任，已故著名中医王伯岳研究员；中张，即本书主编，山东中医药大学原党委书记，山东省卫生厅原副厅长，现仍健在的张奇文主任医师）

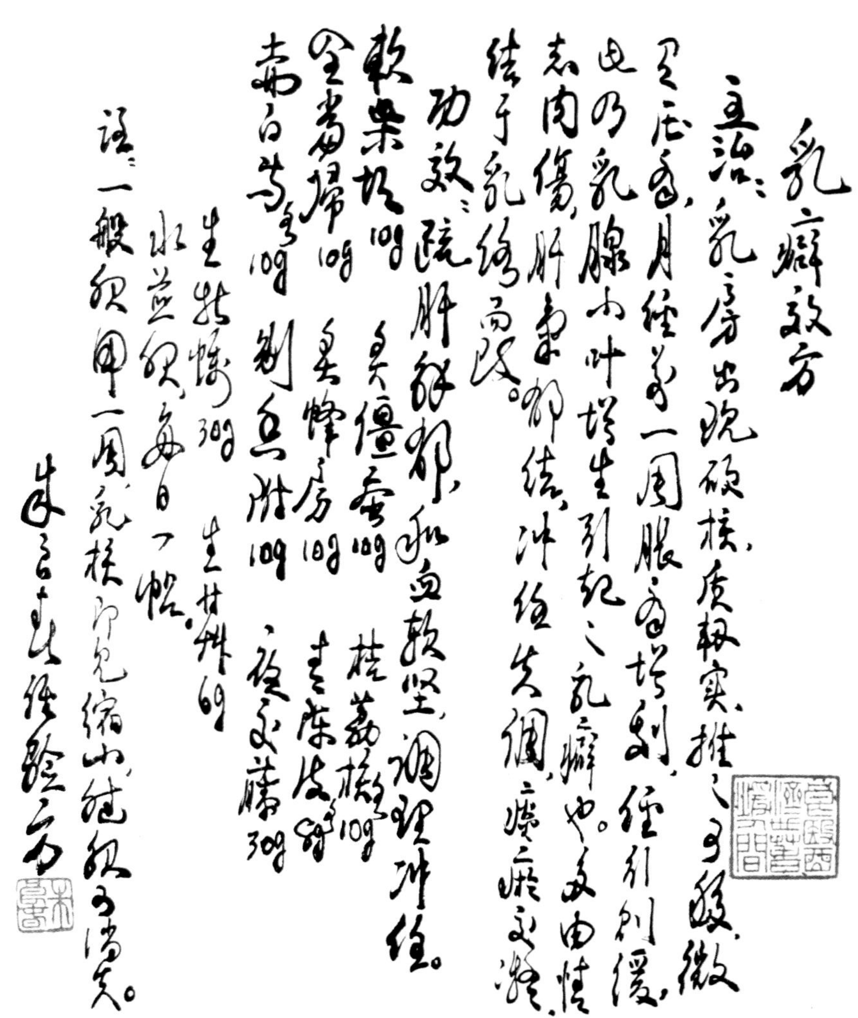

国医大师朱良春处方手迹照片及译文

乳癖效方

主治乳房出现硬核质韧实，推之可移，微有压痛，月经前一周胀痛增剧，经行则缓，此乃乳腺小叶增生引起之乳癖也。多由情志内伤，肝气郁结，冲任失调，痰瘀交凝结于乳络而致。功效：疏肝解郁，和血软坚，调理冲任。软柴胡 10g，制僵蚕 10g，橘荔核各 10g，全当归 10g，炙蜂房 10g，青陈皮各 8g，赤白芍各 10g，制香附 10g，夜交藤 30g，生牡蛎 30g，生甘草 6g，水煎服，每日一帖。

注：一般须用一周，乳核即能缩小，继服可消失。

朱良春经验方

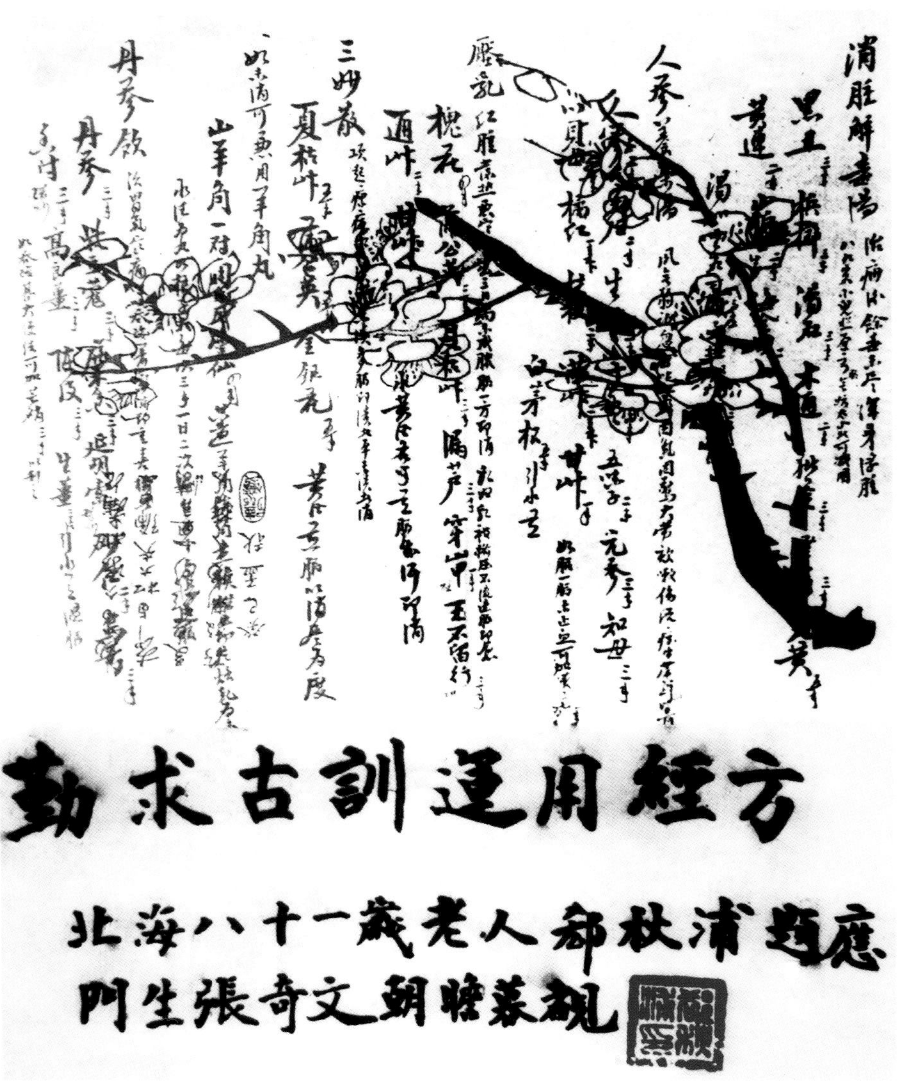

清末秀才、张奇文教授恩师——郗秋浦先生传承遗墨照片

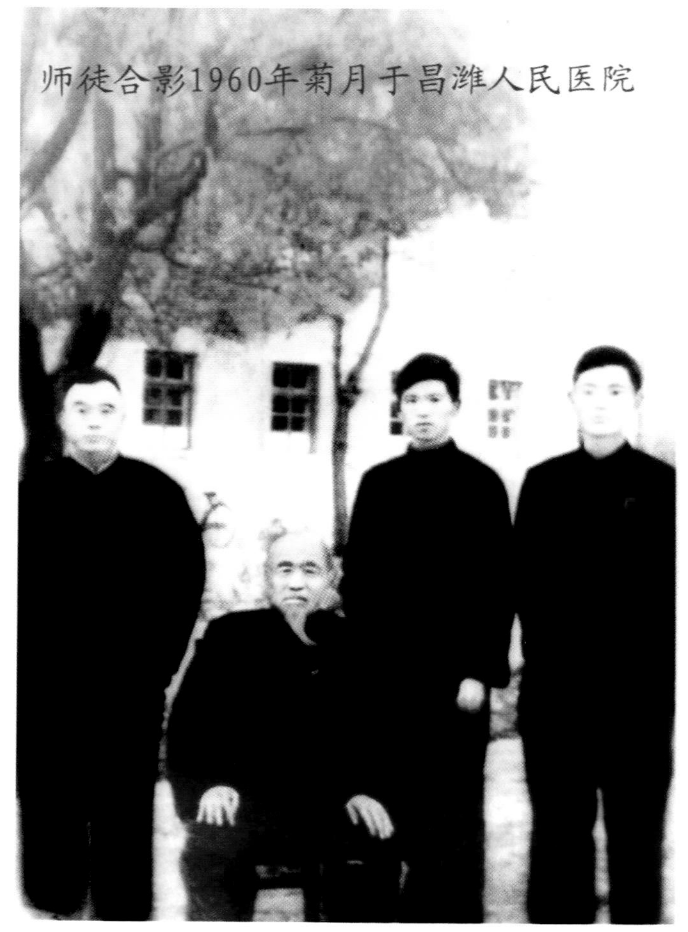

郄秋浦先生师徒合影

（右一为张奇文，右二为郄锡祯，右三为老师郄秋浦，右四为肖敬之）

主编简介

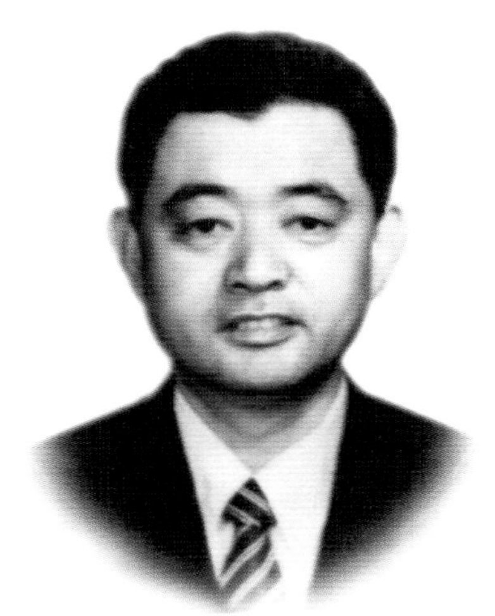

张奇文，男，1935年生，主任医师、教授、全国劳模。历任潍坊市中医院院长、山东中医学院（今山东中医药大学）中医系主任、山东省中医药研究所所长、山东中医学院党委书记、山东省卫生厅副厅长（正厅级）。出生于中医世家，从10岁始，跟祖父学习中医，毕业于潍坊医校，为中华中医药学会儿科分会创始人之一。临证50余年，笔耕不辍，发表学术论文81篇，主编的《幼科条辨》，获得山东科技进步一等奖；主编的《实用中医儿科学》，获全国“康莱特”优秀中医药科技图书一等奖；主编的《实用中医保健学》，获全国“康莱特”优秀中医药科技图书三等奖；主编的《中医养生法》，获首届中医科普图书二等奖；主编的《中国灸法大全》，获北方十一省市优秀科技图书一等奖；主编的《儿科医辑辑要丛书》（共六册），获北方十一省市优秀科技图书一等奖。

张奇文教授始终坚持“为医者，临床乃第一生命，不可一日无临床”的信念，日诊病人50余人，体恤病人，与病人交朋友，“见彼有疾，如己有之”，向病人学习，向书本学习，向有经验的老前辈学习，敢于走前人未走过的路。在学术探讨中，“师古而不泥古，创新而不离宗”，为群众所爱戴和拥护。抱此夙愿，三进三出泉城，被评为全国劳动模范、全国卫生科技先进工作者，受到党和国家领导人的多次接见。1996年被英国剑桥名人中心收录于《世界名人辞典》；2003年被评为山东省名中医药专家；2011年被评为中华中医药学会终身理事并获得中华中医药学会特殊贡献奖。至今，沉潜社区，问病乡里，被群众称为“厅级郎中”，心系民生，治病救人，经常废寝忘食，通宵达旦，著书立说，在实践中带教学生，取得了显著的成效。

前　言

中医学是中华民族在长期的生产、生活和医疗实践中逐渐积累总结而形成的具有独特理论体系和丰富治疗手段的医学，具有浓郁的中国传统文化特色。在浩瀚的历史长河中，它为中华民族的繁衍昌盛作出了卓越贡献。不难看出，它孕育于人民，又服务于人民。

经历数千年的发展，中医学已形成了较为完整的学术体系和良好的群众基础。20世纪90年代后，中医迎来了一个前所未有的良好的发展时期。党中央、国务院对中医药事业高度重视，将其置于国家战略的高度来支持和发展。中医药工作者也在新的历史时期，大力推进中医药的学术传承创新。更重要的是，在全国范围内，推动中医进乡村、进社区、进家庭，弘扬中医药文化，展示中医药历史、科学理论、独特治疗方法，发挥中医药在预防保健、疾病防治和重大公共卫生事业的突出作用，益发深入人心，形成了一种“全民热爱中医，应用中医药”的良好态势。

基于“全民中医”的这种构想，我们仿效历代医学的发展模式，对当代医家的临床验方进行征集和整理，为继承创新提供思路，也为普通民众和各级医师树立典范，由此产生了编著《中国当代名医验方选编》的构思。这一思想，得到了全国各省、市、自治区中医学会和中医名家及门人的大力支持和响应。他们纷纷按照体例要求，把自己亲手用过的验方加以整理。这些经验效方，有的是今人应用古方和古方化裁的经验心得，有的是来自师承和家传，而更多的是自己通过临床实践，在前人的基础上，顺应时代的变迁和疾病谱的变化，因时制宜地研制和应用过证明确实有效的新方，均凝聚了各名家的重要学术思想。每方按统一体例，分方剂来源、药物组成、适应证、功效作用、使用方法、注意事项、临床验案、按语和整理人等内容，拟分儿科、妇科、内科、外科等四个分册，囊括皮肤、骨伤、五官、针灸、推拿等诸科分期出版，以便培养更多的“全科医生”，服务于农村、社区基层大众。这一工作得到了国医大师朱良春、邓铁涛、路志正、颜德馨、李振华、张琪、郭子光等名老中医的大力支持。这些老前辈除积极献方外，还出谋划策、运筹帷幄，给予了各方面的鞭策和鼓励。中国中医药出版社为本书的出版作了大量卓有成效的工作，社长王国辰总编辑、李占永主任亲力亲为、谋划点校，在此一并表示深深的感谢！

在本书的编写过程中，验方的征集，主要是在《名老中医之路续编》编委会提供名医线索的基础上，由诸名老推荐熟知的真正的临床家提供自己的临床经验，应征而来的。因此说，此系列名医验方的出版可以说是继名老中医之路《路》编和《续》编出版之后，进一步发掘诸名老中医经验、更接近临床应用的姊妹篇，同样是诱掖一代名医成长，弘扬名家医技医术的传承篇。编委会的确立，选方的确定，首要的是临床家和贴近临床的实用技术。本着简、便、验、廉，以验为主的宗旨，并未摒弃少数用牛黄、麝香之类的验方，而另寻替代品，以确保历史的真实和药物的效验。

主编要求编委会及协助编辑本套丛书的所有志同道合的弟子和学生们，在编辑本套丛书的同时，首先要带头仿照献方人的要求验证这些方剂，在献方人后面原来有通讯地址、电话、电子信箱，后来由于体例不尽统一，在整理过程中，仅保留了个别人的联系方式，有待于在编辑下面分册时，进一步补充，便于直接查询和对话，使广大读者受益。

“千方易得，一效难求。”编书、著书的目的，在于指导临床的应用。我国幅员辽阔，地处寒、温、热三带，56个民族，由于地理位置、气候环境、生活习惯、语言文字、药品产地、炮制加工等因素的不同，应用过程中需要大家共同总结经验，进一步根据辨证论治的原则，做到因人、因时、因地制宜，方可理法方药，丝丝入扣，取信于患者，推动“全民中医”的健康发展。

由于时间仓促，加之水平有限，所录之方剂与治疗方法难免良莠不齐，或在修订过程中有疏漏和错误之处，敬请各位读者提出宝贵意见，以便再版时修订提高。

张奇文

2010年6月18日于鸢都潍坊市百寿堂

编者的话

已故名老中医岳美中《谈专方》一文讲到："现在的人，动辄讲辨证论治，漫无边际，让人抓不住重心，这是没有真正读懂读遍中医典籍，还限于一知半解之中。无怪治起病来，心无定见，越旋越远，处方用药，朝更夕改，寒热杂投，以致影响疗效。目前中医学界存在两种倾向：一是不辨证论治，只强调专方、单药；一是只强调辨证论治，随证下药。两者均有所偏，未能称是。余谓中医治病，必须辨证论治与专方专药相结合，对于有确实疗效的专方专药必须引起高度的重视。……专方专药的好处是：一、收效快；二、药味少，价廉；三、一般用法都比较简便。即具有效、廉、便的优点，有很高的价值。"

唐·孙思邈尝云："读方三年，便谓天下无病可治，及治病三年，乃知天下无方可用。"中医方书可谓卷帙浩繁，汗牛充栋，良方难觅。《庄子·列御寇》云："夫千金之珠，必在九重之渊而骊龙颔下。"历代医家，毕其一生精力，在探求疾病的治疗中，勤求古训，博采众方，创造了千万首效验良方，惠及万家，为人类的健康事业留下了弥足珍贵的财富，亦给中医的发展创新注入了勃勃生机。

徐灵胎云："一病必有一主方，一方必有一主药。"古今医方浩如烟海，医者选方艰难，病者无所适从。"千方易得，一效难求。"随着社会的发展，生活环境及生活习惯的变化，人类疾病谱也在发生着不断的变化。如在当代社会，妇科疾病中感染性疾病占临床诊疗一大部分，更由于流产手术及避孕药物的使用使得不孕不育患者数量猛增，这些已大大突破古代妇科主要包括经、带、胎、产后、杂病的范畴。为了更好地使用中医中药治疗现代疾病，当代医家不断尝试，反复验证，总结临床经验，逐渐创制了临床用之有效的当代验方治疗现代各类妇科疾病，更加显示了中医学“辨证论治”伟大理论的实用价值。

本书方剂来源既有我们征集的各地名老中医的临床效方，也有我们搜寻的来自名家论著、论文之中临床疗效确切的验方，其宗旨在于收集、整理、发掘当代名老中医临床使用确有实效之专方专药，望能如仲景先师所云：“虽未能尽愈诸病，庶可以见病知源，若能寻余所集，思过半矣。”此乃献方者之功，编者之愿，亦患者之幸是也。

由于时间仓促，囿于文献资料、个人见解、学识水平有限，书中缺点和错误在所难免，谨请广大读者提出宝贵意见，以待再版时完善改正。本丛书在编写过程中参阅了大量的文献资料，在此谨向有关文献作者及出版社表示诚挚的谢意！向每一个处方的原创者表示崇高的敬意！

编　者

2013 年 3 月

目录

1. 月经病

1.1 月经先期

安冲调经汤

〔方剂来源〕燕京中医妇科名家刘奉五经验方。

〔药物组成〕山药 15 克，白术 9 克，炙甘草 6 克，石莲 9 克，川断 9 克，熟地 12 克，椿根白皮 9 克，生牡蛎 30 克，乌贼骨 12 克。

〔功效〕平补脾肾，调经固冲。

〔适应证〕脾肾不足，夹有虚热所引起的月经先期、月经频至，或轻度子宫出血。

〔使用方法〕水煎服。

〔按语〕月经先期、月经频至、轻度子宫出血均有虚实之分。对于虚证一般多用参、芪补脾；桂、附、鹿茸、鹿角补肾，这些仅用于纯虚证类。刘老医生在临床实践中体会到，很多病人属于虚中夹实。特别是女青年月经初潮之际，脾肾不足，而阳气初升，虚象之中往往夹有热象，表现为脉细，面色萎黄，疲乏倦怠，四肢无力，而月经色黑有块。若妄用参、芪、桂、附之属，则热益内炽，月经更加提前，血量反而增多，若见有热而过用苦寒芩、连之类，则伤正而脾肾更虚，在这种既不能过于温补，又不能苦寒直折的矛盾情况下，摸索出平补脾肾、调经固冲的经验方药。

本方主要由补脾、补肾、清热固涩三个药组组成。其中山药、白术、炙甘草补脾；川续断、熟地补肾；石莲、椿根白皮、生牡蛎、乌贼骨清热固涩。平补脾肾，补而不燥，清热固涩又不伤正，是本方的主要特点。在补脾肾药中不用参、芪，而以山药为主，取其味甘入脾，补肾固精，性平可以常服。川续断苦微温，既能补肾，又为治崩漏带下之要药。清热药中选用石莲，系莲子坠入泥土中多年后出土之品，性苦偏寒，既能清热又有健脾补肾之功；椿根白皮性寒，凉血止血又有固涩之效。在固涩药中重用牡蛎，既能育阴清热而又能收涩止血，若血量较多则用煅牡蛎，血量少或无血时则用生牡蛎。

总之，本方补脾肾，脾气充则能统血，肾气足则能闭藏，清热收涩，清补兼施，标本兼顾，气血调和而经水自安，所以定名为安冲调经汤。

〔出处〕《刘奉五妇科经验集》。

清肝调经方

〔方剂来源〕上海蔡氏妇科蔡小荪经验方。

〔药物组成〕生地 12 克，当归 9 克，地骨皮 9 克，丹皮 6 克，柴胡 4.5 克，制香附 9 克，黄芩 4.5 克，泽泻 9 克，白芍 9 克，白术 6 克，茯苓 12 克。

〔功效〕疏肝清热，滋阴养血。

〔适应证〕适用于月经先期，或经前淋沥，乳胀，郁闷不欢。脉细弦，舌质偏红。

〔使用方法〕水煎服。

〔按语〕方中柴胡、黄芩、丹皮疏肝清热为主，苦寒入内，下通血室，以清冲任蕴热；当归、白芍柔肝养血为佐，以敛肝木阳刚之气；香附为理气调经之圣药，气调则血和；泽泻清泄下焦之火，火息则血宁；生地、地骨皮滋阴凉血，清其骨热则肾气自清，使热去而阴不伤，水盛而火自平；配白术、茯苓培本滋源，扶土则抑木，以护胃气。全方正本清源，气顺血安，而经自调矣。

加减运用：阴虚烦热者，柴胡改银柴胡，加炙龟板 9 克，炒知母 6 克，炒黄柏 6 克。肝郁头痛者，去柴胡，加白蒺藜 9 克，生决明 15 克，怀牛膝 9 克。经期延长者，加煅牡蛎 30 克，旱莲草 15 克。脘腹胀痛者，加广木香 3 克，青皮 4.5 克，陈皮 4.5 克，金铃子 9 克。经量偏多者，加焙白薇 6 克，黑芥穗 9 克，地榆炭 12 克。

〔整理人〕蔡庄。

凉血清海汤

〔方剂来源〕杭州何氏妇科经验方。

〔药物组成〕桑叶10～30克，地骨皮12克，牡丹皮10克，生荷叶1角，槐米12克，玄参12克，紫草根10克，生白芍10克，生地10克，旱莲草15克，炒玉竹20克，甘草10克。

〔功效〕凉血清热，滋阴固冲。

〔适应证〕月经先期、月经过多、经期延长、崩漏等属血分实热之证。

〔使用方法〕水煎服。

〔按语〕方中重用桑叶清肝凉血滋燥，配伍牡丹皮、槐米、紫草根，清热凉血止血；荷叶入心、肝、脾三经，升发清阳，凉血止血，化瘀生新而无留寇之弊；地骨皮养阴清热，玄参、生地、玉竹养阴润燥，滋水涵木；生白芍酸收入肝，生用柔肝而育阴，具敛阴遏流之效，功专力著。

〔出处〕《全国中医妇科流派研究》。

清热养阴汤

〔方剂来源〕黑龙江韩氏妇科韩百灵经验方。

〔药物组成〕生地、黄芩、地骨皮、知母、麦冬、白芍、杜仲、阿胶、续断、桑寄生。

〔功效〕滋肾阴，清虚热。

〔适应证〕阴虚内热引起的五心烦热，潮热盗汗，口干咽燥，颧红，头晕眼花，耳鸣，腰酸，盗汗，大便秘，小便赤等，舌红少苔或无苔，脉细数。

〔使用方法〕水煎服。

〔按语〕①阴虚内热，热扰冲任，迫血妄行而致月经先期、崩漏、经间期出血、经断复来、赤白带下、胎漏、产后恶露不绝等。临证酌加炒地榆、小蓟、焦栀子以凉血止血；夹有血条者，加炒蒲黄、茜草炭以逐瘀止血；无心烦热者，加栀子、牡丹皮以清热除烦；口渴者，加沙参、石斛以滋阴止渴；若子病及母，累及于肺而见咳嗽者，加百合以润肺止咳；肾水不能上济心火而见心悸气短者，加五味子、党参以益气养阴。

②素体阴虚，复因经期或产后失血过多，精血亏损，虚热内扰而致经行情志异常者去杜仲，加枸杞子、女贞子、龟板以育阴填精。若肾水不足不能上济心火而致心肾不交者，加党参、五味子、远志以益气养阴，交通心肾；兼心火偏盛烦躁者，加栀子、竹茹、莲子心以清心除烦；水不涵木而致肝阳偏亢者，去杜仲，加山萸肉、枸杞子、石决明、牡蛎以滋阴平肝潜阳；口苦咽干者，加龙胆草清肝胆之火；胸胁胀满疼痛者，加香附、郁金、川楝子、瓜蒌以疏肝理气通络。③素体阴虚，正值经断前后，天癸渐竭，肾阴不足，虚热暗生而致经断前后诸证者去杜仲，加枸杞子、女贞子、龟板、牡丹皮；口渴者，加党参、沙参；潮热汗出者，加五味子、黄芪；烦躁者，加栀子、牡丹皮。④素体阴虚，正值经期冲气偏盛，冲气挟虚火上逆，灼伤口舌而致经行口糜者，加怀牛膝、丹皮、黄柏；经行吐衄者加旱莲草、茯苓、怀牛膝、牡丹皮。⑤阴虚内热，热伤冲任，损伤胎气而致胎动不安者，加枸杞子、女贞子、栀子以滋阴清热。⑥阴虚内热，耗伤气血，胎失所养而致胎萎不长者，加山茱萸、山药、党参、黄芪。⑦素体肾阴不足，正值妊娠期间气血下注以养胎，阴血益感不足，无力上乘，心阴不足，虚热内生而致妊娠心烦着，加党参、竹茹；口渴者加沙参、石斛。⑧素体肾阴不足，正值妊娠期间气血下注以养胎，阴血益感不足，虚火内生，灼肺伤津而致妊娠咳嗽者，加百合、玄参养阴润肺止咳。⑨素体肾阴不足，相火妄动，上扰心神而致脏躁者，去杜仲、续断，加牡丹皮、山茱萸、山药、玄参、酸枣仁以清虚热，滋肾水，养心安神。⑩素体肾阴不足，精血亏乏，虚热内生，热扰冲任，不能摄精成孕者，去杜仲，加山茱萸、山药、龟板、女贞子以补肾填精益髓；若阴损及阳而致阴阳两虚者，加菟丝子、巴戟天、山茱萸、山药，以阴中求阳，阳中求阴，阴阳并补而达到阴平阳秘。

〔整理人〕韩延华。

育阴调经汤

〔方剂来源〕湖北中医药大学毛美蓉教授经验方。

〔药物组成〕生地 30 克，地骨皮 12 克，白芍 15 克，女贞子 12 克，旱莲草 20 克，制首乌 15 克，枸杞子 10 克，山药 20 克，太子参 15 克，生甘草 5 克。

〔功效〕育阴调经。

〔适应证〕适用于肝肾阴虚引起的月经失调。

〔使用方法〕水煎服。

〔按语〕临床常见的月经失调有月经先期、月经后期、月经先后无定期、月经过多、月经过少、经期延长和崩漏等。《产育宝庆集方》云："阴阳愆伏，则月候失常，以致太过不及，乍多乍少，或前或后。"又妇女属阴，以血为本，以血为用。《灵枢・五音五味》云："今女人之生，有余于气，不足于血，以其数脱血也。"妇女由于其特殊的生理规律，常因经、孕、产、乳数度失血耗精，而形成阴液不足，致月经失调以阴虚证多见。

已故毛美蓉教授认为：大凡由阴虚所致月经失调，主要应责之肾肝。肾主蛰而藏精，为一身阴液之根本，乃天癸之源、月经之本。如《医学正传・妇人科》说："月经全借肾水施化。"《傅青主女科・调经》亦云："经水出诸肾。"肾气盛实，阴阳平衡，则月事以时下；若肾水亏虚，阴阳失衡，则月经失调。女子以肝为先天，肝主藏血，司疏泄，性喜条达，恶抑郁。肝血充足，疏泄适度，则血海得以蓄满而溢，月经依时而下。若肝血亏虚，阴液不足，则肝用失调，疏泄失度，使血海蓄溢失常，引起月经失调。故可以认为，阴虚证月经失调当以肝肾阴虚为本。

《素问・调经论》曰："阴虚则内热。"阴虚证月经失调常表现阴虚血热诸症，血热迫血妄行则致月经先期、经期延长、月经过多，甚或崩中漏下等。因此，我们认为，阴虚证月经失调以肝肾阴虚为本，血热迫血妄行为标，治疗上当遵循滋养肝肾、养阴清热调经之大法治之。

育阴调经汤由《傅青主女科》之两地汤及《医方集解》之二至丸化裁而来，由生地、地骨皮、女贞子、旱莲草、白芍、制首乌、枸杞子、山药、太子参、生甘草组成。方中生地甘寒质润入肝肾两经，善滋肝肾之阴而清热凉血；地骨皮能入肾泻肾火，清骨中之热，二者合而为君。配伍二至丸入肝肾、滋肾水，益肝阴而止血；白芍、制首乌、枸杞子滋肾柔肝益精血，共为臣。更以山药、太子参双补气阴，生甘草调和诸药而为佐使。全方组方精炼严谨，共奏滋肾柔肝、养阴清热调经之效。

经临床观察，以育阴调经汤为基本方加减治疗阴虚证月经失调，能明显改善患者月经状况及阴虚症状，对各种类型月经失调、阴虚证型及西医病种均有较好的疗效。治疗月经失调，当以服药 3 个月为宜，坚持用药是取得疗效的重要因素。加减运用：内热盛者加丹皮、知母；郁热重者加川楝子、玫瑰花；阳亢者加钩藤、生石决明；出血量多、经行不止者加阿胶、荆芥炭。

〔整理人〕张娟。

四物柏骨汤

〔方剂来源〕齐鲁郑氏妇科郑惠芳经验方。

〔药物组成〕生熟地各12克，炒白芍15克，当归6克，元参18克，黄柏6克，白术12克，五味子12克，生龙骨30克，地骨皮15克。

〔功效〕清热凉血，健脾固涩，调经。

〔适应证〕月经先期日久不愈属血热者。

〔使用方法〕水煎服。

〔按语〕此方治月经先期，取四物汤养血调经，合黄柏、地骨皮清热凉血，以正本清源，血热妄行月经超前，日久必伤血耗气，故配白术以健脾摄血，佐龙骨、五味子固涩以治标。

〔整理人〕郑惠芳，山东中医药大学附属医院主任医师。

1.2 月经后期

化湿调冲经验方

〔方剂来源〕杭州何氏妇科何子淮经验方。

〔药物组成〕生山楂、薏米仁、姜半夏、茯苓、陈皮、平地木、泽泻、泽兰、苍术、大腹皮、生姜皮。

〔功效〕化湿调冲。

〔适应证〕适用于月经愆期，量少色不鲜，形体肥胖，胸闷懒言，晨起有痰，带多色黄。舌苔薄腻，脉象弦滑。本证多见于内分泌失调所致的月经稀少，闭经及无排卵型月经，患者多肥胖不孕。

〔使用方法〕水煎服。

〔按语〕加减运用：痰稠咳不畅，加用海浮石、天竺黄；带多酌加扁豆花、白槿皮、川萆薢、鸡冠花；水走皮间，肢体浮肿者，加椒目、官桂。

〔整理人〕陈少喜。

加减生化汤

〔方剂来源〕黑龙江韩氏妇科韩百灵经验方。

〔药物组成〕川芎、当归、甘草、桃仁、茯苓、陈皮、木香。

〔功效〕活血行气。

〔适应证〕由气血失调引起的月经后期，量少，色暗，有块，小腹胀痛，心烦不宁，产后恶露甚少，舌质紫暗，脉弦涩。

〔使用方法〕水煎服。

〔按语〕加减运用：①五志化火，肝失条达，疏泄失职，血行不畅，而致月经过少、月经后期、闭经等，临证酌加赤芍、香附、益母草以增强活血调经之力；经行腹痛，胀甚者，加乌药、元胡、木香以行气止痛；刺痛者，加蒲黄、红花、桃仁以增活血化瘀之效。②瘀血阻于心之胞络，而致脏躁者，加麦冬、大枣、莲子心以清心除烦；瘀血上扰神明而致不寐者，加生地、红花、远志、酸枣仁、丹参、少许麝香以活血通窍，宁心安神。③产后气血、冲任失调、瘀阻胞脉而致产后恶露不下、产后腹痛者，加枳壳、元胡、怀牛膝、益母草以活血祛瘀，引血下行。

〔整理人〕韩延华。

补肾调经方

〔方剂来源〕中日友好医院许润三教授经验方。

〔药物组成〕淫羊藿 10 克，仙茅 10 克，紫河车 10 克，山萸肉 10 克，女贞子 20 克，当归 10 克，白芍 10 克，香附 10 克。

〔功效〕补肾，养血，调经。

〔适应证〕肝肾亏虚所引起的月经后期、月经过少及闭经。

〔使用方法〕水煎服。

〔临床验案〕赵某，女，25 岁，已婚，干部，1990 年 10 月 5 日初诊。闭经一年，既往月经基本规律，3 年前开始月经稀少，2～3 月一行，量少，近一年月经停闭，注射黄体酮可使月经来潮，但停药后月经仍然不行。末次人工月经 1990 年 6 月 5 日。平素腰酸腿软，白带不多，舌淡苔薄，脉细弦，妇科内诊检查盆腔未发现异常。综观脉症，证属肝肾亏损，冲任空虚，无余可下，故而月经停闭。治宜补肾养肝，疏肝调经，以补肾调经方加减。处方：女贞子 25 克，菟丝子 30 克，当归 10 克，白芍 10 克，紫河车 10 克，山萸肉 10 克，仙茅 10 克，淫羊藿 10 克，柴胡 5 克，制香附 10 克。上方服 7 剂之后，自觉小腹微胀，胃脘稍有不适，遂于原方加丹参 30 克、茺蔚子 15 克，连服 14 剂之后月经于 1990 年 11 月 5 日复潮，6 天净，血量中，有血块，经行小腹稍痛，诊脉细弱，继按原法调治，月经 12 月 11 日又潮。

体会：《素问·上古天真论》曰："女子七岁，肾气盛，齿更发长，二七天癸至，任脉通，太冲脉盛，月事以时下。"故肾气是保证月经正常来潮的根本因素，现代研究证明，"肾主生殖"的功能与"下丘脑-垂体-卵巢"性腺轴的功能相似，肾气亏损可表现为性腺轴功能的失调，导致月经停闭，故许老把补肾作为治疗闭经的第一大法，设立补肾调经方，以补肾阴，温肾阳，养肝血，调肝气，使肾精来复，冲任充盈，月经得以来潮。临床运用活血通经、行气化痰等法，有时虽可使月经来潮，但难以建立正常的月经周期，只有用补肾法为主治疗，方可使闭经病人恢复正常月经周期。

〔按语〕淫羊藿性味甘温，入肝、肾二经；仙茅味辛性热，二药同为温肾之品，能壮肾中之阳；女贞子甘苦性凉，山萸肉甘酸性温，二药均入肝、肾二经，能滋补肝肾之阴；紫河车为血肉有情之品，甘咸性温，既益肾气，又填精血，现代药理研究证实紫河车有激素样作用，能促进机体的发育；当归甘辛性温，归心、肝、脾经，白芍苦酸微寒，归肝、脾二经，二药补血养肝，为调经之良药；香附味辛、微苦、甘，性平，归肝、三焦经，芳香走窜，能疏肝理气解郁，配于补肾养血药之中，使全方补而不滞。诸药合用，共奏补肾、养血、调经之效。兼气虚者加生黄芪、党参；兼气滞加柴胡、青皮；兼痰湿加半夏、益母草等。

〔出处〕《中国名医名方》。

加味桂枝茯苓丸

〔方剂来源〕全国中医内科名家曾绍裘经验方。

〔药物组成〕嫩桂枝 6 克，赤茯苓 10 克，白芍药 10 克，粉丹皮 6 克，桃仁泥 9 克，茜草根 9 克，海螵蛸 9 克，三七粉 3 克。

〔功效〕活血化瘀，调理冲任。

〔适应证〕月经后期、闭经、倒经、产后恶露不绝、产后腹痛、癥瘕（子宫肌瘤、输卵管囊肿）、子宫内膜炎、胎盘残留、胎死不下、子宫息肉、慢性输卵管炎、慢性盆腔炎等，凡属瘀阻者，皆可应用。

〔使用方法〕水煎服。

〔注意事项〕凡非血瘀所致之痛或虚性崩漏不宜用。

〔按语〕月经后期分寒、热、虚、实，此方治月经后期属寒凝血瘀，经脉不通致冲任失养者。治宜活血化瘀，温经散寒，调理冲任，方取桂枝茯苓丸正合病机。恐攻伐太过，故方中加止血之品，其效更捷。

〔整理人〕曾绍裘，湖南中医药大学。

加味桂枝茯苓丸

〔方剂来源〕齐鲁郑氏妇科郑惠芳经验方。

〔药物组成〕桂枝 9 克，茯苓 9 克，桃仁 9 克，丹皮 9 克，白芍 18 克，甘草 9 克，川牛膝 9 克，生蒲黄 9 克，酒五灵脂 12 克，香附 12 克，元胡 9 克。

〔功效〕温经散寒，活血利气，缓急止痛。

〔适应证〕适用于经期延后，行经时四肢清冷，小腿及腰腿部剧痛难忍者。

〔使用方法〕水煎服。于每次月经来潮之前服 3～4 剂，连服三个周期。

〔注意事项〕经前七天和行经期间忌食生冷饮食。

〔按语〕金匮桂枝茯苓丸是为妇人妊娠、宿有癥病、漏下不止而设，具有活血化瘀，缓消癥块之效。本方在此基础上又加理气行血之品，适用于寒凝血瘀之痛经。

〔整理人〕郑惠芳，山东中医药大学附属医院主任医师。

归艾老姜汤

〔方剂来源〕新疆医科大学第二附属医院李兴培主任医师经验方。

〔药物组成〕当归 30 克，生艾叶 15 克，煨老生姜 15 克，红糖 60 克（分两次兑服）。

〔功效〕活血通经，温阳散寒。

〔适应证〕本方宜于气滞血瘀、寒湿凝滞所致的月经后期、月经过少、痛经、闭经。

〔使用方法〕水煎每日1剂，分2次服。每次临用时加红糖30克，搅拌后趁热饮服。月经后期、量少及痛经患者，宜在行经第一天始服药。一日1剂，连服4剂。服用数月，多数患者可望痊愈。

〔整理人〕李兴培，新疆医科大学第二附属医院。

1.3 月经先后无定期

育肾调经方（四物调冲汤）

〔方剂来源〕上海蔡氏妇科蔡小荪经验方。

〔药物组成〕炒当归10克，生地10克，川芎6克，白芍10克，制香附10克，怀牛膝10克，柴胡6克。

〔功效〕理气养血，调理冲任。

〔适应证〕适用于经行先后不定期，量时多时少。

〔使用方法〕水煎服。

〔按语〕加减运用：如果经行前期，量偏少或偏多，经期延长者，属阴虚内热，加地骨皮、麦冬、熟女贞子、旱莲草、桑寄生等；如果经量偏少，经行后期或小腹冷痛属寒凝气滞者，加艾叶、吴茱萸、桂枝、元胡；如果经行量多，色淡质稀，神疲体倦，气短懒言，四肢不温，面浮肢肿属脾虚失摄者，加生黄芪、炒党参、茯苓、山药、炒白术等；经行少腹刺痛或胀痛属热毒内蕴者，加红藤、败酱草；经闭不行者加牛膝、泽兰叶。

〔整理人〕黄素英。

益气调冲经验方

〔方剂来源〕杭州何氏妇科何子淮经验方。

〔药物组成〕炒党参、炙黄芪、升麻炭、焦冬术、炒白芍、远志炭、松花炭、肉果炭、赤石脂、补骨脂。

〔功效〕益气调冲。

〔适应证〕适用于经行先后不定，经量或多或少，色淡，淋沥拖日难净，甚至断后3～5天复见少许，或量多如崩。面色不华，气短自汗，下腹作坠，胃纳不振。舌淡，脉细软。

〔使用方法〕水煎服。

〔按语〕加减运用：量多如崩，可加用独参汤益气摄血。

〔整理人〕陈少喜。

一号调经丸方

〔方剂来源〕川蜀中医妇科名家王渭川经验方。

〔药物组成〕党参15克，白术12克，香附12克，当归9克，桑寄生15克，巴戟6克，菟丝子15克，台乌6克，川芎6克，益母草24克，艾叶9克，小茴香3克，河车粉12克。

〔功效〕补虚调经。

〔适应证〕适用于月经紊乱，属虚证者。

〔使用方法〕上药共为细末，炼蜜为丸，此为一周量。

〔整理人〕王渭川。

二号调经丸方

〔方剂来源〕川蜀中医妇科名家王渭川经验方。

〔药物组成〕丹参9克，白芍9克，白术15克，茯苓12克，当归9克，姜黄9克，桃仁9克，香附12克，红泽兰15克，益母草12克，柴胡6克。

〔功效〕活血化瘀调经。

〔适应证〕适用于月经紊乱，属实证者。

〔使用方法〕上药共研细末，炼蜜为丸。此为一周量。

〔整理人〕王渭川。

一号调经合剂（益黄八珍散改水剂）

〔方剂来源〕川蜀中医妇科名家王渭川经验方。

〔药物组成〕党参24克，白术9克，茯苓12克，当归9克，生地12

克，赤芍9克，川芎6克，益母草30克，地鳖虫9克，炒蒲黄9克，鸡血藤18克。

〔功效〕补益气血，祛瘀调经。

〔适应证〕适用于月经先期、月经后期、月经先后无定期、漏下色污有块，痛经，属气血两虚挟瘀者。

〔使用方法〕水煎服。

〔整理人〕王渭川。

1.4 月经过多

芩连四物汤加减

〔方剂来源〕燕京中医妇科名家刘奉五经验方。

〔药物组成〕黄芩9克，马尾连9克（或黄连末3克），生地黄9～15克，白芍9～15克，当归9克，川芎4.5克。

〔功效〕清热燥湿，凉血固冲。

〔适应证〕适用于血热所致月经量多。

〔使用方法〕水煎服。

〔按语〕本方以黄芩、马尾连清热燥湿，生地黄、白芍、当归、川芎养血活血，调理冲任，通过脏腑功能的调整，促使整体功能的改善。

加减运用：阴虚明显者加玄参、麦冬、旱莲草；寒湿明显者加柴胡、荆芥穗；肾虚明显者加川断、菟丝子、熟地黄、石莲；血热较重，出血多（或不规则）者，去当归、川芎，加地骨皮、青蒿、椿根白皮、乌贼骨、生牡蛎；出血不止者加侧柏炭、棕榈炭、贯众炭、阿胶；头晕，头痛，肝旺明显者，加桑叶、菊花、女贞子、旱莲草、生龙齿、珍珠母；脾虚明显者加太子参、山药、莲子肉、白术；湿热下注者加瞿麦、车前子、木通；气滞疼痛明显者加川楝子、元胡、五灵脂、香附。

〔出处〕《刘奉五妇科经验》。

生脉散合四草龙牡汤

〔方剂来源〕北京中医药大学东直门医院肖承悰教授经验方。

〔药物组成〕太子参 30 克，麦冬 15 克，五味子 12 克，煅龙牡各 30 克（先煎），仙鹤草 15 克，益母草 15 克，旱莲草 15 克，鹿衔草 15 克。

〔功效〕益气敛阴，摄血止血。

〔适应证〕适用于崩漏出血量多或出血时间长，阴血丢失严重，气阴两伤需止血者。

〔使用方法〕水煎服。

〔按语〕方中太子参性平而不燥，益气而不动血，止血而不化热，但用量要大，可达到补气摄血之目的。麦冬滋养阴液，五味子敛阴止血，二药均有生津作用，配合太子参而奏增补气阴之效。仙鹤草、益母草均有收缩子宫的作用，止血而不留瘀。鹿衔草及旱莲草，均能益肾止血。煅龙牡收敛益阴，固涩止血。全方守而不走，旨在益气敛阴，使冲脉恢复摄血功能。为了加强止血的效力，可在此方的基础上随证投入 1 味炭类药，如凉血选用贯众炭 12 克，补脾选用莲房炭 12 克，益肾选用杜仲炭 12 克，祛瘀可选用蒲黄炭 12 克。一定要根据辨证和药物归经来选用炭类药，切不可多用，以防留瘀。若所遇崩漏患者出血时间较长，可于主方中加银花 15 克。因为银花走血分，可用之清热解毒以预防感染。一旦临证所见出血甚多且有欲脱之势者，可急服西洋参 10 克，以益气养阴，救急固脱。由于西洋参价昂货少，服法要注意，不能同于一般的中药煎法，可用水蒸法。先把西洋参切成碎片，放在搪瓷小碗内，加水适量，放在锅内蒸开半小时，然后取出，令病人顿服碗内蒸好的西洋参水，再把碎渣咀嚼服下。

血止以后要进行调理善后。其目的有二，一是要扶正，即恢复人体的正气，增加机体的免疫力。只有全身情况好转，脏腑功能得以恢复，月经生理轴才能正常地运转，冲脉才可以发挥固摄、调理经血的作用，以使崩漏向愈。二是调整月经周期，使月经按时而下。对于更年期宫血患者，因肾气渐衰，天癸亏竭，卵巢功能衰退，就不要人为地恢复正常的月经周期，要随其自然，顺其趋势，以补脾恢复正气为主，以后天养先天。

青春期功血，应调整月经周期，以使肾气、天癸充盛，卵巢内分泌功能正常。治疗应从先天肝肾及后天脾胃着眼，以补肾为主，兼以调肝、健脾。补肾又当以补肾阴为主，特别是不宜大量使用助阳药物。自拟调固方疗效尚佳。山萸肉 15 克，枸杞子 15 克，女贞子 15 克，肉苁蓉 15 克，山药 15 克，炒白术 15 克，杭白芍 15 克，制香附 10 克。其中山萸肉、枸杞子、女贞子补肾阴，方中仅一味肉苁蓉为补肾阳之品，但其性温而柔润，既补阳又益阴。用山药、白术健脾补后天为本，白芍、香附调肝。全方补而不燥，直接或间接地调补冲脉的功能，使血海安宁，经血按期而潮。

〔出处〕《古今名医临证金鉴》。

血见愁合剂

〔方剂来源〕杭州何氏妇科何子淮经验方。

〔药物组成〕血见愁 24 克，炒白芍 10 克，生地 12 克，旱莲草 15 克，仙鹤草 20 克，茜根炭 9 克，鹿含草 15 克，乌贼骨 12 克，炙黄芪 12 克，炙甘草 5 克。

〔功效〕清热凉血调经。

〔适应证〕月经过多之气虚血热型。

〔使用方法〕上药 3 剂水煎，浓缩至 250 毫升，分 2 天服，每天服 3 次，每次服 40 毫升。

〔按语〕热迫血妄行，气随血泻，遂致气阴两伤而月经过多。本方清热凉血，益气摄血，俾血静气充，经可复常矣。

〔整理人〕何子淮。

自拟方治疗脾肾阳虚

〔方剂来源〕岭南妇科流派罗氏妇科罗元恺经验方。

〔药物组成〕附子 6 克，炮姜 5 克，炙甘草 9 克，党参 30 克，白术 18 克，首乌 30 克，岗稔根 30 克。

〔功效〕温补脾肾。

〔适应证〕适用于脾肾阳虚致绝经前之月经过多，血块多，面色苍黄晦暗，舌质淡黯，脉沉微弱。

〔使用方法〕水煎服。

〔按语〕方中以附子温补肾阳；党参、白术温补脾阳，生化气血；炮姜温经散寒，祛瘀止血，共为主药。辅以首乌养血止血，岗稔根收涩止血。炙甘草调和诸药为佐药。

〔出处〕《罗元恺论妇科》。

养血汤

〔方剂来源〕三晋韩氏妇科经验方。

〔药物组成〕炒生地15克，当归7.5克，川芎（酒炒）4.5克，白术7.5克，黑芥穗4.5克，山萸肉4.5克，续断6克，甘草6克。

〔功效〕养血、凉血、止血。

〔适应证〕妇人经行日长量多，经过复行。脉象：浮革、沉牢。

〔使用方法〕水煎服。

〔按语〕此方即《傅青主女科》加减四物汤炒生地易熟地。原书说治血先调气，气行血自去，治风先治血，血活风自灭。然调经诸方，必以调气为主也。此方用四物汤，乃养血之神品；加白术、芥穗，补中气，健脾调元，而兼止血；甘草和中而益元气；续断、山萸，滋阴补肾，兼补经脉之不足，以调经。

〔出处〕《全国中医妇科流派研究》。

三黄忍冬藤汤

〔方剂来源〕浙江省中医院裘笑梅主任医师经验方。

〔药物组成〕黄连4.5克，黄芩9克，黄柏9克，忍冬藤15克，贯众12克。

〔功效〕清热凉血。

〔适应证〕血热所致月经先期、量多或崩漏。

〔使用方法〕水煎服。

〔临床验案〕俞某，21岁。1964年7月10日初诊，室女经来量多似崩10余日，继而淋沥10余日，经量又多如崩，反复至今3月余未清，经色鲜红，少腹微胀，面赤口渴，大便秘结难下，小便赤热频数，末次月经3月18日，经当地医院诊治无效，转入本院门诊。脉弦有力，苔薄黄，味苦，舌质红绛，唇红。治拟三黄忍冬藤汤化裁，以清热凉血。方用：制军炭9克，黄芩炭9克，川柏炭6克，忍冬藤炭15克，贯众10克，冬桑叶15克，丹皮6克，地榆炭10克，煅龙牡各30克。二诊药后经量骤减未清，大便已下，小溲清利，少腹感舒适，尚感头晕目眩，心悸，口干咽燥，面色苍白，脉细弱，苔薄白，改用固气补血，以澄其源。处方：党参9克，炙黄芪10克，白术9克，山萸肉6克，炒白芍9克，忍冬藤炭12克，冬桑叶15克，黄芩炭6克，阿胶10克（另烊），当归炭9克，陈皮4克，红枣12克。服药15剂，上症均改善，经转6天净，量中无腹痛感。

体会：血得热则行，遇寒则止。阳热过亢，迫血妄行，引起月经先期、量多，甚或崩漏，宜于清热以止血。上例为血热型崩漏，由于阳乘于阴，血热经崩淋沥难净，初以清热凉血泻其余火，仿急下存阴之法，次以固气补血，复血海之虚，重用冬桑叶，滋阴调冲，虚火自平，崩漏始止。

〔按语〕本方主用三黄清泻三焦之火，使阳热得泄，血不受迫，自不妄行，辅忍冬藤、贯众以增强清热凉血之功。诸药合用，共奏清热凉血止血之效。

〔整理人〕王金生。

生脉二至乌茜汤

〔方剂来源〕成都中医药大学附属医院杨家林主任医师经验方。

〔药物组成〕党参30克，麦冬15克，五味子10克，女贞子15克，益母草15克，旱莲草15克，茜草12克，乌贼骨24克，生地12克，地骨皮15克，炒贯众30克，炒槐花12克。

〔功效〕益气养阴，清热凉血，化瘀止血。

〔适应证〕月经过多，经期延长，崩漏等。

〔使用方法〕水煎服。出血量多可1日2剂。

〔整理人〕杨家林。

益气清营固冲汤

〔方剂来源〕江苏南通市中医院姚寓晨经验方。

〔药物组成〕炙黄芪、太子参、生地、黄芩、贯众炭、乌贼骨、重楼。

〔功效〕益气清营，固冲止血。

〔适应证〕适用于月经过多、崩漏、胎漏、产后恶露不绝之妇科血证。

〔使用方法〕水煎服。

〔按语〕方中以炙黄芪、太子参益气摄血，生地、黄芩滋阴清热凉血，贯众炭、乌贼骨、重楼解毒清热止血。七药合用，共奏益气清营、固冲止血之效。

月经过多：姚老认为，妇人经水过多，《证治准绳》曰“劳伤气血，冲任虚损”，“不问肥瘦，皆属热也”。姚氏综诸家之说，结合临床经验，指出纯虚或纯热者少，虚热兼夹者多，在治法上宜益气不忘清营，若兼瘀浊，则当降浊行瘀。

崩漏：妇人崩漏，病因学最早见于《素问·阴阳别论》，曰：“阴虚阳搏谓之崩。”宋·陈自明在《妇人大全良方》中云：“妇人月水不断，淋沥腹痛……或因经行而合阴阳，以致外邪客于胞中，滞于血海故也。”元·朱丹溪又云：“崩下由脏腑损伤，冲任二脉气血俱虚故也。”姚氏则指出，本病之成因不外乎“虚、热、瘀”，治宜虚者补之，瘀者消之，热者清之，澄源塞流而复旧。

胎漏：系指妊娠期间腰酸，腹痛，伴有少量阴道出血的病症，多因孕妇平素体虚，脾肾不足，气血虚亏，不能固养胎元；或肝肾不足，阴虚火旺，损伤胎元所致。姚氏治疗主张拟健脾益肾补益气血，佐以清热养血安胎元。常选益气清营固冲场合寿胎丸加减，使脾肾强健，气血充足，热清胎安。

产后恶露不绝：产后恶露不绝，姚氏按照清·吴谦所说：“固冲任损伤，血不收摄，或瘀行不尽，停留腹内随化随行。”责之虚、瘀两个方面，强调临证细心体察，针对病情，“不拘于产后，亦勿忘于产后”，辨治拟通补兼施，不犯“虚虚实实”之戒。

姚寓晨自创益气清营固冲汤一方而医四疾，关键在于月经过多、崩漏、胎漏、产后恶露不绝之病机颇具共同之处，即多属“虚、热、瘀”为患，虚者气阴亏虚；热者，营血有热；瘀者，瘀血阻滞，治宜虚者补之，瘀者消之，热者清之。异病而同治，正体现了中医药学辨证施治原则性与灵活性的有机结合。

〔出处〕《近现代25位中医名家妇科经验》。

1.5 月经过少

育阴补血汤

〔方剂来源〕黑龙江韩氏妇科韩百灵经验方。

〔药物组成〕熟地、山药、山茱萸、枸杞子、当归、白芍、牡丹皮、龟板、鳖甲、炙甘草。

〔功效〕补肾填精益髓。

〔适应证〕精血不足引起的头晕目眩，皮肤干涩，心悸失眠，手足心热，善惊，腰酸膝软，倦怠乏力，妇人月经量少，色淡或妇人不孕等，舌质红或干淡，脉虚细。

〔使用方法〕水煎服。

〔按语〕加减运用：①素体精血不足，冲任失养，无血可下而月经量少、月经后期、闭经等。临证中酌加香附、川芎、丹参以疏肝解郁，活血调经。②气血虚弱，濡养失职，不荣则痛而致痛经、妇人腹痛、产后腹痛、产后身痛等。腹痛者倍白芍、加何首乌以缓急止痛；腰痛、身痛者加杜仲、川断、桑寄生、木瓜、秦艽补肾舒筋，通络止痛。③精血不足，胎元失养而致胎动不安、滑胎、堕胎、小产、胎萎不长等。临证酌加菟丝子、阿胶、川断、桑寄生；若见阴道流血者加炒地榆、旱莲草以止血。④素体虚弱，正值经期、孕期气血下注冲任，或因产时伤津耗气，使精血更虚，不能上荣清窍而致经行头痛、经行眩晕、妊娠眩晕、产后血晕等。头痛者加何首乌、川芎、鸡血藤养血行气，活络止痛；头晕者加阿胶、女贞子、何首乌。⑤素体精血不足，复因产时伤津耗气，精血亏虚，化源不足而致产后缺乳者加通草、桔梗补血宣络通乳。⑥素体精血不足，复因产时失血耗气，气血亏虚，肠道失于濡养而致产后大便难者加黑芝麻、火麻仁、郁李仁以润肠通便。

〔整理人〕韩延华。

益肾调经汤

〔方剂来源〕川蜀中医妇科名家卓雨农经验方。

〔药物组成〕杜仲 9 克，续断 9 克，熟地 9 克，当归 6 克，白芍（炒）9 克，益母草 12 克，焦艾 9 克，巴戟 9 克，乌药 9 克。

〔功效〕滋肾调肝，兼固冲任。

〔适应证〕适用于经来色淡量少，经后少腹疼痛，两胁作胀，腰部酸软，倦怠无力，舌淡红，苔薄，脉沉弱。

〔使用方法〕水煎服。

〔出处〕《卓雨农中医妇科治疗秘诀》。

疏肝解郁汤

〔方剂来源〕川蜀中医妇科名家卓雨农经验方。

〔药物组成〕香附 9 克，青皮 6 克，柴胡 6 克，郁金 6 克，丹参 12 克，川芎 4.5 克，红泽兰 12 克，元胡 6 克，金铃炭 6 克。

〔功效〕行气疏肝，佐以活血。

〔适应证〕适用于经前或经期腰腹胀病，月经量少，行而不畅，自觉二便均胀，矢气即舒，脘胁满胀，苔微黄，脉弦。

〔使用方法〕水煎服。

〔按语〕若经色淡，量少无块者，加当归 9 克。

〔出处〕《卓雨农中医妇科治疗秘诀》。

疏郁清肝汤

〔方剂来源〕川蜀中医妇科名家卓雨农经验方。

〔药物组成〕当归 6 克，白芍（酒炒）12 克，白术 6 克，柴胡 6 克，香附（醋炒）6 克，郁金 6 克，黄芩 6 克，山栀仁 9 克，丹皮 6 克，甘草 3 克。

〔功效〕清肝解郁。

〔适应证〕适用于经前胁痛腹胀，月经色红量少，或有块状，性急易怒，头晕口苦而干，苔黄舌质红，脉弦数。

〔使用方法〕水煎服。

〔出处〕《卓雨农中医妇科治疗秘诀》。

1.6 经间期出血

固经汤

〔方剂来源〕天津中医药大学第一附属医院张吉金教授经验方。

〔药物组成〕生地 15 克，山萸肉 15 克，粉丹皮 15 克，盐黄柏 10 克，女贞子 15 克，旱莲草 15 克，乌贼骨 30 克，炒芥穗 6 克。

〔功效〕滋肾养阴，固经止血。

〔适应证〕经间期出血（排卵期出血）。

〔使用方法〕水煎服，每于月经周期第十天始服，连服七剂。

〔按语〕本方治疗肝肾阴虚，相火激动，任冲失固所致的经间期出血。倘稍加活血之品如茜草、泽兰之类，尤妙。

〔整理人〕张吉金，天津中医药大学第一附属医院。

1.7 崩漏

补益冲任汤

〔方剂来源〕全国名老中医何任经验方。

〔药物组成〕党参 15 克，阿胶珠 10 克，小茴香 3 克，炒当归 10 克，鹿角霜 6 克，沙苑蒺藜 10 克，淡苁蓉 10 克，紫石英 10 克，杞子 10 克，炙龟板 15 克（先入），女贞子 15 克，旱莲草 15 克，补骨脂 12 克，淡竹茹 15 克。

加减：经行量多如崩者，加炒黑蒲黄、炒黑荆芥、炒黑地榆；腹痛有瘀者，加川芎、酒元胡。

〔适应证〕冲任不足型崩漏。

〔使用方法〕水煎温服，一日二次。

〔按语〕该方用治妇女功能性子宫出血、人工流产出血以及子宫内膜异位症等引起的崩漏久治不愈者。引起崩漏的原因很多，有脾虚、气滞、血热、血郁等等，何任教授认为其根本病机在于冲任损伤，不能制约经血。冲为血海，任主胞胎，冲任与肝肾脾胃都有密切的关系，故崩漏治本在于补奇经益冲任。

方中以鹿角霜、小茴香、当归、紫石英、补骨脂、炙龟板、枸杞子等温补奇经，调益冲任。入淡竹茹者，非降逆止呕，乃凉血止血之用也。该方在崩漏塞流、澄源之后使用，每获奇功。

〔整理人〕何若苹。

塞流止崩汤

〔方剂来源〕安徽省名老中医张琼林经验方。

〔药物组成〕炙黄芪30克，炒白术15克，升麻10克，煅龙牡、鹿角霜、乌贼骨各20克（先煎），炒地榆30克，茜草根15克，红苍术（蓼科拳参）、炒蒲黄各12克。重症加西洋参8克。

〔适应证〕血崩（子宫功能性出血）。

〔使用方法〕每剂用温水浸泡一夜（夏天3小时），大火煮开后再用小火慢煮20～30分钟，倒取头汁。药渣立即加冷水，煎法同上。头二汁混匀，计得药汁1200毫升，饭后1小时温热服250～300毫升，一日两次，两天1剂。选用传统优质饮片，不用颗粒冲剂。

〔注意事项〕卧床休息，忌吃韭菜。子宫肌瘤和更年期“功血”，在月经周期前一周须连服3剂。

〔临床疗效〕连服4～8剂，可以转崩为漏渐止。重危之症，可以用艾炷间接灸“隐白”左右各三壮，艾条温和灸“百会”5分钟以壮发脾阳。

〔按语〕脾能摄血，不致妄行。举凡崩溃脱血之危候，急以大振脾元，补气摄血，塞流澄源，标本兼治。不仅起到“血立止”的作用，而且还有“利血生”的功能。赵氏《医贯》“有形之血不能速生，无形之气当以急固”。这便是芪、术相伍的立意所在。“血滑脱宜酸涩以收之”（林珮琴）。基于此法，再纳诸多固脱收摄药，有如虎生翼之效。《竹林女科》最善用此法。红苍术有较好的止血作用，《中药志》第三版载有红苍术

（蓼科拳参）制剂“止血净”一号。安徽省中医妇科专家徐志华教授常用之，有特效。

〔整理人〕张琼林，张善堂。

养阴止崩方

〔方剂来源〕上海蔡氏妇科蔡小荪经验方。

〔药物组成〕龟甲 10 克，生地 12 克，煅牡蛎 30 克，旱莲草 20 克，生地榆 12 克，白芍 12 克，丹皮炭 10 克，丹参 6 克，地骨皮 10 克，生藕节 30 克，阿胶 10 克。

〔功效〕养阴补血，调固止崩。

〔适应证〕青春期或更年期功能性子宫出血之属于阴虚血热者，谓崩漏。多见出血不止，或量多如注，色鲜红或紫，面赤火升，口干或苦，心烦低热，便干溲赤。舌质偏红，甚或光降，脉细略数。

〔使用方法〕水煎服。

〔按语〕本方以养阴止血为首要。以龟甲、生地为主，滋阴养血；白芍敛阴止血；牡蛎滋阴潜阳，固涩止血；地骨皮凉血泻火；旱莲草、地榆补肾阴，凉血止血；丹皮凉血散瘀，炒炭能止血；藕节祛瘀止血；阿胶养血止崩；丹参祛瘀生新，配合前药以杜留瘀之弊。阴虚常致血热，血得热则行，故以滋阴养营为主，佐以清热凉血，调固兼备。

加减运用：如出血过多，生地可炒炭并加量至 30 克；疲惫少力者加党参或太子参；烦渴加石斛、麦冬、玄参；便秘加麻仁；腰酸加杜仲、川断。

〔整理人〕黄素英。

化瘀定崩汤

〔方剂来源〕上海蔡氏妇科蔡小荪经验方。

〔药物组成〕当归 10 克，生地 10 克，丹参 10 克，白芍 10 克，香附 10 克，生蒲黄（包）30 克，花蕊石 20 克，熟军炭 10 克，三七末（吞服）2 克，震灵丹（包）12 克。

〔功效〕活血调经，化瘀止崩。

〔适应证〕崩漏由瘀血导致，或由子宫肌瘤、子宫内膜异位症等引起经量过多。血色暗紫质稠，下瘀块较大。有小腹疼痛，甚或便秘，或出血淋沥不绝，舌暗红或紫，边有瘀斑，脉沉弦。

〔使用方法〕水煎服。

〔按语〕本方以四物汤加减，养血调经。去川芎易丹参，取其祛瘀生新而无辛香走散之弊；香附理气调经，以助化瘀；生蒲黄、花蕊石化瘀止血；熟军炭凉血泻火，祛瘀止血；三七化瘀定痛止血；震灵丹化瘀定痛，震摄止血。血崩而因瘀导致者，非单纯固涩止血所能奏效，甚至适得其反，愈止愈多，腹痛更甚。瘀血不去，新血不生，血不归经，则出血不止，非寓攻于止不为效。

加减运用：如出血过多而兼气虚者，可酌加党参、黄芪；腹痛甚者，加醋炒元胡；大便溏薄者，去熟军炭加炮姜炭；胸闷不畅者加广郁金。

〔整理人〕黄素英。

温阳止血方

〔方剂来源〕上海蔡氏妇科蔡小荪经验方。

〔药物组成〕党参 12 克，生黄芪 20 克，炒当归 10 克，熟附片 10 克，牛角腮 10 克，生地炭 20 克，炮姜炭 3 克，白芍 12 克，煅牡蛎 30 克，仙鹤草 30 克，炒蒲黄 10 克，阿胶 10 克。

〔功效〕益气养营，温阳止血。

〔适应证〕崩漏、青春期或更年期功能性子宫出血。凡阳虚暴崩，或久崩久漏，气血两亏，导致阳虚者。多见血色淡红质稀薄、面色皖白、头晕气短、肢清畏冷、疲惫乏力、大便不实、舌苔淡薄、舌质淡或嫩红、脉细软或虚。

〔使用方法〕水煎服。

〔按语〕本方由四物汤、当归补血汤化裁组成。原方去川芎，缘该药走而不守，有动血之弊。阳虚崩漏大都为久崩久漏导致，始则血虚，气亦随亏，久而阳虚，多数用养阴凉血剂无效。有形之血不能速生，无形之气所当急固，故以参芪益气，主要用熟附片、炮姜温阳，以助益气摄血之力；配当归以养血，为血中气药，可免留瘀之弊；牛角腮苦温，能止血化瘀，仙鹤草止血补虚，两药佐当归则相得益彰；生地与炮姜同用，可互制偏胜，而炒炭存性，又能增强止血之功；崩漏色淡质稀，为气血两亏、阳虚无瘀之征，用牡蛎、白芍以敛收固涩，与温阳之剂互为制约；

蒲黄化瘀止血，配阿胶养血止崩，其效益显。

加减运用：本方对失血过甚者可酌加参、芪等用量，每味约30克，生地炭亦可增至30克；背寒者增鹿角霜；腰酸加杜仲、川断；眩晕者加升麻、甘杞子；大便溏薄者加菟丝子。

〔整理人〕黄素英。

益气升提方

〔方剂来源〕上海蔡氏妇科蔡小荪经验方。

〔药物组成〕党参15克，生黄芪20克，炒白术10克，炒当归10克，大熟地10克，砂仁3克，白芍12克，升麻5克，柴胡5克，仙鹤草20克，旱莲草20克。

〔功效〕益气升提，调摄冲任。

〔适应证〕适用于崩漏不止，色红或淡，气短少力，腰腿沉软，气随血亏，虚而下陷。苔薄或淡，质淡或嫩红，脉虚或缓，或细。

〔使用方法〕水煎服。

〔按语〕本方由补中益气汤加减组成。方中以参、芪、术为主，益气补中；佐当归以养血理血；熟地滋肾养阴补血，以制当归之辛温，但本性腻滞，故配砂仁之辛香行气调中，以解熟地之稠黏；白芍配当归以养血敛阴，调经止血；仙鹤草、旱莲草补虚止血；升麻、柴胡为升提要药，佐参、芪、术以益气升提，摄血止崩。

加减运用：如出血过甚，气虚更甚者，可增加参、芪用量，每味至30克；腰酸者加杜仲、川断；大便溏薄者加炮姜炭；脘腹作胀者加木香；血仍不止者加阿胶。

〔整理人〕黄素英。

加味两地方

〔方剂来源〕上海蔡氏妇科蔡小荪经验方。

〔药物组成〕玄参10克，大生地10克，麦冬10克，地骨皮10克，白芍10克，女贞子10克，旱莲草20克，仙鹤草20克，陈阿胶10克。

〔功效〕滋阴清热，养血止漏。

〔适应证〕少女经漏，长期不止。一般淋沥十余日，甚至二三月不等。血色鲜红或偏紫，或淡红。有时面赤升火，口干唇燥，或伴有低热，便坚间日，或感头晕，俯仰目黯，疲惫少力。舌质偏红，脉细或细数。

〔使用方法〕水煎服。

〔按语〕本方为傅青主两地汤加味。傅青主原用于经行先期而量少者，有增液、清热、养血作用。本方为两地汤加二至丸法，再增仙鹤草。缘久漏阴血津液均致亏损，取玄参补肾滋阴降火；配麦冬养胃生津，强阴益精；大生地补肾滋阴，养血止漏；女贞子补肝肾，养阴清热；旱莲草补肾养阴止血；阿胶入肾，滋阴养血，止崩漏。少女肾气始盛，久漏必致耗血伤肾，故以补肾为先。

加减运用：气虚明显者增党参、黄芪；腰酸者加杜仲、川断，狗脊择用；眩晕者加枸杞子；口干唇燥者加川石斛；大便干结者加麻仁、全瓜蒌。

〔整理人〕黄素英。

补阳益气汤

〔方剂来源〕黑龙江韩氏妇科韩百灵经验方。

〔药物组成〕熟地 20 克，山药 15 克，白术 15 克，巴戟 15 克，菟丝子 15 克，川断 15 克，寄生 15 克，黄芪 40 克，海螵蛸 25 克，炒地榆 50 克。

〔功效〕温补脾肾，益气摄血。

〔适应证〕适用于崩漏脾肾阳虚证。症见月经初起淋沥不断，久之大下，经色稀懈，腥臭，腹中冷痛，喜温喜按，头眩健忘，腰酸腿软，尿频，白带下注，大便溏薄，面浮肢肿，面色晦暗，口不干不渴，舌质淡润，脉象沉弱。

〔使用方法〕水煎服。

〔按语〕本病或因素禀阳虚，或偏嗜生冷，或久居阴湿之处，或房事过度，命火虚衰，冲任不固而致崩漏。阳虚命火不足、冲任不固之崩漏，贵在调补脾肾之阳，缓中图治，不可操之过急，过急则适得其反，遗祸无穷。因而必以熟地、菟丝子、川断、寄生等，缓补肾中之气；山药、白术健脾益肾；巴戟温养命门；黄芪斡旋大气；海螵蛸、炒地榆塞流止血，全方补阳益气，脾肾兼治。脾虚甚者，重用白术，酌加参、苓；肾虚甚者，加鹿胶、艾炭各 15 克；血多者，倍炒地榆。无不收效。

〔整理人〕韩峰。

益气养血汤

〔方剂来源〕黑龙江韩氏妇科韩百灵经验方。

〔药物组成〕人参15克，黄芪15克，熟地20克，白芍25克，当归15克，茯苓15克，五味子15克，远志15克，甘草10克。

〔功效〕益气养血。

〔适应证〕适用于崩漏气血两虚证。症见月经淋沥不断，或突然大下，血色浅淡清稀，腹无胀痛，头眩心悸，汗出气短，倦怠懒言，失眠健忘，目花，眼角干涩，皮肤不润，四肢不温，面唇指甲浅淡或淡白，舌质干淡，脉微弱或虚涩。

〔使用方法〕水煎服。

〔按语〕本证多由思虑过度，饥饱劳役，或产多乳众，损伤脏腑气血而致。古人治疗此证，有合四物与四君而为八珍者，有径用归脾者。临证体会八珍、归脾中，有川芎燥而行血，白术燥而生热，气血两虚者多不宜久用。故仿八珍、归脾之意，去芎、术，加五味、黄芪，可收气血双补、助纳肾气之效。单纯补中气，不如同时补宗气、纳肾气效果稳定，即肺、脾、肾三气兼顾之谓。

〔整理人〕韩峰。

调气活血汤

〔方剂来源〕黑龙江韩氏妇科韩百灵经验方。

〔药物组成〕当归15克，白芍15克，丹皮15克，川楝子15克，枳实15克，柴胡10克，川牛膝15克，生地15克，青皮15克，甘草10克。

〔功效〕调气活血。

〔适应证〕适用于崩漏气滞血瘀证。症见月经淋沥不断，涩滞难下，量少，色紫黑，或突然大下，夹有血块，小腹胀坠疼痛，面色青黯，两颧深红，唇舌紫黯而有瘀斑，无故多怒，头眩，善太息，心烦多梦，皮肤干燥无泽，大便秘结，小便短赤，舌苔微黄，脉象弦涩有力。

〔使用方法〕水煎服。

〔按语〕本证多由情志不遂，积思郁怒，或经期产后，余血未尽，感寒涉水，过食生冷，不禁房事，余血停滞，瘀阻冲任，新血不得归经，而致崩中漏下。临证时尚须审因论治，若气病及血者，以调气为主，活血为辅；血病及气者，以活血为主，调气为辅。如小腹刺痛者，可酌加元胡以行瘀止痛；小腹胀痛者，加乌药以行气除胀；血瘀难下，大便秘结者，加少量大黄行瘀血，荡郁垢；突然大下血块，血色由深变浅者，加炒地榆、蒲黄炭以塞其流。

〔整理人〕韩峰。

育阴止崩汤

〔方剂来源〕黑龙江韩氏妇科韩百灵经验方。

〔药物组成〕熟地、山萸肉、桑寄生、海螵蛸、牡蛎、煅杜仲各20克，山药、白芍、阿胶各15克，川断、龟板各25克，炒地榆50克。

〔功效〕育阴止崩。

〔适应证〕适用于经期或非经期阴道下血，淋沥不断，量时多时少，腰酸痛，膝软乏力，腹微痛或不痛，足跟痛，头晕耳鸣，记忆力减退，手足心热，口干不欲饮，舌红少津或无苔，脉细数或弦细数，尺脉无力。

〔使用方法〕水煎服。

〔注意事项〕崩漏之病，发病机理复杂，病势缠绵，难以治愈，因而治疗除使用药物外，还必须结合其他方法，综合治疗：①精神疗法：树立战胜疾病的信念，避免过度紧张和精神刺激。②休息疗法：当出血严重时，必须绝对卧床休息，防止晕倒或休克。③饮食疗法：补充营养，增加高蛋白饮食，多服用富含维生素B、C、E、K的食品。

〔临床验案〕张某，41岁，已婚，营业员，1987年5月20日初诊。主诉：经水淋沥不断，四年之久，屡医未效。现月经持续二月未去，量多，色鲜红，有血条血块，腰痛如折，小腹微痛，伴有头晕、两目干涩、耳鸣、乏力、五心烦热、便秘，曾在市妇产医院做诊刮病检，诊断为“子宫内膜增殖”。舌暗质淡、少苔，脉沉细无力。妇检：外阴发育正常，阴道通畅，已婚，经产型。宫颈呈圆柱状，口横裂，表面光滑。宫体近鸭卵大，水平位，活动良好无压痛。双侧附件未触及包块，腰痛（±）。实验室报告：血色素7克，红细胞260万。诊断：崩漏（肾阴虚兼血瘀型）。治法：滋阴清热、益肾固冲、祛瘀止血。方药：育阴止崩汤加减：生地20克，山萸肉15克，川断25克，桑寄生20克，煅杜仲20克，海螵蛸20克，牡蛎20克，阿胶15克，茜草根25克，炒蒲黄20克，炒地榆50克。水煎服，每日1剂。5月25日二诊，阴道流血已减大半，色暗红，腰痛减轻，大便通畅，余症仍见，舌脉似前，仍遵前法，减炒蒲黄，加三七粉5克。6月2日三诊，服药后血止已五天，诸症均有好转，舌质淡红，苔薄白，脉细无力。知其用药奏效，依前方去止血药，加女贞子、首乌滋阴补肾扶正之品，以调其经。嘱其连服十余剂，隔日服1剂。1987年6月28日月经复潮，量中等，持续1周，无明显不适感，为巩固疗效，又投后方15剂，服1个月，又经2个月调治，月经已恢复正常，随访半年余，未见复发。

〔按语〕韩老认为崩漏的发生，多以先天不足，或早婚多产，阴血两伤，或房事不节，阴精暗耗，以致肾阴不足，阴虚内热，热伏冲任，或素体肾精亏虚，水不涵木，相火妄动，热扰血海，冲任失固者居多。亦有因久漏不止，失血过多，气随血脱导致肾阴阳两虚者。《素问·阴阳别论》指出："阴虚阳搏谓之崩。"所含之意，即是指阴精不足，虚火内生，热扰血海，经水沸溢，血失固摄，离经而下。《东垣十书》记载："妇人血崩，是肾水阴虚，不能镇守包络相火，故血走而崩也。"根据以上医家所述，韩老通过多年的临床实践探索，提出对崩漏病的讨论应着重于从肾脏及其所联属的各功能研究为主。"育阴止崩汤"组方多选用滋补肝肾，养血敛阴，固冲止血之品。以熟地、山萸肉、阿胶滋阴补血、益肾填精；川断、桑寄生、煅杜仲补肝肾而止崩漏兼能强腰膝，健筋骨；海螵蛸、牡蛎、龟板、白芍敛阴潜阳，固涩止血；炒地榆清下焦积热，凉血止崩。如流血过多者倍用炒地榆，加炒蒲黄增强止血之力，以塞其流；流血少或无血时，减去炒地榆，加女贞子以扶正固本；如崩漏日久，气虚下陷者，加黄芪、升麻以益气升阳；如下血夹有血条血块，腹痛拒按者，加川牛膝、茜草以攻补兼施，活血祛瘀，调经止血；如久崩久漏导致肾阴阳两虚者加巴戟天、菟丝子以阴阳并补。从而完成塞流、澄源、复旧三步骤，达到治疗目的。

〔整理人〕韩延华。

内异崩漏解郁生新方

〔方剂来源〕杭州何氏妇科何子淮经验方。

〔药物组成〕生黄芪20克，制军10克，龙胆草9克，丹皮15克，半枝莲10克，川连炭5克，川柏炭5克，荠菜花12克，马齿苋12克，蒲公英15克，鱼腥草20克，生甘草6克，瓜蒌仁12克，血见愁15克，莲房炭10克。

〔功效〕清泄腑热，荡涤实邪。

〔适应证〕适用于子宫内膜异位症引起的崩漏。

〔使用方法〕水煎服。

〔临床验案〕冯某，40岁，1978年5月25日初诊。因宫颈糜烂，于1976年用电灼治疗，嗣后经来量多，淋沥不尽，或多或少，时下时止，已历2年，久治无效。气血日耗，面色憔悴，精神萎靡，头晕懒言，四肢乏力，纳少寐差，苔薄，脉细。证属脾虚气弱，血不循经，先拟益气摄血法治之。处方：炙黄芪15克，焦白术15克，鹿衔草15克，小蓟炭15克，炒白芍30克，淮小麦30克，煅牡蛎30克，丹皮炭9克，升麻炭9克，乌梅炭9克，狗脊炭12克，炙甘草4.5克。5月29日复诊：经行6日，量仍甚多，血未归经，血海难固，再拟益气固涩，摄血塞流。处方：炙黄芪9克，松花炭9克，小蓟炭9克，升麻炭9克，肉豆蔻炭9克，鹿衔草15克，旱莲草15克，血见愁15克，炒白芍15克，焦白术15克，藕节炭30克。6月1日三诊：二进益气摄血塞流之剂，精神振作，经水似有循经之势，仍以原意扩充。处方：炒党参15克，怀山药12克，炙黄芪9克，肉豆蔻炭9克，小蓟炭9克，焦白术18克，红枣15克，仙鹤草30克，淮小麦30克。6月5日四诊：经量日渐减少，今日已净。虽血海已守，但因气随血耗，仍宜益气固守。处方：炙黄芪9克，升麻炭9克，松花炭9克，乌梅炭9克，禹余粮9克，怀山药12克，旱莲草12克，炒白芍15克，红枣15克。

患者素体脾虚气弱，运化失司，统摄无权，淋沥日久，气血益耗。初诊用益气固涩之剂，漏势未减，后摄血塞流继之，经血得以循经而漏止。鹿衔草醋炒为散，乃一乡间老草药医治崩漏的验方。临证体会，不经醋炒，疗效依然。松花粉为一位已故老中医治疗崩漏的常用药，临证应用，每炮制成炭，健脾固涩之功尤佳。本例崩漏，虽三诊之后，漏下得止，但终因久病根深，暂效易得，巩固困难，故调理善后不可疏忽，四诊之治，即其意也。

〔按语〕有块加血余炭10克，痛加红藤20克。解郁清泄腑热，荡涤实邪，使胞宫平复，血流正常。

〔出处〕《近现代25位中医名家妇科经验》。

止血方

〔方剂来源〕杭州何氏妇科何少山经验方。

〔药物组成〕炙黄芪15克，党参15克，焦白术6克，柴胡5克，升麻炭5克，生地炭12克，炙龟板12克，藕节15克，煅牡蛎18克，阿胶12克，艾炭5克。

〔功效〕益气滋阴止血。

〔适应证〕月经淋沥不断。

〔使用方法〕水煎服。

〔整理人〕何少山。

止崩汤

〔方剂来源〕三晋韩氏妇科经验方。

〔药物组成〕生地30克，当归15克，炙龟板15克，白术6克，丹皮6克，枳壳6克，大黄6克，白芍6克，黑黄柏6克，贯众炭3克。

〔功效〕滋阴凉血，养血止血。

〔适应证〕妇人血崩，色鲜红，有血块，少腹痛，按之痛甚。脉象：牢、芤、涩。

〔使用方法〕水煎服。

〔按语〕加减：如少腹有块，痛甚拒按，加桃仁6克。此方即《傅青主女科》逐瘀止血汤去赤芍、归尾、桃仁，加当归、白芍、黑黄柏、贯众炭。临床加减运用特效。如少腹有块，痛甚拒按，加桃仁6克。不惟治妇女血崩，即男子便血，服之亦效。方中生地性味甘寒，养阴除痹，凉血热；当归活血、养血，止崩中漏下；龟板滋阴补水，主血崩、血虚；白芍缓肝止痛，调经祛瘀；丹皮凉血散瘀；枳壳、大黄下胸中至高之气，治腹痛痞满，通便；黄柏、贯众炭，清热辟恶，治阴道疮疡，炒炭则以黑胜红，水能克火之义也。

〔出处〕《全国中医妇科流派研究》。

王氏益气止崩汤

〔方剂来源〕三晋平遥道虎璧王氏妇科经验方。

〔药物组成〕党参30克，土白术15克，阿胶（烊化）10克，血余炭8克，贯众炭20克，旱莲草15克，女贞子30克，益母草10克，甘草6克。

〔功效〕益气养阴，清热止血。

〔适应证〕气阴不足，血不归经之崩漏。

〔使用方法〕水煎服。

〔按语〕妇科出血之病，乃属中医崩漏，本方是治疗脾气不足，气阴亏虚，血不归经之良方。临床治疗以益气养阴，清热固冲为先，乃流塞再行益气调冲缓图复旧之法，方中重用党参30克、白术（土炒）15克以益气健脾，旱莲草、女贞子养阴清热固冲，阿胶、血余炭、贯众炭养血清热止血，益母草塞流而不滞。诸药合用，共奏其效。若瘀重者加蒲黄炭10克，重用益母草30克；量多无块者加乌贼骨30克、煅牡蛎20克；气虚下陷者加黄芪20克、升麻6克；血热甚加生地10克、地榆20克、炒黄芩10克。

〔出处〕《全国中医妇科流派研究》。

益气止崩汤

〔方剂来源〕宁波宋氏妇科经验方。

〔药物组成〕炙黄芪18，西党参、炒白术、当归炭各12克，赤石脂（包）、侧柏炭各12克，炒升麻6克，炙甘草3克。

〔功效〕益气升阳，健脾止崩。

〔适应证〕气虚不摄，脾虚失统之崩中漏下或月经先期、量多或延长不止。

〔使用方法〕水煎服。

〔按语〕暴崩久漏，有因气虚而不摄者，当以益气举陷为急务，是方从《景岳》举元煎加减而成，参术芪草健脾益气，脾气充盛，则统血有权，稍佐升麻以升提，俾清阳得升，则陷者举，漏者止，另加当归炭以引血归经，赤石脂、侧柏炭以固封冲任而止崩，故脾气升崩漏止，其病自愈。胃纳不振加炙鸡内金、焦谷芽；睡眠欠安加炒枣仁、辰茯神。

〔出处〕《全国中医妇科流派研究》。

二稔汤

〔方剂来源〕岭南妇科流派罗氏妇科罗元恺经验方。

〔药物组成〕岗稔（桃金娘科桃金娘属植物桃金娘的果或根）30～50克，地稔根（野牡丹科野牡丹属植物的根）30克，续断15克，制首乌30克，党参20～30克，白术15～20克，熟地15～20克，棕榈炭10～15克，炙甘草9～15克，桑寄生15～30克，赤石脂20克。

〔功效〕补气摄血。

〔适应证〕适用于崩漏出血较多时期。

〔使用方法〕水煎服。

〔按语〕本方有补气摄血和补血止血之功。岗稔、地稔均为华南地区常用的草药，性味均属甘、涩、平，具有补血摄血的作用。首乌养肝肾而益精血，药性温敛，滋而不腻，补而不燥，是妇科出血补血的理想药物。桑寄生补肝肾而益血，续断补肝肾而止崩，兼有壮筋骨的功效，故能兼治腰膝酸痛。熟地补血滋肾，党参、白术、炙甘草均能补气健脾，取其补气以摄血，甘草含甘草次酸，具有肾上腺皮质激素作用，对月经病、阿狄森病、尿崩症等均有疗效，惟用量要稍重，但大量、长期服用，可引起血钠潴溜，血钾降低，以致下肢浮肿，血压升高等副作用，与应用去氢皮质酮时相似。棕榈炭、赤石脂均能敛涩止血，以收塞流之效。

加减运用：血块多者加益母草15～30克；血色鲜红者加旱莲草20～25克，紫珠草30克；血色淡红者加艾叶15克，或以姜炭易棕榈炭。血量特多者加五倍子10克，阿胶12克，并给高丽参咬嚼吞服或炖服。

除服药外，同时艾灸（悬灸15～20分钟或直接灸7～11壮）隐白或大敦（均双穴，可交替使用）和三阴交，以收止血之效。

〔出处〕《近现代25位中医名家妇科经验》。

滋阴固气汤

〔方剂来源〕岭南妇科流派罗氏妇科罗元恺经验方。

〔药物组成〕熟地黄20克，续断15克，菟丝子20克，制首乌30克，党参20克，黄芪20克，白术15克，岗稔子30克，阿胶12克，牡蛎 30 克，山萸肉 15 克，炙甘草 10 克。

〔功效〕滋阴固气。

〔适应证〕适用于崩漏出血已减缓，仍有漏下现象者。

〔使用方法〕水煎服。

〔按语〕出血缓减后，应着重对因治疗，即所谓“澄源”。根据本病发病的主要原因为肝肾阴虚、脾肾不固的机理，应以滋养肝肾为主，兼以固气益血。本方用熟地、续断、菟丝子、山萸肉以滋养肝肾，党参、黄芪、白术、炙甘草以补气健脾，首乌、岗稔子、阿胶以养血涩血，牡蛎以镇摄收敛。全方兼顾肾、肝、脾、气、血，从而恢复其整体之机能以巩固疗效。

加减运用：出血仍稍多者，可适当加入炭类药以涩血，或其他固摄之品如海螵蛸、鹿角霜、赤石脂之类。有虚热证候者，去黄芪加女贞子。

〔出处〕《近现代 25 位中医名家妇科经验》。

补肾调经汤

〔方剂来源〕岭南妇科流派罗氏妇科罗元恺经验方。

〔药物组成〕熟地黄 25 克，菟丝子 25 克，续断 15 克，党参 20～25 克，炙甘草 10 克，白术 15 克，制首乌 30 克，枸杞子 15 克，金樱子 20 克，桑寄生 25 克，黄精 25 克，鹿角霜 15 克。

〔功效〕补肾调经。

〔适应证〕适用于崩漏出血已止，身体未复，需要建立月经周期，以防反复发作。

〔使用方法〕水煎服。

〔按语〕罗元恺教授在治疗功能性子宫出血一病时深有体会地指出：①崩漏的治法，自金元以后，医者着重“脾统血”的机理，多采取补脾摄血之法治疗。此法在出血期间，虽可取效于一时，但往往不能促其排卵，而恢复正常月经周期，因而容易反复发作不能根治，这是没有从肾为冲任之本这一机理来辨证。肾主先天，五脏之阴气，靠肾阴来滋养；五脏之阳气，赖肾阳来生发；月经的正常出现与停止，更取决于肾气的盛衰。从罗老先生几十年临床经验悟出，对本病的治法，补脾必先补肾。在出血期间，可先以补气健脾为主，而收固气摄血之效；出血缓止后，则应着重补肾，兼理肝脾气血，以巩固疗效而调整周期，这才是固本之治。②祛瘀止血法，对于有瘀阻以致“瘀结占据血室，而致血不归经”（见《千金要方》）的崩漏患者，在一定阶段虽可适当采用，但不是本病的根本治法，更不能长期采用。本病在辨证上虽或有瘀，往往是虚中有瘀，瘀去以后，亦须补虚，或者寓攻（去瘀）于补，以求虚实兼顾。因此，祛瘀可止血，只属于塞流或澄源的范畴，绝非复旧固本的原则。③清热止血多适用于炎症的月经过多。功能性子宫出血虽或有热，往往属于虚热——阴虚生内热。因此，对本病不宜使用凉血清热，而以寓清热于养阴之中较为稳妥，因大量出血的病人，往往热随血泄，使用凉血清热之剂，便成无的之矢，且犯“虚虚”之禁也。④出血期间，一般都不宜用当归、川芎。当归虽说是妇科调经补血之“圣药”，但实际中却不能用于功能性子宫出血的流血期间，否则反而增加出血。张山雷在《沈氏女科辑要笺正》中指出：“当归一药，富有脂液，气味俱厚，向来说为补血要剂，固亦未可厚非，在阳气不足之体，血行不及，得此温和流动之品，助其遄行，未尝非活血益血之良药，唯其气最雄，走而不守，苟其阴不涵阳而为失血，则辛温助阳，实为大禁。”《景岳全书》说，当归“气辛而动，故欲其静者当避之”。这是临床经验之谈。川芎亦是性味辛温，活血行气之药，《景岳全书》说：“芎、归俱属血药，而芎之散动，尤甚于归。”故在功能性子宫出血流血期间，用之往往增加出血，故亦属忌用之药。不能以为四物汤是补血剂，胶艾汤是止血剂而随便应用于功能性子宫出血之出血期，这些方剂之中虽有地黄、白芍、胶、艾叶、炙甘草等滋阴或止血药，但因有川芎、当归之行血活血，却会得不偿失的。

加减运用：预计排卵期间，可加入温补肾阳之品如淫羊藿、破故纸、仙茅、巴戟之类以促其排卵；腰酸痛明显者，可加入金毛狗脊、杜仲、台乌药之类；月经逾期1周以上不潮者，可加入牛膝、当归之类，以助其及早来潮。出血停止后，应协助机体恢复生理机能以建立月经周期，促使按期排卵，治疗原则应以补肾为主，兼理气血。本方以熟地、菟丝子、金樱子、续断、鹿角霜滋肾补肾，枸杞子、黄精、首乌、桑寄生养血；党参、白术补气健脾。使肾气充盛，血气和调，冲任得固。经过两三个周期的调理，身体逐渐强健，正常周期可冀恢复。

〔出处〕《近现代25位中医名家妇科经验》。

补气摄血汤

〔方剂来源〕岭南妇科流派罗氏妇科罗元恺经验方。

〔药物组成〕党参 30 克，炙黄芪 25 克，生白术 20 克，阿胶 12 克，血余炭（研末冲服）12 克，艾叶 15 克，乌梅 9 克，炙甘草 9 克。

〔功效〕补气摄血。

〔适应证〕适用于脾虚失摄，崩漏不止。

〔使用方法〕水煎服。

〔按语〕临证所见，崩漏以脾虚肾虚居多，或虚中有瘀，或虚中有热。脾主统血，肾主闭藏。脾虚不能统血，则子宫之血不按期蓄溢而妄行；肾失封藏，则冲任不固而经血失守，子宫之血便妄溢而不止。血不循经而妄行，易致血瘀，瘀血不去，新血不得归经，瘀血妨碍经隧，又可成为崩漏的一种因素。出血过多，阴液耗损，可因阴血虚而生内热，成为虚热，此种病理性之虚热，反过来也成为迫血妄行之病因。总之，崩漏一证，以脾肾之虚不能固摄为主，其中或兼血瘀，或兼血热，在不同之体质、不同之病程可有不同之兼夹而分别辨证施治。

大抵血崩漏下期间，其病机多为脾不统血，故血走而崩，治则应以补脾摄血为主；若久崩久漏，其病机主要由于肾失闭藏，冲任不固所致，治则应着重滋肾补肾以固摄经血。在发病过程中，兼有瘀血者，应先祛瘀以止血；兼有热象者，当先养阴清热以止血，俟瘀去热清，仍当以补收功。

〔整理人〕罗元恺。

补肾固冲汤

〔方剂来源〕岭南妇科流派罗氏妇科罗元恺经验方。

〔药物组成〕党参 30 克，鹿角霜 20 克，破故纸 20 克，菟丝子 20 克，阿胶 12 克，川断 15 克，姜炭 10 克，生白术 20 克，杜仲 20 克。

〔功效〕补肾固冲。

〔适应证〕适用于久崩久漏而有肾虚证候者。

〔使用方法〕水煎服。

〔整理人〕罗元恺。

化瘀止崩汤

〔方剂来源〕岭南妇科流派罗氏妇科罗元恺经验方。

〔药物组成〕炒灵脂 10 克，炒蒲黄 5 克，生蒲黄 6 克，川断 15 克，荆芥炭 10 克，贯众 20 克，党参 20 克，益母草 30 克，鸡血藤 30 克，桃仁 12 克。

〔功效〕化瘀止崩。

〔适应证〕适用于内有瘀滞之崩漏。

〔整理人〕罗元恺。

清热止崩汤

〔方剂来源〕岭南妇科流派罗氏妇科罗元恺经验方。

〔药物组成〕茜草根 15 克，乌贼骨 15 克，地榆 15 克，黄芩 12 克，女贞子 20 克，旱莲草 20 克，太子参 30 克，生地 15 克，麦冬 15 克，五味子 6 克，陈棕炭 10 克。

〔功效〕清热止崩。

〔适应证〕适用于内有虚热，迫血下行者。

〔整理人〕罗元恺。

活血化瘀方

〔方剂来源〕刘云鹏经验方。

〔药物组成〕桃仁 9 克，红花 9 克，川芎 9 克，赤芍 9～15 克，泽兰 9～15 克，莪术 9 克，卷柏 9 克，蒲黄 9 克或蒲黄炭 9 克，续断 15 克，炙甘草 6 克。

〔功效〕活血化瘀，止血止痛。

〔适应证〕适用于崩漏日久，或经期延长，以及试管婴儿血证。辨证属血瘀气虚，虚实夹杂之证。

〔使用方法〕水煎服。

〔临床验案〕张某，女，43 岁，已婚。患者平素月经正常，本次月经来潮后，第 10 天开始无诱因阴道出血，淋沥不净月余，量时多时少，色红有块，伴小腹疼痛、拒按，腰痛。脉沉弦细数（108 次/分），舌红，苔淡黄，舌边有瘀。诊断：崩漏。证属血瘀型。治则：活血化瘀止血止痛。方药：活血化瘀方加减：桃仁 9 克，红花 9 克，川芎 9 克，赤芍 9 克，泽兰 9 克，莪术 9 克，卷柏 9 克，蒲黄炭 9 克，续断 15 克，炙甘草 6 克，五灵脂 9 克，棕榈炭 9 克，艾叶炭 9 克，服 3 剂。患者服上方后，腹痛减轻，阴道出血减少，经色红，感畏寒，昏眼花，心慌气短，脉沉弦细软（82 次/分），舌淡红，苔薄黄，舌边有齿痕。继续活血化瘀，再加甘温益气之品。守上方加党参 9 克、姜炭 6 克。共 3 剂。再诊时患者诉服上方后阴道出血基本干净，仅见少许血性分泌物，诸症明显减轻，后以胶艾汤善后。1 年后信访，称经以上治疗后阴道出血完全停止，未再发病，月经正常。

黄某，30 岁。患者取环后 1 年半未孕。于 2005 年行 HSG 示：右侧输卵管未见显影，要求 IVF 助孕。于 2006 年 2 月行 IVF-ET，2 月 27 日移植 14 天时，首次查 β-HCG 22IU/L，以后 β-HCG 上升不理想。于 3 月 3 日停用黄体酮后月经来潮，3 月 8 日查 β-HCG 329IU/L。至 3 月 11 日来刘老处初诊：为月经第 9 天，仍未止，量少。伴头晕，腰痛，口干喜饮，舌质淡红，苔薄，脉软。予活血化瘀方原方加党参 20 克，黄芪 30 克。共 3 剂。二诊，2006 年 3 月 15 日：查 β-HCG 57IU/L。阴道仍有少许出血，无腹痛，轻度头晕，腰酸。舌、脉同前。继予上方加阿胶 10 克，共 6 剂。三诊，2006 年 3 月 22 日：阴道出血已止，查 β-HCG 10IU/L。头晕好转。感疲倦、腰酸。给予八珍汤加山茱萸 15 克，菟丝子 30 克，续断 15 克，桑寄生 15 克，阿胶 10 克，黄芪 30 克，何首乌 20 克，枸杞 15 克等。共 7 剂。四诊，2006 年 4 月 13 日：月经过期未潮，继予活血化瘀方加淫羊藿、紫河车、牛膝、乌药，6 剂。五诊，2006 年 5 月 11 日：查尿 HCG（+），予中药保胎治疗。六诊，2006 年 6 月 16 日：B 超示单胎，可见胎心胎动。相当于孕 8 周。该患者行体外受精，胚胎移植后生化妊娠，停用黄体酮后月经来潮，因瘀血内阻，故经血淋沥不净。虽无腹痛、舌质紫黯或有瘀斑等表现，仍应以活血化瘀为主。中药给予活血化瘀方加味治疗后瘀尽血止，经脉通畅。血止后予益气养血、调经补肾之法，冲任气血恢复，并于当月受孕。

〔按语〕桃仁、红花、川芎、赤芍、泽兰为活血化瘀之要品，莪术破血行气，化瘀力强，《景岳全书》谓桃仁："善治瘀血血闭，血结血燥。"《本草经疏》云："桃仁性善破血，凡血结、血秘、血燥、瘀血、留血、蓄血、血痛、血瘕等证，用之立通。”《景岳全书》谓红花：“少用可活血引经，多用能破血通瘀。”卷柏破血止血，蒲黄（炭）活血止血止痛，续断补肾止血治腰痛，炙甘草补脾益气，调和诸药。全方活血化瘀力强，主要用于瘀阻冲任胞宫，导致阴道出血不止的病患，为通因通用治法。

本方活血化瘀，止血止痛，是治疗崩漏日久，或经期延长，以及在试管婴儿的血证中所采用的方剂。其证候特点是血瘀气虚，虚实夹杂。其方意是：崩漏疼痛日久难止，应加重活血化瘀药。莪术破血，兼能益气，有散结削坚之功。卷柏破血，功同莪术，炙后又具止血作用，可同莪术相辅相成。蒲黄生行血、炒止血，行而不破，其性平和，为妇科常用药。此三味是本方主力。再加泽兰行血消水，防其湿阻经络，有治未病之意。余药川芎、赤芍、桃仁、红花等乃活血调经之药，所谓“疏其气血令其调达而致和平”。气弱者肾气弱也，五脏之伤，穷必及肾。肾者主蛰，封藏之本，肾虚则腰疼崩漏，故加续断调补肝肾而止血。炙甘草调和诸药，又有缓急定痛的作用。共奏活血化瘀之功。本方是治崩漏日久不止，血瘀气弱之验方。

〔整理人〕刘颖。

清利固冲汤

〔方剂来源〕全国名老中医刘云鹏经验方。

〔药物组成〕黄芩9克，黄连9克，滑石30克，通草9克，茅根15克，当归9克，白芍9克，生地9克，大黄炭9克，益母草30克，贯众15克，蒲黄炭9克。

〔功效〕清利固冲止血。

〔适应证〕适用于妇科血证，属湿热内蕴，冲任不固之出血。

〔使用方法〕水煎服。

〔注意事项〕辨证要点：阴道出血，舌苔黄腻，小便短黄不利，胸闷，大便干结。在临床上常把这些证候作为湿热出血之主症，尤其以舌苔黄腻为使用本方的辨证要点。

〔按语〕清利固冲汤主治的妇科血证，属湿热内蕴，冲任不固之出血。发病与气候季节有关，临床所见，多属感受夏令时邪。夏季暑热主令，心属火而应之。盛夏季节，地湿上蒸，故暑热又每挟湿邪。正如叶天士所云：“长夏湿令，暑必挟湿。”因此，感受暑热，易于引动心火，下迫胞脉则血海不宁而成妇科血证。此即《素问·离合真邪论》之“天暑地热则经水沸溢”。若夹湿邪则缠绵难已。其次是脏腑功能失调和金刃损伤，以致脾胃湿热或肝脾湿热，蕴结血海损伤冲任而成。

本方是针对上述湿热血证拟成，其中黄芩、黄连寒以清热，苦以燥湿。《妇科玉尺》治“天暑地热，阳来乘阴，经水沸溢”之简易黄芩汤，即使用一味黄芩。其配以清心火之黄连则功效更著。大黄炭具有泻热通便，止血活血之功。滑石、通草清利小便，使湿邪去而热孤易清。与芩、连合用清心火利小便，正合治暑之法，湿热之治。茅根、蒲黄炭，止血消瘀而利小便，与大黄炭配合，使湿热分消，且止血而不留瘀。当归、白芍、生地养血，益母草活血，贯众炭止血以调固冲任。诸药合用湿热得以清利，冲任即能调固而血止。用于上述之血证，确有良效。但是，对某些炎症、子宫肌瘤、功能失调的出血，待血止后，亦须辅以相应的调治，以竟全功。

加减运用：胁痛或少腹痛，选加柴胡、蒲公英、川芎、五灵脂；腹胀加香附；腰痛加牛膝；胸闷恶心甚者，加白蔻仁、半夏，去生地；产后或人工流产后出血腹痛，酌加川芎、桃仁、姜炭；无腹痛去蒲黄炭。

〔整理人〕冯宗文。

痛经方

〔方剂来源〕杭州何氏妇科何少山经验方。

〔药物组成〕当归 10 克，酒白芍 6 克，炒川芎 5 克，淡吴茱萸 5 克，炒枳壳 5 克，干姜 3 克，良姜 3 克，乌拉草 6 克，乌药 6 克，广木香 5 克，红藤 30 克。

〔功效〕温经散寒止痛。

〔适应证〕寒凝血瘀型痛经。

〔使用方法〕水煎服。

〔按语〕若膜样痛经，加煅花蕊石 15 克，失笑散 10 克。

〔整理人〕何少山。

血竭化癥汤

〔方剂来源〕杭州何氏妇科何少山经验方。

〔药物组成〕血竭 5 克，制乳没各 5 克，当归 10 克，炒赤白芍各 10

克，酒元胡10克，炒川楝子10克，熟军9克，桃仁6克，生草5克，焦山楂10克，莪术12克。

〔功效〕活血化瘀，消癥解痛。

〔适应证〕适用于子宫内膜异位症、痛经。

〔使用方法〕水煎服。

〔整理人〕何少山。

四草汤

〔方剂来源〕孟河妇科流派夏桂成经验方。

〔药物组成〕马鞭草、鹿衔草各30克，茜草、益母草各15克。

〔功效〕化瘀、清热、利湿。

〔适应证〕适用于血瘀夹血热性崩漏，对更年期崩漏尤为常用。

〔使用方法〕水煎服。

〔按语〕具有化瘀、清热、利湿的作用。马鞭草具有清热、化瘀、利湿三大作用，与前人说法相同。而鹿衔草之清热作用，与本草书籍记载相反，前人有将其列为助阳药者，也有将其归属祛风湿药者。新中国成立初期，曾作为凉性避孕药而为临床所用，发现本药对崩漏有止血作用。曾作过单味药的临床观察，证实本品具有清热的作用。在具体应用时，如加入炙龟板、大蓟、小蓟、炒川断、生地等，止血之效尤捷；如加入黑当归、赤芍、失笑散、制香附、花蕊石、血竭等，对血瘀为主之崩漏，疗效颇佳。但若脾胃虚寒者，当佐健脾和胃之品，以免妨碍脾运而影响疗效。

〔出处〕《古今名医临证金鉴》。

清宫汤

〔方剂来源〕孟河妇科流派夏桂成经验方。

〔药物组成〕银花、蒲公英、马鞭草、败酱草各15克，炒当归、赤芍各10克，蒲黄（包煎）6克，车前草、益母草各15克，焦山楂10克，五灵脂10克。

〔功效〕清热解毒，理气化瘀。

〔适应证〕适用于出血量时多时少，色黯红，质黏腻，有臭气，小腹作痛，发热头昏，腰酸下坠，纳欠口腻，小便黄少，舌苔黄腻质红，或有紫点，脉细数无力。妇科检查：子宫正常或略大，有明显压痛，活动差，附件增厚有压痛。

〔使用方法〕水煎分服，每日 2 剂，4 小时服 1 次。

〔按语〕加减运用：小腹胀痛者，加广木香 6 克，制香附 9 克，元胡 10 克；热重者，加大青叶、红藤各 12 克；出血多者加大小蓟各 15 克，侧柏炭 10 克，大黄炭 6 克；腰酸痛者加川续断、桑寄生各 10 克；食欲不振者，加谷麦芽、六曲各 10 克；盆腔有炎性包块者，加三棱、莪术各 10 克，地鳖虫 6 克。

〔出处〕《近现代 25 位中医名家妇科经验》。

更年期功能性子宫出血经验方

〔方剂来源〕孟河妇科流派夏桂成经验方。

〔药物组成〕鹿衔草 30 克，钩藤、黄芪、党参各 15 克，牡丹皮、黑栀子、炒白术、茯苓、炙远志、炒五灵脂、炒蒲黄（包）、炒川断各 10 克，广木香 6 克。

〔功效〕清肝宁心，健脾理气，化瘀止血。

〔适应证〕适用于更年期功能性子宫出血。

〔使用方法〕水煎服。

〔按语〕方中钩藤、丹皮、栀子、鹿衔草、炙远志清肝宁心，黄芪、党参、白术、茯苓、木香健脾理气，五灵脂、蒲黄、川断化瘀止血。

加减运用：热重加夏枯草、苦丁茶各 10 克；阴虚加女贞子 10 克，炙龟板（先煎）、旱莲草各 15 克；出血量多，加大蓟、小蓟、茜草炭各 15 克，地榆炭 10 克；阳虚加巴戟天、紫石英（先煎）、补骨脂各 10 克；湿热偏重加马鞭草、败酱草各 30 克；心烦寐差加夜交藤、合欢皮、炒枣仁各 10 克；腰酸甚者加炒杜仲、桑寄生各 10 克。

〔整理人〕李勇生。

清热固冲汤

〔方剂来源〕北京东直门医院王子瑜主任医师经验方。

〔药物组成〕炒黄柏 10 克，生地榆 15 克，生地 20 克，白芍 15 克，犀角粉6克（吞，或用水牛角片15克代之），丹皮10克，茜草炭12克，炒槐花15克，侧柏叶10克，山萸肉10克，小蓟12克。

〔功效〕清热凉血止血。

〔适应证〕适用于崩漏之属血热证者。

〔使用方法〕水煎服。

〔按语〕方中黄柏、地榆、生地、丹皮、犀角清热凉血；白芍养阴；茜草炭、侧柏叶、小蓟、炒槐花止血；山萸肉补肾固冲。

〔出处〕《近现代25位中医名家妇科经验》。

化瘀止崩汤

〔方剂来源〕北京东直门医院王子瑜主任医师经验方。

〔药物组成〕炒当归10克，川芎10克，生炒蒲黄各10克，五灵脂10克，丹参15克，乌贼骨15克，花蕊石15克，制军炭10克，益母草15克，三七粉1.5克（吞）。

〔功效〕行瘀止血。

〔适应证〕适用于崩漏之属血瘀证者。

〔使用方法〕水煎服。

〔按语〕方中佛手散（当归、川芎）合失笑散加丹参活血祛瘀；乌贼骨、花蕊石、三七粉化瘀止血；制军炭有凉血祛瘀止血之功；益母草祛瘀生新，并有收缩子宫止血之效。若偏热者加茜草炭、藕节炭；偏寒者加炮姜炭、艾叶炭。

〔出处〕《近现代25位中医名家妇科经验》。

凉血固经汤

〔方剂来源〕宁波宋氏妇科宋光济经验方。

〔药物组成〕细生地、麦冬、炙龟板、炒条芩、炒川柏、莲房炭、炒丹皮、侧柏炭、焦白芍、生甘草。

〔功效〕清热止血。

〔适应证〕适用于热扰冲任，迫血妄行证：多见阴虚出血，量多，或淋沥不尽，色鲜红或紫红，质稠，有臭秽，面色潮红，五心烦热，口苦咽干，便秘溲赤，脉滑数或细数，舌红苔薄黄。

〔使用方法〕水煎服。

〔按语〕方中细生地、炒丹皮功能清热凉血，养阴生津；炒条芩、炒川柏可清热泻火，并具收敛之功；麦冬、炙龟板生津滋液，焦白芍养阴敛血调经；侧柏炭、莲房炭既能凉血，又可收敛止血。诸药相伍以收清热凉血、止血养阴之功。

加减运用：虚热去芩、柏，加旱莲草、熟女贞以滋阴清热；若血量多者加槐米炭、十灰丸以凉血止血；若便秘者加熟军炭、玄明粉以泻火通便；若口干者加川石斛、天花粉以生津止渴。

〔出处〕《近现代25位中医名家妇科经验》。

益气止崩汤

〔方剂来源〕宁波宋氏妇科宋光济经验方。

〔药物组成〕西党参、炒白术、炙黄连、炒山药、赤石脂、陈棕炭、侧柏炭、熟军炭、炙甘草。

〔功效〕益气健脾固经。

〔适应证〕适用于崩中漏下，色淡质稀，疲倦乏力，头晕目眩，纳呆便溏，脉见虚细，舌质淡胖，或边有齿痕。

〔使用方法〕水煎服。

〔按语〕本方西党参、炒白术、炙黄芪、炒山药补中益气、健运脾胃，气充脾健，则血有所摄，冲任得固。赤石脂、陈棕炭、侧柏炭收敛止血。熟军炭化瘀止血，以使血止而不留瘀。

加减运用：若出血量多者加升麻炭、十灰丸以益气升提摄血；若纳呆者加焦谷芽、炒陈皮以醒脾化滞；若便溏者加炒扁豆、煨肉果以健脾止泻；若腰肢酸楚者加炒川断、杜仲炭以补肾强腰。

〔出处〕《近现代25位中医名家妇科经验》。

化瘀止崩汤

〔方剂来源〕宁波宋氏妇科宋光济经验方。

〔药物组成〕炒当归、焦白芍、炒阿胶、生熟五灵脂、丹参炭、茜根炭、参三七、香附炭。

〔功效〕逐瘀止血。

〔适应证〕适用于血不归经，经行不爽，或量多如崩，夹有血块，小腹疼痛拒按，或胸胁胀痛，脉弦涩，舌紫黯或舌有瘀点。

〔使用方法〕水煎服。

〔按语〕方中当归甘补辛散，苦泄温通，行于血分既可活血，又能补血，且有调经行气止痛之效。配以焦白芍养血调经，炒阿胶补血止血。五灵脂味苦甘性温，入肝经血分，生熟并用活血散瘀止痛。丹参通行血脉，功擅活血祛瘀，并调妇女经脉不匀，配以茜草根炭、参三七加强活血化瘀止血之功。香附炭可疏肝解郁，理气调经。诸药相配，俾瘀去血安，崩漏可止。临证加减：若出血量多加震灵丹以止血；若腹胀者加枳壳炭、青皮炭以行气除胀；若腹痛因寒者可加艾叶炭、姜炭以温中散寒；若腹痛因热者可加川楝子炭、丹皮炭以疏肝泄热、凉血止痛。

〔出处〕《近现代25位中医名家妇科经验》。

调冲固经汤

〔方剂来源〕宁波宋氏妇科宋光济经验方。

〔药物组成〕熟地、萸肉、炒山药、鹿角胶、菟丝子、覆盆子、枸杞子、五味子、赤石脂、炒阿胶、艾叶炭。

〔功效〕调养冲任，温肾固经。

〔适应证〕适用于经行量多，或淋沥不净，色暗淡或如咖啡色，腰酸腿软，面色灰暗，头晕耳鸣，畏寒肢冷，大便溏薄，小便清长，脉见沉细而弱，苔薄白而舌色淡红。

〔使用方法〕水煎服。

〔按语〕方中熟地入肝肾二经，养血滋阴，补精益髓；萸肉酸温敛涩，养肝滋肾而涩精；炒山药可健脾补肾益气；鹿角胶性温，功能补肝肾，益精血，并有很好的止血作用；赤石脂可收敛止血；菟丝子甘平，既补肾阳，又补肾阴，配以覆盆子、枸杞子、五味子补肾而促排卵；炒阿胶可补血止血；艾叶炭能温经止血。诸药同用，以使肾气旺、天癸充，冲任功能正常则经期按时，而崩漏自愈。临证加减：若血量多可加陈棕炭、血余炭、煅龙骨、煅牡蛎以收敛止血；若便泻者可加煨肉果、煨诃子以收敛止泻；若四肢厥逆者加党参、制附子以补气生火；若腰酸者加狗脊炭、炒杜仲、川断续以补肾强腰。

〔出处〕《近现代25位中医名家妇科经验》。

参芪胶艾汤

〔方剂来源〕浙江省中医院裘笑梅主任医师经验方。

〔药物组成〕炒党参 15 克，清炙黄芪 24 克，阿胶 12 克（另烊），艾叶炭 1.2 克。

〔功效〕益气摄血。

〔适应证〕适用于气虚崩漏，失血过多，气随血脱者，症见面色㿠白，冷汗自出，神识昏沉，四肢不温或厥冷，脉浮大无根，或细弱如丝。

〔使用方法〕水煎服。

〔按语〕若气随血脱，出现虚脱险象者，宜急用益气固脱之法，方用独参汤或参附汤。止血药物可选用艾叶炭、蒲黄炭、侧柏炭、陈棕炭、紫珠草、仙鹤草等。

〔出处〕《近现代 25 位中医名家妇科经验》。

三黄忍冬汤

〔方剂来源〕浙江省中医院裘笑梅主任医师经验方。

〔药物组成〕黄连 4.5 克，黄芩 9 克，黄柏 9 克，忍冬藤 15 克，贯众 12 克。

〔功效〕清热凉血。

〔适应证〕适用于崩漏属实热者，出血量多而势急，色鲜红或紫红夹块，面赤气粗，口渴心烦，怕热喜冷，尿黄赤，大便秘结，舌红苔黄。

〔使用方法〕水煎服。

〔按语〕严用和说："夫血之妄行，未有不因热之所发。盖血得热则淖溢……"张景岳说："血本阴精不宜动也，而动则为病……盖动者多由于火，火盛则迫血妄行。"至于产生血热之机理，有因心火亢盛，血无所主；有因肝经火炽，藏血失职；更有脏阴不足，虚火内动，损伤冲任，而致经血妄行。所以，同是血热，临床上又当分实热、虚热两种类型，而施以不同的治疗方法。

加减运用：止血药物可选用鲜生地、牡丹皮、冬桑叶、白茅根、大小蓟、地榆炭、炙椿皮、茜草炭、贯众炭、银花炭、陈棕炭、大黄炭、牛角腮等。

〔出处〕《近现代25位中医名家妇科经验》。

马坤止血汤

〔方剂来源〕山东省乳山市中医院徐元山经验方。

〔药物组成〕马齿苋、坤草、贯众、生地榆、仙鹤草各30克，续断、乌贼骨各15克，芥穗炭10克，三七粉3克（冲服）。

〔功效〕清热凉血，化瘀止血。

〔适应证〕适用于崩漏。

〔使用方法〕将上药放入容器内，加冷水浸过药面，泡60分钟后煎煮，水煎3次取汁约450毫升，每日1剂，兑匀，分3次温服，重症每日2剂频服。

〔临床验案〕姜某，52岁，农民。1990年11月16日初诊。患者以往月经正常，于2年前无明显诱因致月经延期2～3个月一行，经期延长，月经量多，淋沥不断。色暗红，有血块。曾在某县医院经B超及病理诊断为“子宫内膜增殖症”，先后刮宫4次，并服西药治疗，可好转一时，不久则反复。本次月经停3个月后于3天前又潮，初量多，渐量一般，每日换纸垫5～6次，色淡红，至今不净。面色少华，伴头晕，体倦乏力，面目及下肢浮肿，腰膝酸痛。舌质暗红，苔薄白，脉沉细涩。血红蛋白91克/升，白细胞5.5×10^9/升，中性0.70，淋巴0.3。出凝血时间分别为1分钟、2分钟，血小板19×10^9/升。子宫B超示：子宫内膜增殖。中医诊为崩漏。西医诊为功能性子宫出血。证属冲任虚衰，热瘀互结。治宜清热凉血，化瘀止血。治以马坤止血汤加黄芪30克，桑叶20克。水煎服，每日1剂。4剂后再诊，经血止，头晕减，面目浮肿消失，双下肢浮肿减轻。又进4剂，诸症大减。原方增入调补冲任、益气养血之品，佐以清虚热之品，前后共服30剂，临床治愈。随访至今，未再复发。

〔按语〕崩漏是妇科临床常见疑难重证，其主要表现是非时下血，如崩似漏，为多种妇科疾病所表现的共同症状。据笔者多年临床观察，本病的发病原因大多可用热、瘀两方面来概括。热则迫血妄行，瘀则血不归经，崩以血热居多，漏下者以瘀热阻滞为多。临床此二型为多见，其病机在于肝、脾、肾三脏功能失调。故治疗多以清热凉血、化瘀止血为大法，血止后，则以八珍汤加调补冲任之剂补虚善后。马坤止血汤立方即据此大法而设。方中马齿苋、贯众、生地榆清热凉血止血；坤草、乌贼骨、三七粉活血化瘀止血；仙鹤草益气收敛止血；芥穗炭祛风止血；川断益肾止血，共奏清热凉血、化瘀止血之功。现代药理研究证实：马齿苋、坤草、贯众能收缩子宫，提高子宫肌壁的紧张性，能促使子宫内膜迅速剥脱，从而修复出血剖面，达到减少出血和止血的目的；仙鹤草、乌贼骨、三七粉有明显的止血作用。其有效成分能明显缩短出凝血时间，增加血小板。本方组方巧妙，选药审慎，不止之中寓有止意，且标本兼顾；不仅能清热泻火，尚能“涩以固脱”、祛瘀生新。使止血而不留瘀，崩漏不止而自止。经临床观察，一般服药3～6剂，即可止血，疗效甚佳，堪称治疗崩漏的有效方剂。

加减运用：若病久血不止，气血亏虚者加黄芪、党参各30克，炒白术15克；淋沥不断，久漏致瘀者加蒲黄10克、茜草6克；心烦少寐，心悸者加远志10克、炒枣仁30克；出血量多，色红无块者加翻白草、白芍各30克；肾阳虚者加山萸肉、炮姜各10克；肾阴虚者加生地、旱莲草各30克；肝经郁热者加柴胡、栀子、桑叶各10克；病久气虚下陷者加升麻5克、人参15克（另炖）。

〔整理人〕王柱林。

青功汤

〔方剂来源〕黑龙江中医药大学马宝璋教授经验方。

〔药物组成〕黄芪20克，党参、茜草、当归、炒蒲黄、炒地榆、马齿苋、小蓟各15克，炮姜10克。

〔功效〕益气祛瘀止崩。

〔适应证〕适用于青春期功能性子宫出血。

〔使用方法〕水煎服。

〔按语〕青春期功血是由于下丘脑和垂体的调节功能未臻成熟，与卵巢之间尚未建立稳定的周期性调节，从而引起的子宫异常出血。主要表现为月经周期紊乱，经期延长，经量增多。根据本病的临床表现，属于中医学崩漏、月经先期、经期延长、经间期出血、月经过多等范畴。中医临床根据“急则治标，缓则治本”的原则，治以塞流、澄源、复旧法。马教授将本病的治疗分为出血期、调整月经周期两阶段的治疗，与此也是相一致的。出血期的治疗，实际上是塞流和澄源同时进行的，即对因止血。青功汤中黄芪、党参、当归益气养血摄血；炒蒲黄收涩止血；茜草、炒地榆、小蓟、马齿苋凉血活血止血，以防血止留瘀之弊，而且活血化瘀药具有抗炎、消肿及增加血流量、改善微循环的作用；炮姜温经止血，又起寒温反佐之功，避免过用寒凉之弊。

《素问·上古天真论》中“女子七岁肾气盛，齿更发长；二七而天癸至，任脉通，太冲脉盛，月事以时下”就描述了月经产生的机理，即肾气盛—天癸至—任通冲盛—血溢胞宫的过程，而肾在月经产生机理中是起主导作用的。青春期功血是由于肾精不足，封藏失职，冲任不固所致，因此不能见血止血，治标不治本，故治应重在少阴，调补肾元。调整月经周期则以补肾填精为主，佐以温肾助阳之品，使阳生阴长，水充火足，精血俱旺，则经候如期。调整月经周期就是复旧的步骤，经净之后，血海空虚，需理脾益肾以善其后。调理脾胃，使气血得复；补益肾气，使血海按时满盈，月事以时下，从而达到治愈青春期功血的目的。对于补肾，马教授提出三补肾阴，一补肾阳，并佐以活血通络之法：在月经过后，着重补肾阴，即填精养血；排卵前至排卵期，并补肾阳肾阴，可稍佐活血之品；排卵后期，着重温补肾阳（在稍补肾阴的基础上），兼以活血，血得温则行；再于经前期，在补肾基础上重用活血之品，因势利导，以促进月经按期来潮。因此，止血调周法治疗青春期功血，疗效显著。

加减运用：阴虚有热者，酌加麦冬、地骨皮、龟板各 15 克；阳虚者，酌加补骨脂、杜仲各 15 克；脾虚者，酌加人参、白术各 15 克。血止后用加减固阴煎为主补肾调周。处方：熟地黄 20 克，当归、香附、山药、菟丝子、巴戟天、续断、女贞子、甘草各 15 克。加减：卵泡期重补肾阴，酌加山茱萸、枸杞子各 15 克。排卵期阴阳并补，稍佐活血之品，加丹参 15 克。黄体期重用活血之品，加丹参 20 克，益母草 15 克。

〔整理人〕赵莉。

固崩止漏饮

〔方剂来源〕福建中医药大学陈雨苍经验方。

〔药物组成〕真阿胶 15 克（另烊化分冲服），血余炭 10 克（布包），三七粉 6 克（冲服），乌贼骨 15 克（杵），茜草根 15 克，焦栀子 15 克（杵）。

〔功效〕固崩止漏。

〔适应证〕适用于功能性子宫出血。

〔使用方法〕水煎服，每日 1 剂，每日服 2 次，服至阴道血止，后每月经前 7 天，续服上药 5～7 剂，连服 3 个月经周期。

〔临床验案〕董某，48 岁，工人。初诊日期：1996 年 2 月 10 日。主诉：月经周期紊乱半年，经血量时多时少，淋沥不尽 3 个月余。刻下经血量多，色红夹有血块，伴头晕眼花，腰膝酸软，神疲乏力，心悸胆怯，时感五心烦热，既往有“功血”史。舌淡红苔薄，脉细无力。妇科检查未见异常。诊刮病理报告：黄体萎缩不全。诊断：更年期功血。证属崩漏，系因肝肾亏虚，夹有瘀热，以致冲任不固。治宜补益肝肾，化瘀泄热，固摄冲任。方选固崩止漏饮加生栀子 10 克，牡丹皮 10 克，桑寄生 15 克，川续断 15 克，菟丝子 15 克。服 3 剂药后血量明显减少，续按原方再服 5 剂，阴道出血得止，诸症亦明显好转。随后嘱其改服归脾丸和六味地黄丸，以冀补益心脾，滋养肝肾，固摄冲任，巩固疗效。半年后随访月经正常。

〔按语〕功血证属中医学“崩漏”范畴。临床中青春期少女出现功血，多为肾气未充，肝血偏热，冲任不固所致，常为无排卵性功血。育龄期妇女出现功血，多为脾肝肾同病，气血不和，冲任虚损，固摄无权，常为黄体功能不全或黄体萎缩不全功血。更年期妇女出现功血者，多为肾气虚衰或阴虚血热，或兼瘀血内阻致冲任失调，其又常兼见无排卵性功血现象。

崩漏之症，证因复杂，论治纷纭。世医多循古训，寻因多从“虚”、“热”、“瘀”三因而求，论治多从“塞流”、“澄源”、“补虚”三步着手。我们认为治崩首当塞流与澄源并举，重则补虚亦当兼顾之。失血则必致阴血亏虚，虚火内生。又离经之血，溢于脉外，阻于胞中而成瘀血，瘀血不去新血难以归经。固崩止漏饮中真阿胶、三七粉、血余炭、乌贼骨，既能补阴血、益肝肾，又能活血止血，调理冲任；三七粉有促进子宫收缩之能，与茜草根相伍活血化瘀止血，具有药物性刮宫之能；茜草根与焦生栀子相伍凉血活血止血。诸药合用，具有补虚不留瘀，化瘀不伤正，多向调节机能作用。阴道血止后，应当注意澄源，与补虚相结合，通过辨证调理脾肝肾与气血之机能，以达到调整内分泌功能，促使恢复正常月经周期。

加减运用：脾气虚者，加潞党参、炙黄芪、炒白术、炙甘草；中气下陷者再加升麻、柴胡；肝血虚者加当归、白芍、熟地、何首乌；肾气虚者加菟丝子、桑寄生、川续断、鹿角胶；肝肾阴虚者加旱莲草、女贞子、生白芍、黑豆、龟板胶；血热者加犀牛角或水牛角、牡丹皮、赤芍、生地黄；肝气郁滞者加柴胡、生白芍、绿枳壳、制香附；血瘀者加京丹参、藕节片、五灵脂、蒲黄炭。如大出血者，当治标为先，饮服经验方红参龙牡汤（红参、煅龙骨、煅牡蛎），益气敛阴摄血固脱，以防气随血脱，并可结合西医输血抗休克等治疗。

〔整理人〕苗丽娜。

二号调经合剂（益鹤四君子汤）

〔方剂来源〕川蜀中医妇科名家王渭川经验方。

〔药物组成〕党参60克，焦白术9克，炒升麻24克，仙鹤草60克，生黄芪60克，阿胶珠9克，夜交藤60克，桑寄生15克，菟丝子15克，血余炭9克，茯苓9克。

〔功效〕益气调冲止崩。

〔适应证〕适用于崩下量多色红，子宫下垂，膀胱壁膨出，因肝脾气虚，冲任失固，形成剧崩。

〔使用方法〕水煎服。

〔整理人〕王渭川。

止 血 方

〔方剂来源〕齐鲁郑氏妇科郑惠芳经验方。

〔药物组成〕马齿苋30克，益母草30克，生蒲黄9克，茜草12克，仙鹤草18克，地榆30克，升麻9克。

〔功效〕凉血，活血，止血。

〔适应证〕适用于功能性子宫出血。

〔使用方法〕水煎服。

〔临床验案〕朱某，女，33岁，商河县白桥公社缝纫组，1980年8月15日入院，住院号24984。主诉：人工流产后阴道流血，时崩时漏4个多月。患者于1980年阴历2月22日在当地某公社医院做人工流产，2天后阴道流血量多，色红，无块，小腹隐痛，当即到县医院就诊，并住院20多天，曾用抗生素、黄体酮等西药及中药治疗，流血停止10天，后又流血，于公历6月3日疑葡萄胎行二次刮宫术，送病理检查无异常发现，尿妊娠试验（一），仍阴道流血量多，持续11天不止，于6月14日又在本县医院行第三次刮宫术后仍流血，经中西药治疗月余方止，停药5～6天，阴道又流血淋沥不断，故转诊来济。现阴道流血，量中等，色淡红，无块，伴脘胁胀痛，小腹阵发性隐痛，头晕而昏，少寐多梦，动则心悸、气短，胸闷，纳差，腰背胀痛，下肢轻度浮肿，大便溏，日一次。查体：体温36.6℃，心率76次/分，呼吸22次/分，血压110/70毫米汞柱。中年女性，发育营养尚好，面色萎黄。妇科检查：外阴有血迹，阴道有暗红色血，宫颈光滑，宫体前位大小正常，双侧附件（一）。脉沉细无力，舌淡红，边有瘀点，苔白。中医诊为崩漏（脾虚型），西医诊为功能性子宫出血。给止血方加举元煎水煎服，每日1剂。患者服药3剂血止，后又以益气养阴补肾调理，痊愈出院。

〔按语〕益母草、茜草、地榆、升麻、蒲黄均性寒，能凉血活血止血，本方除升麻外，皆入肝经，肝主藏血，司血海，热则血海不宁，血易妄行，血遇寒则凝，诸药性寒故能凉血止血，且能活血，使血止而不留瘀。升麻长于升举脾胃清阳之气，不使血随气陷，仙鹤草、地榆皆属凉血止血常用之品。全方能凉血、活血、升提止血，使血止而无留瘀之弊。功血是属于崩漏范畴的一种疾病，此种出血较顽固，根据诊刮病理多为子宫内膜增殖（无排卵型），中医学认为是由气滞血瘀或阳虚不化，血滞脉络所致，是因宿血阻滞脉络，瘀血不去，血不循经而致的血崩或久漏不止。此种崩漏在治疗上活血祛瘀是不可缺少的方法之一，用活血止血药治疗功血完全符合中医学"以通为补"、"瘀祛新安"的理论，所以使多数患者取得药到血止之效。

现代药理研究发现，马齿苋、益母草、生蒲黄均有促使子宫收缩的作用。尤其马齿苋其作用强度超过麦角。由于其能使子宫收缩力加强，子宫内膜剥脱迅速，故流血时间短，出血量少。茜草能缩短出凝血时间，生蒲黄除能促使宫缩外，还能缩短凝血时间，仙鹤草能使凝血时间缩短，使血小板计数增加，三七使出凝血时间均能缩短，且使血小板计数增加。地榆、生地等也能使出凝血机制得到改善，而起到止血作用。除此之外，有的药物如马齿苋等尚有杀菌抑菌作用，故对因子宫内膜炎而出血者亦有显效。止血方是一个行之有效的经验方，目前已用于各种类型的子宫出血。

加减运用：虚者加人参12克，血热者加生地15克，肝郁者去升麻加柴胡6克，肾阳虚者加补骨脂12克，血瘀者加三七粉3克。

〔整理人〕郑惠芳。

宫血饮

〔方剂来源〕全国名老中医广州中医药大学欧阳惠卿教授经验方。

〔药物组成〕补骨脂、白花蛇舌草、党参各30克，续断20克，蒲黄12克，三七末（冲服）3克。

〔功效〕补肾益气，化瘀清湿。

〔适应证〕适用于功能性子宫出血。

〔使用方法〕水煎服。

〔临床验案〕李某，26岁，1997年11月18日初诊。主诉：月经41天未净。曾用中西药物治疗未能止血，既往有崩漏病史，本次出血从1997年10月8日开始，行经初期量少，至行经第5天量增多，暴下如注，治疗后量又减少。妇科检查：子宫大小正常，双侧附件未见异常。10月30日行诊断性刮宫，刮出物全部送病理检查，结果为：子宫内膜增生过度（单纯型与腺囊型混合）。就诊时出血量多，色黯红，有血块，腰骶酸痛，舌黯红，有小瘀点，苔微黄稍腻，脉滑数。中医诊断为崩漏，证属肾虚血瘀夹湿热。拟补肾益气、化瘀清湿热为治则，投宫血饮7剂。11月22日再诊，出血已止，再以宫血饮调治3周。12月23日行经，经量已恢复正常，7天干净，停药随访3个月，月经的周期、量和经期均正常。

〔按语〕崩漏既是妇科常见病，亦是疑难重症，治疗大法有塞流、澄源、复旧三法。塞流即是止血，是治疗崩漏的重要环节。笔者体会，肾虚是导致本病的主要病机，肾虚则封藏失职，冲任不能固摄经血，故妄行而为崩漏。“离经之血则为瘀血”，又因失血，气随血去，气虚无力运血，必加重血脉之瘀滞，故本病多夹血瘀，瘀而郁热，经血受热煎熬，则瘀结更甚，因此崩漏一证尤以病程较长，反复发作者多见肾虚夹瘀证候。宫血饮以补骨脂、续断补肾固冲以治本。现代药理研究表明，补骨脂对子宫有明显的收缩作用，能缩短出血时间，故有减少子宫出血量的效果。三七、蒲黄化瘀止血以治标。实验室研究证实，三七、蒲黄水提取物均能缩短凝血酶原时间，因而有凝血作用。蒲黄对离体子宫有兴奋作用，大剂量能使子宫呈痉挛性收缩，因而对子宫出血有治疗效果。党参益气行血，白花蛇舌草清热凉血，配伍使用，以加强行瘀散结止血之效，全方攻瘀而不伤正，补肾而不留瘀，用于治疗崩漏之肾虚血瘀夹湿热者，能收到较好的止血调经效果。

〔整理人〕欧阳惠卿。

清经止崩汤

〔方剂来源〕川蜀中医妇科名家卓雨农经验方。

〔药物组成〕生地 18 克，丹皮 6 克，黄芩 9 克，黄柏 12 克，白茅根 15 克，地榆 9 克，炒蒲黄 9 克，益母草 12 克，棕榈炭 6 克。

〔功效〕清热凉血止血。

〔适应证〕适用于经血骤然下崩，或淋沥不断，色深红，烦热口渴，精神不衰，头眩，睡眠不安，舌红而干，苔黄，脉滑数有力。

〔使用方法〕水煎服。

〔按语〕若气短心累者，加泡参 15 克，麦冬 9 克。

〔出处〕《卓雨农中医妇科治疗秘诀》。

加减断下汤

〔方剂来源〕川蜀中医妇科名家卓雨农经验方。

〔药物组成〕党参 30 克，熟地 30 克，艾叶 30 克，乌贼骨 60 克，炮姜 15 克，阿胶 12 克，附子 9 克。

〔功效〕温经补虚，佐以止血。

〔适应证〕适用于暴崩不止，或漏下不绝，其色黑多红少，状如屋漏水，脐下寒冷，时作疼痛，得热则减，舌淡苔白，脉迟无力。

〔使用方法〕共研粗末，每次 15 克，水煎服。

〔出处〕《卓雨农中医妇科治疗秘诀》。

温经摄血汤

〔方剂来源〕川蜀中医妇科名家卓雨农经验方。

〔药物组成〕泡参 30 克，党参 15 克，白术 18 克，炙甘草 9 克，吴茱萸 4.5 克，姜炭 9 克，焦艾 15。

〔功效〕补脾摄血温经。

〔适应证〕适用于脾阳虚弱，暴崩或漏下，色淡，质清稀如水，少腹胀痛，有冷感，喜热熨，食少便溏，舌淡苔白，脉虚迟。

〔使用方法〕水煎服。

〔按语〕若腰痛者，加杜仲12克，补骨脂9克；血多者，加乌贼骨60克，漏下者，加元胡6克。

〔出处〕《卓雨农中医妇科治疗秘诀》。

益气补元汤

〔方剂来源〕川蜀中医妇科名家卓雨农经验方。

〔药物组成〕党参15克，白术12克，茯神12克，熟地12克，酒白芍9克，黄芪9克，肉桂1.5克，炙甘草6克。

〔功效〕补中固气摄血。

〔适应证〕适用于劳倦过度，骤然下血不止，继则淋沥不断，颜色鲜明，肢软神疲，心悸气短，面色苍白，食少便溏，舌淡红、苔薄，脉大无力。

〔使用方法〕水煎服。

〔按语〕若口干咽燥者，去肉桂，加阿胶9克，艾叶4.5克；血久不止者，加广三七粉1.5克。

〔出处〕《卓雨农中医妇科治疗秘诀》。

龟鹿补冲汤

〔方剂来源〕川蜀中医妇科名家卓雨农经验方。

〔药物组成〕党参30克，黄芪18克，龟板12克，鹿角胶9克，乌贼骨30克。

〔功效〕补气固冲。

〔适应证〕适用于劳伤冲任，骤然下血，先红后淡，面色苍白，气短神疲，舌淡苔薄，脉大而虚。

〔使用方法〕水煎服。

〔按语〕若腹痛者，加广三七粉1.5～3克。水煎，温服（三七粉冲服）。

〔出处〕《卓雨农中医妇科治疗秘诀》。

泽兰丹参饮

〔方剂来源〕川蜀中医妇科名家卓雨农经验方。

〔药物组成〕泡参24克，酒丹参12克，泽兰9克，香附6克，元胡6克，焦艾9克，赤芍6克，楂炭6克，炒黑豆15克。

〔功效〕活血通经调气。

〔适应证〕适用于阴道出血，淋沥不止，或忽然大量下血，色乌红，时夹血块，少腹疼痛拒按，苔正常，或舌质略紫，脉弦涩。

〔使用方法〕水煎服。

〔出处〕《卓雨农中医妇科治疗秘诀》。

健脾止血汤

〔方剂来源〕全国名老中医李振华经验方。

〔药物组成〕黄芪30克，党参15克，白术10克，茯苓15克，当归10克，白芍15克，远志10克，炒枣仁15克，醋柴胡6克，升麻6克，黑地榆15克，阿胶珠10克，广木香6克，炙甘草6克。米醋180毫升，分两次后下入煎。

〔功效〕止血补血。

〔适应证〕脾气虚弱、脾不统血、气虚血脱的崩漏即功能性子宫出血。

〔使用方法〕水煎服。

〔临床验案〕张某，44岁，干部。1985年3月5日就诊。月经大出血已11天未止。近一年来，月经总是提前3～5天，且出血量多，血色淡红，腰酸困，少腹微痛，下肢轻度浮肿，月经过后浮肿较重，平时白带多。经某医院妇产科检查，除经产妇子宫大外，未发现异常。现食量较少，时腹胀满，并伴有头晕、梦多、记忆力减退等症状。本次月经来潮，突然大出血不止，同时伴有心悸，自汗出，气短乏力，有时少腹微痛，胸闷纳差，经注射止血针并服止痛药片（药品不详）仍不见效，而来就诊。现患者面色晄白无华，倦怠懒言，舌苔薄白，舌质淡，舌体胖大，舌边有齿痕，脉象沉细数无力。综观脉症，确属脾不统血，气虚血脱而致血崩病（功能性子宫出血），治宜益气升阳，健脾止血。遂予健脾止血汤方治疗。方用：黄芪30克，党参15克，白术12克，茯苓15克，当归12克，白芍15克，醋柴胡6克，升麻6克，广木香6克，阿胶珠10克，炒枣仁15克，黑地榆15克，醋香附10克，炙甘草6克，米醋180毫升（分两次后下入煎）。3月12日二诊，上方服药共6剂，服至第2剂，出血量开始减少，腹痛消失，随着服药，出血量日渐减少，服至第6剂，已不出血，自觉诸症减轻，精神好转，仍食欲不佳，下午腹胀。上方去醋香附、黑地榆、米醋，加砂仁8克、陈皮10克以和胃而促使恢复。3月20日三诊，上方又服6剂，诸症消失，饮食增加，嘱长期服用归脾丸以巩固疗效。半年后随访，月经周期及出血量正常，未再大出血。

体会：崩漏的病机临床以脾不统血、气虚血脱为多见。凡治血者，必先明气血之关系，运血者即是气，守气者即是血，二者必须维持在对立统一的基础上，协调一致，只能相保，不能相失，气血调达，才不出血。脾为气血生化之源，如因饮食不节，劳倦过度，情志不遂，或久病体虚，损伤于脾，导致脾气虚弱，升清无力，甚至中气下陷，体内升降平衡失调，气不帅血，必致下行出血，即所谓脾不统血，气不升摄，气虚血脱。对本病证的治疗，必需益气、健脾、升阳才能止血，非一般单用止血药所能奏效。多年来运用本方治疗因脾虚而导致的崩漏病（功能性子宫出血，不包括子宫肌瘤和癌）效果卓著，且都在6剂药内停止出血，后再以补气健脾之药以恢复健康。1986年我指导的硕士研究生，单用本方在妇产科治疗崩漏（功能性子宫出血）52例，痊愈40例，占76.9%（标准是止血后连续观察3个月经周期，各期出血持续在7天以内，月经量正常，脾虚症状消失，实验室检查一切正常）；好转8例，占15.4%（止血后3个月观察，经期出血在10天以内，月经量减少1/3～1/2，其他症状明显减轻）；无效者4例，多因服药不到6剂而改用其他疗法。总有效率为92.3%。

〔按语〕方中黄芪、党参、白术、茯苓、炙甘草，益气健脾；醋柴胡、升麻，升阳固脱，以复脾统血之能。正如《血证论》所说："崩中虽是血病，而实则因气虚也——宜服补气之药，以升其水，水升则血升矣。"广木香理气健脾，使补而不滞；崩漏病直损阴血，故用当归、白芍、阿胶、远志、枣仁养血补血，安神宁志；黑地榆配阿胶珠凉血止血；大量米醋，既可收敛横逆之肝气，使肝不犯脾，以利脾气之恢复，又可以其酸涩收敛之性，达到迅速止血的目的。实验证明，脾虚血崩患者，血清钙和胃泌素均降低，从而使血流中的凝血酶减少，平滑肌收缩不良，形成出血不止。米醋可使胃泌素分泌明显增加，同时又可促使药物中的钙和铁溶解，益气健脾药物可使血清钙回升。所以米醋配合益气健脾药品，相辅相成，共奏止血补血之功。

四肢不温者，加黑姜 5 克，甚者加附子 10 克；浮肿较重，舌体胖嫩，舌边齿痕明显者，加泽泻 12 克、薏苡仁 30 克、山药 20 克；出血夹有血块者加田三七粉 3 克（分两次另冲），炒蒲黄 6 克；兼腹痛者加醋香附 10 克；如出血势急，量大者，改党参为红参 6 克（先煎 30 分钟再纳诸药），并酌加黑荆芥 6 克，或是黑柏炭 12 克；如兼肝郁症状，胸闷胁痛者，可酌加青皮 10 克，郁金 10 克。

〔出处〕《中国名医名方》。

活瘀清宫方

〔方剂来源〕山东烟台莱阳复健医院蔡锡英经验方。

〔药物组成〕怀牛膝 30 克，川芎 10 克，当归 15 克，熟地黄 15 克，丹皮 15 克，赤芍 15 克，桃仁 15 克，红花 15 克，土元 15 克，水蛭 15 克，王不留行 30 克，路路通 30g，丹参 15 克，益母草 30 克，穿山甲 12 克，皂角刺 12 克，川军（酒炙）10 克，香附 15 克，柴胡 15 克，三七 10 克，炙甘草 10 克。水煎服，每剂煎汁 250 毫升，早晚分服，血止为度。

〔适应证〕功能性子宫出血。治疗前先进行血液常规检查和肝功检查，确定无血小板减少或肝功能异常及其他凝血机制异常者；急性大失血或严重贫血或出血休克者，因中医药的特性使然，故除外。

〔使用方法〕连续服用 3 个月经周期，每次 3 剂，或经尽为止。出血量较多有块者，可加大药量；下血有臭味者，加白花蛇舌草、蚤休、半枝莲；出血逾月者，加女贞子、旱莲草、阿胶等。

服药反应：①腹泻：每日可有 1～3 次腹泻；②腹痛：部分病例可有小腹阵痛，似痛经反应。

〔临床验案〕初某，38 岁。初诊日期：1997 年 3 月 19 日。病历摘要：阴道淋沥下血已两年，多次检查均诊为“功能性子宫出血”，多方治疗一直下血，淋沥不止，时多时少，时淡时暗。曾刮宫 5 次，刮后可缓解，数日又发作。现症：精神不振，形体瘦弱，面色萎黄，唇、舌、爪甲淡而无色，头晕耳鸣目眩，心悸乏力，腰膝酸软冷痛，肢体麻木，动则气喘，脉细微。血常规：血色素 42 克/升，红细胞 2.8×10^{12}/升，PCV 20%，MCV 71fl，MCH 15pg，MCHC 210 克/升，ESR 40 毫米/小时，PLT 100×10^{9}/升，余均属正常范围。辨证：中气虚陷，血失统摄，溢于脉外，阻滞经隧。诊断：崩漏（功能性子宫出血）。治法：按急当治其标的治则，用活瘀清宫方先祛瘀行滞，使新血归经。再诊时自述服药 4 剂血即止，遂遵“归脾汤”和“五子衍宗丸”意加鹿角胶、龟板胶、阿胶各 10 克，调服月余，月经来潮，经期再服活瘀清宫方 3 剂，以防复发，结果 5 天而净。经后将归脾汤合五子衍宗丸、左归丸，研细末冲服，以善其后。再次月经来潮时仍给予活瘀清宫方 3 剂，月经按期而尽，细末继服约三个月，身体基本康复，追访 5 年未再发。

〔按语〕功能性子宫性出血是妇科常见病，西医多采用刮宫和激素治疗，然而由于其手段的特殊性，往往不容易被病人所接受，尤其不宜于反复使用，但本病的反复发作是一个很突出的特点，尤其激素治疗后的病情反复是很常见的。功能性子宫出血有排卵型和无排卵型之分。造成该病的原因主要是外环境的刺激（如情志、劳累、生活环境改变等），通过神经一体液途径，干扰了下丘脑一垂体一卵巢轴的调节功能，使卵巢功能失常，或者只分泌雌激素而无孕激素，或者孕激素分泌不足，子宫内膜周期性变化随之发生异变而出现出血。其常见症状为不规则的子宫出血，时多时少，或多或少，可长达数月或逾年。长期反复出血者，可伴贫血。急性大量出血者，可导致出血性休克。因其以月经周期、经期、经量严重紊乱，长期反复出血或者突然大量出血为主证，故属中医崩漏范畴。

关于崩漏，历代医家早有论述，《素问》有“阴虚阳搏谓之崩”，《诸病源候论》有“非时而下，淋沥不断，谓之漏下”，《金匮要略》有“妇人经陷，漏下不止”等记载。本病因突然大量或长期反复出血，对人体健康影响极大，且因血室常开，往往外邪乘虚而入，使病情复杂化，故必须急治其标，使宫清血止。

何以化血祛瘀行滞清宫即可使漏停血止呢？《素问·上古天真论》曰：“女子七岁肾气盛，齿更发长；二七天癸至，任脉通，太冲脉盛，月事以时下。”说明产生月经的要素是肾气、天癸、冲任二脉。肾藏精，精化元气生天癸，元气充盛则天癸至，天癸至则主司阴脉的任脉通行，主司精血的冲脉充盛，二者又均起于胞中，灌精血以充濡胞宫，因而产生月经。月经虽已产生，但影响其正常与否的因素却很多，如气血的和调、肾气对精血的气化和推动、脾的运化和对血的统摄、肝的疏泄和对血液的藏纳、心的主血脉和对外界事物的“任物”功能等，任何一方失调，均可导致月经周期、经期、经量出现紊乱，而崩漏下血。另外，肾失温化，血行不畅，瘀血阻滞经隧，血不归经，或脾失统摄、肝失藏纳、心的血脉失主均可使其血溢脉外，即见出血。离经之血不能消散和排出即为瘀血，崩漏出血或突然大量出血，血下之排之不及而成瘀，或长期反复出血，下之排之不净而留瘀。因而瘀血留滞，血不归经使崩漏缠绵不愈，经月逾年，或反复发作，故急当治标，治标法当活血祛瘀，行滞清宫。方中重用牛膝，调冲任和血脉，引血下行，为主药；辅以桃红四物汤活血化瘀；柴胡、香附理气而行滞，丹参、益母草、丹皮活血而散瘀，炮山甲、皂角刺、土元、水蛭消瘀散结，大黄荡涤留瘀败血，三七祛瘀安新，共为佐药；炙甘草调和药性，为使药。诸药合用，瘀祛宫清，冲任自调，而血自止。血止后，再行辨证论治，或补肾或扶脾或调肝或和气血，最终任通冲盛，月事以时下。

〔临床疗效〕曾报道用本方治疗此病130例。年龄在18岁以下者28例，占21.5％；19～28岁的18例，占13.9％；29～38岁的23例，占17.7％；39～48岁的38例，占29.9％；49～55岁的23例，占17.7％。其中未婚者33例，已婚者97例；伴原发性不孕者19例，继发性不孕者23例；病程最短者10余天，最长者流血达两年之久；初次发病者38例，反复发病者92例，最长病情达18年；几乎所有病例均有不同程度的贫血，其中中度贫血48例，重度贫血29例。

经治服药10剂以内血止者51例，占39.2％，10～15剂血止者42例，占32.3％，30剂内所有病例全部停止出血，总有效率100％。

〔整理人〕蔡锡英，柳朝晴。

黑归脾汤

〔方剂来源〕山东省济宁市名医孙镜朗经验方。

〔药物组成〕绵芪15克，白术10克，熟枣仁15克，柏子仁15克，茯神12克，川断10克，寄生10克，醋杭芍12克，醋炒黑归身12克，艾炭6克，地榆炭10克，侧柏炭10克，蒲黄炒阿胶珠12克，芡实10克，炙甘草6克，红糖1匙，大枣3枚。

〔适应证〕气虚崩漏症。

〔使用方法〕将上药浸泡1小时，煎煮两次，去渣取液，分两次温服。

〔注意事项〕血热致崩者忌服。

〔临床验案〕邵某，38岁，教师，月事每每提前，18～20天一行，经期在10天以上，2008年9月24日行经2天后忽然大下，经色鲜红，面色无华，心气每感涣散，六脉虚软，舌质淡，苔薄有齿痕。辨证属气血双损，失其固涩，虚寒为祟而致崩，处以上方，予以治疗，3剂病竟霍然。

〔按语〕大凡经水量多者，常以血热病因为多。一旦气血受损，气脱失其固涩，而导致离经之血妄行。该方黑归脾汤，是以归脾汤加减化裁，重在收敛正气以固涩，和诸类炭药以止血，所谓澄源以塞流，固本以复正，补中有疏，塞而有澄，以起固崩止漏之功。

〔整理人〕孙兴。

栀母霜汤

〔方剂来源〕河南中医学院第一附属医院胡玉荃经验方。

〔药物组成〕鹿角霜、益母草、炒栀子、红花炭、川楝子炭、鸡血藤、白茅根、生甘草。

〔功效〕补肾固冲，清肝祛瘀，止血调经。

〔适应证〕青春期及育龄期崩漏（肾虚肝热血瘀证）。症见经血非时妄行，量多或量少淋沥，或月经量多，经期延长，血色鲜红或暗红，伴心烦易怒，出血时欲动不欲静，血止后欲静不欲动。

〔使用方法〕每日1剂，水煎服，出血时用。出血停止后去红花炭，加逐瘀清热补肾药，1个月为一个疗程。

〔注意事项〕饮食宜清淡，忌食生冷辛辣之品，注意适当休息。

〔临床验案〕闫某，12岁，2010年2月5日初诊。主诉为月经频发半年，末次月经淋沥近20天未净。2009年8月月经初潮，第一次行经量不多，轻微腹痛，5天净。之后月经常提前，甚至一月两次，末次月经2010年1月18日，量一般，淋沥至今未净。现血色淡褐，无腹痛，面色萎黄，体形偏瘦，纳眠可，大小便正常。舌质淡边有齿印，苔薄白，脉沉细。诊断为肾脾两虚型青春期崩漏。拟健脾补肾、固冲止血。方用鹿角霜、益母草、炒栀子、红花炭、川楝子炭、鸡血藤、白茅根、生甘草，水煎，服5剂。2010年3月15日二诊，其母代诉，服药后3天出血即止，2月20日月经来潮，淋沥至今已近一月仍未停止，伴气短乏力，舌脉未知。第一方加白术12克，益气健脾以增补益固摄之力，继服5剂，用法同上。2010年3月19日三诊，服上药后很快血止，血海空虚，故于第一方加阿胶珠（少许）、菟丝子补肾益精以填补冲任，使血海充、冲任固、月经调。2010年3月26日四诊，3月20日月经来潮，量不多，无腹痛等不适，因上学紧张无时间煎药，要求服成药治疗。给予参芪颗粒、血腑逐瘀胶囊内服。

〔按语〕胡玉荃教授认为，青春期患者常常因肾气未充，肾精不足，胞脉失于濡养而无力收摄经血归脉，冲任不固，而且此期情绪波动较大，气血旺盛，肝气易于郁结，疏泄失职，肝火亢旺，使经血行止无常。故方中以鹿角霜温肾益气，并能止血，达到补肾调冲任之目的；炒栀子、川楝子炭清热疏肝，调冲止血。崩漏日久，既可致血虚气弱，又可使血行不畅，瘀血内停，新血不得归经，而鸡血藤、益母草、红花炭既可养血、活血，又可逐瘀止血，达到行血而不伤新血，养血而不留瘀滞，推陈致新、行而不破之功；白茅根清热凉血止血，生甘草清热解毒，补益脾胃，调和诸药。诸药合用具补肾清肝、化瘀止血调经之功。据药理分析，鹿角霜含有性激素成分，具有雄激素样作用；鸡血藤、益母草可收缩子宫；生甘草具有肾上腺皮质激素样作用，但其又有钠、钾潴留的不良反应，多用可使人肿满，故配以白茅根利水凉血止血。本方的组成与现代医学理论也不谋而合。

〔整理人〕胡玉荃，翟凤霞。

安宫调经汤

〔方剂来源〕河南中医学院第一附属医院胡玉荃经验方。

〔药物组成〕鹿角霜、黄柏、墓头回、炒栀子、白茅根、益母草、田三七（冲）、生贯众、海螵蛸。

〔功效〕补肾清热，凉血化瘀，止血调经。

〔适应证〕皮下避孕埋植后子宫出血。症见经血非时妄行，量多如注或量少淋沥，或月经量多，经期延长，血色鲜红或暗红，可伴腹痛腰酸。

〔使用方法〕每日1剂，水煎早晚各服1次。出血期间服用，血止停药，或月经第 5 天开始服药。

〔临床疗效〕治愈：经量、经期、周期恢复正常，能维持 3 个月经周期以上，占 39.58%。好转：经量、经期、周期虽恢复正常，但不能维持 3 个月经周期，或经量减少，或经期缩短，占 52.08%。未愈：出血状况无变化，占 8.33%。

〔按语〕胡玉荃教授认为，肾虚是崩漏的致病之本。故以鹿角霜补肾填精，调补冲任，为治疗崩漏之主药；黄柏、墓头回、栀子、白茅根清热凉血；益母草活血调经，缩宫止血；贯众、田三七祛瘀止血；海螵蛸收涩止血。诸药合用，益肾清热，祛瘀止血，调补冲任，使热清瘀去，血海安宁，冲任得固而血止，气血调和则经水如期。

〔整理人〕胡玉荃，翟凤霞。

白头翁二至合剂

〔方剂来源〕全国名老中医李衡友经验方。

〔药物组成〕白头翁 12 克，秦皮 6 克，女贞子 10 克，旱莲草 12 克，怀山药 12 克，川断 10 克，生地 12 克，白芍 10 克，黄芩 6 克，仙鹤草 12 克，藕节 7 枚，生甘草 6 克。

〔功效〕养阴平肝，凉血止血。

〔适应证〕适用于“阴虚肝旺”型崩漏，症见血色殷红，头晕目眩，耳鸣腰酸，手足心热，性急易怒，脉细数或细弦，舌质红或有裂纹，苔少或黄。

〔使用方法〕水煎服。

〔临床验案〕龚某，40 岁。1980 年 6 月 19 日初诊。近 3 个月来，经水淋沥 10～20 天，有时阴部灼感，胀痛，经前失眠，性急易怒，或头晕头痛，脉细弦，舌苔淡黄。诊断：经漏（阴虚肝旺）。治则：养阴平肝。主方：白头翁二至合剂加减。7 月 3 日二诊：前天行经，量中，小腹略胀痛，经前有头晕痛感，脉弦细稍滑，舌质稍暗红，苔薄白。先予逍遥散加丹参 10 克，3 剂。继服白头翁二至合剂加减去生地加制首乌 12 克，药后行经，7 天干净。再以滋养肝肾之杞菊地黄丸巩固疗效。7 月 28 日行经 5 天净，小腹不痛，阴部亦无灼感。随访数月，月经正常。

〔按语〕本方系从《伤寒论》治厥阴热利下重用白头翁汤及《金匮要略》治妇人产后下痢虚极，白头翁加甘草阿胶汤悟出。本方既可治肝热下迫大肠的热利下重，又可借治肝阳过旺，下迫冲任致血热妄行的崩漏而收异病同治之功。故以白头翁、秦皮二药为主，二者都能清肝热，而秦皮性味苦寒而涩，又能坚阴止血，合并二至滋养肝肾之阴而止血；山药、川断健脾固肾；白芍、生地平肝凉血；黄芩、仙鹤草、蒲黄清热止血；甘草调和诸药；如出血多者加阿胶12克养阴止血。

〔出处〕《古今名医临证金鉴》。

参乌合剂

〔方剂来源〕全国名老中医李衡友经验方。

〔药物组成〕党参20克，制首乌12克，山药15克，白及10克，川断10克，女贞子10克，旱莲草12克，仙鹤草12克，蒲黄炭10克，生甘草6克。

〔功效〕益气养阴。

〔适应证〕由于崩漏日久，阴虚而导致气虚，症见头晕心悸，气短乏力，口干寐可，或手足心热，面色㿠白或有颧红，脉细弱，舌质淡红或有裂纹，属气阴两虚。

〔使用方法〕水煎服。

〔临床验案〕樊某，28岁，已婚，工人。1981年4月29日初诊。阴道流血40天不净，经量或多或少，症见头晕乏力，间或胸胁闷胀，脉细弦，舌苔薄黄。4月6日曾在他院诊刮，病理报告为“宫内膜增殖期改变，少部分为分泌早期图像”。诊刮后20余天血仍未止。诊断：崩漏（气阴两虚兼肝郁化火）。治则：益气养阴兼疏肝清热。主方：参乌合剂加白头翁10克，秦皮6克，5剂。再予逍遥散加川断10克，阿胶10克，田七末3克，仙鹤草12克，白及10克，出血停止。后于6月2日行经，经量稍减，5天净。

〔按语〕本方重用党参以益气，制首乌、二至养阴，再益以山药、川断健脾固肾，仙鹤草、白及、蒲黄炭止血化瘀，甘草调和诸药，共奏益气养阴、固肾止血之效。本方多用于青春期崩漏及崩漏病久者。因少女肾气未充，冲任不固，易出现气阴两虚证；崩漏病久患者，失血过多，阴虚而导致气虚，亦易出现此证。均宜应用本方。如大出血者，则急用独参汤以益气固脱。

如出血过多者，加阿胶12克，田七末3克；如气虚较重者加黄芪

15～20克；如肝火过重者加白头翁 10 克，秦皮 6 克。

〔出处〕《古今名医临证金鉴》。

补阴止崩方

〔方剂来源〕湖北中医药大学附属医院黄绳武教授经验方。

〔药物组成〕生地 30 克，熟地 30 克，旱莲草 20 克，山药 15 克，白芍 15 克，阿胶 15 克，枸杞 12 克，麦冬 12 克。

〔功效〕补阴止崩。

〔适应证〕阴虚所致崩漏。

〔使用方法〕水煎服。

〔临床验案〕潘某，女，14 岁，武汉市二十四中学学生。1985 年 4 月 2 日初诊。患者自 13 岁初潮后即月经紊乱，量多或持续淋沥不净。本次月经 3 月 6 日来潮，至今近 1 个月未净，用纸 5 包余。血色鲜红，无血块，腰酸头晕，纳少便干，舌尖红，苔白中心稍厚，脉细数。太子参 15 克，生熟地各 30 克，旱莲草 20 克，山药 15 克，阿胶 15 克，白芍 15 克，山楂炭 10 克。1985 年 4 月 11 日二诊：服药 5 剂后血即止。守方 5 剂。1985 年 5 月 9 日三诊：月经 5 月 8 日来潮，量多，色鲜红，有少量血块，腰酸腹痛，恶心烦渴，舌红，苔黄，脉细数。守上方加姜半夏 10 克，荆芥炭 4.5 克。1985 年 5 月 16 日四诊：月经 7 天干净，腰腹无苦，仅纳差口干，心慌肢软，舌红，苔薄白，脉细。原方太子参易党参，加炒枣仁 10 克，龙眼肉 10 克，5 剂。1985 年 7 月 24 日五诊：诉服药后诸症悉减，月经 6 月 24 日来潮，量中等，6 天即净。现除纳差外，别无不适。守方观察，月经恢复正常。

〔按语〕崩漏一证，病因多端，然总不离冲任损伤，经血失约，非时而下。其本为虚，或为虚中夹实，全实者少。《素问·阴阳别论》谓："阴虚阳搏谓之崩。"是言阴虚而阳盛，始发崩中。盖阴主精血，阳主气火，阴本涵阳，今阴不足则阳独胜，迫血妄行而成崩漏。此为本病发病机理之常。推其脏腑，不外肝、肾二者为主。肝司血海而主疏泄，肾主胞宫而藏精液，肝肾一体，精血同源。肝血亏虚则血海失调，肾精亏虚而胞宫失养，皆可令经血非时而下，或崩或漏，日久必成重疴。治疗本证，尤须重在补阴之中行止崩之法，培补肝肾之精血，俾阴充血足，配气以涵阳，血无热迫，则自宁静如常矣。

炭类止血药为崩漏者之常用，但切忌滥用，须究其寒、热、虚、实，择而用之。兼热者用侧柏炭、炒栀炭、贯众炭；有寒者用黑姜炭、艾叶炭；夹瘀者用山楂炭、蒲黄炭；虚者可用陈棕炭。用量不宜过多，以防止血留瘀，遗患无穷。若暴发崩中，出血过多而不止，以致昏厥晕倒，不省人事，势甚危急者，其症必见面色苍白，四肢厥冷，气息奄奄，脉象微弱。当此之际，必须重用独参汤或参附汤酌加姜炭、阿胶，使药力雄厚而功专，并可配合针灸，以回阳固脱，候苏复之后再行缓治之法，较为安妥。

崩漏下血者，临床须结合妇科检查及有关诊断方法，排除妊娠出血疾患、生殖器官损伤或肿瘤等，以免致误。如系子宫肌瘤之出血过多者，前方加鳖甲30克，生牡蛎30克，浙贝10克，丹参15克，三七末4.5克，徐徐图之，通因通用，瘀血去而血自归经，收效亦甚满意。

崩漏用药，大忌辛温香燥之品。女子血常不足，崩漏亦伤其血，复以辛燥，更虚其虚，鲜有不铸成大错者。学者宜慎之。如崩漏日久，气随血耗者加太子参、黄芪益气以固冲；肾亏之甚，腰酸疼痛者加川断、寄生、山萸固肾以摄血；夹肝经之郁者，少加柴胡、荆芥炭各6克，疏郁以止血。

〔出处〕《古今名医临证金鉴》。

举经汤

〔方剂来源〕南京中医药大学丁光迪教授经验方。

〔药物组成〕炒防风10克，荆芥炭10克，白芷10克，藁本10克，柴胡5克，炒白芍10克，炙黑甘草5克，炒当归10克，白术10克，茯苓10克，木香5克，鲜藕（打）250克。

〔功效〕扶脾调肝，举经止漏。

〔适应证〕中气不足，阳陷崩漏。

〔使用方法〕先用煎剂，一般5剂左右见效，连服10剂收功；如见效而不全止者，服至经净为期。下一次经潮5日后，不问经血如何，再服5～10剂。第三个月一般即可恢复正常周期。

在第二个月，经行调正以后，将上药10剂，研成粗末，分成20包，分别在第三、第四个月经周期连续煎服10日。或用煎剂亦可，5剂分成10日服，以资巩固。

〔注意事项〕月经不调，经血量多，漏下不止，阳陷为患者，属热者少，属虚者多。因为热证变化，大都急速，延经不愈，多为虚证。气虚下陷，气不摄血，所以出现这些证候，升举较寒凉止血为佳。月经不调，是脾失其信，脾病又由于清阳之气不升，因此调理肝脾，升阳较守脾更为重要。此病一般忌寒药及寒凉饮食，“血得寒则凝”的法则，在此不能援以止血，虚实异治也。亦不可过用敛涩，治标而不顾本，未为上策。中年以后患此病者，比较棘手，因为病情复杂多变，愈后又易反复，需要平病兼顾，尤须注意愈后的调理巩固。

〔临床验案〕卞某，35 岁，1984 年 9 月 1 日初诊。血崩 3 日。据述月经不调已 10 个月，或前或后无定期，经水量多，7 月份妇检，置环不正，已经取出，但月经仍然不调。经潮期 1～2 日，量少血块多，至3～4 日后，出血如崩，甚时连续 4～5 日，必经药治才缓，但仍淋沥 5～7 日，甚至 10 日余才净。这已是第三次崩漏。腹不痛，腰酸坠如折，血量多而红，无血块，头昏心悸，面色萎黄，四肢无力，自感下半身凉，口不渴，喜温衣温饮，纳谷无味。脉细，按之弦软，舌稍胖，苔薄。诊断为中气不足，阳陷崩漏。治以升阳举陷，摄血止崩。举经汤出入：炒防风 10 克，荆芥炭 10 克，白芷 15 克，藁本 15 克，柴胡 5 克，炒白芍 15 克，当归 10 克，炙甘草 5 克，苍术 10 克，独活 10 克，炒川断 10 克，茯神 10 克，砂仁末（后入）4 克。煎汤代水，2 剂。9 月 3 日二诊：据述药后效佳，自感周身舒适，懒倦思睡，经血量显著减少，惟尚腰酸头重。效议再进，无事更张，原方 3 剂。9 月 7 日三诊：经血几止，偶有小量淋沥未净，为三月来最佳的一次行经。眠佳纳可，自感微微有汗，身轻快，腰已不酸，面色转泽，脉来细滑。原议进退，顾其根本。原方去苍术、独活、川续断、茯神、砂仁，减少白芷、藁本各 5 克，加炙黄芪 15 克，炒党参 15 克，白术 10 克，木香 5 克，鲜藕 25 克，入煎。9 月 27 日四诊：疗养半月，服完 5 剂中药即停。现在一切恢复正常。嘱前方改成煮散，用 2～3 个月，每服 10 日，调理善后。迄今未复发。

〔按语〕方中荆、防、芷、藁升举阳气，调治奇经，治崩漏而止血为主药，即陷下者举之以上。辅佐逍遥、归脾，和肝脾，调经期。使以茯苓，取其引药入于下焦，从而升举陷下之气。前贤尝谓，“将欲升之，必先降之”，即此意也。鲜藕养血活血涩血为引，合而用之，扶脾调肝，举经止漏。

加减运用：如兼腰酸坠痛，为督带虚损，加羌活、独活各 5 克，续断10克。如经崩血多，为气虚下陷，不能摄血，加白芷、防风各5克，黄芪10克。如血色鲜红，去黄芪，加蒲黄炭10克。初时血多紫块，为气虚血瘀，加红花、炮姜各5克。如见腹痛者，加芍药5克，茴香5克。兼白带多，经色淡者，为气虚湿盛，加白芷、藁本各5克；带多如水者，再加龙骨、赤石脂各10克，亦可加苍术10克（有伏龙肝最佳，用250克，煎汤带水）。如大便溏薄者，加苍术10克。

〔整理人〕丁国华。

急挽崩漏汤

〔方剂来源〕南京中医药大学丁光迪教授经验方。

〔药物组成〕炒防风10克，荆芥炭10克，白芷15克，藁本15克，羌活10克，独活10克，白术10克，升麻5克，柴胡5克，炙黄芪15克，炙黑甘草5克，当归10克。

红参20克（或用炒党参100克代），另煎浓汤频饮。

干莲蓬2个，炙炭存性，参汤调服。

〔功效〕升阳固奇，益气摄血。

〔适应证〕适用于血崩突发，或反复发作，或漏下与崩中交替出现。腹不痛，腰脊酸坠，头额昏沉，四肢无力，面色萎黄，肤凉畏寒，或时躁热。脉细，按之微弦，甚时空大。舌淡微胖，苔薄。

〔使用方法〕平时先用干莲蓬10克，炒炭存性备用。红参或党参亦最好平时准备。一见血崩，随时煎汤调服，而后再根据病情用汤药。

〔注意事项〕血崩是急症，得效与否，往往在一二日之间，服药亦须加紧，1日夜2剂，连服2个头煎，而后服二煎，甚时可连服3个头煎。温服，缓缓服，服后以美食压之。血少血止，再从常规用药。

〔临床验案〕胡某，47岁，中学教师。初诊1986年10月10日。月经量多，已经年余，来潮如崩，后又淋沥不净，至10余日才止，甚时几乎前后期连接，漏下无宁日。本次经行6日，仍然血崩不止，经西药治疗无效，病情更见危重，转诊中医。经血量多，阵阵崩下，腹无痛况，腰酸肢凉，气短音低，面色青黄，精神淡漠，额汗微凉，胃不欲纳。脉虚浮，按之欲绝，舌淡苔薄色呆滞。诊断为阳气下陷，气虚血脱，势有阴阳两竭之危（此例曾经妇检，有子宫肌瘤，因年龄较大，未做手术）。与急挽崩漏汤，去羌活，加陈阿胶15克，炮姜炭7克。参汤、莲蓬灰照服，3 剂作 2 天服。

10 月 12 日二诊：血崩大缓，血少而色转淡，精神稍振，问病能自应对。可喜者，手足温，脉浮已敛，按之略见弦象，有神，乃阳气已回，气能摄血之佳象。原方再进 2 剂，分 2 天服。10 月 14 日三诊：经血全止，欲得饮食，并能起床活动，上半身微微有汗。脉转细滑，舌色亦润。阳升阴固，气血已得宣流，病情转入坦途，调理巩固之。参汤停服，汤药改方如下：

炙黄芪 20 克，炒党参 20 克，炙甘草 5 克，白术 10 克，陈皮 5 克，柴胡 5 克，炙升麻 5 克，炒防风 10 克，藁本 10 克，当归 10 克，川芎 5 克，木香 5 克，桂圆肉 10 克。5 剂。10 月 20 日四诊：诸症平复，惟肢体尚感疲软。夜寐安，微似有汗，偶有惊惕（据述平时即如此，较此还甚）。原方继进，去川芎，加茯神、远志各 10 克。5 剂。

本例病愈，月经亦从此即停，春节前进服膏滋一料，药仍用前方，补脾益气兼顾心肾。

以上二方，能否见效，从临床多年观察，效机情况如下：第一方，见效在 3～4 日之间，第二方在 1～2 日之间，如过时而未效，说明药病不相当，应另想别法。药后病人反映有一种全身舒适感，是为药病相当，进一步自感困倦欲睡，微微有汗，药效已显著，最后身温足暖，上下身均似微汗，其病向愈，这是阴阳相和，气血周流之象。

〔按语〕血脱益气，是治崩的基本法则，而陷者举之，又为当务之急。立方用药，即循此而设。血大崩不止者，可适当配合输液、输血。如经血鲜红，为气虚血脱，冲任大损，加陈阿胶 15 克（黄酒烊，调入药汁服），艾叶炭 10 克；假如时发燥热，脉洪大，为有阴火，改用酒炒黄柏 10 克，大生地 15 克。如初时血有紫块，为气虚兼有瘀血，加炒红花、炮姜各 5～10 克。如血色淡质清稀者，为气虚湿胜，加苍术 10 克，伏龙肝 50 克，煎汤代水。崩漏病人，往往有恐惧感，出血量多，生怕病危，可加茯神、远志肉各 10 克，以交通心肾。

〔整理人〕丁国华。

宫血方

〔方剂来源〕河南中医学院尚炽昌教授经验方。

〔药物组成〕人参 15 克，黄芪 30 克，白术 10 克，白芍 10 克，阿胶

12 克，山茱萸 15 克，桑寄生 10 克，熟地 15 克，仙鹤草 15 克，三七粉 3 克（冲）。

〔功效〕健脾益气，补益肝肾，散瘀止血。

〔适应证〕气血亏虚、肝肾不足之崩漏。

〔使用方法〕水煎服。

〔临床验案〕李某，45 岁，工人。病始于 1975 年春，初以为月经过多，未注意，然出血月余不止，崩漏间作。先就医于某县医院，诊为“功能性子宫出血”，给予止血药、激素等，未能制止，来郑住院治疗，亦诊为“功能性子宫出血”。经用止血、激素等治疗无效后，给予输血 300 毫升，出血量稍有控制，但仍淋沥不断，后予中药治疗，采用清热凉血、固摄冲任等法，不仅出血不止，且又少腹疼痛。因出血长达 4 月余，医院建议行子宫切除，患者不同意，而来我院治疗。询及患者，知其平素体弱，生育过密，5 年来，常以遗尿为苦，每逢劳累或咳嗽时，则尿遗如流。近 2 年来，血压亦高，近 4 月余，因出血不止，致眩晕头痛，畏冷而下肢浮肿，遗尿更甚。查患者，面色苍白，眼睑口唇淡白无华，舌淡苔薄白而润，边见齿印，按其下肢凹而不起，听诊心尖部可闻及收缩期吹风样Ⅱ级杂音，柔和。心律齐，120 次/分，血压 150/90 毫米汞柱。少腹稍有压痛，脉象洪大，按之有力。根据以上情况，辨证为脾肾阳虚，固摄无权，拟宫血方加减：黄芪 30 克，党参 30 克，白术 15 克，当归 9 克，仙茅 15 克，巴戟天 9 克，阿胶 12 克（烊化），香附 3 克，炙甘草 9 克。水煎服 3 剂。二诊：出血大减，仅见少量淋沥，拟上方去香附续服 3 剂。三诊：患者云服药至 4 剂后出血完全控制，未再见有出血，且多年以来的遗尿也治愈了。嘱以归脾丸和金匮肾气丸两药长期服用。

体会：崩漏之疾发于冲任，实根于五脏，五脏之中尤以肝脾肾为要。其证候表现虽有虚有实，或虚实杂见，然以虚证为多。治疗上多责之于肝脾肾亏虚，故治疗本病多从肝脾肾着手，重在补益肝肾，健脾益气，每获良效。

〔按语〕本方集健脾益气、补益肝肾、散瘀止血之品于一炉，重在“澄源”，补虚治本。气为血帅，血随气行，气虚不摄，下陷而为崩漏。方中以人参、白术、黄芪健脾益气，使脾健气调则血循常道；肝为藏血之脏，体阴而用阳，肝伤则血不藏，方中以白芍、阿胶补血养肝，使肝得充养，血有所藏。现代药理研究表明：阿胶有很强的补血作用。肾主固摄，冲任二脉又隶属肝肾，肾虚则冲任失调，且各种原因所致崩漏，日久不愈，必累及于肾，故治崩不容忽视补肾，方中以山茱萸、熟地、桑寄生补益肾精，肾精充沛，则固摄有权。又因崩漏日久多兼瘀滞，故以三七散瘀止血，使经络通畅，血行归经；仙鹤草收敛止血，本品善治劳伤出血，尤适于久病失血，现代药理研究发现，本品有促进凝血作用，可使血小板数量增加，凝血时间缩短。

肾阳虚者加仙茅、巴戟天、淫羊藿；肝肾阴虚加女贞子、旱莲草；气滞者合四逆散或香附、木香、佛手；血瘀者加失笑散、制乳没；湿盛者加炒扁豆、苡仁、云苓、白术；气虚下陷者加升麻，并重用参、芪。

〔整理人〕汤国祥。

崩漏止血通用方

〔方剂来源〕山东中医药大学附属医院李广文教授经验方。

〔药物组成〕黄芪 30 克，党参 30 克，益母草 30 克，马齿苋 30 克，仙鹤草 30 克，生地炭 30 克，旱莲草 30 克，煅龙牡各 30 克，升麻 9 克，炒白术 9 克，生蒲黄 9 克，小蓟 9 克，川断 15 克，黑芥穗 6 克，炙甘草 6 克。

〔功效〕滋阴清热、凉血止血。

〔适应证〕本方既可以治疗崩漏，又可预防月经过多和经期延长。

〔使用方法〕水煎服。作预防药物使用时，于月经正式来潮（血量增多）时开始，每日服 1 剂，共服 3 剂。服药后血量减少，经期缩短。

〔临床验案〕金某，24 岁。1976 年 4 月 24 日初诊。月经 16 岁初潮，尚规律。本次停经 40 余天后来潮，至今 40 余天不止，血量多，色淡红，伴有疲乏无力，头晕心悸，舌质淡红，脉沉细弱。血色素 80 克/升。诊断：崩漏。服崩漏止血通用方 3 剂后，血量明显减少，又服 2 剂血止。血止后停汤剂，口服归脾丸，每日服 3 丸。于月经后第 7 天开始服石英毓麟汤，当发现基础体温升高后停药。于月经来潮后再服崩漏止血通用方 3 剂，连用 3 个周期后停药，月经如期。

〔按语〕一般 3～6 剂即可止血。方中升麻、黄芪、党参、白术，益气健脾以摄血；生地炭、马齿苋、旱莲草，滋阴清热、凉血、止血；仙鹤草、小蓟功专止血；煅龙牡固涩止血；川断益肾，双补阴阳，亦有止血作用；黑芥穗入血分，既可去血中之风热，又可去血中之风寒，为止血之妙药；炙甘草调和诸药。阴虚血热者，去炒白术，参、芪量各减半，加女贞子12～15克；有肝郁征象者，加山楂炭15～30克；失眠多梦者，加炒枣仁15克。本方既可以治疗崩漏，又可预防月经过多和经期延长。

〔出处〕《古今名医临证金鉴》。

凉血固经汤

〔方剂来源〕安徽中医学院徐志华教授经验方。

〔药物组成〕旱莲草10克，生地12克，丹皮10克，炒侧柏叶10克，阿胶10克，乌梅10克，红茜草10克，白芍10克，炒地榆12克，黄芩10克，仙鹤草20克。

〔功效〕清热凉血止血。

〔适应证〕适用于崩漏，月经先期，量多，经行吐衄（血热型）。

〔使用方法〕水煎服。

〔临床验案〕李某，女，33岁，未婚，干部。就诊日期：1975年12月6日。月经17岁初潮，周期23天，带经8～14天，末次月经1975年11月17日，月经过多，行经期长10天。量先少，1周后逐渐增多，色红有块，下腹隐痛，腰酸，至今未净，曾住某医院，经用三合激素、止血敏、断血流、三七粉等止血剂治疗无效。头晕目眩，心烦口渴，脉弦数，舌红苔薄黄。证属火热偏盛，迫血妄行。治以上方加乌贼骨10克，3剂。复诊：服药后流血停止。仍以原方3剂，以巩固疗效。三诊：经净7天，头晕目眩，心悸浮肿，腰酸腿软。舌质淡苔薄白，脉浮数。治以调补三阴。方用八珍汤加枸杞子10克，巴戟天20克，肉苁蓉10克，怀山药25克。5剂。每月经期服凉血固经汤5剂，经后服加味八珍汤10剂。连服3个月，月经周期渐趋正常；周期35天，带经7～8天，经量稍多。观察1年未见复发，婚后分娩一女婴。

〔按语〕生地、白芍养阴止血，黄芩、丹皮清热凉血，地榆、侧柏、茜草、旱莲草、仙鹤草凉血止血，阿胶、乌梅止血固冲。如血热而气阴不足加北沙参12克，经行吐衄加川牛膝10克以通瘀达下。

〔整理人〕徐志华。

逐瘀止崩汤

〔方剂来源〕安徽中医学院徐志华教授经验方。

〔药物组成〕当归 10 克，川芎 5 克，制没药 5 克，五灵脂 10 克，炒艾叶 3 克，丹皮 10 克，丹参 12 克，三七粉 3 克（分冲），阿胶 10 克，乌贼骨 10 克，生龙骨 15 克，炒蒲黄 10 克。

〔功效〕逐瘀止血。

〔适应证〕适用于崩漏，月经过多（血瘀型）。

〔使用方法〕水煎服。

〔临床验案〕程某，女，42 岁，干部。就诊日期 1976 年 2 月 5 日。因阴道流血 20 天就诊。月经周期 20～24 天，带经 6～7 天，末次月经 1976 年 1 月 15 日。量先少后多，色紫黯有块，至今 20 天未净，下腹酸，腰痛楚。曾用丙酸睾丸素、止血敏、中药等治疗无效。足产 3 胎，人流 3 胎。1973 年人流加扎管绝育。头晕面黄，纳差疲乏，四肢酸痛，平时乳房胀痛，白带多质稠。舌质淡红苔薄白。脉沉弦。证属瘀阻胞脉，新血不生。治以逐瘀止崩汤，5 剂。复诊：药后经量先多，后逐渐停止。妇检：宫颈中度糜烂，宫体增大，质硬凹凸不平。附件：左（－），右侧呈条索状增粗，压痛（－）。白带查滴虫、霉菌均（－）。印象：子宫肌瘤（多发性）。经期用逐瘀止崩汤，平时用化癥汤，连服 3 个月，经期正常，经量减少，全身症状有明显改善。

〔按语〕当归合川芎佛手散，调经和血，丹皮、丹参、没药、五灵脂活血逐瘀镇痛，阿胶、艾叶止血温经，龙骨、牡蛎、乌贼骨止血固涩，三七、蒲黄既能止血，又能消瘀。合用逐瘀止崩镇痛。本方为家传秘方，曾载入《安徽中医验方选编》（1954 年版）、《中医妇科学讲义》（1964 年版）。

〔整理人〕徐志华。

圣愈胶艾汤

〔方剂来源〕安徽中医学院徐志华教授经验方。

〔药物组成〕黄芪 12 克，党参 12 克，当归 10 克，白芍 10 克，川芎 5 克，生地 12 克，阿胶 10 克，炒艾叶 3 克，升麻炭 3 克，炮姜炭 3 克，炒荆芥6克。

〔功效〕升阳补气，养血固经。

〔适应证〕适用于崩漏，月经先期，量多（气虚型）。

〔使用方法〕水煎服。

〔临床验案〕周某，女，15岁，学生。就诊日期，1974年10月3日。初潮14岁，以后月经三四个月一潮，量多，行经期长。末次月经，1974年8月15日。量时多时少，色鲜红无块，至今48天未净。曾注射黄体酮5支，并用止血定，维生素K、C，云南白药等未效。伴有头晕浮肿，面黄唇淡，心悸气短，四肢乏力等，舌淡苔薄白，脉虚大。证属气虚不能固摄。治以圣愈胶艾汤去川芎加乌梅10克，5剂。服药后流血停止，面色仍苍黄，头晕，疲倦，乏力，续予八珍汤调理。

〔按语〕胶艾四物益血调经；参、芪补气摄血；升麻、炮姜、荆芥炒炭具有升阳止血的作用。全方具有补气升阳、养血固经的功效。如经量过多，可去川芎加乌梅10克，以固涩止血。

〔整理人〕徐志华。

益气清营固冲汤

〔方剂来源〕江苏南通市中医院姚寓晨经验方。

〔药物组成〕炙黄芪30克，太子参24克，生地15克，炒黄芩12克，贯众炭15克，乌贼骨15克，重楼30克。

〔功效〕益气清营固冲。

〔适应证〕适用于崩漏。

〔使用方法〕水煎服。

〔按语〕方以炙黄芪配太子参益气摄血；生地配炒黄芩滋阴凉营；贯众炭、乌贼骨、重楼清热止血固冲。诸药合用，有益气清营、固冲止血之效。主要应用于气阴两虚，营热扰冲，或兼夹瘀血、湿热的崩漏之症。对于月经过多、经期延长、非经期出血、胎漏、产后恶露不绝等诸多妇科血症，均有良效。该方不仅止血效果好，而且对肝肾亏损，阴阳失调所致之冲任功能紊乱亦有一定的调整作用，具有配伍严谨、气血并治、标本兼治的特点。

加减运用：气虚较著者，用潞党参易太子参，加焦白术、炙升麻以益气升脾统血；阴虚较著者，配合二至丸、陈阿胶滋养肝肾，壮水之主以制阳光；兼见瘀阻者配伍煅花蕊石、莲房炭、三七末，冀其化瘀止血；待瘀滞已除，方可投煅龙牡、仙鹤草以收敛止血固冲。

〔整理人〕姚寓晨。

1.8 闭经

瓜石汤

〔方剂来源〕燕京中医妇科名家刘奉五经验方。

〔药物组成〕瓜蒌 15 克，石斛 12 克，玄参 9 克，麦冬 9 克，生地 12 克，瞿麦 12 克，车前子 9 克，益母草 12 克，马尾连 6 克，牛膝 12 克。

〔功效〕滋阴清热，降逆调经。

〔适应证〕阴虚胃热所引起的月经稀发或血涸经闭。

〔使用方法〕水煎服。

〔注意事项〕一般来讲闭经偏于虚寒与血瘀，从肝脾两脏调气活血易治，而见有阴虚胃燥，从阳明论治者不易掌握，而且疗程比较长。关键在于掌握好本证的特点与主症，分辨虚实寒热，方能投药奏效。

〔临床验案〕王某，20 岁。初诊日期：1975 年 8 月 6 日。主诉：闭经已 10 个月。现病史：患者 15 岁初潮，月经稀发，2～3 个月行经 1 次，带经 3 天，量少，色紫黑。1974 年 7 月及 9 月各来潮一次。末次月经后迄今已有 10 月余未来。闭经后常感烦躁，腰酸腿肿，左下腹偶有疼痛，口渴，纳少。舌象：舌质黯红。脉象：细数。西医诊断：继发性闭经。中医辨证：阴虚胃燥，冲逆经闭。治法：滋阴清热，降逆调经。方药：瓜蒌 15 克，石斛 12 克，玄参 9 克，麦冬 9 克，生地 12 克，瞿麦 12 克，车前子 9 克，益母草 15 克，牛膝 12 克，马尾连 9 克，菟丝子 9 克。治疗经过：8 月 11 日，服上方 3 剂后，月经未来，大便仍干。舌黯红，脉细滑。原方加芦荟 9 克，大黄 3 克。8 月 22 日，服药 3 剂后，月经于 8 月 14 日来潮，行经 3 天，色黯红，有小血块。仍有烦躁、疲乏、口干、纳差、大便干症状。上方加陈皮 6 克，焦三仙 9 克，以巩固疗效。

〔按语〕本方主要治疗由于胃热灼伤津液所引起的月经稀发、后错，以及经血枯竭所引起的闭经。此类病人，平素多阳气过盛，肝热上逆，导致胃中燥热，灼伤津液。阳明本为多气多血之经，下隶冲任二脉，若阳明津液充实，则冲任精血满盈，月经能以时下。若阳明燥热过盛，津液枯竭，不能化为月经，轻者月经稀发、后错，重者闭经数年不至。审其临床特点，虽为经闭，但无气血两虚之象，自觉口干、舌燥，心胸烦闷，急躁多梦，甚者胸中发热，无心烦热，脉弦滑沉取无力或滑数，一派阴虚血燥征象。古人曾用三合汤（四物汤、调胃承气汤、凉膈散）治疗本病。原方由当归、生地、白芍、大黄、元明粉、甘草、连翘、栀子所组成。在临床实践中，刘老医生观察到多数病人，虽有上述症状，而大便不一定干燥。而且本病又系慢性病，非数剂药能以收功。如若长期服用三合汤因其中有大黄、元明粉等苦寒泻下之品，更易耗伤津液。而本方以瓜蒌、石斛为主药。瓜蒌，甘寒润燥，宽胸利气；石斛，甘淡微寒，益胃生津，滋阴除热，合用共奏宽胸润肠、利气和胃之效。另加玄参、麦冬养阴增液。因本病源于阴虚血燥，故在四物汤中去掉较为温燥的当归、川芎，用生地滋阴生血；瞿麦、车前子活血通经；益母草，偏寒，通经活血之中又能生津液；马尾连（或栀子）清胃热，热去则津液自生；牛膝引血下行，以达到经行血至之目的。总之，全方以滋液清热、宽胸和胃之力，而达到活血通经的目的，由于药性平和可以长期服用。在临床应用时若见大便燥结，也可先用三合汤，待阳明燥实已解，可改用本方作为后续治疗。

加减运用：胃热者加黄芩、枇杷叶、大黄、生石膏；肝热者加龙胆草、栀子、竹茹，或芦荟、木通、桑叶、菊花；血热者加旱莲草、藕节、白茅根；气滞者加柴胡、川楝子、枳壳、木香；血瘀者加泽兰、红花、川芎、赤芍、桃仁；阴虚者加沙参、枸杞、白芍。

〔出处〕《刘奉五妇科经验》。

四二五合方

〔方剂来源〕燕京中医妇科名家刘奉五经验方。

〔药物组成〕当归 9 克，白芍 9 克，川芎 3 克，熟地 12 克，覆盆子 9 克，菟丝子 9 克，五味子 9 克，车前子 9 克，牛膝 12 克，枸杞子 15 克，仙茅 9 克，淫羊藿 12 克。

〔功效〕益气养血，滋补肾气。

〔适应证〕适用于血虚肾亏所引起的经闭，或席汗综合征。

〔使用方法〕水煎服。

〔临床验案〕苏某，29 岁，已婚。初诊日期：1974 年 10 月 28 日。主诉：产后闭经 1 年半。现病史：患者于 1972 年 5 月 26 日妊娠足月分娩。产前 10 多天发生子痫，抽搐 2 次，产时神志不清，产后因大出血（休克）而致贫血。产后 10 天即无乳汁，无法哺乳，以后逐渐出现头发、腋毛、阴毛脱落，倦怠无力，气短，腰酸，纳差，性欲减退，阴道分泌物减少，全身畏寒，下肢不温。记忆力减退，血压也偏低（100/60 毫米汞柱）。妇科检查：外阴经产型，阴道前壁膨出，阴道皱襞小而光，穹窿空，宫颈小、圆，子宫前倾、萎缩，约玉米粒大小，质硬活动，无压痛，附属器（一）。激素水平轻度至中度低落。舌象：舌质淡。脉象：沉细无力。西医诊断：席汗综合征。中医辨证：产后气血两虚，肾气亏损。治法：益气养血，滋补肾气。方药：党参 9 克，当归 9 克，川芎 4.5 克，熟地 9 克，炒白芍 9 克，菟丝子 9 克，覆盆子 9 克，枸杞子 9 克，五味子 9 克，车前子 9 克，仙茅 9 克，淫羊藿 15 克，怀牛膝 9 克。治疗经过：1974 年 11 月 4 日，服药 8 剂后自觉食纳、气短、乏力好转，上方加巴戟天 15 克，肉苁蓉 15 克，黄芪 15 克。11 月 16 日，继服上方 10 剂后，自觉体力增强，食纳增加，有时小腹隐痛，并自觉小腹发凉，舌质偏淡，脉沉细，上方再加肉桂 3 克。11 月 27 日，上方服 18 剂后诸症均好转，但仍有小腹隐痛，四肢不温，舌质微淡，脉沉细，方药如下：党参 9 克，黄芪 15 克，当归 9 克，川芎 6 克，菟丝子 15 克，覆盆子 9 克，枸杞子 15 克，五味子 9 克，车前子 9 克，淫羊藿 15 克，巴戟天 9 克，怀牛膝 15 克，熟附片 9 克，制香附 9 克。12 月 25 日，前方共服 34 剂，自觉症状基本消失，于 1974 年 12 月 15 日月经来潮，量中等，色稍暗红，行经 6 天，无其他不适。毛发未再脱落，阴道分泌物增加，性欲增加，食纳尚好，睡眠尚可，二便自调，仍觉下肢发凉，舌质偏淡红，左脉缓，右脉弦略滑。上方去熟附片，再服 5 剂。1975 年 1 月 29 日复诊时称：余今年 1 月 11 日在原医院检查，宫颈光、正常大小，子宫软如枣大。阴毛现已稀疏长出，阴道黏膜润滑。1975 年 1 月 25 日来月经，量中等，行经 4 天，方药如下，另用 5 剂研末炼蜜为丸，每丸重 9 克，日服 2 丸，以巩固疗效。党参 9 克，黄芪 15 克，当归 9 克，白芍 9 克，川芎 6 克，熟地 9 克，菟丝子 9 克，覆盆子 9 克，五味子 9 克，枸杞子 12 克，车前子 9 克，仙茅 9 克，淫羊藿 15 克，巴戟天 15 克，肉苁蓉 15 克。

〔按语〕本方专治血虚肾亏所引起的闭经，或产后大出血所引起的席汗综合征。此类病人表现为精神疲惫，腋毛及阴毛脱落，生殖器官萎缩，闭经，性欲减退，阴道分泌物减少及乳房萎缩等症状。中医认为，此类证候，均为产后大出血伤肾、伤血所引起。由于肾藏精，主生长、发育、生殖机能。若肾气虚则毛发脱落，性欲减退。若肾阴虚，则肾精减少，月经闭止，阴道分泌物减少。肾虚督脉空虚不能濡养脑髓，故记忆力减退，精神疲惫。本方用五子衍宗丸补肾气，其中菟丝子苦平补肾，益精髓；覆盆子甘酸微温，固肾涩精；枸杞子甘酸化阴，能补肾阴；五味子五味俱备，入五脏大补五脏之气，因其入肾故补肾之力更强；车前子性寒有下降利窍之功，且能泄肾浊补肾阴而生精液。配合仙茅、淫羊藿以补肾壮阳。五子与二仙合用的目的是既补肾阳又补肾阴。补肾阳能鼓动肾气，补肾阴能增加精液。肾气充实，肾精丰满，则可使毛发生长，阴道分泌物增多，性欲增加，月经复来。临床观察有促进排卵的功能，肾气及精液充足，督脉充盈，脑髓得以濡养，脑健则可使记忆力增强，精力充沛。

另外，与四物汤合方以加强养血益阴之效，再加牛膝能补肾通经。本方的功能不在于通而在于补。肾气充、肾精足，经水有源，则月经自复。若为产后气血极度虚弱，可加人参、黄芪以补气，称为参芪四二五合方。此乃以补气之法，增强补血之效，以气带血，同时又能加强补肾的功能。

〔出处〕《刘奉五妇科经验》。

龟鹿培元方

〔方剂来源〕上海蔡氏妇科蔡小荪经验方。

〔药物组成〕熟地 12 克，当归 9 克，龟板 9 克，鹿角霜 9 克，肉苁蓉 9 克，巴戟肉 9 克，人参 3 克，白茯苓 12 克，红花 4.5 克。

〔功效〕育肾培元，温补冲任。

〔适应证〕适用于肾气不足，冲任虚损而致闭经，腰脊酸楚，心悸恍惚，脉沉微细。

〔使用方法〕水煎服。

〔按语〕张景岳认为，经病多起心肺肝脾四脏，及其甚也则四脏相移，必归脾肾，所以治疗闭经“必计所归而专固其本”。叶天士谓：“下焦阴阳宜潜宜固，填实精气以固其下。”方中龟板为介虫之长，阴物之至灵，鹿角乃阴中之阳，遇夏至即解，禀纯阳之性，两者皆血肉有情之品，味最纯厚，峻补精血，所谓“补之以其类也”。李时珍谓：“龟鹿皆灵而寿，龟首常藏向腹，能通任脉，故取其甲以补心、补肾、补气，以养阳也。”人参大补元气，以资中州生化之源；熟地、肉苁蓉、巴戟肉皆入肾经血分，滋养精髓，以补下元水火，水足则能以济火，火旺则土强健运；茯苓健脾益肾、渗湿泄热，以平调水火；加当归、红花养血活血，通调冲任。全方为血气阴阳交补之剂，使肾气得充，精气和调，冲任得养，血海渐盈而经期可复。

加减运用：小腹冷痛，加淡吴萸 3 克，煨木香 3 克，紫石英 9 克。面目浮肿，加胡芦巴 9 克，生黄芪 9 克，炒白术 9 克。五更泄泻，去肉苁蓉，加补骨脂 9 克，淡附块 9 克。小便不禁，加煨益智仁 4.5 克，潼蒺藜 9 克。眩晕心悸，加柏子仁 9 克，珍珠母 15 克，潞党参 12 克。腰酸似折，加杜仲 9 克，狗脊 9 克，石楠叶 9 克。纳谷不馨，加青皮 4.5 克，陈皮 4.5 克，玫瑰花 2 克。痰涎壅滞，加法半夏 6 克，制胆星 4.5 克，白芥子 3 克。

〔整理人〕蔡庄。

滋肝补益方

〔方剂来源〕上海蔡氏妇科蔡小荪经验方。

〔药物组成〕生地 12 克，熟地 12 克，当归 9 克，白芍 9 克，制首乌 9 克，女贞子 9 克，制黄精 12 克，红花 4.5 克，茺蔚子 9 克，柏子仁 9 克，潞党参 12 克。

〔功效〕柔肝养血，调补冲任。

〔适应证〕适用于营血不足，冲任亏损而经闭不通，眩晕心悸，烦热神疲，体弱瘦羸，面色无华，脉细或虚。

〔使用方法〕水煎服。

〔按语〕血藏受于肝，肝为血海，冲任之系。刘完素谓：“肝伤则血涸，脾胃相传，大脱其血，目眩心烦，故月事不来。”方中以四物汤去香燥之川芎，柔肝养营，活血调经；加女贞子、首乌滋补肝肾，益精强阴，以精能化血；首乌养血益精之功较显，相传明世宗服用以首乌为主的七宝美髯丹，而连生皇子，遂首乌备受青睐；女贞子甘平，少阴之精，隆冬不凋，其色青黑，益肝补肾，强阴乌发，李时珍称为“上品妙药”；加黄精、潞党参补益脾气，振兴中州，以资化源，而益气生血；加柏子仁养心安神，使心气下通；再配红花、茺蔚子养血活血，补益冲任。全方能益上荣下，养心滋肝，补气益精，养血调经。五脏既濡，血海得充，而经能应期矣。

加减运用：血不养肝，头目胀痛，加枸杞子 9 克，穞豆衣 9 克，夜明砂 9 克（包煎）。心悸少寐，去首乌，加合欢花 9 克，朱茯神 9 克，夜交藤 12 克。烦热盗汗，加地骨皮 9 克，炙鳖甲 9 克，酸枣仁 9 克。血虚指麻，加秦艽 6 克，鸡血藤 12 克。

〔整理人〕蔡庄。

导痰顺气方

〔方剂来源〕上海蔡氏妇科蔡小荪经验方。

〔药物组成〕川芎 4.5 克，当归 9 克，制香附 9 克，川牛膝 9 克，石菖蒲 4.5 克，制胆星 4.5 克，白芥子 3 克，法半夏 4.5 克，枳壳 4.5 克，白茯苓 12 克，焦白术 9 克，青皮 4.5 克，陈皮 4.5 克。

〔功效〕化痰导滞，行血通经。

〔适应证〕适用于积痰下流胞门，闭塞不行，或肥人脂满，痰涎壅盛，月事不行。

〔使用方法〕水煎服。

〔按语〕朱丹溪云：“经不行者，非无血也，为痰所凝而不行也。”庞安常云：“善治痰者不治痰，而治气，气顺则一身津液亦随气而顺矣。”《证治准绳》谓：“治痰宜先补脾，脾复健运之常而痰自化矣。”方中白术燥痰湿而补脾元；枳壳泄脾闷而消积滞；二陈为治痰要药，化痰理气，运脾和胃；加胆星、菖蒲祛痰宣壅，开窍通闭；加白芥子辛散利气，温通豁痰，兼搜皮里膜外之痰湿；用当归、川芎养血活血，润燥而不腻；加香附理气调经；加牛膝引血下行，通利冲任。使气行水行血易行，痰饮既去，经脉自通，气血流畅，月事以下。

加减运用：气郁胸闷，加广木香 3 克，瓜蒌皮 9 克。血瘀腹疼，加元胡 9 克，丹参 9 克。血虚眩晕，加柏子仁 9 克，枸杞子 9 克，鸡血藤 9 克。纳谷不馨，加谷芽 12 克，麦芽 12 克，焦六曲 9 克。肝郁乳胀，加柴胡 4.5 克，广郁金 9 克，穿山甲 9 克。面热升火，加炒知母 6 克，炒黄柏 6 克，生牡蛎 30 克。烦躁易怒，加淮小麦 15 克，川芩 4.5 克，生甘草 4.5 克。

〔整理人〕蔡庄。

六郁舒解方

〔方剂来源〕上海蔡氏妇科蔡小荪经验方。

〔药物组成〕川芎 4.5 克，当归 9 克，制香附 9 克，枳实 4.5 克，郁金 9 克，红花 4.5 克，生山楂 9 克，瞿麦 9 克。

〔功效〕舒气解郁，活血调经。

〔适应证〕适用于七情郁结，经水不通，纳少嗳气，脘腹胀闷。脉弦略滑，苔薄黄腻。

〔使用方法〕水煎服。

〔按语〕《济阴纲目》谓："人有隐情曲意，难以舒其表，则气郁而不畅，不畅则心气不开，脾气不化，水谷日少，不能变化气血，以入二阳之血海，血海无余，所以不月也。"痰火湿食气血六郁，尤以气为百病之长。方中香附疏达调经，以开气郁；当归、川芎柔肝养血，以解血郁；枳实、郁金顺气化痰，以祛痰郁；山楂健运化食，兼能祛痰散积，以消食郁；瞿麦利水化湿，兼能活血通经，以除湿郁，利水以清热，兼泄火郁；红花养血活血，以佐当归、川芎活血调经。本方侧重理气、活血、化滞，使气行则水行。再配以心理疏导，使之情舒意畅，郁开气行，而月候自调，诸病自瘥矣。

加减运用：气滞腹痛，加金铃子 9 克，乌药 6 克。喉间痰滞，加白芥子 3 克，莱菔子 9 克。湿郁小便不利，加卷柏 9 克，益母草 9 克。食滞胀满，加焦六曲 9 克，谷芽 12 克，麦芽 12 克。热结便秘，加生大黄 9 克，全瓜蒌 12 克。

〔整理人〕蔡庄。

滋源开流方

〔方剂来源〕上海蔡氏妇科蔡小荪经验方。

〔药物组成〕全当归 9 克，制黄精 12 克，淫羊藿 12 克，巴戟肉 9 克，石菖蒲 4.5 克，朱远志 4.5 克，茯苓 12 克，怀牛膝 9 克，红花 4.5

克，潞党参9克，穿山甲9克。

〔功效〕益肾补心，化痰调经。

〔适应证〕适用于多囊卵巢综合征，精血不足，痰阻胞络而闭经，或月经稀少等。

〔使用方法〕水煎服。

〔按语〕明李梴谓："大凡经水不通，肥人多气弱有湿痰，瘦人多血怯有火。"方用淫羊藿、巴戟肉温肾益精，滋补血海；党参、黄精健脾滋肾，益气补血；远志、茯苓、菖蒲祛痰开窍，养心益脑，远志能通肾气于心，茯苓能交心气于肾，菖蒲补五脏、通九窍，治痰浊壅闭；当归、牛膝、红花养血活血，化瘀调经；穿山甲行散走窜，祛痰瘀积结，通经脉凝滞。全方补脾肾、益精血、交心肾、化痰浊、暖胞宫、祛瘀凝、调冲任、通脉络。攻补兼施，标本同治，本源既滋，经隧得通，血流通畅，月事自调。

加减运用：兼阳虚便溏、畏寒肢清，去黄精，加补骨脂9克，仙茅9克，或淡附块9克。兼阴虚便艰、掌热盗汗，去淫羊藿，加生地12克，炙鳖甲9克，桑椹9克。兼血虚眩晕，四肢不仁，加枸杞子9克，龙眼肉9克，鸡血藤12克。痰盛形肥，加制胆星4.5克，法半夏4.5克，白芥子3克。肝郁乳胀，去党参，加柴胡4.5克，皂角刺12克，路路通9克。肝火炽盛，便艰烦热，去党参、淫羊藿、巴戟肉，加酒大黄9克，炒丹皮6克，焦知母6克，焦黄柏6克。带下黏稠，加椿根白皮12克，焦车前子12克（包煎），卷柏9克。

〔整理人〕蔡庄。

强精还春方

〔方剂来源〕上海蔡氏妇科蔡小荪经验方。

〔药物组成〕熟地12克，当归9克，白芍9克，枸杞子9克，肉苁蓉9克，制首乌9克，鹿角霜9克，炙黄芪12克，核桃肉9克，紫河车9克，炮山甲9克。

〔功效〕益肾强精，滋补冲任。

〔适应证〕产期出血过多，继发闭经，形体羸瘦，畏寒肢清，腰酸神疲，心悸健忘，眩晕纳少，性欲低下，毛发易落，脉细无力等。

〔使用方法〕水煎服。

〔按语〕《内经》曰："形不足者温之以气，精不足者补之以味。"方用四物去川芎之辛燥，以滋血养营，行血调经；鹿角、紫河车、炮山甲皆血肉有情之品，味最纯厚，紫河车为生人造命之本，用之以补先天，鹿角能通督入肾经血分，以益髓固精，炮山甲走窜行散，无所不达，且能载峻补之剂，直达病所；枸杞、制首乌、核桃仁补五脏之阴血，益精健脑；黄芪补气疗虚，以资后天，使之阳生阴长。本方重在通补肾督，以培本元，功专滋养精血，以充血海。

加减运用：气虚甚，加潞党参12克，制黄精9克。肾阳虚衰，加淡附块9克，淫羊藿12克，仙茅9克。眩晕少寐，加煅龙骨15克，煅牡蛎12克，龙眼肉9克，朱茯神9克。纳谷不馨，加陈皮4.5克，玫瑰花2克。

〔整理人〕蔡庄。

化脂调经方

〔方剂来源〕上海蔡氏妇科蔡小荪经验方。

〔药物组成〕全当归10克，川芎6克，苍术5克，制香附10克，云茯苓12克，制南星6克，焦枳壳5克，白芥子3克，青陈皮各5克，生山楂15克。

〔功效〕理气消痰，化脂调经。

〔适应证〕适用于因痰湿阻滞而引起的月经失调，或经量减少，甚至闭经；体型逐渐肥胖；喉间多痰，肢体倦怠，胸闷脘胀，或不孕者。苔多白腻或薄腻，脉弦滑，或濡，或缓。

〔使用方法〕水煎服。

〔临床验案〕蒋某，28岁。月经周期不准数年。14岁初潮，周期不规则，经期5日净，末次月经2004年12月12日。B超示：多囊卵巢综合征；查血内分泌示：LH 34.7，FSH 9.97，LH/FSH＞3。月经常不准，甚至阻2月半，每腰痛，脉略细，苔薄微白，舌尖嫩红。证属肾气不足，冲任失调；治拟育肾调理。处方：云茯苓12克，大生地10克，炒怀牛膝10克，路路通10克，山甲片10克，留行子10克，麦冬12克，降香片3克，淫羊藿12克，巴戟肉10克，苁蓉10克。7剂。二诊：2004年12月24日。时届中期，大便间日一次，余无所苦，苔薄质嫩红，脉略细，再拟育肾调理。云茯苓12克，生熟地各10克，仙茅10克，淫羊藿12克，鹿角霜10克，巴戟天10克，苁蓉10克，制香附10

克，女贞子10克，川芎6克，川断10克。14剂。三诊：2005年1月7日。经期将届，基础体温上升欠稳，脉细，舌中根微腻，边尖偏红，拟调冲任。炒当归10克，生熟地各10克，炒怀牛膝10克，川芎6克，白芍10克，炒杜仲12克，川断12克，制香附10克，女贞子10克，淫羊藿12克，苁蓉10克。7剂。四诊：2005年1月14日。末次月经1月9日，经行准期，量偏少，腰酸，基础体温双相不稳，脉略细，苔少，边有齿印，再拟育肾通络。云茯苓12克，大生地10克，怀牛膝10克，路路通10克，山甲片10克，麦冬12克，降香片3克，淫羊藿12克，巴戟肉10克，桔梗5克，青陈皮各5克。

〔按语〕蔡小荪指出：闭经病机有虚有实，虚为血海空虚，来源不足。由于肾气（包括肾阴肾阳）不充，天癸无形之水不至，冲任不充盈，胞脉不通，以致血海空虚，无源可下，犹如油灯之燃，必基于燃油之盈，若油灯乏油，则火之再诱终不能燃。因此，当补肾养血，血至而经自下。补肾实为治疗经阻难行的要法。临床一般采用以调为主，养血为先，理气为要。本方为佛手散加苍术导痰汤加减而成。当归、川芎为血中之气药，辛香行血调经；苍术健脾燥湿；香附为气中之血药，助归、芎以利气调经；茯苓和中健脾渗湿，治腹中痰湿；南星燥湿化痰，散结攻积；枳壳理气化痰消积；白芥子温中利气豁痰；青陈皮疏肝破气，燥湿化痰；生山楂破气消积，化痰行瘀。

加减运用：痰涎多而欲呕者可加姜半夏；经前头晕如蒙，或语无伦次，或情绪异常者加菖蒲、郁金；大便不通者枳壳易枳实，或加全瓜蒌；经闭不行者可加牛膝、泽兰叶；痰湿壅滞、络道阻塞者可加皂角刺、路路通、山甲片、王不留行等，随症酌用。

〔整理人〕黄素英。

益肾解郁经验方

〔方剂来源〕杭州何氏妇科经验方。

〔药物组成〕熟地、石楠叶、淫羊藿、菟丝子、鹿角片、当归、白芍、路路通、小青皮、八月札、生麦芽。

〔功效〕益肾解郁。

〔适应证〕肝郁肾虚引起的经闭、不孕及月经前后诸症。

〔使用方法〕水煎服。

〔按语〕何氏认为肝木肾水，母子相生，乙癸同源，肝的疏泄条达和调节血液的功能须依赖肾水的滋养，肾受五脏六腑之精（包括肝胆之精血）而藏之，则肾精充足。肝郁之证，久致肝阴亏损，久则势必及肾，而肝肾不足，水不涵木，肝的正常功能无法得到发挥，往往成为肝郁形成和发展的重要条件和因素。妇女肝肾为冲任之本，肝肾之病变又对冲任影响最大，故肾虚肝气不调之证，每多见于经闭、不孕及月经前后诸症。何老主张治宜益肾解郁之法，益肾主要以填补肾精、滋养肝肾为主。

〔整理人〕陈少喜。

王氏养经汤

〔方剂来源〕三晋平遥道虎璧王氏妇科经验方。

〔药物组成〕熟地 30 克，土白术 30 克，当归身 15 克，炒山药 15 克，炒白芍 10 克，炒枣仁 10 克，麦冬 10 克，醋香附 3 克，炒杜仲 3 克，紫河车 12 克，巴戟天 10 克，黄精 15 克，党参 6 克，丹皮 6 克，甘草 3 克。

〔功效〕健脾益肾。

〔适应证〕妇女闭经，尤其是子宫偏小子宫内膜较薄的闭经，平素经水量少，色淡，腰酸乏力之闭经。

〔使用方法〕水煎服。

〔按语〕本方所治之闭经，主要由于脾肾两虚证所致。养精汤滋阴益精，大补肾水，佐以壮阳之品，阳中求阴，致使精血充足，冲任得养，血海满盈，任水自然得通。此方是心、肝、脾、肾四经同治之法。方中用当归身、炒枣仁补心宁神，炒白芍养肝敛阴，白术、山药健脾益肾以养冲任，熟地、杜仲、巴戟天、黄精、紫河车滋肾壮阳，人参以补气，麦冬以补阴，丹皮以泻火，香附以解心、肝、脾三经之郁。诸药合方，即为大补心、肝、脾之气，散心、肝、脾之郁，补肾之阴阳之剂。

〔整理人〕《全国中医妇科流派研究》。

益气补冲汤

〔方剂来源〕川蜀中医妇科名家卓雨农经验方。

〔药物组成〕党参 15 克，白术 12 克，云茯神 12 克，当归 9 克，熟地12克，黄芪9克，枸杞9克，菟丝子9克，炙甘草9克。

〔功效〕气血双补，兼滋肝肾。

〔适应证〕适用于气血亏甚，表现为经闭数月，皮肤干燥，形体消瘦，心累气短，动则喘逆，头晕目眩，腰酸无力，食少，舌质淡红苔薄，脉缓无力。

〔使用方法〕水煎服。

〔出处〕《卓雨农中医妇科治疗秘诀》。

滋肝养血汤

〔方剂来源〕川蜀中医妇科名家卓雨农经验方。

〔药物组成〕熟地12克，枸杞子12克，山萸肉12克，菟丝子12克，怀山药12克，当归6克，柏子仁9克，红泽兰12克，生谷芽12克。

〔功效〕滋阴养血柔肝。

〔适应证〕适用于气血亏甚，经闭数月，夜眠多梦，胸胁胀满，呼吸短促，血亏肝失所养等证。

〔使用方法〕水煎，空心服。作丸剂，加重药量5倍，研末炼蜜为丸，每次服4.5克，每天2次。

〔出处〕《卓雨农中医妇科治疗秘诀》。

参术饮

〔方剂来源〕川蜀中医妇科名家卓雨农经验方。

〔药物组成〕党参12克，炒白术12克，茯苓12克，怀山药15克，砂仁3克，当归（酒洗）1.5克，川芎1.5克。

〔功效〕补脾和胃，益气调血。

〔适应证〕适用于经闭数月，面色苍黄，精神疲倦，四肢不温或浮肿，心悸气短，时有腹胀，饮食少，大便溏，口淡，舌苔白腻，脉缓弱。

〔使用方法〕水煎服。

〔出处〕《卓雨农中医妇科治疗秘诀》。

鳖甲养阴煎

〔方剂来源〕川蜀中医妇科名家卓雨农经验方。

〔药物组成〕鳖甲12克，龟板12克，干地黄12克，枸杞12克，麦冬12克，杭芍12克，首乌藤15克，地骨皮3克，茯神3克，丹皮6克。

〔功效〕滋肾养肝润肺。

〔适应证〕适用于月经不行，面色苍白，两颧发赤，手足心热，午后潮热，皮肤枯燥，或有微咳，咯痰不爽，口干心烦，气短，甚则喘促不安，心悸不寐，唇红而干，舌淡红，苔薄微黄，或光滑无苔，脉虚细而数。

〔使用方法〕水煎服。

〔出处〕《卓雨农中医妇科治疗秘诀》。

解郁活血汤

〔方剂来源〕川蜀中医妇科名家卓雨农经验方。

〔药物组成〕当归6克，白芍6克，柴胡6克，茯苓9克，薄荷3克，丹皮6克，山栀仁6克，白术9克，泽兰叶12克，郁金6克。

〔功效〕解郁活血。

〔适应证〕适用于经闭不行，面色青黄，精神抑郁，性急烦躁，胸胁作胀，食少嗳气，舌尖红，苔微黄而燥，脉弦数或弦紧。

〔使用方法〕水煎服。

〔按语〕加减运用：若有汗者，去薄荷、丹皮；胸痞者，加厚朴6克；潮热者，加青蒿6克，鳖甲12克。水煎服。

〔出处〕《卓雨农中医妇科治疗秘诀》。

独活通经汤

〔方剂来源〕川蜀中医妇科名家卓雨农经验方。

〔药物组成〕桑寄生15克，秦艽9克，独活6克，川芎6克，香附9克，姜黄6克，焦艾9克，防风6克。

〔功效〕祛风散寒，温经行滞。

〔适应证〕适用于月经数月不行，面青，四肢痛，关节不利，少腹冷痛，恶风怕冷，腰酸背寒，或有头痛，或胸闷泛恶，舌淡口和，苔白润，脉多浮紧。

〔使用方法〕水煎服。

〔出处〕《卓雨农中医妇科治疗秘诀》。

桑䗪四物汤

〔方剂来源〕川蜀中医妇科名家王渭川经验方。

〔药物组成〕全当归 9 克，丹参 9 克，赤芍 9 克，细生地 9 克，川芎 6 克，䗪虫 9 克，炒蒲黄 9 克，桑寄生 15 克，菟丝子 15 克，炒川楝 9 克，艾叶 9 克，鸡内金 9 克，三七粉 3 克（冲服）。

〔功效〕活血理气，化瘀调经。

〔适应证〕适用于原发性无月经，气血凝滞经闭，肝郁气滞经闭，肾气不足经闭，属气血凝结，冲任瘀阻者。

〔使用方法〕水煎服。

〔整理人〕王渭川。

养 精 汤

〔方剂来源〕成都中医药大学附属医院刘敏如主任经验方。

〔药物组成〕女贞子 20 克，肉苁蓉 20 克，制乌药 20 克，山茱萸 15 克，黄精 15 克。上药煎汤，将紫河车粉 3 克分 3 次用中药煎剂冲服。1 日 1 剂，分 3 次口服，1 月为 1 疗程，连续治疗 3 个疗程。

〔功效〕补肾养血填精。

〔适应证〕适用于血虚肾亏所引起的经闭，或席汗综合征。

〔整理人〕刘敏如。

通 经 散

〔方剂来源〕安徽中医学院徐志华教授经验方。

〔药物组成〕当归、赤芍、红花、桃仁、炮山甲、乌药、刘寄奴、川牛膝、三棱、莪术各 10 克，肉桂 3 克，川芎 5 克，丹参 12 克。

〔功效〕活血化瘀，温经理气。

〔适应证〕适用于月经后期、闭经。

〔使用方法〕水煎服。

〔临床验案〕徐某，女35岁，工人。1976年5月13日就诊。人工流产后闭经5月余。脉弦数，舌淡红并有紫点，头晕心悸，下腹隐痛，腰膝酸楚。证属瘀阻胞宫，以致经脉运行受阻。治拟活血化瘀，温经理气。服通经散25剂，乌鸡白凤丸30粒，月经渐趋正常。

〔按语〕芎、归、赤芍活血调经；肉桂、乌药温经理气；桃、红、棱、莪活血通经，逐瘀消癥瘕包块；山甲、牛膝通经祛瘀达下；刘寄奴辛苦微温，破血行瘀，下气兼逐水；丹参功同四物，祛瘀生新，疗经闭癥瘕。有热象者去肉桂，加丹皮10克以凉血祛瘀，久瘀者加地鳖虫10克以攻逐瘀血。

〔整理人〕徐志华。

金凌复经汤

〔方剂来源〕天津中医药大学第一附属医院张吉金教授经验方。

〔药物组成〕凌霄花8克，刘寄奴12克，女贞子9克，旱莲草9克，赤芍10克，郁金7克，王不留行9克。

〔功效〕益肾调经，通络活血。

〔适应证〕血滞闭经。

〔使用方法〕水煎服，经至后停服。

〔按语〕本方用治肾虚血滞之闭经，立方在通络活血之品中，辅以补冲任之二至，以达攻补兼施之效。

〔整理人〕张吉金。

席汉综合征经验方

〔方剂来源〕北京中医药大学名誉教授谢海洲经验方。

〔药物组成〕当归10克，川芎5克，大熟地15克，枸杞子15克，怀牛膝15克，白术15克，女贞子10克，炙黄芪10克，沙苑子10克，山萸肉10克。

〔功效〕温肾壮阳，填精养血。

〔适应证〕产后大出血后无乳、乳房萎缩、经闭不行，甚至脱发，腋毛、阴毛相继脱落，性欲全无，兼见气短，心悸，失眠，健忘，手足逆冷，全身萎软，纳食不佳。

〔使用方法〕水煎服。

〔临床验案〕乔某，31 岁，产后大出血而致休克，经住院救治后，继而出现无乳，乳房萎缩，经不行已 2 年半。近 2 月来又发生脱发，腋毛、阴毛相继脱落，全身毛发几已脱净，且性欲全无，兼见气短心悸，息低声怯，失眠健忘，精神萎靡，腰酸畏寒，手足逆冷，全身萎软，纳食不佳，舌淡胖无苔，脉沉细无力，而尺中尤甚。西医检查子宫轻度萎缩，阴道分泌物减少。尿 17 羟、17 酮均较低。诊断为席汉综合征。中医辨证：肾气虚损，气血大亏。治拟补肾壮阳，益气养血。投以经验方。服 10 剂后，症减食增，遂加黄芪 20 克、党参 15 克、肉苁蓉 15 克、附子 10 克，服 20 剂，寒冷症状已除，舌转红润，脉亦弦缓有力，月信已至，但仍量少，毛发已不脱落，阴道亦觉滑润，性欲微萌。原方去附子，继服 10 剂。1 个月后来诊，诸症均已恢复，并开始上班。

体会：本例系由产后，元气已虚，且大出血，致经血亏损。产后阴分已伤，八脉自失其养。冲为血海，连于胞宫。任督之脉又系养于胞宫，胞宫失于濡养则月事闭止不行。然奇经八脉皆隶属于肝肾，现产后下虚及肾，阴阳互不维系，故现毛发脱落，乳房萎缩，阴道不润，性欲消失，畏寒肢冷等一派肾虚之征。朱丹溪曰："产后以大补气血为主。"故本方具益气补肾温阳之功，以冀阳生阴长，阴平阳秘。

〔按语〕本方为四物汤、五子衍宗汤合方加减。本症之病机为精血脱失，以致乳萎而闭，经血不通，毛发不生。治法遵《内经》"形不足者，温之以气；精不足者，补之以味"，"劳者温之，损者益之"。采用温肾壮阳，填精养血之法。

〔出处〕《中国名医名方》。

调元通经汤

〔方剂来源〕湖北鄂州市中医院朱祥麟主任医师经验方。

〔药物组成〕淫羊藿 15 克，仙茅 10 克，制首乌 12 克，当归 10 克，鹿角霜 10 克，黄芪 10 克，桂枝 10 克，白芍 10 克，茯苓 10 克。

〔功效〕温督调元，补任通经。

〔适应证〕妇女刮宫，或引产，或病后，或先天不足，见月经闭止不行，以致不孕者；或注射黄体酮即行经，不注射则经不行；或见腰背酸痛，足膝酸软，或头昏，面黄不华；或闭经而无明显不适症状等。亦可用于月经后期，督脉阳虚带下清稀者。

〔使用方法〕每日煎服1剂，分3次口服，空腹服，连服5～7天。

〔临证加减〕若精血虚者，可加菟丝子15克，枸杞10克，熟地黄10克；阳明不足者，可加党参15克，炙甘草10克；气滞血瘀者，可加香附子10克，川牛膝10克，海螵蛸10克，茜草10克，茺蔚子6克，白芍易赤芍；内有虚热者，可加生地10克，白薇6克，地骨皮10克，减淫羊藿、仙茅、桂枝用量。服药期间，忌食生冷食物，冬日禁用冷水。本方亦可用于月经后期及督脉阳虚带下清稀者。

〔临床验案〕

例一：何某，17岁。1998年7月9日初诊。13岁月经初潮，后数年月经前后不定期，无何不适，亦未介意。去岁月经闭止，经注射黄体酮则行，血块殊多。次月不注射又闭止。发育尚可，刻诊无明显不适。舌淡极少白苔，脉沉弱。乃用调元通经汤加菟丝子10克，熟地黄10克，5剂。7月18日二诊：服完第4剂月经即行，血色红，颇顺，服完第5剂，口稍干，5天血净。续予八珍汤去术加麦冬3剂善后。次月应期经潮。

例二：吕某，24岁，未婚。月经闭止不行已三月。腰腹不痛，饮食如恒，苔白，脉沉小。用调元通经汤加菟丝子15克、茺蔚子10克、川牛膝10克，7剂。效果：数日后因它恙来诊，谓服药后经行，5日经净颇适。

〔按语〕《素问·上古天真论》说："女子二七天癸至，任脉通，太冲脉盛，月事以时下。"女子月经与天癸及冲任二脉相关。唐容川云："肾中天一所生之癸水，入于胞中，全在督脉导之使下也；肾气至胞，任脉应之，则心胃之血乃下会于胞中。"（《医经精义》）可见督脉阳气导天癸下入胞中，任通，气血调和，月经乃应时而下。若因外伤（刮宫、引产）、内伤（病后），或先天不足，致使督阳不充，冲任虚衰，月经必然闭止不行。故本方用淫羊藿、仙茅暖命门，壮督脉之阳，鹿角霜通督脉之气，以导天癸下行于胞脉；用制首乌、当归、白芍补任脉阴血；黄芪、桂枝益冲脉阳气；桂枝、白芍又可调营卫，亦即调和气血；茯苓引诸药入于下焦胞脉，叶天士谓茯苓乃松之余气所生，长于至阴之地，为阳明木药，能引诸药入于至阴之界也。于是，督阳温暖，冲任充盛，阴阳调和，元气充沛，月经即可通行。

〔整理人〕朱祥麟。

加味柏子仁丸

〔方剂来源〕全国中医内科名家曾绍裘经验方。

〔药物组成〕柏子仁 12 克，熟地 12 克，怀牛膝 10 克，卷柏 10 克，五灵脂 10 克，全当归 15 克，北丹参 15 克，川续断 10 克，制僵蚕 9 克，川芎 10 克，泽兰叶 10 克，白术 12 克，鸡内金 6 克。

〔功效〕补益心脾，滋养肝肾，活血通经。

〔适应证〕心脾气虚，肝肾阴亏，胞络瘀阻所致闭经。

〔使用方法〕水煎服。须服 7 剂以上月经方能通畅。忌食生冷滞腻食物，忌七情刺激。

〔按语〕肝肾为产生月经之根本，气血是月经之物质基础。滋肝肾、补心脾是治疗虚性闭经及月经不调之首法。本方立方之意亦在于此。方中少佐活血通脉之品，可收补而不滞，攻邪不伤正之效。

〔整理人〕曾绍裘，湖南中医药大学。

多囊卵巢综合征自拟方

〔方剂来源〕河北省中医院妇科秦满教授经验方。

〔药物组成〕覆盆子 15 克，菟丝子 15 克，桑寄生 24 克，川续断 15 克，茯苓 15 克，车前子（包）15 克，炒枳壳 10 克，汉防己 15 克，生薏苡仁 24 克，三棱 15 克，莪术 15 克，川牛膝 15 克，香附 12 克，王不留行 30 克，路路通 15 克，牡丹皮 15 克，丹参 15 克，益母草 24 克。

〔功效〕补肾健脾，淡渗利湿，佐以活血化瘀，软坚散结。

〔适应证〕适用于多囊卵巢综合征。

〔使用方法〕水煎服。

〔临床验案〕安某，26 岁。2008 年 10 月 12 日初诊。自述婚后 2 年未孕，性生活正常，其配偶检查无异常。曾多次到各地求医，行 B 超检查提示：多囊卵巢综合征。主要症状为：月经后期，2 个月行经 1 次，量偏少，末次月经 2008 年 9 月 10 日，带经 3 天，寐差，无其他病史。舌苔白腻，脉细。诊断：多囊卵巢综合征。证属脾肾阳虚，水湿内停。治宜补肾健脾，淡渗利湿，佐以活血化瘀，软坚散结。处方：自拟方加夏枯草 18 克，皂角刺 15 克，山慈菇 10 克，仙茅 10 克，淫羊藿 10 克。

服14剂。嘱患者少食生冷辛辣厚味之品。2008年10月26日二诊，患者服药平妥，舌脉同前。处方：初诊方去益母草、川牛膝、香附、仙茅、淫羊藿。服14剂。2008年11月9日三诊，患者当日经至，色黯，胃脘不适，余无不适，舌淡，脉细滑。处方：二诊方加乌药10克，吴茱萸6克，川牛膝15克，鸡血藤15克，鬼箭羽15克，泽兰15克，益母草24克，生鸡内金15克，炒谷芽15克，炒麦芽15克。服14剂。2008年11月23日四诊，患者述经量较前增多，带经5天，胃脘不适症状好转，舌淡，脉细。处方：覆盆子15克，菟丝子15克，桑寄生24克，川续断15克，仙茅10克，淫羊藿10克，巴戟天10克，补骨脂10克，山茱萸15克，女贞子30克，枸杞子15克，皂角刺15克，炒鳖甲（打碎）15克，黄精15克，王不留行30克，路路通15克，鹿角霜15克，牡丹皮15克，丹参15克。服14剂。如此经临床随症加减共治疗3个月后，月经每月如期而至，经量正常，2009年12月14日告知顺娩一男婴。

〔按语〕多囊卵巢综合征为临床上常见的疑难杂病，经过多年的临床实践与中医理论研究，认为多囊卵巢综合征的病因主要是脾肾阳虚，痰湿内盛，气滞血瘀。肾藏精，主生殖。肾虚、肾精不足不能化生和濡养天癸，天癸时限或节律异常，就会出现月经后期、月经过少、闭经、不孕等症。肾主水，肾虚不能化气行水，湿邪停滞，阻遏气机，气滞血瘀，瘀血凝滞胞宫或湿浊流注冲任胞官，冲任失调，血海不能按时满溢，引起月经失调，肾虚不能摄精成孕而致不孕。秦满教授认为，人体的生殖以“肾阳”为根本，“肾阳”为全身阳气之根，其温煦及气化作用对全身的水液代谢和气血运行均有重要作用。脾为后天之本，气血生化之源，脾主运化，脾阳不振，则运化失职。脾肾阳虚则不能温化水饮，运化水湿，导致水液失于输布，停留体内，日久凝聚成痰。痰湿是本病最基本致病因素，痰湿壅滞冲任、胞宫，阻滞气机，气血运行不畅，日久成瘀，进而痰湿血瘀导致月经后期、闭经、不孕；痰涎壅盛，膏脂充溢，则见形体肥胖；痰湿气血互结而为癥瘕，故卵巢呈多囊性增大。

自拟方中覆盆子、菟丝子、桑寄生、川续断补肾填精，精足则阳自生；茯苓、生薏苡仁、车前子、汉防己健脾淡渗利湿；王不留行、路路通、香附、川牛膝、炒枳壳、丹参、益母草、三棱、莪术行气，通经脉，活血络，促使任脉通，冲脉盛；牡丹皮入血分，用于佐制温阳药之过热，同时助丹参活血化瘀。全方共奏补肾健脾、祛痰利湿、通经活络之功。另外，将川牛膝、香附组成药对使用，二者相互配合，相得益彰，能更好地发挥强健腰膝、活血调经的作用。在治疗过程中并不拘泥于自拟方，还运用中医理论进行辨证论治。如患者兼有盆腔炎，表现为带下黄稠、量多等症时则在自拟方中加入鱼腥草、蒲公英、白花蛇舌草、败酱草等清热解毒祛湿药物。并根据女性自身的生理周期在自拟方的基础上进行分期治疗，如在排卵前期配合应用山茱萸、鹿角霜等补肾助阳类药物，排卵期和排卵后期配合应用桑椹、通草等排卵助孕类药物，月经期配合应用刘寄奴、鬼箭羽等调理冲任类药物。

〔整理人〕陆君。

治多囊卵巢综合征自拟经验方

〔方剂来源〕全国名老中医柴松岩教授经验方。

〔药物组成〕菟丝子、车前子、淫羊藿、杜仲、当归、桃仁、生薏苡仁、川芎等。

〔功效〕温补脾肾，散结消滞。

〔适应证〕多囊卵巢综合征脾肾阳虚型。

〔使用方法〕水煎服，每剂2煎，水煎取汁约200毫升，早晚各服药1次，连续用药6个月为一疗程，根据病情轻重程度服药1～3个疗程。

〔按语〕方中以菟丝子、车前子为君药，温肾补脾，通利化痰；配以当归、川芎、桃仁养血散结消滞；佐以薏苡仁、杜仲、淫羊藿健脾益肾，化湿利水；以川芎下行血海，引诸药以达病所。

〔出处〕《中国名医名方》。

1.9 痛经

温经止痛方

〔方剂来源〕上海蔡氏妇科蔡小荪经验方。

〔药物组成〕当归10克，大生地10克，川芎6克，白芍10克，制香附10克，小茴香3克，淡吴萸2.5克，桂枝3克，元胡12克，煨姜2片，艾叶3克。

〔功效〕温宫逐寒，调经止痛。

〔适应证〕适用于经来偏少，小腹冷痛，畏寒肢清，大便欠实，腹部喜按喜暖，苔薄白，脉细弦或紧。此证大都在经期受寒引起，如淋雨涉水或过饮生冷而致。

〔使用方法〕水煎服。

〔按语〕本方以四物汤为主，加温宫调经、理气止痛剂。桂枝、煨姜辛温通散；吴茱萸温中散寒；艾叶温中逐寒，调经止痛；香附理气调经止痛；小茴香祛寒理气止痛；元胡活血散瘀，理气止痛。四物养血调经，生地虽然滋阴养血，但全方大多温燥理气，配白芍敛阴以为约制。

加减运用：腹胀者加乌药；无畏寒肢清者桂枝易肉桂；背冷者加鹿角霜；腹泻者煨姜易炮姜；腹胀满者香附易木香；经量偏少者加牛膝、红花，或桃仁、丹参等择用。

〔整理人〕黄素英。

化瘀定痛方

〔方剂来源〕上海蔡氏妇科蔡小荪经验方。

〔药物组成〕炒当归 10 克，丹参 12 克，川牛膝 10 克，制香附 10 克，川芎 6 克，赤芍 10 克，制没药 6 克，元胡 12 克，生蒲黄 12 克，五灵脂 10 克，血竭 3 克。

〔功效〕活血化瘀，调经止痛。

〔适应证〕适用于因瘀滞引起的经行腹痛，翻滚不安，甚至痛剧拒按，不能忍受，以致晕厥；或经量不畅或过多，有下瘀块后腹痛稍减者，也有经量愈多愈痛者。本证多见于子宫内膜异位症，因宿瘀内结，积久不化。苔薄微腻，边有紫斑，脉沉弦或紧。

〔使用方法〕水煎服。

〔按语〕本方为四物汤加减。当归、川芎辛香走散，养血调经止痛；赤芍清瘀活血止痛；丹参祛瘀生新；川牛膝引血下行，逐瘀破结；香附理气调经止痛；元胡、没药活血散瘀，理气止痛；生蒲黄、五灵脂通利血脉，行瘀止痛；血竭散瘀生新，活血止痛。

加减运用：经量过少、排出困难者可加红花、三棱；腹痛胀甚者加乳香、苏木；痛甚呕吐者加淡吴萸；痛甚畏寒肢冷者加桂枝；每次经行伴有发热者，可加丹皮，与赤芍配合同用；口干者加天花粉；便秘者加生大黄。

〔整理人〕黄素英。

清瘀止痛方

〔方剂来源〕上海蔡氏妇科蔡小荪经验方。

〔药物组成〕炒当归10克，大生地10克，川芎6克，赤芍10克，丹皮10克，怀牛膝10克，败酱草30克，红藤20克，桂枝3克，金铃子10克，元胡12克。

〔功效〕清热化瘀，调经止痛。

〔适应证〕经行色紫黯，少腹胀痛或刺痛，甚则拒按，或兼有腰酸；平素带下色黄，气秽，少腹隐痛或刺痛或掣痛。本证大都因瘀热内蕴，并有湿热。经行期间，腹痛较甚，多见于盆腔炎等症。苔黄腻，质偏红紫，脉弦略数，或细弦。

〔使用方法〕水煎服。

〔按语〕本方为四物汤加味。白芍易赤芍，与丹皮凉血化瘀热；怀牛膝引血下行，引诸药下达病所；败酱草、红藤清热解毒，破瘀活血，排脓止痛；金铃子、元胡除湿热，活血散瘀，理气止痛；桂枝辛温宣散，通络祛瘀，配合当归、川芎辛香走窜，以制约凉性药物，以杜寒凝瘀滞之弊，而更增清瘀调经止痛之效。

加减运用：如经量不畅可加丹参、红花；发热者加柴胡、连翘；大便不畅者加全瓜蒌；便秘腹胀者加大黄；胸闷者可加广郁金；湿热甚且舌苔厚腻者加生薏苡仁，可增量至30克。

〔整理人〕黄素英。

逐瘀化膜方

〔方剂来源〕上海蔡氏妇科蔡小荪经验方。

〔药物组成〕当归尾10克，川芎6克，土牛膝10克，桂枝3克，赤芍10克，元胡12克，花蕊石15克，制香附10克，制没药6克，桃仁10克，失笑散12克。

〔功效〕活血祛瘀，化膜定痛。

〔适应证〕主要用于膜样痛经。在经行期间，子宫内膜成管型或三角形，在未排出之前小腹剧痛，不亚于子宫内膜异位症。一般膜块排出后痛势即减。苔薄微腻，或边偏紫，脉弦或紧，或涩。

〔使用方法〕水煎服。

〔按语〕本方为四物汤加减。用归尾、赤芍以化瘀调经，存川芎以辛散通调；去地黄，增土牛膝以下行逐瘀；花蕊石化瘀下膜；桂枝辛温通散以助行血作用；桃仁活血化瘀；失笑散活血化瘀定痛；制香附为气中血药，理气调经止痛，以助行血；元胡、制没药化瘀止痛。务使瘀化膜碎，经血畅行，腹痛自然减轻或消失。

加减运用：如兼气虚少力者可加党参、白术；有气滞腹胀者加乌药，胀痛较甚者增乳香；腹冷者可加艾叶；经量尚畅者，当归尾可易全当归，以养血调经；经血极不畅者可增三棱；如下膜仍如块状而不碎者，可增益母草。以上诸药可酌情增减。

〔整理人〕黄素英。

化膜汤

〔方剂来源〕上海朱氏妇科朱南孙经验方。

〔药物组成〕血竭末 3 克（另吞），生蒲黄 15 克（包煎），五灵脂 10 克，三棱 9 克，莪术 9 克，青皮 6 克，制乳没各 3 克，生山楂 9 克。

〔功效〕化膜行滞，散瘀止痛。

〔适应证〕适用于以气滞血瘀为主证的膜样痛经。

〔使用方法〕水煎服。

〔临床验案〕鲍某，女，23 岁。2005 年 3 月 14 日初诊。患者 11 岁月经初潮既有痛经，去年起加重，痛经以第一天痛甚，需服止痛片控制，量中，伴膜样血块流出，伴恶心、呕吐，曾经因痛经而晕厥，平素月经周期及经期尚准，末次月经 2 月 15 日，7 天净，痛经甚，有血块，伴腰酸。脉细数，舌暗，苔薄黄腻。证属瘀阻气滞，治拟活血化瘀。生蒲黄 15 克，五灵脂 15 克，生山楂 12 克，青皮 6 克，柴元胡各 6 克，乌药 9 克，淡吴萸 3 克，制乳没各 9 克，川楝子 12 克，棱莪各 9 克，7 剂。二诊 2005 年 4 月 10 日，末次月经为 4 月 13 日，7 天净，量中，有大量血块，腹痛较前明显减轻，未用止痛片，无恶心、呕吐，但感腰酸，睡眠饮食可，大便不实，脉舌同前，治宗前法：生蒲黄 15 克，五灵脂 15 克，生山楂 12 克，青皮 6 克，柴元胡各 6 克，淡吴萸 3 克，制乳没各 6 克，川楝子 12 克，棱莪各 9 克，怀山药 10 克，狗脊 12 克，川断 12 克，7

剂。三诊 2005 年 5 月 7 日，末次月经为 4 月 13 日，7 天净，量中，有小血块，已无腹痛，无恶心、呕吐，睡眠饮食可，二便调，脉舌同前，治宗前法。生蒲黄 15 克，五灵脂 10 克，生山楂 9 克，青皮 6 克，柴元胡各 6 克，制乳没各 3 克，川楝子 12 克，棱莪各 9 克，怀山药 10 克，7 剂，后二月连续随访未见痛经。

〔按语〕朱师仿《金鉴》夺命散（血竭、没药）治胞衣不下立意，以血竭散瘀化膜、消积定痛为君，失笑散（蒲黄、五灵脂）活血散瘀止痛为臣，乳香、没药皆可活血祛瘀，行气止痛为佐，乳香偏于调气止痛，没药则以散瘀止痛见长，相互为用，增强止痛之力。生山楂散瘀行滞，青皮疏肝破气，又可化积，增强止痛之效，两药又可和胃。全方诸药相互配合既能化膜行滞，又能散瘀止痛，应用于以气滞血瘀为主证的膜样痛经患者，疗效堪称满意。

加减运用：月经过多者蒲黄、山楂炒炭，去三棱、莪术，加用熟军炭、炮姜、参三七祛瘀、止血、定痛，防止瘀下过度、堤决成崩；痛经甚者制乳香、制没药重用，加用元胡；经前乳胀者加柴胡、娑罗子、路路通、丝瓜络；乳癖结块者加炙山甲、昆布、王不留行；经期泄泻者加焦白术、怀山药、芡实；情志抑郁、胸闷不舒者加越鞠丸、沉香曲、四制香附丸；口干便燥者加当归、桃仁、瓜蒌仁、火麻仁；腹部有冷感者加炒茴香、制香附、艾叶；腰臀酸楚者加金狗脊、川续断、桑寄生；恶心、呕吐者加淡吴茱萸、竹茹。

〔整理人〕陈冬红。

温胞饮

〔方剂来源〕杭州何氏妇科经验方。

〔药物组成〕附片 6 克，肉桂 5 克，吴茱萸 5 克，当归 12 克，川芎 10 克，制香附 12 克，木香 10 克，红花 5 克，茺蔚子 12 克，炒元胡 12 克，乌药 10 克，炙甘草 5 克。

〔功效〕温经散寒，活血止痛。

〔适应证〕痛经属寒实证者。

〔使用方法〕水煎服。

〔按语〕方中重用附片、肉桂，辛温大热，直达下焦，温经散寒，配伍吴茱萸温中散寒，呕泻可止；当归、川芎、红花、茺蔚子养血活血；

香附、木香行气止痛，促使气血运行；元胡行瘀止痛，乌药顺气止痛，甘草调和诸药而缓痛，以达到温经暖宫、气血畅行、通则不痛之功。

〔出处〕《全国中医妇科流派研究》。

川乌温经汤

〔方剂来源〕宁波宋氏妇科经验方。

〔药物组成〕制川乌、川芎、肉桂、吴茱萸各 3 克，当归、白芍、党参、姜半夏各 9 克，独活、威灵仙各 6 克，元胡 10 克，炙甘草 3 克。

〔功效〕温经散寒，祛湿止痛。

〔适应证〕妇女寒湿侵袭胞宫所致的痛经，尤其是膜样痛经、不孕等症。

〔使用方法〕水煎服。

〔按语〕加减：如有膜样痛经可加乳香、没药、蒲黄、五灵脂。方中肉桂、吴茱萸、川乌温经散寒行滞；川芎、牡丹皮、元胡活血行瘀止痛；归、芍养血调经，使瘀散而血行；威灵仙、独活疏风燥湿止痛；参、草、姜半夏补气温脾。尤其制川乌一味，大辛大热，通达十二经，其力威猛，足能补火消阴霾而镇痛。

〔出处〕《全国中医妇科流派研究》。

清经导滞汤

〔方剂来源〕宁波宋氏妇科经验方。

〔药物组成〕柴胡、郁金各 6 克，炒当归、焦白芍、川楝子、元胡各 9 克，红藤、鸡苏散（包）、八月札各 12 克。

〔功效〕疏肝理气，清热宣络，理气止痛。

〔适应证〕肝气郁结的痛经、经前期紧张综合征，以及慢性盆腔炎、不孕症等。

〔使用方法〕水煎服。

〔按语〕加减：脾虚泄泻，白带量多加炒白术、炒山药、炒白扁豆各 12 克；纳差加焦谷芽 12 克、炒陈皮 9 克；腰酸加炒杜仲、炒续断各 12 克；舌红，脉弦数加牡丹皮、焦山栀各 6 克。肝为将军之官，性喜条达，肝气郁结易于化火，多见少腹胸胁胀痛，月经不调等证。女子以肝为先天，而少腹尤为厥阴之界，肝脉行于胸胁而络阴器，因此肝气瘀滞之人，多见是证。方用柴胡、白芍疏肝解郁，郁金、八月札、元胡理气止痛，当归养血柔肝，川楝子、红藤、鸡苏散清热理气以通络，诸药合用，使气机条达，郁热自解，诸症俱瘥矣。

〔出处〕《全国中医妇科流派研究》。

痛经外敷膏

〔方剂来源〕三晋平遥道虎璧王氏妇科经验方。

〔药物组成〕当归 50 克，川芎 50 克，官桂 50 克，乳香 50 克，吴茱萸 50 克，没药 50 克，细辛 50 克，樟脑 3 克。

〔功效〕暖宫散寒，理气活血，调经止痛。

〔适应证〕下焦寒凝气滞血瘀型痛经。

〔使用方法〕将上药研末，先将当归、川芎、官桂、吴茱萸、细辛共水煎两次，煎液浓缩成稠状，混入溶于适量 95％乙醇的乳香、没药液，烘干后研细末加樟脑备用。经前 3 天取药粉 1 包（3 克），用黄酒数滴拌成浆糊状，铺敷脐中（神阙穴），用护伤膏固定。药干后则再调换 1 次，经净 3 天后取下，每月 1 次，连续使用，治愈或仅有微痛为止。

〔按语〕痛经外敷膏用于脐部（神阙穴），可有一股暖气由脐部达到腰中，药效神速。神阙穴乃五脏六腑之气出入之处，方中七味药可温经散寒，活血止痛，并酌加少许樟脑，可将以上七味药引经渗透。全方温通经络，暖宫散寒，疏通气血，冲任调和，经水调畅，达通则不痛。

〔出处〕《全国中医妇科流派研究》。

内异Ⅰ号方

〔方剂来源〕上海骆氏妇科骆益君经验方。

〔药物组成〕炒当归 10，三棱 9 克，莪术 9 克，生地 12 克，赤芍 12 克，炙鳖甲 9 克，夏枯草 30 克，枸杞子 12 克，桑寄生 12 克。

〔功效〕祛瘀清热，散结定痛。

〔适应证〕经行小腹剧痛，甚则发热，腰痛，或大便干结，溲赤，或平素带下色黄，经水量少或多，色黯红或紫红，夹小血块，或伴不孕，盆腔内结节或包块，或子宫呈均匀性增大或有局限性隆起，舌质偏红或黯红，或有瘀斑、瘀点，苔黄，脉弦数，痰热壅积型。

〔使用方法〕水煎服。

〔按语〕加减：经行发热者加丹皮10克、黄芩9克；疼痛剧烈者加制乳香9克、没药9克、炒元胡12克；经水量多者加生蒲黄（包煎）30克、三七粉（吞服）3～6克。

〔出处〕《全国中医妇科流派研究》。

内异Ⅱ号方

〔方剂来源〕上海骆氏妇科骆益君经验方。

〔药物组成〕炒当归10克，生黄芪15克，血竭3克，三棱9克，莪术9克，炙鳖甲9克，海藻、海带各12克，山慈菇10克，枸杞子12克，厚杜仲15克。

〔功效〕消痰祛瘀，散结定痛。

〔适应证〕经前或经行下腹疼痛拒按，经后痛止，平时带下量多，色白，盆腔内有结节或肿块，或子宫呈均匀性增大或有局限性隆起，或伴不孕，舌质淡或暗紫，苔薄或腻，脉弦或带滑，瘀痰互结型。

〔使用方法〕水煎服。

〔按语〕加减：小腹冷痛，四肢不温者加炙桂枝6克、吴茱萸3克；疼痛剧烈时加乳香9克、没药9克；大便溏薄，肛滞者加炒白术、炙鸡内金等。

〔出处〕《全国中医妇科流派研究》。

涤热逐瘀汤

〔方剂来源〕川蜀中医妇科名家卓雨农经验方。

〔药物组成〕丹参15克，丹皮9克，生地9克，三棱6克，莪术6克，通草6克，香附6克，槟榔6克，大黄3克，元胡6克。

〔功效〕清热凉血，通经止痛。

〔适应证〕适用于经前腹痛，经色紫黑有块，时感热气上冲，头昏口干，性情急躁，大便燥结，小便短赤，舌质红苔黄，脉数有力。

〔使用方法〕水煎服。

〔按语〕若气滞者，其症状为腹痛拒按，痛时如刺，有时引及两侧，加重香附、槟榔用量，或再加川楝子9克；若热甚者，兼有口苦心烦，宜用凉血二黄汤，生地12克，丹皮6克，白芍9克，桃仁6克，元胡6克，黄芩6克，姜黄6克，通草6克，水煎，温服。

〔出处〕《卓雨农中医妇科治疗秘诀》。

加减温经汤

〔方剂来源〕川蜀中医妇科名家卓雨农经验方。

〔药物组成〕当归9克，川芎9克，桂心9克，芍药9克，莪术（醋炒）9克，党参9克，牛膝6克，炙甘草6克。

〔功效〕温经行血。

〔适应证〕适用于积冷藏寒者，少腹冷痛拒按，喜热熨，脉沉紧。

〔使用方法〕水煎服。

〔出处〕《卓雨农中医妇科治疗秘诀》。

川乌温经汤

〔方剂来源〕宁波宋氏妇科宋光济经验方。

〔药物组成〕制川乌、炒当归、焦白芍、川芎、肉桂、吴萸、姜半夏、炒党参、独活、威灵仙。

〔功效〕温经散寒化瘀。

〔适应证〕经前一二天或经行时小腹冷痛，病势较剧，得热则减，经色暗红有块或如黑豆汁样，量少或行而不畅，伴肢冷，脉见沉弦或迟，舌苔白等属寒象者。现代医学的膜样痛经、子宫内膜异位症多属此种证型。

〔使用方法〕水煎服。

〔按语〕加减运用：若血块多者加制没药、丹参、泽兰、益母草、失笑散等；若腹胀痛可加制香附、小茴香、艾叶；若夹湿者加苍术、茯苓；若肾阳虚或妇科检查为子宫发育不良者，加鹿角片、紫石英、淫羊藿、巴戟肉等。

〔出处〕《近现代25位中医名家妇科经验》。

痛经三方

〔方剂来源〕杭州何氏妇科何子淮经验方。

〔药物组成〕第一方：炒当归、炒白芍、炒川芎、桂枝、香附、乌药、炒小茴香、艾叶、胡芦巴、淫羊藿、生甘草。第二方：附子、干姜、淡吴萸、艾叶、肉桂、炒小茴、元胡、广木香、炒当归、川芎、制香附、细辛、生甘草。第三方：炒当归、炒白芍、炒川芎、狗脊、川断、艾叶、熟地炭、陈皮、透骨草、炙甘草。

〔适应证〕适用于寒湿凝滞型痛经。

〔使用方法〕水煎服。

〔按语〕各型痛经，临床上均可见到，但以寒湿凝滞、血热夹瘀为多见，尤以寒湿凝滞型痛经为常见。该型痛经临床见症往往症急势重，经期大多偏于衍期。因寒湿伤及下焦客于胞宫，血被寒凝，故经行量少，经色呈豆沙样褐暗色，伴有小血块；气血凝滞，不通则痛，故经前或经行时小腹剧痛，甚则大汗淋沥，四肢厥冷，小腹有寒感，呕吐频频，大便稀溏，便意增加，脉搏弦紧，舌苔白腻。寒凝痛经的辨证要点为“寒”、“痛”。在治疗方面应根据《内经》“寒者温之”的治疗法则，投以温热之品，使气血得温，血行自畅，通则不痛，达到当月痛止、下月期准、症状消失的目的。

何子淮在临床上对寒湿凝滞型痛经采用三步疗法，疗效尚称满意。经前以“防”为主，一般以上月行经日期为标准，提前1周开始服用温理气血、鼓舞畅行之品，采用第一方。行经期以“治”为主，临床症状表现较为急重，寒象十分明显，故可采用大辛大热、回阳救逆之品，促进阳气四布，阴翳自散，血海得温，经水畅行，达到诸症自消的目的，采用第二方。本方为祖传经验方温胞汤加细辛，临床上可以随症加减。形体壮实、疼痛剧烈者可加用制川乌、制草乌，广木香改用红木香，个别患者经量多、色褐黑，艾叶可改用艾炭，干姜改用炮姜。只要辨证确切，虽在炎夏酷热之际，仍可放胆使用，往往百发百中。月经净后，疼痛消失，但小腹仍有空虚感，常伴有神疲乏力、腰酸，乃胞络空虚之故。治疗上应着重于“固”，以养血温胞络、调和营卫为主，采用第三方。

〔出处〕《古今名医临证金鉴》。

补肾祛瘀方

〔方剂来源〕上海龙华医院李祥云教授经验方。

〔药物组成〕淫羊藿、仙茅各12克，熟地黄、山药各15克，鸡血藤、丹参、香附、三棱、莪术各9克。

〔功效〕补肾祛瘀。

〔适应证〕子宫内膜异位症属肾虚血瘀型。症见腰膝酸软，形寒肢冷，头晕耳鸣，口干颧红，眼圈发黑，腰骶酸痛，经行腹痛，性交痛，月经不调，舌体胖有齿印或舌红边有瘀点，脉沉细。

〔使用方法〕水煎服。

〔按语〕加减：阳虚者加熟附子、肉桂；阴虚者加女贞子、地骨皮；气虚者加黄芪、党参；血虚者加当归、何首乌；经量多加仙鹤草、阿胶；腰酸甚加杜仲、桑寄生；痛甚加失笑散、制乳香、制没药；赤带加旱莲草、茜草；包块加皂角刺、苏木。

〔整理人〕郑坚梅。

散结消癥汤

〔方剂来源〕全国名老中医广州中医药大学欧阳惠卿教授经验方。

〔药物组成〕丹参20克，赤芍15克，牡丹皮12克，桃仁15克，桂枝8克，莪术12克，水蛭15克，黄芪15克。

〔功效〕散结消癥。

〔适应证〕妇女冲任气血不和、瘀血凝滞所致之月经病、不孕症、盆腔子宫内膜异位症等。

〔使用方法〕水煎服。

〔按语〕丹参、赤芍味苦性寒，活血祛瘀，调经止痛；桃仁为破血祛瘀之常用药；牡丹皮辛散苦泄，功能清热凉血，活血通闭。现代药理研究提示：丹参、赤芍、桃仁等活血化瘀药有改善微循环、增强纤维蛋白溶解的作用。桂枝温经散寒，通行血脉；莪术辛温通散，功专破癥除瘕，与桂枝同用，可增强温通消癥之效；水蛭《本草纲目》谓能“逐恶血瘀血，破血癥积聚”。现代药理研究表明：水蛭所含水蛭素，可阻止体内和体外的血液凝结，并有促进血肿吸收、减轻组织水肿和炎症反应，改善局部血循环的作用；黄芪补气扶正，与活血药同用，可促进血行瘀散。上药合用，功能通行血脉，凉血散瘀，补虚扶正，改善盆腔瘀血，促进盆腔癥块的消散吸收，从而达到调经止痛之功效。

加减：痛经剧烈者，酌加蒲黄 10 克，五灵脂 10 克，元胡 12 克；月经过多或经期延长者，去桂枝，加茜根 20 克，乌贼骨 20 克，田七末 3 克（冲服），花蕊石 30 克（先煎）。

〔整理人〕卢祥之。

痛经方

〔方剂来源〕中日友好医院许润三教授经验方。

〔药物组成〕当归 10 克，川芎 10 克，生蒲黄 10 克，生五灵脂 10 克，枳壳 10 克，制香附 10 克，益母草 10 克。

〔功效〕行气活血，散瘀止痛。

〔适应证〕气滞血瘀所引起的痛经。

〔使用方法〕水煎服。

〔临床验案〕杨某，37 岁，工人，1990 年 10 月 8 日初诊，经行腹痛近 1 年。患者 1989 年 7 月行左侧卵巢巧克力囊肿摘除术，术后 3 个月又出现经行腹痛，并有逐渐加重趋势，痛甚时面色苍白，手足发冷，出冷汗，其痛尤以经行第 1～3 天为甚。月经 5/25 天，量多，血块多，色黯，块下后痛稍缓，平素性情急躁易怒，大便偏干，时觉气短、乏力，孕 2 产 1，末次月经 1990 年 10 月 6 日。妇检：宫颈轻糜，子宫后位，活动欠佳，左侧附件稍增厚，宫骶韧带增粗，有触痛性小结节。舌质暗，脉弦细。诊为气滞血瘀型痛经（继发）。治宜理气活血，散瘀止痛。以痛经方加减治疗。处方：当归 20 克，川芎 10 克，赤芍 10 克，生五灵脂 10 克，生蒲黄 10 克，三七粉 3 克（分冲），制香附 10 克，生黄芪 30 克，益母草 10 克。水煎服，连服 3 剂之后，多量血块排出，疼痛缓解，大便通畅。经净后因感冒改服治感冒汤药。于经前第 14 天，继用原方去生五灵脂、生蒲黄，加枳实 10 克、党参 20 克，服用半月之后月经于 10 月 30 日来潮，痛经较前减轻，经量稍多，色黯。后按原方调治，月经 11 月 25 日来潮，痛经完全消失。嘱继续治疗，以期根治。体会：痛经是妇女常见病之一，辨证一般分虚实两大类，但以实证气滞血瘀型多见，此因血气瘀结，经血受阻，不通则痛，故设理气活血、散血止痛的痛经方，临床随证加减，对大多数痛经病人均能奏效。

〔按语〕当归味甘辛性温，归心、肝、脾经，能补血活血、行气止痛，为活血调经之良药，现代药理研究证明，当归对子宫有抑制作用，能使子宫肌松弛而缓解痛经，其挥发油还有止痛作用；川芎辛散温通，能活血祛瘀，行气止痛，为血中之气药；益母草辛散苦泄，微寒清热，入心、肝二经血分，有活血祛瘀之功；五灵脂甘缓不峻，性温能通，主入肝经血分，生用能通利血脉，散瘀止痛，动物实验证明，有缓解平滑肌痉挛的作用；蒲黄甘缓不峻，性平无寒热偏胜，入肝、心包二经血分，生用可行血散瘀，与五灵脂相配组成失笑散，有活血行瘀止痛之功；香附味辛能散，微苦能降，微甘能和，性平不寒，芳香走窜；枳壳与香附相配可行气解郁，气行则血行，气血通利，经血畅下，则疼痛自止。诸药合用，共奏行气活血、散瘀止痛之效。

子宫后倾加生艾叶 5 克；宫颈狭小加柞木枝 15 克；子宫内膜异位加血竭 3 克、三七粉 3 克；膜样痛经加丹参 20 克、䗪虫 10 克；挟寒加肉桂心 5 克；体弱加党参 15 克。

〔出处〕《中国名医名方》。

血竭鳖甲四物汤

〔方剂来源〕上海中医药大学庞泮池教授经验方。

〔药物组成〕当归 9 克，川芎 9 克，白芍 9 克，生地、熟地各 9 克，血竭末 5 克，炙鳖甲 9 克，失笑散 9 克（包），制乳香、没药各 6 克，制香附 12 克。

〔功效〕活血化瘀，理气止痛。

〔适应证〕子宫内膜异位症。

〔使用方法〕水煎服。

〔临床验案〕张某，27 岁，未婚。1988 年 5 月因左侧卵巢巧克力囊肿破裂手术切除，术后仍有痛经，至 1988 年 9 月，B 超复查时又复发。现右侧卵巢巧克力囊肿来诊。主诉经期尚准，经前乳胀腰酸，下腹痛，经量中等。形态消瘦，面色不华，脉细，苔薄，证属瘀聚下焦，气血失和，治以活血化瘀，理气止痛，选用血竭鳖甲四物汤加减，服药 40 剂复查，囊肿自服药后减小。上方继续服用 4 个月之久，复查，肿物已消失。体会：子宫内膜异位症中医辨证为气滞瘀阻，但用一般理气活血化瘀之品，往往效果不显，而用血竭、鳖甲既能养阴清热软坚，又能化冲任脉之癥，辅以四物汤、失笑散养血活血，癥积自散。

〔按语〕四物汤养血活血；血竭入肝经，功能化瘀散结、理气止痛，加乳香、没药、失笑散以增强活血作用，且均有理气行血止痛之效；香附行血中之气。因子宫内膜异位症患者，盆腔内有卵巢囊肿或结节，为有形之痰聚，且常瘀久化火，故以鳖甲养阴清热、软坚散结，使本方动静结合，增强疗效。

〔出处〕《中国名医名方》。

温经化瘀方

〔方剂来源〕内蒙古著名老中医黄惠卿经验方。

〔药物组成〕益母草 15 克，泽兰叶 9 克，全当归 10 克，川芎片 6 克，大赤芍 7 克，醋元胡 7 克，炒灵脂 7 克，明没药 5 克，生蒲黄 10 克，官桂 4 克，炒小茴香 1 克，炒干姜 1 克。

〔功效〕温经化瘀。

〔适应证〕妇女宫寒血瘀所致的痛经、崩漏、赤带、产后腹痛恶瘀不止（附件炎、盆腔炎、功能性子宫出血、子宫肌瘤等）。

〔使用方法〕水煎服。

〔临床验案〕马某，33 岁，教员。患痛经 2 年余，每当月经来潮下腹剧痛难忍，血量时多时少，血色紫黑有条块，每排出血块后则痛减，而近二月来，经血淋沥不断，断而又来，其血多少不定，遂去某医院妇科检查。诊断：附件炎，功能性子宫出血。给予安乐血注射，维生素、黄体酮等治疗 1 月无效。继而请中医治疗，方药为四物汤加多种炭药，服后其血不仅未止，反色黑量多而下腹痛加重。余诊：除上症外，其脉沉弦，舌质暗而无苔，并头晕乏力。证为宫寒血瘀之崩漏。治则宜温经化瘀，取其祛瘀生新之效，原方 4 剂。复诊：患者主诉，2 剂后经血条块下注，而下腹胀痛明显减轻，继服 2 剂腹痛消失，血块未见，血色变暗，血量大为减少。效不更方，再服 3 剂，症状皆消失而愈。

体会：妇女痛经、崩漏病证，原因虽多，但实者多见，即寒瘀所致。虚者虽有，多因为病而致虚，亦不当补，而应用温宫活血祛瘀方药，才能痊愈。对痛经之证，本人常于月经来潮时服该方 4～5 剂，痛则大减，下次来潮再服 4～5 剂即可痊愈。对崩漏之证，不论病期长短，出血急缓，其量多少，体质强弱，凡是血色紫或时有条块，遂以本方内服数剂血止，药停则愈矣。因而，多年来的临证实践，深深体会到中医学的“通因通用”和“治病必求其本”法则的无比正确。

〔按语〕本方药多入肝经，活血化瘀止痛，小茴香、官桂、干姜具有温中暖宫散寒的作用，达到祛瘀血、生新血、气血调和、诸症消失之效。

〔出处〕《中国名医名方》。

蠲痛异功散

〔方剂来源〕齐鲁妇科流派滨州郑氏妇科经验方。

〔药物组成〕野莲头（即艾蒿头）、蜀椒、生香附、干姜、生乳香、生没药各 30 克，荜茇、辽细辛各 10 克，肉桂、龙脑香各 5 克。

〔功效〕祛风湿，散郁火，通脉止痛。

〔适应证〕适用于肝气郁结，瘀血阻滞，寒客胞宫等因之经行腹痛为主。并适用于寒邪壅盛，痰浊阻塞之胸胁作痛；以及寒邪内积，气滞血瘀等各种腹痛；对风寒湿痹之腰痛腿痛亦有一定疗效。

〔使用方法〕以上诸药，共研细末，贮瓷瓶备用，勿令泄气。治经行腹痛时取药末 1 克，纳入脐内，外敷白布膏药或白胶布覆盖。于经行腹痛之日起贴敷，至经净揭去，痛经严重者，可隔日更药一次。其他疼痛，以药撒压痛点上，量部位大小用药 3～5 克，摊匀，外敷伤湿止痛膏或胶布固定。

〔注意事项〕治疗痛经时，宜先用湿热毛巾擦净脐部，以防药力难以透入，有碍疗效。

〔临床验案〕本方经几十年临床运用，治疗痛经及各种痛证逾千例之多，疗效显著。如 1959 年郑长松医师在赵滨县杨集检查工作时，当地卫生院的一位年轻护士痛经难忍，且伴不时呕吐，患者使用此方后，腹痛遂渐渐缓解，日后每临经用药一次，连用 6 个月，痛经告愈。日后山东滨州中医妇科医院成立后，作为该院协定处方，经数百例原发性痛经患者使用，对于缓解疼痛，疗效确切。

〔按语〕疼痛一证，病因多端，但以气滞血瘀，寒邪壅盛，风湿内侵，血凝瘀结等因者居多。其主要病理为气血运行不畅。本方有祛风湿，散郁火，通脉止痛之效。使用方法简便，临床疗效确切，适合病者自己操作使用。值得注意的是，本方药物保存时，一定要密封勿泄药气，药气一散，疗效即减。

〔整理人〕郑其国。

化瘀消异方

〔方剂来源〕山东中医药大学金维新教授经验方。

〔药物组成〕

1. 汤剂：化瘀消异汤　炮山甲9克，三棱9克，莪术9克，制乳香6克，制没药6克，赤芍9克，丹参30克，桃仁9克，制香附9克，元胡9克，川芎9克，益母草30克，生蒲黄（包）9克，炒灵脂9克，血竭（单包，冲）3克。每日1剂，水煎服，根据病情连服2～4个月。

2. 丸剂：化瘀消异丸　炮山甲30克，制鳖甲60克，皂角刺30克，血竭30克，三七粉30克，三棱20克，莪术20克，瓦楞子45克，玄参30克，生牡蛎45克，浙贝母30克，赤芍30克，白芍30克，丹参45克，桃仁30克，生蒲黄30克，炒灵脂30克，元胡60克，炒当归45克，川芎20克，香附20克，党参30克，黄芪45克，淫羊藿30克，连翘30克。一料加等量蜜为丸，9克/丸，每次2丸，每日3次，约服1个月左右或水泛为丸，每次10克，每日服3次，根据病情连服3～6个月。

〔适应证〕痛经（盆腔子宫内膜异位症、各种原因所致痛经）。

〔使用方法〕根据病情及病人要求可服用汤剂或丸剂，按常规煎煮或按要求制成丸剂，病人胃肠宿有疾患者以服水丸为宜。

〔注意事项〕服药期间忌用生冷、辛辣食品，忌烟酒，忌剧烈运动。

〔临床疗效〕根据十几年上万例的临床经验，有效率在90%以上。

〔临床验案〕王某，济南某小学教师，患本病多年，痛经严重，有时需注射镇痛剂，结婚近8年不孕，多年省内外治疗无效，精神及身体极度痛苦，后来我院服用化瘀消异丸3个月后，痛经基本消失，继续巩固治疗2个月，3个月后病人妊娠，次年足月分娩一女婴。

〔按语〕根据临床辨证，以活血化瘀为主，辅以理气止痛、软坚散结、补肾调经，方中炮山甲、制鳖甲、皂角刺活血消癥；血竭活血化瘀止血生肌；三棱、莪术破瘀消结；乳香、没药、生蒲黄、炒灵脂通络化瘀止痛；赤芍、白芍、丹参、桃仁、川芎、元胡、香附、炒当归、益母草活血化瘀，理气止痛；玄参、生牡蛎、浙贝母、瓦楞子化瘀散结，软坚消痰；三七粉化瘀止血，活血止痛；党参、黄芪扶正气；淫羊藿补肾阳；连翘清热解毒、消痈散结。加减：寒凝血滞者加附子，温肾助阳、祛寒止痛；桂枝温通经络；小茴香祛寒、理气止痛。全方温经化瘀、散结消癥、理气止痛。湿热下注者加红藤、黄柏、夏枯草清热解毒、泻火散结；昆布、海藻清热化痰、软坚散结；丹参清热凉血散瘀。全方清热化瘀、散结消癥、理气止痛。除以上证型外，部分病人可合并肾虚、气血虚弱或痰阻，应分别辅以补肾调经、补气养血或化痰软坚药物治疗，但无论哪一证型，治疗后期均应注意加用补肾药物，只有活血补肾方能更有效地促排卵达到孕育。

多年来应用中药治疗盆腔子宫内膜异位症及与其相关的不孕症，治疗各种原因所致痛经，取得了独特的临床治疗效果，许多病人经治疗痛经消失，不孕病人恢复了生育功能，有些病人避免了手术治疗的痛苦，更值得欣慰的是中医中药无毒副作用，且治疗后不易复发。

最后需要提及的是，子宫内膜异位症除盆腔子宫内膜异位症外，临床还见有子宫腺肌病及卵巢巧克力囊肿两种证型，其治疗更为困难，本方治疗此两证型疗效欠佳，仅对部分轻度子宫腺肌病及直径较小的卵巢巧克力囊肿有效。

子宫内膜异位症是妇科常见病、多发病、疑难病，给妇女造成了极大的痛苦，正像资深专家所言："说癌不是癌，说不是癌又像癌，这个令人迷惑不解的疾病，正日益成为危害女性健康的现代病。"自 1996 年以来，全世界每两年举办一次国际性会议，至今未从根本上解决问题。现代医学的治疗为腹腔镜或手术，使用卵巢抑制药物、助孕技术等，特别是子宫内膜异位症患者的不孕发生率可达 40％～60％，甚至 60％～80％，由于本病只能依靠腹腔镜诊断，故多数病人处于漏诊或误诊中，故往往得不到正确诊断及有效的治疗，我们发明了盆腔手法扫查方法，几分钟之内可清楚探知双侧骶骨韧带及后盆腔的病变状况，故可以得到准确及时的诊断，并在治疗上应用中医中药取得了良好的治疗效果。

〔整理人〕金维新。

止痛调经汤

〔方剂来源〕吉林省名中医南征教授临床经验方。

〔药物组成〕当归 10 克，白芍 20 克，川芎 10 克，熟地 10 克，生地 10 克，桃仁 10 克，红花 10 克，全蝎 5 克，白屈菜 10 克，元胡 20 克，三棱10克，文术10克，小茴香10克。

〔适应证〕《景岳全书·妇人规》云：经行腹痛，证有虚实。实者或因寒滞，或因血滞，或因气滞，或因热滞；虚者有因血虚，有因气虚。然实痛者，多痛于未行之前，经通而痛自减；虚痛者，于既行之后，血去而痛未止，或血去而痛益甚。本方用于痛经之气滞血瘀证，症见每于经前一二日或经期小腹胀痛、拒按，经血量少，或排出不畅，经色紫黯有块，血块排出则疼痛减轻，胸胁乳房作胀，舌质紫黯，舌边或有瘀点，脉沉弦。冲任气血郁滞，气血运行欠畅通，故经前或经期少腹胀痛、拒按，经量少或排出不畅；经血瘀滞，故色黯有块；块下瘀滞稍通，故疼痛暂减；瘀滞随经血而外泄，故经后疼痛自消。但若郁滞之因未除，则下次经期腹痛复发。舌质紫暗，脉沉弦，均为气滞血瘀之象。

〔使用方法〕1日1剂，1剂中药煎煮4次，每天喝两次，熬一次喝一次。煎药前用手将药压实，加水没过手背，浸泡10分钟。

①大火煮至沸腾，改为小火煮20分钟，取汁100～120毫升，早饭后20分钟口服。②将上次煎煮剩下的药渣加水大火煮沸即可取汁100～120毫升，晚饭后20分钟口服。③加水，大火煎煮至沸腾，改为小火煮20分钟，取汁100～120毫升，第二天早饭后20分钟口服。④药渣加水，加热至沸腾，关火后，挤出全部汤汁，晚饭后口服。

〔注意事项〕在经期的时候多喝红糖水，注意保暖，衣着不能太单薄，尤其在月经期，更要注意保暖，以利改善全身及子宫的血液循环；加强体育锻炼，增强体质，增强人体对寒冷的适应能力。所谓“动则生阳”，即平日多走动，经常快步走能调畅气血，改善血液循环，使全身温暖；在饮食上适当多食一些温热食物，少食寒性食物，忌食冷饮；平时生活中要保持愉快的心情与积极的生活态度，这对女性的“气色”好坏至关重要；每天坚持用热水洗脚，防止“寒从脚起”。月经来潮的前一周，饮食宜清淡，易消化，富营养，忌生冷，宜温热，忌酸辣，宜清淡。多喝些补气血的饮品，尤其是需要长期调理，如用阿胶、桂圆等来补充气血。服药期间亦如此，禁服茶、萝卜、绿豆等，清心寡欲，保持心情舒畅。

〔临床验案〕王某，23岁，病案号70，2010年3月27日初诊。主诉：经行腹痛3个月。现病：经行腹痛，色黯有块，畏寒，手足凉，大便干，舌质隐青，苔薄白，脉弦滑。今日为月经第二天。初潮13岁，每次行3～5天，月经周期为29日。诊断：痛经（气滞血瘀证）。治法：养血活血，祛瘀止痛。处方：当归10克，白芍20克，川芎10克，熟地10克，生地10克，桃仁10克，红花10克，全蝎5克，白屈菜10克，元胡20克，三棱10克，文术10克，小茴香10克，肉桂10克，甘草5克。上方3剂，两日1剂，每次100毫升，早、晚饭后口服。4月3日二诊：患者自述服药后腹痛减轻，月经已过4天，手足凉、畏寒好转，舌质隐青减轻，脉弦。上方3剂，水煎服。嘱患者服完此药后下次月经时复诊。4月27日三诊：今日月经第二天，腹痛较前减轻，继续予上方12剂。后随访3个月，未见痛经。

〔按语〕痛经，最早见于《金匮要略·妇人杂病脉证并治》，云："带下，经水不利，少腹满痛，经一月再见。"《诸病源候论》首立"月水来腹痛候"，认为"妇人月水来腹痛者，由劳伤血气，以致体虚，受风冷之气客于胞络，损伤冲任之脉"。妇人以血为本，患病特点常多虚为病，针对月事自"二七"后而月至，血脉充盈，调畅则无病，因血虚不荣，血瘀而滞行不运，导致多种疾病发生。熟地：滋阴补血，《本草纲目》云其"填骨髓，长肌肉，生精血，补五脏内伤不足，通血脉，利耳目，黑须发，男子五劳七伤，女子伤中胞漏，经候不调，胎产百病"。当归：甘温和血，为血中之气药，《景岳全书》云其"诚血中之气药，亦血中之圣药也"。清代《本草经百种录》说："当归为血家必用之药……实为养血之要品。"中医认为，阴血同源，养血、滋阴应同步进行，当归与熟地搭配，有两大好处：一是通过补血达到养阴的目的，滋阴又是补血的有效方法之一。二是当归本身具有非常好的活血功能，补而不滞，熟地和当归合用远胜于一药单用。当归因其补血功效也被称作女人要药。白芍：手足太阴引经药，入肝、脾血分，敛阴益血，《本草备要》云其"和血脉"。川芎：其性善散，又走肝经，气中之血药也。活血行滞，畅通气血，《本草汇言》云其"下调经水"。桃仁：苦以泄滞血，甘以生新血，又去血中之热。红花：破留血，养血。多用则破血，少用则养血。为破血、行血、和血、调血之药也。三棱、莪术：三棱气味俱淡，微有辛意，莪术味微苦，气微香，亦微有辛意，性皆微温，为化瘀血之要药。四者合用重在活血通经散瘀。全蝎、白屈菜、元胡：活血行气止痛，三药既能行血中之气，又能行气中之血，气畅血行，通则不痛。小茴香、肉桂：补阳，活血，通血脉。血为营，气为卫，营卫不相和谐，二药能导引阳气宣通血脉，使气血同行。生地：能补虚损，温中下气，通血脉。甘草：培植中州，养育四旁，为交媾精神之妙药，调济气血之灵丹，并调和诸药。本方养血调血配活血行气止痛之品，标本兼治。女为阴体，以血为用，全方动静相合，补而不滞，行而不伤，共奏养血活血祛瘀止痛之功。

〔整理人〕南红梅，韩丹，南征。

阳和温经方

〔方剂来源〕山东烟台莱阳复健医院柳少逸经验方。

〔药物组成〕熟地黄18克，肉桂5克，麻黄6克，鹿角胶10克（烊化），黄芪15克，白芥子6克，炮姜6克，小茴香3克，醋元胡10克，怀牛膝12克，当归12克，巴戟天10克，白芍15克，地龙10克，炙甘草6克。

〔适应证〕适用于寒凝胞宫，冲任失调而致的痛经。

〔使用方法〕每日1剂，煎取200毫升，分2～3次服。

〔临床验案〕程某，23岁。初诊：1975年8月20日。16岁月经初潮，后期而至，量少色黯；经前3日小腹始痛，经行尤著，且伴胃脘隐痛，面色苍白，手足不温，腰酸体倦，舌质淡苔白，脉象沉细。诊断：痛经。辨证：寒凝胞宫，冲任失调。治法：温经散寒，调补冲任。方药：阳和温经方加减。处方：熟地20克，肉桂6克，鹿角6克（烊化），黄芪20克，当归12克，怀牛膝15克，巴戟天10克，桂枝10克，白芍15克，地龙10克，醋元胡10克，小茴香3克，麻黄6克，白芥子6克，炮姜3克，吴茱萸6克，川芎10克，炙甘草6克。水煎服。于经前一周服5剂，经候如期，色量如常，痛经消失，复于下次经前一周服5剂，而诸症悉除。

〔按语〕本方由阳和汤合四物汤、黄芪建中汤加减而成。阳和汤具温补和阳、散寒通滞之功。方中重用熟地，益肾填精，大补阴血，为主药。鹿角胶为血肉有情之品，生精补髓，养血助阳；且鹿角胶由鹿角熬化而成，骨属，“禀纯阳之质，含生发之机”，而有温督益任荣冲之功；辅以肉桂、炮姜温阳散寒而通血脉，均为辅药。麻黄、白芥子协助姜、桂以散滞而化结滞，并与熟地、鹿角胶相互制约而为佐药。甘草解毒，调和诸药，为使药。方中熟地、鹿角胶虽滋腻，然得姜、桂、麻黄、白芥子宣通，则通而不散补而不滞，乃寓攻于补之中，相辅相成。诸药配伍，共奏温阳散寒之功，而成养血通脉之勋。犹如“阳光普照，阴霾四散”，故有“阳和”之名。合入四物汤、怀牛膝、巴戟天补血调经；黄芪建中汤乃小建中汤加黄芪而成，且与四物汤为伍，兼有当归建中汤之意，共成温补气血、缓急止痛之功。加小茴香、醋元胡，以具温经散寒之用。故阳和温经方具温经散寒、通脉导滞、调补气血、温督益任荣冲之用。故对寒凝胞宫，经脉失养之痛经，症见四肢不温，小腹冷痛，喜暖喜按，月经量少色淡，脉象沉细或迟细，舌质淡红苔白者，卓有成效。本案经来胃脘痛，乃冲任亏虚，冲气上逆，迫胃气上逆，气机运行不畅所致，故加吴茱萸取其温胃散寒、开郁化滞之功。

〔整理人〕蔡锡英。

经痛舒

〔方剂来源〕河南中医学院第一附属医院胡玉荃经验方。

〔药物组成〕蒲黄、五灵脂、桃仁、红花、川牛膝、丹皮、乌药、香附、西茴、败酱草、炒苡仁、黄芪、茺蔚子、甘草。

〔功效〕活血化瘀，温经止痛。

〔适应证〕痛经。症见经前或经期下腹痛，腰痛，下坠感，小腹发凉，得暖则舒，经行不畅，经色黯。

〔使用方法〕每日 1 剂，水煎早晚各服 1 次。服药自经前 5～7 天开始，至经来后 3 天止；经期以黄酒和红糖水送服中药。

〔注意事项〕注意保暖，保持心情舒畅，忌食生冷辛辣刺激之品。

〔临床验案〕张某，30 岁。经期腹痛 10 年。10 年前上初中时因经期受凉后每遇行经时腹痛，轻者可以忍受，剧者恶心欲呕，口唇肿胀发紫，平时月经提前 5 天，末次月经 2009 年 4 月 16 日，平时纳眠可，大小便正常。舌质黯红，苔黄，脉沉弱。诊为痛经（气虚血瘀）。拟补气活血，化瘀止痛。方药：黄芪 15 克、桃仁 12 克、红花 10 克、香附 15 克、蒲黄 10 克、五灵脂 10 克、川牛膝 30 克、乌药 10 克、西茴 10 克、炒薏苡仁 30 克、丹皮 12 克、金银花 30 克、蒲公英 30 克、败酱草 30 克、大青叶 20 克、徐长卿 30 克、甘草 6 克，水煎服 8 天。2009 年 5 月 17 日二诊，月经提前 5 天来潮，当天腹痛 3 小时，经量中，色黯，口唇未发生肿胀，经期 5 天，今经净第 1 天无特殊不适。经后血海气虚，故去桃仁、红花、川牛膝，加桑椹 12 克、菟丝子 30 克，滋补肝肾，润养冲任。继服 10 剂。6 月 24 日三诊，月经如期来潮，第 2 天量稍多，色黯红，有小血块，4 天即净，经期无腹痛，口唇未肿胀，继守上方 10 剂，以巩固疗效。本病临床治愈，嘱患者注意经期卫生，忌寒凉生冷，保持心情愉快，适当锻炼，使气血调畅，百病无生。

〔按语〕本病最初起于经期受凉，寒邪客于冲任胞中，与血搏结，致胞脉凝滞，不通而痛，每遇经期血海充盈之时，留滞之寒邪与血相争，瘀滞更甚，经血排出不畅而腹痛；重者冲气夹胃气上逆而恶心呕吐；病起于寒凝，得热则凝滞稍减，故腹痛喜暖。心主血，其华在唇舌，血脉瘀滞则唇紫肿胀，故辨证为寒凝血瘀。瘀滞日久不散，积而蕴热，又影响水液代谢而生湿，湿热蕴蒸，使冲任血海不宁，而致月经提前；舌脉为寒瘀夹热之象。失笑散、桃仁、红花活血祛瘀止痛，能"去血中之滞"，为君；乌药、香附、西茴行气散寒止痛，"气行则血行"，为臣；茺蔚子、川牛膝逐瘀调经，加强君臣之效；川牛膝又能引血下行，给瘀滞之血以出路；牡丹皮、败酱草凉血化瘀清热，使瘀滞散而血中蕴热得除；黄芪补气行血，防诸药伤正；炒苡仁健脾清热利湿，使脾气健运而湿除热去，血脉通畅；红糖性温能活，黄酒活血脉、行药力、化瘀血而加强活血止痛之力。全方配伍得当，药少力专，功能活血行气，通经止痛，"气通血活，何患不除"。独特的服药方法也充分体现了中医特色。药理实验研究表明，活血化瘀药能改善血液循环，起到镇痛消炎的作用；川牛膝还能扩张宫口，使经血顺利外排；败酱草、白花蛇舌草、白头翁等清热解毒药有抗菌消炎、镇痛镇静作用，虽性寒但加入大队温药中主要取其镇痛作用而制约了其寒凉之性。所以本方不管对少女功能性痛经还是育龄期女性子宫内膜异位症或盆腔炎引起的继发性痛经，均疗效甚佳。

〔整理人〕胡玉荃，翟凤霞。

痛经方

〔方剂来源〕上海曙光医院戴德英教授经验方。

〔药物组成〕红藤 15 克，败酱草 30 克，赤芍 10 克，桃仁 10 克，丹参 10 克，丹皮 10 克，莪术 10 克，夏枯草 9 克，牡蛎 30 克（先煎），香附 10 克，炙甘草 3 克。

〔功效〕活血化瘀，清热软坚。

〔适应证〕瘀热夹杂之痛经，如子宫内膜异位症，慢性盆腔炎伴包块者。

〔使用方法〕水煎服。

〔临床验案〕孙某，30 岁。进行性加剧痛经 1 年，伴便血 4 个月，不孕。1987 年 4 月因下腹部剧痛伴便血，某医院乙肠镜检查疑为直肠癌入院手术。术中发现盆腔广泛粘连，行两侧卵巢巧克力囊肿剥离术及乙状结肠部分切除术，术后诊断为子宫内膜异位症合并双侧卵巢巧克力囊肿。但术后右下腹持续疼痛，痛经剧烈，大便秘结，腹胀，月经周期尚准，经期约 10～14 天，曾服达那唑等西药治疗，因肝损而停药。1987 年 10 月本院中药治疗，当时妇检及 B 超均发现右侧卵巢肿瘤约 4 厘米×5 厘米。观其苔薄黄，舌质暗紫，脉细弦。辨证为瘀热夹湿阻滞胞宫。遂予痛经方加大黄 9 克。服药 7 剂，大便畅通，腹痛减轻。再予原方加山楂 12 克，服药 30 剂，月经按期来潮，5 天干净，痛经显著减轻。再续服上方 30 剂，1988 年 3 月来告，停经 38 天，尿酶标试验阳性。停药随访。1989 年 2 月家属来告，剖腹分娩一女婴，术中未发现附件肿瘤。

体会：子宫内膜异位症属中医“痛经”及“癥瘕”范畴，其临床表现为瘀热阻滞胞络，不通则痛。治疗应以活血化瘀、清热软坚为主。痛经方有疏通脉络及改善血液循环、促进瘀血吸收作用。

〔按语〕本方以活血化瘀、清热软坚为主。红藤、败酱草清热解毒消痈，活血通络，都有较强的抗菌作用，败酱草还有镇静和促进肝细胞再生作用，是本方主药；牡丹皮、赤芍清热凉血，活血散瘀，赤芍扩张冠状血管，并有抑菌、镇静、止痛作用，牡丹皮抗炎并能抑制血小板凝集；丹参活血祛瘀，养血安神，凉血清心，能改善微循环，并有镇静、镇痛作用；莪术祛瘀通经消癥，行气消积，有抗肿瘤作用，对自体血液和血块有促进吸收作用；夏枯草清肝火，散郁结；牡蛎重镇潜阳，软坚散结；香附疏肝理气，活血调经，能治疗气滞诸痛；甘草在本方中取其清热解毒、缓急止痛作用。诸药合用有疏通脉络及改善血液循环、促进瘀血吸收作用。

〔整理人〕卢祥之。

调经二号方

〔方剂来源〕全国名老中医刘云鹏经验方。

〔药物组成〕乌药 9 克，木香 9 克，香附 12 克，槟榔 12 克，甘草 3 克，当归 9 克，川芎 9 克，牛膝 9 克，益母草 15 克。

〔功效〕疏肝开郁行气。

〔适应证〕妇女肝气郁结，经前症状以腰腹胀痛为主。

〔使用方法〕水煎服。

〔按语〕方中乌药、木香、香附、槟榔疏肝理气，川芎、当归、牛膝、益母草活血调经，佐以甘草调和诸药，为经前理气活血调经的常用方。加减运用：兼小腹痛者，可选加元胡9克、五灵脂9克以活血祛瘀调经；小腹冷痛者，加高良姜6克疏肝行气散寒止痛；气郁化火者，可加炒栀子9克、牡丹皮9克以散肝火；气虚者，加党参9克益气，助气机之流通。

〔出处〕《近现代25位中医名家妇科经验》。

血竭化癥汤

〔方剂来源〕杭州何氏妇科何子淮经验方。

〔药物组成〕以痛经为主，用失笑散、制没药、当归、川芎、广木香、制香附、赤白芍、血竭、五灵脂、艾叶。以崩漏为主，用血竭、制大黄、大小蓟、血余炭、马齿苋、檵木花、藕节炭。

〔功效〕化瘀调冲。

〔适应证〕适用于经来腹痛，量时少时多，淋沥不断，色紫黯夹块，块下痛缓，舌边紫黯，脉沉弦或弦涩。多见于崩漏、痛经之有瘀阻者，如膜样月经、子宫内膜异位症、功血等。

〔使用方法〕水煎服。

〔整理人〕陈少喜。

温理调冲经验方

〔方剂来源〕杭州何氏妇科何子淮经验方。

〔药物组成〕附子、内桂、干姜、艾叶、淡吴萸、元胡、香附、广木香、炒当归、炒川芎。

〔功效〕温理调冲。

〔适应证〕适用于经前小腹骤痛，经行量少难下，色如黑豆汁，手足不温，痛剧冷汗自流，或泛呕便泄，面色晄白，唇青紫。苔薄白，脉沉紧。本证多见于经期受寒，淋雨涉水而致的痛经。

〔使用方法〕水煎服。

〔按语〕加减运用：形体壮实，疼痛剧烈者，加用制川乌、制草乌，广木香改用红木香；个别患者经行量多，色褐黑，艾叶改用艾炭，干姜改炮姜。为防止服药呕吐，可先在口内滴数滴生酱油然后服药。

〔整理人〕陈少喜。

内异系列方

〔方剂来源〕上海蔡氏妇科蔡小荪经验方。

〔药物组成〕内异Ⅰ方：炒当归10克，丹参12克，川牛膝10克，制香附10克，川芎6克，赤芍10克，制没药6克，元胡12克，生蒲黄12克，五灵脂10克，血竭3克。

内异Ⅱ方：当归10克，生地10克，丹参10克，白芍10克，香附10克，生蒲黄（包）30克，花蕊石20克，熟军炭10克，三七末（吞）2克，震灵丹12克。

内异Ⅲ方：云苓12克，桂枝3克，赤芍10克，丹皮10克，桃仁10克，皂角刺30克，炙甲片9克，石见穿20克，莪术10克，水蛭6克。

〔适应证〕内异Ⅰ方：适用于由于瘀滞引起的经行腹痛，翻滚不安，甚至痛剧拒按，不能忍受，以至晕厥；或经量不畅或过多，有下瘀块后腹痛稍减者，也有经量愈多愈痛者。本症多见于子宫内膜异位症，因宿瘀内结，积久不化。苔薄微腻，边有紫斑，脉沉弦或紧。

内异Ⅱ方：适用于崩漏由瘀血导致，或由子宫肌瘤、子宫内膜异位症等引起的经量过多。血色黯紫质稠，下瘀块较大。有小腹疼痛，甚或便秘，或出血淋沥不绝，舌暗红或紫，边有瘀斑，脉沉弦。

内异Ⅲ方：适用于子宫内膜异位症。子宫内膜组织因各种原因生长于子宫腔以外之异常位置，引起月经不畅或过多，或出现痛经、性交痛、不孕等症。经行期间可另行对症处方。经净以后，用上方以化瘀散结。苔薄或质暗红，边有紫斑，脉弦。

〔使用方法〕水煎服。

〔注意事项〕内异系列方不能通治所有内异症，还需按患者的禀赋差异、受邪性质、病机转归、症状特点进行辨证施治；生活中尚需移情易性，调畅心情，避免情绪波动；忌食生冷。

〔临床验案〕徐某，女，31岁，医生，2003年8月14日初诊。主诉：经量过多1年。结婚6年，2002年行双侧卵巢巧克力囊肿剥离术。

月经：7～15/21～25天，末次月经8月13日。曾服达那唑。此次经痛较剧，量多如注，舌质嫩红，脉细略数。证属宿瘀未清，治拟化瘀调经。处方：炒当归、生地黄、制香附、赤芍、白芍各10克，元胡12克，丹参、川芎各6克，生蒲黄（包）20克，败酱草30克，桂枝2.5克，血竭3克。5剂，每天1剂，水煎，早晚分服。2003年8月18日二诊：腹痛较剧，月经量多，近日略减，舌质嫩红，中根腻微黄，脉细略数。处方：炒党参、黄芪、炒怀牛膝、花蕊石各12克，炒当归、赤芍、白芍、制香附、大黄炭各10克，蒲黄（包）20克，三七2克。3剂，每天1剂，水煎，早晚分服。药后经净，再拟化瘀散结。循环调治3个周期，月事准期，经量正常，腹痛减轻。

〔按语〕内异Ⅰ方：本方为四物汤加减。当归、川芎辛香走散，养血调经止痛；赤芍清瘀活血止痛；丹参祛瘀生新；川牛膝引血下行，逐瘀破结；香附理气调经止痛；元胡、没药活血散瘀，理气止痛；生蒲黄、五灵脂通利血脉，行瘀止痛；血竭散瘀生新，活血止痛。加减运用：经量过少、排出困难者可加红花、三棱；腹痛胀甚者加乳香、苏木；痛甚呕吐者加淡吴萸；痛甚畏冷肢清者加桂枝；每次经行伴有发热者，可加丹皮，与赤芍配合同用；口干者加天花粉；便秘者加生大黄。

内异Ⅱ方：本方也为四物汤加减，养血调经。去川芎易丹参，取其祛瘀生新而无辛香走散之弊；香附理气调经，以助化瘀；生蒲黄、花蕊石化瘀止血；熟军炭凉血泻火，祛瘀止血；三七化瘀定痛止血；震灵丹化瘀定痛，镇摄止血。血崩而因瘀导致者，非单纯固涩止血所能奏效，甚至适得其反，愈止愈多，腹痛更甚。瘀血不去，新血不生，血不归经，则出血不止，非寓攻于止不为效。加减运用：如出血过多而兼气虚者，可酌加党参、黄芪；腹痛甚者，加醋炒元胡；大便溏薄者，去熟军炭加炮姜炭；胸闷不畅者加广郁金。

内异Ⅲ方：本方为桂枝茯苓丸加味。桂枝茯苓丸治瘀阻，下癥块；皂角刺辛温锐利，直达病所，溃肿散结；石见穿活血消肿；山甲片散血通络，消肿排脓；莪术行气破血，消积散结；水蛭逐恶血，破瘀散结。子宫内膜异位症之治则：在经行期间需控制症状，经净以后拟消除病灶。加减运用：如需增强活血化瘀功效，可加三棱；平素兼有小腹疼痛者加没药；如痛而兼胀者增乳香；便秘者加生大黄，便秘严重者增元明粉；平素脾虚者可配用白术，以为制约；如有后重感并肛门胀坠者，可加川牛膝、鸡血藤。

〔整理人〕王隆卉。

痛经经验方

〔方剂来源〕上海蔡氏妇科蔡小荪经验方。

〔药物组成〕当归10克，川芎5克，怀牛膝10克，元胡12克，丹参10克，制香附10克，红花5克，白芍10克，大生地10克，桂枝3克。

〔功效〕温宫逐寒，调经止痛。

〔适应证〕适用于经来偏少，小腹冷痛，畏寒肢清，大便欠实，腹部喜按喜暖，苔薄白，脉细弦或紧。此症大都在经期受寒引起，如淋雨涉水或过饮生冷而致。

〔使用方法〕水煎服，行经前3日即开始服用，连服7剂。连服3个月巩固疗效。虚性痛经平时可常服八珍丸或乌鸡白凤丸，行经前再改服上药。因体虚不足，临时服药不可能立即奏功，故须经常调养，方能见效。

〔临床验案〕施某，18岁，室女。初诊：2003年12月10日。临经腹痛5年，13岁初潮，周期30日，经期7日净，末次月经11月23日。自初潮起，每经痛较剧，量多更甚，块下较舒，临经前每四肢清冷，脉略细，苔薄，边有齿印。证属宿瘀内结，寒凝胞宫，治拟温经化瘀调经。药用：云茯苓12克，桂枝3克，赤芍10克，丹皮10克，桃仁10克，炒怀膝12克，青陈皮各5克，制香附10克，艾叶3克。调治1周。二诊：2003年12月17日：经期将届，脘宇欠舒，脉细弦，苔薄，拟温经散寒、化瘀止痛、调理冲任。药用：炒当归10克，大生地10克，炒怀膝10克，川芎6克，白芍10克，制香附10克，元胡12克，桂枝3克，乌药10克，制乳没各6克，生蒲黄（包）10克，艾叶3克，7剂。经前3日开始服。三诊：2003年12月31日。末次月经12月25日，经期尚可，量一般，有块，较前减小，腹痛消失，脉略细，苔薄，边有齿印，再从前法。方用：炒当归10克，大生地10克，炒怀膝10克，川芎10克，白芍10克，桂枝3克，制香附10克，元胡12克，制乳没各6克，生蒲黄（包）15克，小茴香2.5克。嘱每经前3日开始服，连服7剂，以巩固疗效。按法坚持4个月经周期而愈。

〔按语〕全方养血通络，养血以四物汤温养，使血得温而行；通络以牛膝、香附、丹参、红花理气活血，使瘀血去而新血生。当归、川芎养血活血，可通血中之结，时加桂枝辛温通散以增药力。香附为气中血药，合元胡为理气行血止痛之品，可通气分之郁。

蔡小荪认为，痛经乃本虚标实之证，治其不可独取活血化瘀，应养血和血，拟四物汤加味。妇人以血为本，以通为用。疗妇人之疾，先顾护精血，一味攻伐，取效一时，必伤精血，气机失畅，瘀血不去。效法《素问·调经论》“病在脉，调之血，病在血，调之络”的原则，经行时，治当以通为贵。

蔡小荪治疗痛经，善用蒲黄，强调蒲黄生用，用量不必过重，用以化瘀去实。此药专入血分，以清香之气兼行气血，气血顺行则冲任调达，瘀去痛解。临诊讲究君臣，用药精简，喜配药对，常用生蒲黄、五灵脂活血行瘀止痛；生蒲黄、花蕊石化瘀下膜；生蒲黄、血竭散瘀止痛止血；木香、小茴香行气止痛；金铃子、元胡理气止痛；香附、元胡理气散瘀；苏木、元胡祛瘀通络；丹参、广郁金祛瘀止痛；赤芍、丹皮凉血散瘀止痛；香附、乳香、没药理气化瘀；香附、乌药理气调经；香附、苏木理气祛瘀；乳香、没药行气散血。

加减运用：寒凝瘀滞者，加木香3克，小茴香3克，吴茱萸2.5克，肉桂3克，煨姜2片（也可以用炮姜3克），温经止痛；肝郁气滞血瘀者，加乳香4.5克，乌药10克，金铃子10克，苏木10克，行气活血止痛；宿瘀内结之膜样痛经者，怀牛膝改用川牛膝，加花蕊石15克，没药6克，失笑散15克，桂心2.5克，桃仁10克，化膜定痛，使内膜粉碎而下；子宫内膜异位症痛经者，在膜样痛经方中去花蕊石，加血竭3克，苏木10克，化瘀定痛；兼量多如注，下血越多，腹痛越甚者，可宗基本方去川芎、红花，加血竭3克、花蕊石15克、生蒲黄30克、震灵丹12克，缓崩止痛，必要时可吞服三七粉2克。炎症痛经者，宜选用当归10克、川芎4.5克、赤芍10克、桂枝2.5克、丹皮10克、败酱草30克、柴胡5克、元胡10克、制香附10克、红藤30克、生甘草3克，清瘀止痛；禀赋不足，气虚无力推动血行而经痛者，当以八珍汤为主，加香附10克，补气养血。

〔整理人〕黄素英。

加味川芎散

〔方剂来源〕黑龙江韩氏妇科韩百灵经验方。

〔药物组成〕川芎、生地、白芍、牛膝、五灵脂、蒲黄。

〔功效〕祛瘀通经活络。

〔适应证〕瘀血内阻所引起的小腹刺痛，坐卧不安，心中烦闷，时欲狂妄，失眠，面色紫黯，妇人见月经不调，经血有块，或产后恶露不下等，唇舌深红，舌边有瘀斑，脉弦涩有力。

〔使用方法〕水煎服。

〔按语〕加减运用：①瘀血阻滞，新血不得下归于血海以养胎，或瘀血伤胎而致胎动不安者，加当归以养血活血。②瘀血阻于冲任，气血运行不畅而致产后恶露不下等，临证酌加益母草、泽兰以增活血之力。③瘀血阻于冲任，旧血不去，新血难安，血不归经而致的产后恶露不绝等，临证酌加三七粉、茜草以逐瘀止血；出血量多者加阿胶、炒地榆以养血止血；有热者加旱莲草、炒地榆以凉血活血。

〔整理人〕韩延华。

加味桃红四物汤

〔方剂来源〕黑龙江韩氏妇科韩百灵经验方。

〔药物组成〕当归、川芎、赤芍、生地、桃仁、红花、丹参、牛膝。

〔功效〕补血养血，活血化瘀。

〔适应证〕血瘀引起的胸胁或小腹刺痛，拒按，或腹中、胁下包快，月经不调，痛经，经色紫黯，夹有血块等，舌质暗或有瘀斑，脉涩或弦涩。

〔使用方法〕水煎服。

〔按语〕加减运用：①瘀血阻于冲任，气血运行不畅，血海满溢失常而致月经后期、月经量少、闭经等，临证酌加香附、益母草行气活血调经，以达气行则血行之意。若气滞明显，见有烦躁胁痛者加柴胡、郁金、川楝子以疏肝理气止痛；乳房胀痛者加王不留行、通草、皂角刺以通络止痛；腹胀者加乌药以理气；腹痛者加三棱、莪术、元胡以破血行气止痛；寒凝者加桂枝、吴茱萸、小茴香以温经散寒止痛。②瘀血阻于冲任，旧血不去，新血难安，血不归经而致的月经量多、经期延长、经间期出血、崩漏、经断复来、产后血崩、产后恶露不绝等，临证酌加炒蒲黄、三七粉、茜草以逐瘀止血；出血量多者加阿胶、龙骨、牡蛎、炒地榆以养血止血；夹热者加旱莲草、炒地榆以凉血活血。③瘀血阻滞，气血运行不畅而致痛经者，加元胡以行气止痛；若兼有寒凝者加桂枝、小茴香、炮姜以温经散寒止痛；经行身痛、产后身痛者加鸡血藤、秦艽、木瓜以活血通络止痛；兼肾虚者加杜仲、狗脊以补肾壮腰膝；兼寒者加制川乌、制草乌以温经散寒止痛。④瘀血内阻，血海空虚，营卫不和，阴阳失调而致经行发热、产后发热等，临证酌加白芍、柴胡、生地以滋阴清热；烦躁者加麦冬、莲子心清热除烦；大便秘结者加大黄以清热通便。⑤瘀血阻滞，气血运行失常，瘀滞于内而致癥瘕、积聚者，酌加三棱、莪术、枳实、鳖甲、牡蛎以增破血行气之力，软坚散结。

〔整理人〕韩延华。

温经止痛汤

〔方剂来源〕广州中医药大学李丽芸教授经验方。

〔药物组成〕吴茱萸 3 克，小茴香 3 克，桂枝 5 克，当归 10 克，川芎 6 克，白芍 10 克，干姜 5 克，法半夏 10 克，丹参 20 克，香附 10 克，乌药 10 克，元胡 10 克，木香 9 克。

〔功效〕温经止痛。

〔适应证〕寒凝血瘀之痛经。

〔使用方法〕水煎服。

〔按语〕方中吴茱萸、桂枝、小茴香、干姜温经散寒，通血脉以止痛；当归、川芎、丹参养血活血祛瘀；白芍缓急止痛；配合木香、乌药、香附、元胡、法半夏以行气，气行瘀自除。加减：若月经过少，色瘀黯，可加桃仁、鸡血藤活血通经；若痛甚而厥，证见手足不温，或冷汗淋沥，为寒邪凝闭，阳气失宣之象，可加人参、熟附子、艾叶温经散寒，回阳救逆。

〔整理人〕李丽芸。

异 位 散

〔方剂来源〕湖北中医药大学毛美蓉教授经验方。

〔药物组成〕血竭、三七各 30 克，薏苡仁、山慈菇各 240 克，没药 80 克，丹参 120 克，浙贝母、赤芍各 150 克。

〔功效〕活血化痰，散结消癥。

〔适应证〕适用于子宫内膜异位症。

〔使用方法〕将上药（除血竭外）用逐步升温法按不同的最高温度分别进行干燥，然后分别粉碎，过 180 目筛，混匀，分装成每袋 2.5 克的包装。每次服 2.5 克，每天 3 次，3 个月为一疗程，经期不停药。

〔按语〕子宫内膜异位症病位在下腹、胞宫，胞络为病。病变在气、在血，而主要责之于肝。因肝为风木之脏，内寄相火，体阴而用阳，主藏血，司疏泄，性喜条达，恶抑郁。若肝主疏泄功能正常则气血充沛，冲任相资，月事、胎孕正常。反之，气失条达，血失流畅，则诸病滋生。从本病年龄分部来看，为育龄妇女，经、孕、产、乳屡伤精血，易使肝血不足，肝气失调，气滞血瘀。同时肝气偏旺，克侮脾土，痰浊内生，瘀阻胞脉，不通则痛。痰瘀互结终致以月经不调、渐进性痛经、肝经循行部位出现癥瘕积聚、不孕、性交痛为主要临床表现的子宫内膜异位症。异位散中血竭入肝经走血分，善散瘀血生新血为君。三七苦泄行滞，化瘀消肿止痛；丹参破癥散血，镇静止痛；赤芍清热凉血，行瘀止痛，共为臣药。浙贝母开郁散结除痰；薏苡仁、山慈菇清热渗湿，健脾化痰，共为佐使药。全方畅气行血，而无郁滞之弊，共奏活血化痰、散结消癥之功。从临床疗效来看，异位散针对子宫内膜异位症的病机，故取得了较好的临床疗效。

〔整理人〕吴凡。

活血祛瘀化癥汤

〔方剂来源〕浙江省中医院裘笑梅主任医师经验方。

〔药物组成〕三棱 12 克，红花 6 克，五灵脂 12 克，生蒲黄 9 克，苏木 9 克，当归 12 克，川芎 9 克，赤芍 15 克，花蕊石 20 克，乳香、没药各 6 克，炙鳖甲 20 克，乌药 9 克，木香 6 克。

〔功效〕活血祛瘀化癥。

〔适应证〕适用于膜样痛经。

〔使用方法〕水煎服。

〔临床验案〕患者，29 岁，1981 年 6 月 20 日初诊。患者痛经 10 余年，近年来痛势逐年加剧，伴胸闷，烦躁易怒，畏寒呕吐，甚则自汗如珠，四肢厥冷，不省人事，半小时后苏醒。每遇经痛，用大量镇痛解痉剂不减，病卧不起，直至肉样组织排出，痛势减轻。末次月经 5 月 25 日，周期正常，经色黯，经量少。妇检诊断为“膜样痛经”。情意忧郁，脉沉涩，舌质绛紫色，证属气血瘀滞，脉络受阻。治以活血祛瘀化癥汤化裁：当归、赤芍、元胡、花蕊石、炒山楂、鳖甲、三棱、苏木、王不留行各9克，木香、炒小茴香、川芎、五灵脂、乌药各6克，乳香、没药各4克。服药5剂，经转按期，量较前增多，色转红，未见膜样组织落下，痛势大减。原方连服数月，1981年10月受孕。

〔按语〕当归、川芎、赤芍、红花养血活血，合失笑散、三棱破瘀生新；苏木化瘀通络；木香、乌药疏肝理气；乳香、没药行气止痛；鳖甲软坚散结；尤以花蕊石一味入厥阴血分，行中有止，妙在一药两用，合为活血祛瘀化癥之剂。

子宫内膜异位症是引起痛经的重要病理因素。异位的子宫内膜组织受卵巢激素的影响，发生周期性出血，因血无出路，停留于局部组织中，引起疼痛和周围组织纤维化。裘老认为，本症多由瘀血凝结胞宫，瘀滞流窜于经脉、脏腑所致。其病因是外受寒凉，或气机瘀滞，治疗可用活血祛瘀化癥汤。

〔整理人〕金亚蓓。

红酱金灵四物汤

〔方剂来源〕上海市名中医沈仲理教授经验方。

〔药物组成〕当归10克，川芎10克，赤芍12克，大生地12克，红藤30克，败酱草20克，金铃子10克，炒五灵脂12克，制乳没各5克。

〔功效〕清热消痈，行瘀止痛。

〔适应证〕适用于经行腹痛，往往于经行第一天腹痛甚剧，或见血块落下则痛减。舌质红，苔薄黄，脉弦或弦数。

〔使用方法〕水煎服。

〔注意事项〕经行腹痛开始每日1剂，早晚各服1次。症见膜样痛经，腹痛剧烈兼见呕吐者，加服辅助方：川连5克，川贝母粉10克，公丁香5克，肉桂3克。四味共研细末，分成5包，每日1包，分2次化服，吐止即停服。平日可加服逍遥丸，每服6克，日服2次。

〔临床验案〕虞某，女，27岁。痛经久而不愈，腹痛痛于脐下小腹部，来潮第一天腹痛甚剧，及至发现膜样脱落前又阵阵剧痛，继而血块落下则痛减。舌质红，脉弦。确诊为热性痛经。于经行前服上方7剂，服用两个月后，痛经减轻，服用3个月，痛经病愈。

〔按语〕痛经一证，多因受寒而得此病，但根据临床所见的热郁痛经亦不罕见，自应以辨证为主。热郁痛经的确诊重在辨舌苔与脉象，患者多见舌质红，苔薄黄，脉弦或弦数。病因肝郁气滞、郁而化热所致。朱丹溪所谓“气有余便是火”也。上方名为红酱金灵四物汤，系根据四物汤加红藤、败酱草、金铃子、五灵脂四味药而成。李时珍对败酱草一药曾指出：败酱草“治血气心腹痛，破癥瘕，催生落胞，赤白带下，古方妇人科皆用之，乃易得之物，而后人不知用，盖未遇识者耳。”故本方取败酱草性味苦平，清热消痈肿，行瘀止痛之特点，尤其适用于热郁痛经之症。

〔整理人〕沈仲理。

消痛方

〔方剂来源〕福建中医药大学陈雨苍教授经验方。

〔药物组成〕柴胡 6 克，郁金 9 克，制香附 9 克，川楝 9 克，元胡 9 克，蒲黄 9 克，五灵脂 9 克，当归 9 克，白芍 10 克。

〔功效〕疏肝理气，活血化瘀，调经止痛。

〔适应证〕适用于经前、经期、经后小腹胀痛、掣痛、刺痛、绞痛、剧痛，痛而拒按，经色黯红，或伴血块，块下痛减，或经血排出不畅，经量或多或少，或伴月经先后无定期，月经后期等证。气滞血瘀，瘀血内阻，胞脉不通及其兼热、兼寒、兼虚而致的痛经。

〔使用方法〕水煎服。

〔临床验案〕陈某，35 岁，已婚。1953 年 4 月 5 日初诊。患者既往月经正常，但近五六年来，每逢经前即感乳房胀痛，胸闷胁痛，心烦易怒，月事一行即发小腹疼痛，并逐日加重，痛而拒按，虽服止痛片不能缓解，疼痛常持续至经净后 15～20 天才消失。经量中等，色黯红有块，持续四五天净，脉弦，舌偏红苔薄白，曾经多方治疗少效。西医检查，诊为“子宫肌瘤”。末次月经 1983 年 3 月 15 日。证属气滞血瘀，胞脉受阻。治宜疏肝理气，活血化瘀止痛，投消痛方合桂枝茯苓丸加减。处方：郁金、元胡、川楝、蒲黄、茯苓、香附，五灵脂、赤芍各 9 克，柴胡、桂枝、桃仁各 6 克，丹皮 15 克。本方加减出入，连服 36 剂，经行腹痛解除。

按：肝藏血，主疏泄，性喜条达。肝气畅达，气血调和，则经候如期。肝郁气滞，血行不畅，冲任瘀阻，可发为经期腹痛。此类患者因经前有明显的气郁症，可知血瘀为气郁发展而来。故在应用消痛方时，必须以柴胡、香附、郁金、川楝等疏肝理气为君；以蒲黄、五灵脂、元胡等活血化瘀为臣；然后根据临床症状，配以佐使药。本例痛经疼痛一直持续至经后10～20天，说明气滞血瘀较严重，并非经后腹痛为虚证。气郁血瘀者，如经前气郁者不能随经行而减，平时见有胸闷喜叹息等症，治法必须于经后3天予以疏肝理气，经前则配合活血化瘀为治。

〔按语〕本方具有疏肝理气、活血化瘀、调经止痛之效。陈老认为，痛经的发生主要是由于气血循环不畅所致。因经水为血所化，血随气行，气充血沛，气顺血和，则经行通畅，自无疼痛之苦，因此气滞血瘀是痛经的主要病理变化。消痛方中柴胡、郁金、香附疏肝理气，川楝子、元胡、蒲黄、五灵脂理气活血，化瘀止痛，可使气行血活，瘀去经通。又因妇人以血为本，故又合当归、白芍养血柔肝，调理冲任，使气血调和，任通冲盛，经候如期。

加减应用：兼热，症见口苦烦躁易怒，舌红，经量多，经色红者，加丹皮、黑栀、茜草等清热凉血；经色黯红有块者，加丹参、泽兰活血化瘀；经血排出不畅者再加入桃仁、红花破瘀通经；因寒凝致瘀，症见小腹冷痛，肢冷面青者，加吴萸、桂枝，并可酌减柴胡、郁金；经前症见胸闷胁痛者，可增入枳壳宽胸理气；经前乳房胀痛者，可增入青皮、橘叶、橘络等，以疏肝理气通络。兼气血虚及脾肾、肝肾虚者，经后3天即行调补气血，健脾益肾，滋养肝肾，以治其本。

〔整理人〕谢德聪。

痛 经 煎

〔方剂来源〕北京东直门医院王子瑜主任医师经验方。

〔药物组成〕肉桂10克，沉香末3克（吞）（或广木香10克），醋元胡10克，琥珀末3克（吞），生蒲黄10克，五灵脂10克，细辛6克。

〔功效〕温经散寒、行气、化瘀、止痛。

〔适应证〕适用于痛经。

〔使用方法〕将上药放入容器内，加冷水浸过药面，浸泡30分钟，煎煮20分钟，细辛稍迟些再放。过滤取药液约350毫升，经前服用。

〔按语〕痛经为妇科临床常见病、多发病，其表现特点是：每逢经前或经期，小腹疼痛，经净痛止。多由寒凝、气滞、血瘀引起。本方具有温经散寒、行气、化瘀、止痛之效。方中肉桂温经散寒；沉香、玄胡行气止痛；琥珀化瘀镇静，有散寒行气镇痛之力。本痛经煎经十多年临床验证，效果颇为理想。

〔整理人〕王子瑜。

化瘀下膜止痛汤（附：去膜止痛粉）

〔方剂来源〕甘肃中医学院丛春雨教授经验方。

〔药物组成〕丹参30克，全当归15克，桃仁10克，红花10克，乳香6克，没药6克，盐炒小茴香10克，川楝子10克，泽兰10克，怀牛膝15克，吴茱萸10克，炙甘草4.5克。

去膜止痛粉：醋浸三棱90克，醋浸莪术90克，生鸡内金90克，共为细粉，每日3次，每次3克，白开水送服，饭后服用。

〔功效〕化瘀下膜，止痛通经。

〔适应证〕膜样痛经。

〔使用方法〕水煎服。

〔临床验案〕石某，28岁，已婚。1982年4月12日初诊。患者有痛经史5年多，近两年来痛经逐月加重，经前半月就出现胸闷，乳房胀痛，性情烦躁，夜寐不安。月经来潮时，小腹绞痛。痛时在床上乱滚，手足厥冷，虽屡用大量止痛药，但疼痛难以控制，直到阴道流出烂肉样组织后，腹痛才得以缓解。月经周期正常。此次正逢月经期第2天，流出膜样带状组织，经色黯紫量少。舌质紫黯，脉象弦紧，关弦有力。辨证：肝气拂郁，气滞血瘀，脉络阻滞。治法：理气行滞，化瘀通经。方药：化瘀下膜止痛汤：丹参30克，全当归15克，桃仁10克，红花10克，乳香6克，没药6克，盐炒小茴香10克，川楝子10克，泽兰10克，怀牛膝15克，吴茱萸10克，炙甘草4.5克。水煎服，每日2剂，每6小时服一次。并送服去膜止痛粉：醋浸三棱90克，醋浸莪术90克，生鸡内金90克，共为细粉，每日3次，每次3克，白水送服，饭后服用。治疗经过：服用上方3个月，除治疗后第1个月仍有膜样物排出外，后来两个月未见膜样或肉样组织排出，月经量增多，有小血块，小腹绞痛明显减轻，可以达到能够忍受的程度。诊其脉弦紧感减轻，右手脉见缓象，舌质紫黯减轻，知其气滞血瘀渐得疏通。在原方基础上加青皮10克、橘核 30 克、荔枝核 30 克。并嘱病人月经前半月到月经期服此汤药，月经干净后服用粉剂，连续治疗 3 个月，而后停汤药单独服用粉剂 3 个月。于 1983 年 3 月 5 日随访，膜样痛经已愈，已 3 个月未再复发。

〔按语〕“经欲行而肝不应，则拂其气而痛生。”（《傅青主女科·调经·经水来腹先痛》）“经前疼痛无非厥阴气滞，络脉不疏。”（《沈氏女科辑要笺正·辨色及痛》）膜样痛经多因复伤情志，冲任气血瘀滞，经血不得正常畅通，则膜样或肉样组织蓄停而痛生，至绞痛不已，如若排出则痛缓。所以理气化瘀是治疗要旨，由此而拟化瘀下膜止痛汤、去膜止痛粉。妙在醋浸三棱、莪术相伍，皆为破血祛瘀之上品，有较强的消积通经作用。三棱擅长破血中之气，破血之力大于破气；而莪术长于破气中之血，破气之力大于破血。正如张锡纯《医学忠中参西录》所云：“若细核两药之区别，化血之力三棱优于莪术，理气之力莪术优于三棱。”两药相伍，再佐以生鸡内金。世人皆知生鸡内金为消导之佳品，然张锡纯指出，生鸡内金对脏腑各处之积，包括男子痃癖、女子癥瘕、室女月经闭止，久服皆可获效，实为化经络瘀滞之要药。三味配合，则收到化瘀下膜，止痛通经之良效。

〔整理人〕丛春雨。

痛 经 散

〔方剂来源〕河南省中医院门成福教授经验方。

〔药物组成〕肉桂 6 克，三七 3 克，香附 15 克，蒲黄 30 克，五灵脂 30 克，元胡 15 克。

〔功效〕温经散寒，行气止痛。

〔适应证〕寒湿凝滞型痛经。症见经前少腹冷痛，经量少，色黯有块，苔白，脉沉等。

〔使用方法〕上药共为细末，于经前 7～10 天开始服用，每日 2 次。温开水冲服。

〔按语〕本方药性偏于温热，若急性炎症而致之经行腹痛，得热痛剧者不宜服用。

〔出处〕《中医妇科验方选》。

香桂琥珀汤

〔方剂来源〕北京东直门医院王子瑜主任医师经验方。

〔药物组成〕沉香末 3 克（或以木香 10 克代之），肉桂 10 克，醋元胡 10 克，琥珀末 3 克，细辛 3 克。

〔功效〕理气散寒，化瘀止痛。

〔适应证〕痛经。症见经前经期，小腹胀痛、拒按，乳房胀痛，经行量少，色黯，伴有血块，块下痛减。

〔使用方法〕沉香末、琥珀末冲服。余药水煎内服。宜在经前 5～7 天服用。忌生冷食物。注意调情志，戒郁怒。

〔按语〕本方理气散寒，化瘀止痛，药简法严，当宜于气滞血瘀之痛经。

〔出处〕《中医妇科验方选》。

姜桂乌珀汤

〔方剂来源〕北京东直门医院王子瑜主任医师经验方。

〔药物组成〕干姜 10 克，肉桂 10 克，制川乌 6 克，琥珀末 3 克（冲），九香虫 10 克。

〔功效〕温经散寒止痛。

〔适应证〕痛经。经前或经期小腹冷痛，得热痛减，按之痛甚，经量少，色黯有块。

〔使用方法〕水煎服，宜在经前 5～7 天服用。忌生冷食物。

〔按语〕本方用治寒凝气滞血瘀之痛经者效果最佳。

〔出处〕《中医妇科验方选》。

温经散寒汤

〔方剂来源〕上海市名中医沈仲理教授经验方。

〔药物组成〕当归 12 克，川芎 10 克，赤芍 12 克，白术 10 克，紫石英 30 克，胡芦巴 6 克，五灵脂 12 克，金铃子 10 克，元胡 12 克，制香附 10 克，小茴香 6 克，艾叶 6 克。

〔功效〕温经散寒，理气止痛。

〔适应证〕经前或经行时小腹冷或少腹两侧抽搐，或少腹坠痛、酸痛、绞痛等，往往牵及腰脊酸楚，喜按，经血量少，色淡或如黑豆汁，夹有小血块，畏寒便秘，苔白腻，舌边紫或有瘀斑，脉沉紧或濡缓。

〔使用方法〕水煎服。

〔按语〕本方用治因感受寒湿之痛经，延久不愈者。取法标本兼顾，故服用后每每效捷。

〔整理人〕沈仲理。

调经止痛汤

〔方剂来源〕湖北中医药大学附属医院黄绳武教授经验方。

〔药物组成〕当归 10 克，川芎 9 克，香附 12 克，白芍 24 克，甘草 6 克，枸杞 15 克。

〔功效〕养血活血，调经止痛。

〔适应证〕少女痛经。

〔使用方法〕水煎服。

〔按语〕若月经量多可酌加熟地、阿胶；肾阳虚畏冷加山萸肉 15 克、巴戟天 15 克、艾叶 6 克；呕吐属寒者加吴茱萸 3 克；属热者加竹茹 25 克；大便溏加党参 15 克、土炒白术 12 克、茯苓 12 克；下腹胀属热加川楝 10 克，属寒加乌药 10 克。

〔整理人〕黄绳武。

加减宣郁通经汤

〔方剂来源〕全国中医内科名家曾绍裘经验方。

〔药物组成〕当归 15 克（酒洗），白芍 15 克（酒炒），丹皮 15 克，山栀子 9 克（炒），白芥子 6 克（炒研），柴胡 5 克，香附 5 克（酒炒），川郁金 3 克（醋炒），黄芩 5 克（酒炒），生甘草 3 克。

〔功效〕宣郁通经。

〔适应证〕适用于肝气拂郁，气滞血瘀，血海气机不利，经血运行不畅之经行腹痛。症见经前数日腹部胀痛，经行不畅，经色紫黯有块。

〔使用方法〕水煎服。

〔按语〕傅青主谓："经欲行而肝不应，则拂其气而痛生。"指出肝气素郁是经行不畅、痛经的发病原因之一。本方在傅氏"宣郁通经汤"的基础上加减，以奏解肝之郁，利肝之气，降肝之火，补肝之血之效。

〔整理人〕曾绍裘，湖南中医药大学。

痛经散

〔方剂来源〕中国中医科学院广安门医院李光荣教授经验方。

〔药物组成〕琥珀粉1.5克，沉香粉1克，元胡粉1克。

〔功效〕温经散寒，活血止痛。

〔适应证〕适用于寒凝之经行小腹冷痛，经色紫黯，有血块。

〔使用方法〕在行经第一天用温开水或黄酒冲服。伴有恶心呕吐者，用鲜姜水冲服，早晚各1剂。宜忌寒凉及生冷食物。

〔按语〕痛经散在临床应用20余年，对寒凝血瘀之痛经止痛效果好，亦可用于子宫内膜异位症之腹痛者。其中琥珀粉具有镇痛安神、活血散瘀的作用；沉香粉有温经散寒、理气止痛之效；元胡粉具有辛散温通之功，能活血止痛，行气化瘀，三药同用止痛力强。

〔整理人〕李光荣，中国中医科学院广安门医院。

1.10 经行乳房胀痛

经行乳胀方

〔方剂来源〕上海蔡氏妇科蔡小荪经验方。

〔药物组成〕炒当归10克，白芍10克，柴胡4.5克，炒白术10克，云茯苓12克，青陈皮各5克，丝瓜络10克，广郁金10克，焦山栀4.5克，路路通10克。

〔功效〕疏肝健脾，养血调经。

〔适应证〕适用于经行乳胀。

〔使用方法〕水煎服。

〔按语〕如果经前乳胀有块者，可加夏枯草20克，皂角刺30克，穿山甲9克；乳头疼痛者，加王不留行10克，金铃子10克；胸胀满闷者，酌加瓜蒌12克，枳壳5克，制香附10克。

〔整理人〕黄素英。

百灵调肝汤

〔方剂来源〕黑龙江韩氏妇科韩百灵经验方。

〔药物组成〕当归15克，白芍20克，青皮10克，王不留行15克，通草15克，皂角刺5克，枳实15克，瓜蒌15克，川楝子15克，怀牛膝15克，甘草5克。

〔功效〕疏肝理气，活血通络。

〔适应证〕适用于肝郁气滞引起的胸胁或少腹胀满窜痛，胸闷善太息，烦躁易怒或情志抑郁，妇人可见乳房胀痛、月经不调、痛经等，舌质黯或有瘀点，脉弦或弦涩。

〔使用方法〕水煎服。

〔临床验案〕孙某，29岁，已婚，1976年初诊。病史：婚后1年之久，常感胸闷不舒，时而长叹，月经周期错后1周左右，经色黯红，少许血块，经行之际小腹胀痛，经前10余天即出现乳房胀痛，乳头肿大，不可近手。西医院确诊为“双乳腺小叶增生”。治疗月余，效果不显，故来韩老之处求治。查舌质干红，颜面红赤，脉弦而有力。问其情志如何？答曰：性情抑郁，不愿与他人交流。治法：疏肝理气，活血通络。方药：当归20克，白芍20克，枳壳15克，川楝子10克，王不留行15克，通草10克，穿山甲15克，皂角刺5克，牡丹皮20克，瓜蒌15克，元胡15克，甘草5克。7剂，水煎服。二诊：自觉胸闷不舒、善太息减轻，乳胀痛有所缓解，舌红苔薄，脉弦。守上方加减。当归20克，白芍20克，枳壳15克，川楝子10克，王不留行15克，通草10克，穿山甲15克，皂角刺5克，生地20克，牡丹皮20克，元胡15克，甘草5克。再进7剂。三诊：服药期间月经来潮，无明显的乳房、乳头及小腹胀痛感，胸闷不舒、善太息消失，月经周期错后2天，经色红，有少许血条，自感精神状态和心情比以前改善。为巩固疗效，嘱其再服舒肝丸和逍遥丸，早晚各1次，每次1丸；同时注意调节情怀，做到遇事不怒。

〔按语〕方中当归补血活血，调经止痛，经云“补中有动，动中有补，诚血中之气药，亦血中之圣药”；白芍养血调经，平肝止痛，主入肝经，既可养肝血以补阴之不足，又可柔肝止痛以泻肝之余；川楝子归肝经，行气止痛；枳实破气除热；王不留行性行而不止，走而不守，以活血通经，行血脉；通草清热通气，通利血脉；皂角刺通气开闭，除乳胀；牛膝补肝肾，活血通经，引血下行。其中当归、白芍、牛膝三药合用，养血活血以和血，通络调经；川楝子、枳实疏肝理气；王不留行、通草、皂角刺三药下达血海，走而不守，通郁散结，效果颇佳。全方共奏疏肝解郁，理血调经之效。①肝郁气滞，肝失疏泄，气机不利，冲任失调而致月经过少、月经后期、月经延期、闭经等。临证中酌加香附、川芎、桃仁、红花以行气活血调经；经行腹痛者加元胡行气止痛；经血有块者加丹参、益母草活血调经。②肝郁日久化热，热伤冲任，迫血妄行而致月经先期者加栀子、牡丹皮、黄芩以清热凉血；量多者改赤芍为白芍，去王不留行、枳实，加炒地榆、旱莲草以固冲止血；经行不畅或有血块者加益母草、泽兰活血化瘀调经。③肝气郁结，气滞血瘀，经行气血下注，胞脉更加壅滞而致痛经者，加元胡、蒲黄、五灵脂以活血化瘀、行气止痛。④肝气郁结，郁久化热，正值经期气血下注冲任，冲气夹肝火上逆而致经行吐衄者加牡丹皮、栀子、小蓟、白茅根以清热凉血止血；便秘者加少量大黄以清热降逆、止血通便。⑤肝郁化热，阳气浮越致经期发热、产后发热等。临证适加牡丹皮、黄芩、栀子清热凉血；口苦咽干者，加龙胆草清肝泻火。⑥肝郁化火，上扰心神而致经行情志异常、子烦、经断前后诸症等。头晕目眩者加石决明、木贼草；头痛者加川芎、白芷；失眠者加酸枣仁；五心烦热者加牡丹皮、地骨皮以滋阴凉血；烦躁者加莲子心、麦冬以清心除烦。⑦肝气郁结，气机不利，脉络不畅，而致经行乳房胀痛者加香附、甲珠疏肝理气，通络止痛；妊娠腹痛者改赤芍为白芍缓急止痛，加苏梗行气宽中安胎；气胀者去通草，加天仙藤以行气消肿；妇人腹痛者加三棱、莪术、元胡行气活血止痛；胁痛者加郁金、元胡以调肝理气而除胁痛。若症见腰痛、头晕、耳鸣者加熟地、枸杞子、山茱萸补肾填精，滋水涵木。⑧肝郁日久，克于脾土，脾胃不和而致经行泄泻、妊娠恶阻、妊娠泄泻、妊娠肿满等。泄泻者加山药、白术、防风；呕吐者加芦根、竹茹；肿满者加香附、茯苓、天仙藤；妊娠者去通草、皂角刺、枳实。⑨肝郁气滞，疏泄失常。若疏泄不及而致产后乳汁不下者加漏芦、路路通、甲珠以通经下乳；若疏泄太过而致产后乳汁自出者，加牡蛎、五倍子、海螵蛸以收涩回乳。⑩肝气郁结，肝失疏泄，冲任失调而致不孕。若肝郁犯脾，症见厌食者，加陈皮、白术、茯苓健脾和胃；若肝病日久，累及于肾，即子病及母而见腰酸乏力、头晕耳鸣等症状者加龟板、枸杞子、女贞子滋肾水以养肝。⑪肝气郁结，气机不利，气血运行失常，滞于体内而致癥瘕、乳岩、乳痈等。有包块者加鳖甲、龙骨、牡蛎以软坚散结；乳房有肿块者加甲珠、浙贝母、当归尾、桔梗以通络散结；红肿热痛者加金银花、天花粉。

〔整理人〕韩延华。

疏理调冲经验方

〔方剂来源〕杭州何氏妇科何子淮经验方。

〔药物组成〕八月札、乌拉草、青皮、川芎、生麦芽、娑罗子、合欢皮、郁金、路路通、香附、当归。

〔功效〕疏理调冲。

〔适应证〕适用于经行尚正常，经前5～7天（严重者10天或半月），胸肋间胀满，乳胀作痛，乳头痒痛，或有结块，经后缓解（亦有经后硬块仍不消散者）。本证多见于现代医学的经前期紧张征、乳房小叶增生，个别患者服避孕药产生的不适反应等。

〔使用方法〕水煎服。

〔按语〕加减运用：经前乳胀时间长加羊乳、老鹳草；口干，胸闷，酌加蒲公英、忍冬藤；乳胀块硬不消，可选用昆布、海藻、浙贝母、皂角刺、夏枯草、王不留行、炙山甲；乳头作痛明显，酌加橘叶、佛手片等。

〔整理人〕陈少喜。

肝气郁结经验方

〔方剂来源〕杭州何氏妇科何子淮经验方。

〔药物组成〕八月札、乌拉草、香附、郁金、合欢皮、橘叶、乌药、路路通、川芎、柴胡、玫瑰花、绿梅花。

〔功效〕疏肝理气解郁。

〔适应证〕适用于肝气郁结引起的病证，如月经不调、经前乳胀、乳房结块、不孕、产后乳汁不下以及脏躁等。

〔使用方法〕水煎服。

〔按语〕肝气郁结是肝用失职最为常见的病证，也是引起其他各项兼证的基本因素。肝为将军之宫，性喜条达而恶抑郁。任何引起人的精神情志过分变动的七情刺激，导致肝的疏泄功能的失常，都可成为肝经气郁的原因。女性患者多郁善感，故由肝气郁结引起的病证更为多见，如月经不调、经前乳胀、乳房结块、不孕、产后乳汁不下以及脏躁等。何氏主张在药物治疗的同时应先劝诱开导进行心理疗法，另外采用芳香浓郁之品，以疏肝理气解郁，可收到良好的治疗效果。何氏还指出，对于本症的治疗，特别需要注意的是对素体虚弱患者的处理，不能一如常法。素来形体亏虚之人，有气阴不足，元气先虚者，有阴血暗耗，精亏之体者，芳香浓郁之品多辛散香燥，既伤阴血又散元气，本虚体弱之人应慎用。何子淮在临床上特别注意扶正解郁的应用，例如对素体阴虚而兼肝郁患者，采用养阴解郁法；而对气阴不足之肝郁者，施用益气健脾解郁剂治之；然对肾气不足之肝郁者，又用益肾解郁之方，从而避免了理气解郁之品辛香升散之流弊，故在临床上增强了疗效。

〔整理人〕陈少喜。

调经一号方

〔方剂来源〕全国名老中医刘云鹏经验方。

〔药物组成〕柴胡 9 克，当归 9 克，白芍 9 克，甘草 3 克，香附 12 克，郁金 9 克，川芎 9 克，益母草 15 克。

〔功效〕疏肝开郁行气。

〔适应证〕妇女肝气郁结，经前症状以胸乳胀痛为主，或兼腰腹胀痛者。

〔使用方法〕水煎服。

〔临床验案〕张某，30 岁，已婚，工人。初诊 1989 年 10 月 7 日。患者既往月经正常，近年来月经周期尚准，但经来量少，经后十余天白带中仍混有血性分泌物，经前一周感胸乳胀病，腰胀痛，甚至不能坚持工作。末次月经 9 月 23 日。时值经前，感胸胁乳房胀痛，触之乳房无块，腰痛，白带较多，色白，舌质红，苔薄黄，脉弦软。妇检无异常。综其脉症，乃肝郁气滞，脾气不足，气血失调所致。治宜疏肝扶脾，活血调经。遂予调经Ⅰ号方加味治疗。柴胡 9 克，当归 9 克，白芍 9 克，白术 9 克，云苓 9 克，甘草 3 克，郁金 9 克，香附 12 克，川芎 9 克，益母草 15

克，乌药 9 克，牛膝 9 克，4 剂，水煎服。二诊时诉胸乳胀痛大减，但仍有腰痛，白带多，此次月经先一天来潮，量较前略多，色暗红，感小腹胀痛。舌淡红，苔薄灰，脉弦软。经期治宜侧重活血，宗上法加减出入，加重活血之品，3 剂，水煎服。追访：患者诉经上方治疗后，经前胸乳胀痛消失，有时腰部略胀，经行顺畅，经期无小腹疼痛，经净后白带一般，已不夹血性分泌物。

体会：经前诸症，亦称“经前不适”，是在每次行经之前出现的各种症状，因经前血盛冲任，血赖气行，肝气郁滞则血行不畅而量少，故胀痛，治宜疏肝为主，“木郁达之”也。今顺其条达之性，开其郁遏之气，肝气得疏，血活气顺，脾不受伐，则胀满自愈。经前宜理气，经期宜侧重于活血，气行血畅，则诸症解，月经调。本方调理肝脾，属于分解之剂，若有兼夹症状，随症加减。

〔按语〕本方是一个疏肝解郁、理气活血调经的方剂，适用于肝气郁结所致的经前诸症。方中柴胡、当归、白芍疏肝解郁，香附、郁金理气疏肝，川芎、益母草行气活血调经，甘草调和诸药。主治在气，使肝气得疏，气顺血活，则经前诸症不再发作。

加减运用：肝郁化火，脉弦数，舌质红，头晕，便结者，加炒栀子 9 克、牡丹皮 9 克，以泻郁火；脘腹胀，食少，脉弦者，加苍术 9 克、川朴 9 克、陈皮 9 克，以开胃除满；恶心呕吐者，加法半夏 9 克、陈皮 9 克、茯苓 9 克，以和胃除痰；小腹胀痛者，加枳实 9 克、青皮 9 克、木香 9 克；腹胀甚者，加槟榔 12 克，以理气消胀；腰胀痛者，可加乌药 9 克、牛膝 9 克，以理气活血；气虚者，加党参、白术、茯苓，以健脾益气。

〔整理人〕刘云鹏。

乳胀消

〔方剂来源〕陕西中医学院张文阁教授经验方。

〔药物组成〕当归 9 克，赤白芍各 12 克，醋柴胡 9 克，香附 12 克，青陈皮各 9 克，瓜蒌皮 12 克，乌药 9 克，橘核 12 克，路路通 9 克，白术 9 克，茯苓 12 克，王不留行 9 克，炙甘草 6 克。

〔功效〕疏肝解郁，理气消胀，宣通乳络。

〔适应证〕适用于肝郁气滞所引起的经前乳胀。

〔使用方法〕水煎服，每日 1 剂，每日 2 次，一般于出现乳胀前 1～2 天开始服药，服至经来第 1 天。

〔按语〕经前乳胀是妇科常见病、多发病。张文阁教授认为，经前乳胀的病因病机主要为肝郁，肝主疏泄，性喜冲和条达，若受到精神刺激，气郁留滞，影响脾胃，木郁伐土，或土不疏木，肝胃气滞，疏泄失常，升降失职。然乳头属肝，乳房属胃，肝胃之气失畅，故出现乳房作胀，乳头疼痛。张教授指出，肝郁经前乳胀的治法，宜疏肝解郁，理气消胀，宣通乳络。方中当归、赤白芍养血活血调经，并能恢复肝的藏血功能，以助其疏泄功能的正常；柴胡、香附、乌药、青陈皮、橘核疏肝解郁，理气消胀；瓜蒌皮宽胸利膈，宣通乳络；王不留行、路路通能疏通经络，自然可以疏通乳络；白术、茯苓健脾和胃以助恢复肝的藏血和疏泄功能；甘草调和诸药。一般于出现乳胀前 1～2 天开始服药，服至经来第 1 天。临床加减：①若经前乳房胀甚，并伴结块，可加青橘叶 6 克、炒山甲 6 克，或将山甲研细末，每服冲 3 克。②若经前乳胀伴有肿痛者，可加川楝子 12 克，蒲公英 12 克，以理气消胀，散结止痛。③若经前乳胀伴乳房局部郁热者，可加入金银花 9 克，野菊花 9 克，以清热凉血解毒；或加入海藻、昆布以其味咸能软坚，性寒可清热，故可解乳部郁热。④白头翁 15 克，配红藤 15 克，可治疗经前乳房及小腹胀痛。⑤若经前乳房胀伴有腰酸腰痛，兼见肾虚者，可加炒杜仲、川续断各 12 克。⑥若冲任虚寒小腹凉者，可加鹿角霜 6 克，炮姜 6 克，以温补冲任，暖宫祛寒。⑦若兼有血虚者，可加阿胶珠 9 克以补血养血。⑧若兼有便燥者，可加生首乌 30 克，以养血润燥。⑨若兼有郁热者，可加丹皮 12 克，生山栀 9 克，以清热凉血。⑩若口干能饮者，可加知母 12 克，芦根 15 克，以清热生津止渴。

〔整理人〕杨鉴冰。

疏肝化瘀煎

〔方剂来源〕江苏南通市中医院姚寓晨经验方。

〔药物组成〕制香附 12 克，川郁金 10 克，橘叶核各 10 克，佩兰、炒赤白芍各 10 克，丝瓜络 10 克，全当归 10 克，生大麦芽 30 克，王不留行 12 克，路路通 12 克，苏罗子 12 克，八月札 8 克。

〔功效〕疏肝理气，活血化瘀。

〔适应证〕经前乳胀结块。

〔使用方法〕水煎服。

〔按语〕本方重在疏肝通络，用于经前乳胀结块属肝郁气滞，经络壅阻型者。若胀痛甚者加制乳没各10克，金铃子10克，再加枯草尤妙。

〔整理人〕姚寓晨。

疏经散

〔方剂来源〕安徽中医学院徐志华教授经验方。

〔药物组成〕佛手、香橼皮、白芍、刺蒺藜、木贼草、无花果各10克，青皮、玫瑰花、绿萼梅、柴胡各5克，木蝴蝶、甘草各3克。

〔功效〕疏肝解郁，理气行滞。

〔适应证〕月经前后诸症。

〔使用方法〕水煎服。

〔临床疗效〕本方药性平和，无耗气伤阴之弊。体实体虚皆可用之。徐氏曾治疗经前期紧张证54例，经临床观察，近期疗效达93%。对经前乳房胀痛效果较好。

〔整理人〕徐志华。

1.11 经行头痛

滋水泻木方

〔方剂来源〕上海蔡氏妇科蔡小荪经验方。

〔药物组成〕生地12克，山茱萸9克，生石决明15克（先煎），滁菊花6克，僵蚕9克，白蒺藜9克，怀牛膝9克，泽泻9克，龙胆草4.5克，生麦芽30克。

〔功效〕滋阴潜阳，平肝泻火。

〔适应证〕适用于经行头痛如劈，烦躁易怒，目胀口苦，脉弦，舌红。

〔使用方法〕水煎服。

〔按语〕《内经》曰："头痛巅疾，下虚上实。"清·吴云峰谓："肝阴久耗，内风日旋，厥阳无一息之宁，痛掣之势已极，惟纯甘壮水，息风和阳，俾刚亢之威，一时顿息也。”方用生地、山茱萸滋水育阴，养血治风，所谓“痛久则为头风”，“治风必先养血”；滁菊花秋生，得金水之精，能制火而平木；僵蚕清化轻浮，能上走头面，驱风散痰，为治头风要药；石决明平肝清热，镇摄浮越之阳；白蒺藜疏泄肝郁，以祛风淫火郁；牛膝补肾固下，活血祛风，所谓“上实者下折之”，“治风必先活血，活血即能散风”；龙胆草、泽泻清泄火郁邪热，龙胆泻肝经实火，泽泻泄肾经相火，使升腾之火从下而泄；麦芽消中州陈积之气，和中化痰而消滞，所谓“气匀则风顺”。全方滋水而利水，养血而活血，清上而镇下，祛风以泄热。待头痛诸恙缓解后，当宜归芍地黄汤之类养血柔肝以治本。

加减运用：血虚眩晕，加枸杞子 9 克，女贞子 9 克。痛偏两侧，加天麻 9 克，钩藤 9 克（后下），黄芩 4.5 克。痛偏巅顶，头皮麻木，加全蝎 4.5 克，藁本 6 克，羚羊粉 0.5 克（吞服）。痛偏前额，眉痛目胀，加密蒙花 9 克，白芷 3 克，蔓荆子 9 克。痛偏后枕，项背掣痛，加羌活 3 克，独活 3 克，葛根 9 克，赤芍 9 克。痛时昏重，呕恶痰涎，去山萸、生地，加法半夏 6 克，天麻 9 克，苍术 6 克，制胆星 4.5 克。痛时畏风，头冷欲裹，去生地、龙胆草，加当归 9 克，吴萸 3 克，细辛 1 克，鹿角片 9 克，或肉桂 2 克。经行烦躁欲狂，神志恍惚，加白金丸 9 克（吞服），朱远志 4.5 克，煅龙骨 30 克，煅牡蛎 30 克。经行涩少，加桃仁 9 克，丹参 9 克，茺蔚子 9 克。夜不安寐，加夜交藤 12 克，合欢花 9 克，朱茯神 9 克。口苦便秘，加当归龙荟丸 9 克（吞服），决明子 9 克。

〔整理人〕蔡庄。

平肝调冲经验方

〔方剂来源〕杭州何氏妇科何子淮经验方。

〔药物组成〕生白芍、枸杞子、炒玉竹、决明子、白蒺藜、生地、首乌、桑叶、藁本。

〔功效〕平肝调冲。

〔适应证〕适用于经前头痛，夜寐不安，口干，烦躁易怒，月经时多时少，经期超前。舌红，脉弦。多见于更年期综合征。

〔使用方法〕水煎服。

〔按语〕加减运用：木郁火炽，血热气逆，损伤阳络，引起倒经，应平肝降火，引血下行，去藁本、白蒺藜，酌加牛膝、丹皮、白茅根、夏枯草、槐米。

〔整理人〕陈少喜。

经期头痛验方（一）

〔方剂来源〕北京东直门医院王子瑜主任医师经验方。

〔药物组成〕生熟地各15克，枸杞子15克，菊花10克，白芍15克，钩藤10克（后下），黄芩10克，紫贝齿15克（先煎），丹参15克，羚羊粉0.3克（冲），苦丁茶10克，绿叶茶1撮。

〔功效〕滋肾平肝，潜阳。

〔适应证〕经期头痛。症见临经头痛如裂，心烦躁急，恶心欲吐，血压偏高。

〔使用方法〕水煎服。宜在经前3～5天服用。忌辛辣之品，戒郁怒。

〔整理人〕王子瑜。

经期头痛验方（二）

〔方剂来源〕北京东直门医院王子瑜主任医师经验方。

〔药物组成〕桃仁10克，红花10克，赤芍10克，川芎10克，丹参10克，琥珀末3克（冲），川牛膝10克，全蝎粉1.5克（冲），刺蒺藜10克，凌霄花10克，合欢皮10克。

〔功效〕活血化瘀，通络镇痛。

〔适应证〕经期头痛，痛有定处，其痛如锥刺，不能忍耐，月经量少，伴有血块，经行不爽，当经行通畅，血块下后则头痛缓解。

〔使用方法〕水煎服。宜在经前3～5天服用。服药期间，戒郁怒，忌食生冷食物。

〔整理人〕王子瑜。

治经行头痛方

〔方剂来源〕河南中医学院第一附属医院胡玉荃经验方。

〔药物组成〕白蒺藜20克，川芎10克，全蝎6克，川牛膝15克。

〔功效〕清热疏肝，明目止痛，镇痉除头风。

〔适应证〕肝郁气滞，经前血热上行而致经期头痛、呕吐。

〔使用方法〕水煎服。每日 1 剂，经前服 3 剂为妥。经后巩固服药 10～15天。

〔整理人〕胡玉荃。

疏肝解郁汤

〔方剂来源〕广州中医药大学李丽芸教授经验方。

〔药物组成〕柴胡 10 克，当归 9 克，白芍 9 克，茯苓 15 克，郁金 15 克，夜交藤 15 克，全瓜蒌 15 克，金铃子 9 克，素馨花 5 克，丹参 15 克。

〔功效〕疏肝解郁。

〔适应证〕适用于肝郁气滞经行头痛。

〔使用方法〕水煎服。

〔按语〕本方中柴胡、郁金、素馨花、金铃子疏肝解郁为君药；当归、白芍养血柔肝为臣药；茯苓培补脾土、渗湿；丹参行滞活血止痛；全瓜蒌、夜交藤宽胸开结、镇静安神，共为使药。

加减运用：乳房胀痛不能近衣者，加麦芽、青皮、王不留行；若口干口苦、情绪不宁、心烦易怒、舌红、脉弦数，加丹皮、栀子以清热平肝；经前头痛明显，加石决明、钩藤、珍珠母以平肝镇痛；心神不宁，加五味子、大枣、酸枣仁、生牡蛎、柏子仁以宁心安神。

〔整理人〕李丽芸。

经行头痛方

〔方剂来源〕上海市中医院唐锡元主任经验方。

〔药物组成〕潼蒺藜 12 克，白蒺藜 12 克，黑豆衣 12 克，枸杞子 12 克，生地 12 克，炒当归 12 克，炒川芎 6 克，炒赤芍 10 克，炒白芍 10 克，元胡 12 克，广郁金 12 克，钩藤 18 克，白菊花 5 克，蔓荆子 12 克，炙甘草 5 克，

〔功效〕肝肾同治，水木兼顾，气血并调。

〔适应证〕适用于肝旺肾虚之经行头痛。

〔使用方法〕水煎服。

〔临床验案〕杨某，35 岁，已婚，工人。初诊日期 1997 年 11 月 21 日，末次月经 10 月 28 日，生育史 1—0—1—1。经前经期头痛半年余。月经周期尚准，经量偏少。每逢经前经期头痛，常持续一周，甚则恶心。伴有乳房胀痛，心烦便干，夜寐多梦。舌稍红，苔薄白，脉弦细。证属：肝郁化热，水不涵木。治拟：养血清肝，滋水涵木。处方：潼蒺藜 12 克，白蒺藜 12 克，黑豆衣 12 克，大生地 12 克，炒当归 12 克，炒赤芍 12 克，丹参 12 克，柴胡 6 克，广郁金 12 克，决明子 30 克，钩藤 18 克，炒元胡 12 克，夜交藤 30 克，蔓荆子 12 克，甘草 5 克，连服 7 剂。一周后复诊，自述 11 月 25 日经行，头痛显减，经量亦增。效不更法，因经已净，上方减丹参、益母草、炒元胡，加枸杞子 12 克、白菊花 5 克，炒白芍易炒赤芍，再连服 2 周，以资巩固。并嘱忌辛辣。用上法连续服用 3 个月，经行头痛 1 个月减，2 个月轻，3 个月愈。3 个月后随访，未见复发。

〔按语〕唐先生认为：女子以肝为先天，情志不畅，导致肝气郁结，郁久化火，经期阴血下泄，肝失所养，以致肝火上逆，上扰清空；房劳流产，损精耗血，以致肾水不足，水不涵木，肝阳上亢，上扰清空，均可发为头痛。因此临床以肝旺肾虚为主要病机，属虚实夹杂之证。头位于人身之高巅，人神之所居，清窍之所在，依赖肝肾精血之濡养。肝藏血，肾藏精，肝主疏泄，肾主封藏，肝为水之子，肾为木之母，精血同源，藏泄互用，治当从肝肾论治。因此采用养血、清肝、平肝、滋肾四法同用，组成“经行头痛方”治疗经行头痛。方中潼蒺藜入肾补虚，白蒺藜入肝疏肝，枸杞子滋补肝肾，黑豆衣养血平肝，钩藤平肝息风，生地清热养阴，当归养血活血，赤芍活血化瘀，白芍柔肝养肝，川芎行气活血，广郁金行气解郁，白菊花疏风清热，蔓荆子清利头目。其中四物汤补血而不滞血，行血而不伤血；芍药、甘草平肝柔肝、养血滋阴、缓急止痛。全方肝肾同治，水木兼顾，气血并调，头痛即除。服药的同时，辅以心理疏导可以提高疗效。若有月经失调，还须同时治疗。

〔整理人〕唐锡元。

1.12　经行感冒

荆防四物汤

〔方剂来源〕黑龙江韩氏妇科韩百灵经验方。

〔药物组成〕荆芥、防风、熟地、当归、川芎、白芍。

〔功效〕养血疏风解表。

〔适应证〕伤寒中风所引起的发热恶寒，自汗，头项疼痛，鼻鸣干呕等，舌苔薄白，脉浮。

〔使用方法〕水煎服。

〔按语〕加减运用：①素体虚弱，正值经期，经血下注，气血更亏，复感外邪，营卫失和而致经行发热者，加桂枝以调和营卫；咳嗽者加桔梗、百部、紫菀以止咳；痰多者加前胡以化痰止咳。②素体虚弱，复因产时失血过多，气血伤于内，正气虚弱而致产后发热者，加人参以扶正祛邪。③素体虚弱，妊娠期间气血下注以养胎，机体气血不足，卫外不固而致妊娠感冒者，加人参、白术益气安胎；咳嗽者加桔梗、川贝、紫菀以止咳；痰多者加杏仁以化痰止咳；咽痛者加射干、山豆根；呕吐者加砂仁和胃安胎；兼胎动不安者加川断、桑寄生、阿胶补肾养血安胎。

〔整理人〕韩延华。

杏苏四物汤

〔方剂来源〕黑龙江韩氏妇科韩百灵经验方。

〔药物组成〕当归、川芎、生地、白芍、杏仁、苏叶、生姜、大枣。

〔功效〕温经散寒解表。

〔适应证〕风寒束表引起的发热恶寒、无汗、头身疼痛、咳嗽、鼻塞流涕等，舌苔薄白，脉浮紧。

〔使用方法〕水煎服。

〔按语〕加减运用：素体虚弱，经期复感外邪，营卫失和而致经行发热者，加桂枝以调和营卫；咳嗽者加桔梗、川贝、紫菀以止咳；痰多者加前胡以化痰止咳。素体虚弱，复因产时失血过多，而致产后发热者，加人参以扶正祛邪。素体虚弱，妊娠期间气血下注以养胎，机体气血不足，卫外不固而致妊娠感冒者，加人参、白术益气安胎；呕吐者，加砂仁和胃安胎；兼阴道流血者加川断、桑寄生、阿胶补肾养血安胎。

〔整理人〕韩延华。

1.13 经行身痛

加味当归泽兰汤

〔方剂来源〕黑龙江韩氏妇科韩百灵经验方。

〔药物组成〕当归、泽兰、川牛膝、红花、桃仁、元胡、独活、桑寄生、防风。

〔功效〕补肾活血通络。

〔适应证〕血滞经脉而致的腰痛，胁痛，或全身痛，痛如针刺，昼轻夜重，面色暗滞，妇人月经不调、经色紫暗或产后恶露不绝等，舌质红，脉弦涩。

〔使用方法〕水煎服。

〔按语〕瘀血阻滞，气血运行不畅而致经行头痛、经行身痛、产后身痛等。头痛者根据疼痛部位酌加川芎、藁本、白芷；身痛者加鸡血藤、秦艽、木瓜以活血通络止痛；兼肾虚者加杜仲、狗脊以补肾壮腰膝；兼寒者加制川乌、制草乌、桂枝以温经散寒止痛。

〔整理人〕韩延华。

1.14 经行泄泻

抑木扶土方

〔方剂来源〕上海蔡氏妇科蔡小荪经验方。

〔药物组成〕炒白术 9 克，杭白芍 9 克，怀山药 9 克，苡米仁 12 克，桔梗3克，防风3克，青皮4.5克，陈皮4.5克，白茯苓12克，吴萸3克，潞党参9克。

〔功效〕健脾抑肝，化湿止泻。

〔适应证〕适用于经前或临经大便溏泄，脘腹胀满，面浮肢肿，神疲乏力，脉濡，苔淡薄。

〔使用方法〕水煎服。

〔按语〕本方以痛泻要方合参苓白术散加减化裁而成。《内经》云："湿胜则濡泄。"又云："治湿不利小便，非其治也。"泄因于湿，湿本脾虚，虚而不培，湿淫转甚，方中白术、怀山药、党参、茯苓培补中州，益气扶土，健运而止泻；虚则木贼侮之，白芍酸敛柔肝，缓急止痛；防风散肝舒脾，祛风胜湿，为理脾引经要药；《内经》曰，"清气在下，则生飧泄"，桔梗、防风升清，且载药上引，使脾气散精，水精四布；青皮、陈皮理气燥湿而醒脾；苡米仁健脾化湿而降浊；积虚者必夹寒，脾虚者必补火，少火生气，火为土母，故加吴萸温脾散寒，敛肝固肾，使肝木条达，脾旺健运，泄泻自止。

加减运用：五更泄泻，加补骨脂9克，煨肉果6克，炮姜炭2克。面浮肢肿，加生黄芪12克，生甘草3克，桂枝3克。经前乳胀，加柴胡4.5克，鹿角片9克，黄芪9克。头痛眩晕，加枸杞子9克，潼蒺藜9克，白蒺藜9克，蔓荆子9克。小腹胀痛，加煨木香3克，大腹皮9克，官桂3克。泛恶纳差，加焦山楂12克，鸡内金6克，谷芽15克，麦芽15克。

〔整理人〕蔡庄。

经行泄泻经验方

〔方剂来源〕上海蔡氏妇科蔡小荪经验方。

〔药物组成〕炒党参10克，炒白术10克，云茯苓12克，扁豆10克，莲子肉10克，怀山药10克，薏苡仁12克，砂仁（后下）3克，桔梗5克，甘草3克，大枣10克。

〔功效〕益气健脾利水。

〔适应证〕经行泄泻。

〔使用方法〕水煎服。

〔按语〕浮肿可加大腹皮10克，陈皮5克，五加皮10克，姜皮

3克。

〔整理人〕黄素英。

1.15 经行浮肿

葫芦汤

〔方剂来源〕全国名老中医哈荔田经验方。

〔药物组成〕干葫芦200克（鲜葫芦400克），生黄芪10克，白术6克。

〔功效〕益气健脾，利气消肿。

〔适应证〕经行浮肿，小便不利。

〔使用方法〕水煎服。

〔按语〕经行浮肿多因素体脾虚，经期则中阳不振，湿浊溢于肌肤，阻塞窍道所致。此方用葫芦下水降气，通利水道，辅黄芪之益气行水，白术之燥湿健脾，恰合机宜。按葫芦一物，利害兼半，扁鹊谓“虚则服之，患症不除”。《本经》又谓其“大伤中气”。然辅以术、芪，则适其利而避其害矣。

〔整理人〕哈荔田。

1.16 经行吐衄

凉血止衄汤

〔方剂来源〕燕京中医妇科名家刘奉五经验方。

〔药物组成〕龙胆草9克，黄芩9克，栀子9克，丹皮9克，生地15克，藕节30克，白茅根30克，大黄1.5克，牛膝12克。

〔功效〕清热平肝，凉血降逆。

〔适应证〕肝热上逆，血随气上所引起的衄血、倒经。

〔使用方法〕水煎服。

〔按语〕在行经前1～2天或正值经期或经后，出现规律性、周期性衄血，甚至吐血称为倒经或逆行经。主要是由于肝阳亢盛，血热上逆。肝阳亢盛，冲气较盛，血海满盈，血为热迫，随冲气而上逆，不得下行，故月经量少，或经行不畅，或经闭不行，反而衄血、吐血。刘老医生取龙胆泻肝汤中的主药龙胆草、黄芩、栀子清上焦热。配合丹皮、生地清热凉血；藕节、白茅根清血热止吐衄。独特之处在于使用大黄1.5克，药量不重，取其入血分行血破血，不但泻血热，而且大黄配牛膝又能引血下行，实有釜底抽薪之妙。全方清热平肝，凉血降逆，不但吐衄可止，而且经血自调。

〔出处〕《刘奉五妇科经验》。

泄火降逆方

〔方剂来源〕上海蔡氏妇科蔡小荪经验方。

〔药物组成〕当归9克，生地9克，白芍9克，山栀4.5克，炒丹皮6克，炒子芩4.5克，怀牛膝9克，山茶花9克，白茅根30克，煅赭石15克。

〔功效〕清肝泄火，养血顺经。

〔适应证〕适用于经行鼻衄齿衄，头晕心烦，口苦溲赤，月经提前，脉略弦数，苔薄舌红。

〔使用方法〕水煎服。

〔按语〕蔡氏先辈认为："经行吐衄，总由乎火，外为六淫之变化，内为五志之燃腾，气血升降错乱，阴阳为之相悖。"朱丹溪云："凡血越上窍，皆阳盛阴虚，有升无降，俱宜补阴抑阳，火清气降血自归经。"方用当归、白芍、生地养血滋阴，柔肝缓急；黄芩、丹皮、山栀降气逆升腾之火，泄肝经龙雷之亢，所谓"气降则火平，血宁而经顺"；代赭石平肝镇逆，凉血止血；山茶花、白茅根以佐清热泄肝、凉血止衄之功；怀牛膝引血下行，所谓"高者抑之"、"逆者平之"、"刚者柔之"、"热者清之"，此乃组方原意。

加减运用：衄血量多，加旱莲草9克，藕节炭12克，茜草9克。头痛眩晕，加山羊角12克，蔓荆子9克，滁菊花6克。烦躁易怒，加磁石15克（先煎），朱茯神9克，石菖蒲1.5克。大便燥结，加大黄9克，决明子 9 克。乳房胀痛，加广郁金 9 克，路路通 9 克，留行子 9 克，夏枯草 9 克。小腹胀痛，加川楝子 9 克，制香附 9 克。

〔整理人〕蔡庄。

平肝降逆汤

〔方剂来源〕三晋韩氏妇科经验方。

〔药物组成〕生地 15 克，当归 15 克，酒白芍 6 克，丹皮 15 克，茯苓 9 克，沙参 9 克，黑芥穗 9 克，茜草 6 克，牛膝 3 克。

〔功效〕养血凉血，平肝降逆。

〔适应证〕倒经、经血逆行，妇人于月经将行前，或吐血，或衄血，或腹痛者。脉象：弦、芤、滑。

〔使用方法〕水煎服。

〔按语〕此方即《傅青主女科》顺经汤生地易熟地，再加茜草、牛膝。傅氏论此等吐衄与内伤吐衄不同，乃于补肾调经中，用引血归经之品，是和血之法，实寓顺气之法也。六十年临床经验甚效。方中当归入心肝脾三经，补血养血，主气血混乱，能引血各归所主；白芍调血中之气，柔肝止痛；生地凉心火之烦热，清脾土之湿热，止肺经之衄热，除肝木之血热；丹皮、茜草清血热散瘀；芥穗随生地解热止血；沙参引生地入肺而滋养生津；茯苓宁心止惊悸，渗湿利尿；牛膝引血归经。

〔出处〕《全国中医妇科流派研究》。

归经汤

〔方剂来源〕浙江省中医院裘笑梅主任医师经验方。

〔药物组成〕瓦楞子 30 克，益母草 15 克，川牛膝 15 克，炙卷柏 9 克。

〔功效〕清泄肝火，引血下行。

〔适应证〕适用于经行吐衄。

〔使用方法〕水煎服。

〔临床验案〕徐某，44 岁。1979 年 7 月 24 日初诊。患者 3 月前适值行经前与人争吵，此后每月经行第 1 天则鼻流血，色鲜红，月经量少，第 2 天经量增多而鼻血亦多，伴胸闷、头晕、心烦易怒、寐少多梦，舌质红苔薄黄，脉弦数。末次月经 1979 年 7 月 4 日。辨证属肝郁化火，气火上逆。治宜清泄肝经实火，引血下行。方用龙胆泻肝汤合归经汤加减。处方：煅瓦楞子 15 克，川牛膝 15 克，白茅根 15 克，茺蔚子 12 克，龙胆草 10 克，炙卷柏 9 克，焦栀子 9 克，炒当归 9 克，牡丹皮 9 克，炒赤芍 9 克，柴胡 4.5 克，炒川芎 2.4 克。7 剂。常法煎服。1979 年 7 月 31 日二诊：经汛将届，心烦易怒，夜难入眠，舌质紫苔薄黄，脉弦。治守前方加减：珍珠母 30 克，煅瓦楞子 15 克，川牛膝 15 克，白茅根 15 克，茺蔚子 12 克，龙胆草 10 克，炙卷柏 9 克，焦栀子 9 克，炒赤芍 9 克，炒当归 9 克，藕节 9 克。5 剂。常法煎服。1979 年 8 月 4 日三诊：昨日经转量多，鼻血未现，脉舌如前，原方增删：白茅根 30 克，川牛膝 15 克，大生地 15 克，龙胆草 10 克，焦栀子 9 克，炙卷柏 9 克，茺蔚子 9 克，炒白芍 9 克，藕节 9 克，牡丹皮 4.5 克，炒当归 4.5 克。3 剂。常法煎服。服药后经水量多，5 日净，鼻血未现，自觉全身舒适，夜能入眠。

按：本案经行吐衄得之大怒伤肝，气火上逆，迫血上溢所致。肝司血海，冲脉隶于阳明而附于肝，患者恚怒伤肝，肝郁化火，木火炽盛，又值经前，冲气偏盛，肝火夹冲气上逆，血随气升，而为吐血、衄血。正如朱丹溪所云："血气冲和，万病不生，一有怫郁，诸病生焉。"火盛则血量较多而色鲜红，郁火上扰则心烦易怒，口苦咽干，肝火上扰清窍则头晕、失眠，舌红苔薄黄脉弦数皆为肝热内盛之象。故前后数诊，均以龙胆泻肝汤化裁以清泄肝经实火，合验方归经汤使经血下行而不致上逆。三诊之时经血已泻，血海空虚，裘老于方中加入生地、白芍补肾养阴，壮水制火，合归经汤以资巩固。

〔按语〕该方虽药仅 4 味，但轻重相宜，配伍有度，疗效较佳。方中瓦楞子味咸质重，有平冲降逆之功，益母草祛瘀生新，配牛膝助瓦楞子引血下行，更加卷柏清热凉血。诸药合用则热清气降，经归常道，而无逆行之患。若见经行不畅，小腹疼痛者，加蒲黄、五灵脂、元胡、川楝子以行气活血，通调月经；若见心烦易怒、两胁胀痛、口苦咽干者，加丹皮、山栀、白茅根、川楝子、郁金以清肝泻火，理气止痛；若见头晕耳鸣、手足心热、潮热汗出者，加生地、制玉竹、制女贞、知母、冬桑叶以滋养阴精，壮水制火。

〔整理人〕吴燕平。

经行鼻衄方

〔方剂来源〕上海市中医院唐锡元主任医师经验方。

〔药物组成〕①丹芩四物汤：牡丹皮 12 克，炒黄芩 9 克，炒当归 10 克，炒赤芍 9 克，生地 12 克，桑叶 9 克，桑白皮 9 克，白茅根 12 克，川牛膝 9 克，甘草 5 克。

②二桑四物汤：桑白皮 12 克，桑叶 9 克，炒当归 10 克，炒赤芍 9 克，生地 10 克，牡丹皮 9 克，炒黄芩 6 克，白茅根 12 克，川牛膝 9 克，甘草 5 克。

〔功效〕①清肝佐金；②养肺清木。

〔适应证〕①肝火亢盛，上炎侮金；②肺阴不足，肝木相侮之经行鼻衄。

〔使用方法〕水煎服。

〔按语〕唐先生认为治疗此病重在肝肺。肝肺之间存在两种情况：一是肝火亢盛，上炎侮金；二是肺阴不足，肝木相侮。治疗原则为佐金清木。自拟“经行鼻衄方”治疗此病，上炎侮金证，治当清肝佐金，以丹芩四物汤加减治之。肺阴不足，肝木相侮证，治当养肺清木，以二桑四物汤加减疗之。细究二方虽方名不通，其实药物基本相同，惟二方的君臣佐使排列不通，药物的剂量大小不同耳。

〔整理人〕唐锡元。

倒经汤

〔方剂来源〕中国中医科学院广安门医院李光荣经验方。

〔药物组成〕大生地、大白芍、龙胆草、生石膏、杏仁、紫草珠、白茅根、川牛膝。

〔功效〕清热凉血，顺经止血。

〔适应证〕适用于经期和经期前后衄血、吐血。

〔使用方法〕行经后一周开始服用，每日 1 剂，水煎服。

〔注意事项〕宜忌辛辣、温补之品，忌恚怒。

〔按语〕倒经多为肝火郁热，肺肾阴虚，或胃热冲气上逆所致。方中生地甘寒，养阴清热；白芍酸寒，清热敛阴，养血柔肝；龙胆草清肝胆之热；杏仁，取其苦降润肺之功；生石膏清胃热；白茅根、紫草珠清热凉血而止血；牛膝引血下行。吐血者重用生石膏，肝胆无热者去龙胆草。

〔整理人〕李光荣。

1.17 经行情志异常

育阴解郁经验方

〔方剂来源〕杭州何氏妇科何子淮经验方。

〔药物组成〕生地、枸杞子、生白芍、地骨皮、朱麦冬、合欢皮、北沙参、玉竹、八月札、川楝子、绿梅花、淮小麦。

〔功效〕育阴解郁。

〔适应证〕适用于经行早期、量多、经前乳胀、胸宇烦闷，或五心灼热、夜寐少安，或大便干结，舌尖红，脉象弦细，或带数象等，诸如经前期紧张征、更年期综合征等。

〔使用方法〕水煎服。

〔按语〕肝脏体阴而用阳。肝郁已久，疏之不愈，或反更甚，肝体失去濡润柔和之性，与其营养不足有着密切的关系。而且体阴的亏损，一方面促进了肝郁的形成和发展，另外一方面又造成了郁而化火伤阴的病理循环，用芳香辛燥之疏肝解郁剂，只会是火上浇油，使病情加重。正如王孟英所说："气为血帅……然理气不可徒以香燥也，盖郁怒为情志之火，频服香燥，则营阴愈耗矣。"故王旭高治肝气，如见此证，常以柔肝之法，以柔济刚。妇科病中有素体阴亏而肝木失其条达之性，肝气郁滞或久郁化火伤阴者，临床常见经行早期、量多、经前乳胀、胸宇烦闷，或五心灼热、夜寐少安，或大便干结，舌尖红，脉象弦细，或带数象等，诸如经前期紧张症、更年期综合征等。何氏主张治宜养其肝阴之体，疏其肝水之用。

〔整理人〕陈少喜。

清热除烦汤

〔方剂来源〕黑龙江韩氏妇科韩百灵经验方。

〔药物组成〕竹茹、陈皮、枳实、茯苓、麦冬、竹沥、黄芩、知母、石菖蒲。

〔功效〕理气化痰，清热除烦。

〔适应证〕痰热内扰所致的头晕目眩，心烦，胆怯，胸胁胀满，时吐痰涎，甚则猝然昏倒，不省人事等，舌质红，苔黄腻，脉滑或滑数。

〔使用方法〕水煎服。

〔按语〕加减运用：①素体痰湿内盛，积久化热，行经之际，冲脉气盛，挟痰火上蒙清窍而致经行眩晕者加半夏、胆南星；经行头痛者加川芎、藁本、白芷；痰涎壅盛者加胆南星、瓜蒌。②素体痰湿内盛，积久化热，经行之际，冲脉气盛，痰火上逆，扰乱心神而致经行情志异常者加牡丹皮、栀子。③素体痰湿壅盛，值孕期阳气偏盛，阳盛则热，痰热相搏而致妊娠恶阻者，去枳实、石菖蒲，加芦根；妊娠心烦者，去枳实、石菖蒲，加栀子、莲子心；妊娠眩晕者去枳实，加石决明、钩藤；妊娠痫症者加钩藤、羚羊角。④素体痰湿内盛，遇情志异常，七情化火，痰火郁结而致癫、狂、痫等，临证酌加石决明、钩藤、胆南星、半夏。

〔整理人〕韩延华。

益真2号汤

〔方剂来源〕广州中医药大学李丽芸教授经验方。

〔药物组成〕熟地15克，菟丝子20克，女贞子20克，淫羊藿6克，旱莲草12克，续断10克，山茱萸9克，白芍15克，牡丹皮15克。

〔功效〕清虚热，滋肝肾。

〔适应证〕适用于肝肾阴虚经行情志异常。

〔使用方法〕水煎服。

〔按语〕本方女贞子、白芍、熟地黄、山茱萸滋养肝肾，为君药；续断、菟丝子、淫羊藿补肾壮阳，以阳中求阴为佐药；旱莲草、牡丹皮清肝肾虚热，为使药。

加减运用：阴虚火旺，症见头晕耳鸣、午后潮热、口咽干苦、大便干结，去淫羊藿加地骨皮、珍珠母以清泻肝火，但应注意，以养育肝阴为主，清热抑肝为辅，不宜过用苦寒之品，以免化燥伤阴；胃火赤盛见口舌糜烂，加黄芩、石斛、石膏。

〔出处〕《中医妇科临证证治》。

二丹四物汤

〔方剂来源〕安徽中医学院徐志华教授经验方。

〔药物组成〕丹参、生地各12克，丹皮、当归、白芍、茺蔚子、元胡、怀牛膝、郁金、香附、玫瑰花、月季花各10克，川芎5克。

〔功效〕和血调经。

〔适应证〕适用于月经失调，行经期综合征，不孕症。

〔使用方法〕水煎服。

〔临床验案〕王某，32岁，工人。1974年3月5日就诊。结婚6年未孕。月经量少，色紫红有块，下腹胀痛，腰骶酸楚。经期反应较重，头晕痛，目眩，疲乏嗜卧，周身关节游走性酸痛，经后缓解。舌淡红，苔薄白，脉弦缓。证属气血郁滞、冲任失调，治拟二丹四物汤，经期服以和血调经之品。经后服补肾养冲汤温肾壮阳。随访，一年后怀孕，足月分娩一男婴。

〔按语〕四物汤为调经养血通用方剂。丹参功胜四物，祛瘀生新，为调经要药，疗心悸少寐，经闭癥瘕；丹皮凉血散瘀，疏养肝气，和通血脉，退骨蒸郁热；玫瑰花、月季花色赤入血，芳香理气，疏气滞，解肝郁，行瘀和血，调中开胃（月季花又名月月红，逐月开放，善于调整月经周期）；香附、郁金、元胡理气活血、行滞止痛；怀牛膝补肝肾，强腰膝，行瘀达下，治疗癥瘕积聚，带浊尿血；茺蔚子调经和血，祛瘀生新，养肝肾，安冲任，明目益精。

〔整理人〕徐志华。

1.18 绝经前后诸症

清眩平肝汤

〔方剂来源〕燕京中医妇科名家刘奉五经验方。

〔药物组成〕当归9克，川芎4.5克，白芍12克，桑叶9克，生地黄12克，菊花9克，黄芩9克，女贞子9克，旱莲草9克，红花9克，牛膝 9 克。

〔功效〕滋补肾阴，清热平肝，养血活血调经。

〔适应证〕妇女更年期综合征、经前期紧张症等，属于肝肾阴虚、肝阳亢盛，见有头晕、头痛（或血压升高）、烦躁者。

〔使用方法〕水煎服。

〔按语〕更年期综合征、经前期紧张症，多见有头痛、头晕、烦躁易怒、睡眠不安、梦乱纷纭，甚则胸中满闷，面红耳赤，潮热汗出，脉弦大有力（或见血压升高）。中医辨证多属于肝肾阴虚，肝阳上亢。由于其证候多发生在更年期或经前期，因此与冲任功能失调密切相关。发生在经前期者是由于肝热上冲，热随血上，经血内结，肝阳上亢益甚。所以在治疗时应当滋补肾阴，清热平肝，养血活血调经。方中当归、川芎、白芍、生地黄、红花、牛膝养血活血、引血下行以调经；女贞子、旱莲草滋补肝肾以培本；黄芩清肝热；桑叶、菊花清热平肝以治标。热重者去当归、川芎，加马尾连 9 克；肝阳亢盛者加龙齿 30 克。本方标本兼顾，使之补肾而不呆滞，清肝热而不伤正。本方在重用牛膝引血下行的同时，配合黄芩、桑叶、菊花清上引下，重点突出。经临床使用，不但能够改善症状，而且对于血压高的患者，降压效果也较为明显。

〔出处〕《刘奉五妇科经验》。

坎离既济方

〔方剂来源〕上海蔡氏妇科蔡小荪经验方。

〔药物组成〕生地 12 克，川连 2 克，柏子仁 9 克，朱茯苓 12 克，淡远志 4.5 克，九节菖蒲 4.5 克，龙齿 12 克，天冬 9 克，麦冬 9 克，淮小麦 30 克，五味子 3 克。

〔功效〕滋水益肾，清心降火。

〔适应证〕适用于更年期心烦意乱，时悲时怒，悲则欲哭，怒则欲狂，夜不安寐，梦多纷纭，烘热潮汗，心悸眩晕等。

〔使用方法〕水煎服。

〔按语〕李中梓《医宗必读》谓："心不下交于肾，浊火乱其神明；肾不上交于心，精气伏而不灵。火居上则搏而为痰，水居下则因而生躁。……故补肾而使之时上，养心而使之交下，则神气清明，志意常治。"方用生地、天冬、麦冬养阴益精以滋肾水；《内经》谓"心病宜食麦”，《千金方》谓“小麦养心气”；五味子能上敛心气，下滋肾水；远志能通肾气，上达于心，强志益智；茯苓能交心气，下及于肾，养心宁神，用朱砂拌炒，以镇摄离火，下交坎水；菖蒲舒心气而畅心神，祛痰开窍；龙齿镇惊安神，固精养心；川连清心泻火，配龙齿、朱砂则能使离火下降于坎水，坎离既济，神志安宁。

加减运用：失寐梦多，加朱灯心 3 克，合欢皮 9 克，琥珀多寐丸 3 克（吞服）。潮热盗汗，加酸枣仁 9 克，地骨皮 9 克，炙鳖甲 9 克。健忘心悸，加制胆星 4.5 克，丹参 9 克，孔圣枕中丹 9 克（吞服）。眩晕耳鸣，加枸杞子 9 克，桑椹子 9 克，泽泻 9 克。痰热神昏胸闷，加淡竹茹 9 克，莲子心 3 克，礞石滚痰丸 9 克（吞服）。狂躁不安，加川军 9 克，磁石 15 克（先煎），西珀末 1.5 克，白金丸 9 克（吞服）。

〔整理人〕蔡庄。

疏肝开郁方

〔方剂来源〕上海蔡氏妇科蔡小荪经验方。

〔药物组成〕炒当归 10 克，炒白术 10 克，云茯苓 12 克，柴胡 5 克，白芍 10 克，广郁金 10 克，淮小麦 30 克，青陈皮各 5 克，金铃子 10 克，生甘草 3 克。

〔功效〕疏肝理气，缓急开郁。

〔适应证〕更年期综合征，或经前乳房作胀或胀痛，或乳头触痛，或烦躁欠安，易怒易郁，有时乳胀结块，经来即胀痛渐消，结块变软。苔薄，质边红，脉弦。

〔使用方法〕水煎服。

〔按语〕本方由逍遥散与甘麦大枣汤化裁而成。方中当归养血调经；白术健脾以抑肝；茯苓和中，补脾宁心；柴胡平肝解郁，佐白芍以柔肝敛阴；广郁金利气解郁；金铃子疏肝理气止痛胀；陈皮、青皮疏肝止痛，破气散结，消乳肿；陈皮理气治痰；淮小麦补心、除热、止烦，配生甘草以甘能缓急，并和缓泻火。

加减运用：如兼头痛或胀者加生石决明、白蒺藜；有低热者加黑山栀、丹皮；乳房胀痛结块明显者加蒲公英、夏枯草、山甲片，橘叶、橘核选用；大便秘结者加全瓜蒌、元明粉；兼痰滞者加制胆星、白芥子、海藻、枳壳等。

〔整理人〕黄素英。

滋润镇泄方

〔方剂来源〕上海蔡氏妇科蔡小荪经验方。

〔药物组成〕生地12克，女贞子9克，滁菊花6克，怀牛膝9克，煅龙骨15克，炙龟板9克，炒丹皮6克，天冬9克，麦冬9克，羚羊粉0.3克（吞服）或山羊角12克代用，

〔功效〕滋阴潜阳，平肝泄火。

〔适应证〕适用于更年期经事紊乱，头痛眩晕，心烦失寐，潮热汗出，口干溲赤。脉弦数，舌边尖红。

〔使用方法〕水煎服。

〔按语〕《内经》云："年四十而阴气自半也。"又云："阴精所奉其人寿。"可知，更年期阴易亏而阳易强。徐灵胎谓："能长年者必有独盛之处，阳独盛常顾阴，阴独盛常扶阳，然阴盛者十之一二，阳盛者十之八九。阳太盛者，非独补阴，并当清火以保阴。世为老人立方，总以补阳为事，热甚者必生风，是召疾也。"又告诫曰："断勿以辛热助亢阳，竭阴气。"方以大补阴丸加减，生地甘寒，禀天一之真阴，为和血之上品，能滋水济火，"损其肾者，益其精"；龟板得阴气最强，味厚滋补，以壮肾精；黄柏苦以坚肾，能制龙雷相火，知母清以凉肺，能滋金水以降火，两药相须，以制阳光；滋水贵在保金，以金能生水，天冬、麦冬滋补金水，生津固阴以培肾元；女贞子色黑甘平，隆冬不凋，能入肾经血分，最能益阴养血以生精，以"精血同源"也；牛膝补肾活血，并柔润而下行，以善达木火于金水中；滁菊花、羚羊粉平肝息风，清热降火；龙骨、牡蛎补水涩精，镇摄相火；丹皮凉血化瘀，清泄肝火，使血气流通。全方壮水降火，镇逆泄浊，清上滋下，通瘀涩精，为治疗肾虚肝旺型更年期综合征的有效方。

加减运用：经行量多，去牛膝，加旱莲草15克、阿胶珠9克、三七末3克（吞服）。头痛肢麻，加全蝎3克、蔓荆子9克、钩藤9克（后下）。夜不安寐，加合欢皮9克、夜交藤9克、酸枣仁9克。心悸怔忡，加茯神9克、柏子仁9克、朱远志4.5克。烘热汗出，加地骨皮9克、浮小麦15克、坎炁2条。

〔整理人〕蔡庄。

欢乐宁糖浆

〔方剂来源〕杭州何氏妇科何子淮经验方。

〔药物组成〕合欢皮 9 克，枸杞子 9 克，红枣 12 枚，党参 12 克，远志 5 克，首乌 10 克，焦白术 6 克，生地 12 克。

〔功效〕养血安神，宁心定志。

〔适应证〕更年期综合征，神经官能症及衰退性疾病。

〔使用方法〕上药 3 剂，煎汁浓缩至 400 毫升，加糖浆 100 毫升，共 500 毫升，每日服 2 次，每次服 40 毫升。

〔整理人〕何子淮。

阴虚肝旺经验方

〔方剂来源〕杭州何氏妇科何子淮经验方。

〔药物组成〕枸杞子、炙甘草、生白芍、酸枣仁、生地，首乌、百合、麦冬、当归、白蒺藜、淮小麦、红枣。

〔功效〕养阴潜阳。

〔适应证〕适用于阴虚肝旺引起的病证，如头昏目眩、心悸怔忡、失眠烦躁等症，或经前头痛、脏躁、子烦及更年期综合征等。

〔使用方法〕水煎服。

〔按语〕何氏认为本证是肝体不足的临床表现。妇人有素体肝肾亏虚者，或经行、孕期，营血下脱，或下注胞官，聚养胎元，或更年期水乏血枯，水不涵木，致肝体失养、肝阳亢奋，而见头昏目眩、心悸怔忡、失眠烦躁等症，或见经前头痛、脏躁、子烦及更年期综合征等。何氏主张治宜养阴潜阳，育阴与清肝并进，乃宗《内经》“肝苦急，急食甘以缓之”之意。

〔整理人〕陈少喜。

养血清肝方

〔方剂来源〕杭州何氏妇科经验方。

〔药物组成〕石决明 18 克，杭白芍 10 克，归身 10 克，辰茯苓 10 克，青龙齿 15 克，绿萼梅 5 克，炒枣仁 10 克，木蝴蝶 5 克，砂仁 3 克，合欢花5克，甘菊5克，桑叶10克。

〔功效〕养血清肝，宁心安神。

〔适应证〕更年期综合征，心烦不寐。

〔使用方法〕辰茯苓后下。水煎内服，每日1剂。

〔注意事项〕忌酸辣刺激食物。

〔整理人〕何少山。

滋肾清心汤

〔方剂来源〕孟河妇科流派夏桂成经验方。

〔药物组成〕钩藤（后下）15克，干地黄、山药、山萸肉、牡丹皮、紫贝齿（先煎）、合欢皮、茯神、浮小麦各10克，莲子心5克。

〔功效〕滋阴降火，宁心安神。

〔适应证〕适用于围绝经期妇女，月经紊乱，烘热汗出，头昏腰酸，烦躁不安，心情抑郁，失眠心悸，神疲乏力，浮肿便溏，舌质红，苔白，脉细数等。

〔使用方法〕水煎服。

〔按语〕本方以干地黄、山萸肉滋养肾阴为君药。钩藤、牡丹皮、紫贝齿配合主药滋阴降火，茯神、莲子心清泻心火，共为臣药。佐以合欢皮养心安神；浮小麦养阴清热，定惊除烦，固表止汗。山药健脾养阴血，为使药。诸药合用，共奏滋阴降火、宁心安神之功。

加减运用：心火旺者，症见口舌糜烂，小便黄赤，加黄连清心降火；肝火旺者，症见烦躁易怒，胁痛不适，加栀子、苦丁茶清泻肝火；脾胃不和者，嗳气纳呆，大便烂，加服香砂六君子丸以行气健胃；脾肾阳虚，浮肿便溏者，加入淫羊藿、黄芪、防己等温补脾肾；兼血瘀者，症见月经色黯，夹血块，加用血府逐瘀汤以活血化瘀；兼痰浊者，见咳嗽痰多，体倦纳呆，合半夏白术天麻汤以化痰燥湿。

〔整理人〕汤月萍。

蒺藜钩藤汤

〔方剂来源〕上海中医药大学庞泮池教授经验方。

〔药物组成〕白蒺藜、珍珠母、生熟地、山萸肉、首乌、菟丝子、女贞子、旱莲草、丹皮、茯苓、钩藤。

〔功效〕平肝补肾。

〔适应证〕适用于更年期综合征，见月经失调、烘热自汗、头晕心悸、夜寐不安、烦躁易怒、咽燥口干、腰酸神疲，或血压高，或情绪波动、悲不自胜，或多疑善感、无端猜忌，或喉头痰凝、吐之不出等症状。

〔使用方法〕水煎服。

〔按语〕妇女在绝经前后一段时间，一般称为更年期。由于肾气渐衰，冲任亏损，精血不足，亦即阴阳失调，脏腑之间失去平衡，因而出现一系列更年期综合征，如月经失调、烘热自汗、头晕心悸、夜寐不安、烦躁易怒、咽燥口干、腰酸神疲，或血压高，或情绪波动、悲不自胜，或多疑善感、无端猜忌，或喉头痰凝、吐之不出等症状。

庞泮池认为，本病病根在肾，重点为肾阴肾阳失调，脏腑之间失去平衡。故本病治疗当以调理阴阳，平衡脏腑。肾阴不足，常由阴血亏损，水不涵木，出现肝阳上亢；阴虚生内热，热迫冲任，故患者易见头晕头痛，血压偏高，经事提前，色鲜量多，或淋沥不净，脉象细数，苔少质红。庞氏认为此型病人治疗当滋养肾阴、清热平肝，并常用知柏地黄汤加入平肝清心药，如白蒺藜、珍珠母、白芍、莲子心等。如肝火太旺，头痛眼痛，脉弦数者，可加龙胆草、炒山栀、生地等。待病情稳定后，用蒺藜钩藤汤平肝补肾，以善其后。

〔整理人〕庞泮池。

百合甘麦大枣汤

〔方剂来源〕安徽中医学院徐志华教授经验方。

〔药物组成〕百合12克，炙甘草、麦冬、合欢皮、炒枣仁、茯神各10克，生地、生龙齿、生牡蛎、珍珠母各15克，五味子5克，大枣5枚。

〔功效〕养心安神，平肝潜阳。

〔适应证〕适用于脏躁、更年期综合征。

〔使用方法〕水煎服。

〔临床验案〕朱某，46岁，干部。1975年4月30日初诊。头晕目眩、耳鸣心悸、失眠健忘、面部烘热已1年余，近来加剧，彻夜不眠，喜悲无常。舌尖红，脉弦细而数。证属肝肾阴虚，肝阳上亢。治用百合甘麦大枣汤，服30剂，症状基本消失，并已恢复工作。

〔整理人〕徐志华。

清心平肝汤

〔方剂来源〕上海中医药大学龙华医院王大增教授经验方。

〔药物组成〕黄连3克，麦冬9克，白芍9克，白薇9克，丹参9克，龙骨15克，枣仁9克。

〔功效〕清心平肝。

〔适应证〕适用于更年期综合征，辨证属心肝火旺者。

〔使用方法〕水煎服。

〔临床验案〕张某，57岁，专卡号261，绝经9年，病起8年。每日烘热汗出10余次，以上半身为主，伴有心烦易怒、急躁、口苦、口干、心悸，舌淡脉弦。曾在外院服中药两月无效，于1987年9月来我院专科门诊。治以清心平肝。处方：黄连3克，麦冬9克，白芍9克，白薇9克，丹皮9克，山栀9克，生甘草9克。服药7剂，心烦好转，烘热汗出由每日10余次减少到每日5次。原方续进14剂，烘热汗出白天已除夜里尚有3～4次。再以原方更进7剂，烘热汗出偶见于晨间，余症悉除。

〔按语〕更年期综合征属心身医学范畴，其发病不但有生理因素，而且与精神心理因素密切相关。临床许多病人常常在情绪激动或紧张时，症状就会频繁发作，而且一部分病人在其开始发病时常有家庭、生活或工作等因素引起情志不快或紧张等诱因。中医学认为，心主神明，肝主情志，心肝两脏在调节精神情志中起着主要作用。心属火，肝属木，火木之性皆易升发，汗为心液，心火内灼，迫液外泄，肝火上炎，故烘热汗出，且以上半身为主。心悸心慌、心烦易怒、失眠均为心肝火旺，扰乱神明所致。因此，导致烘热汗出、心烦易怒、心悸心慌、失眠的病因病理是心肝火旺。针对这一病机，根据中医辨证，从心肝论治，以清心平肝为法，临床取得了显著疗效。

从更年期综合征的发病年龄看，处于肾气虚衰的阶段，故其发病与肾虚有关。且心肝肾三脏互相关联，关系密切。心肾水火既济，肝肾乙癸同源。因此心肝火旺与肾虚有关系，不治肾而从心肝论治，并非舍本逐末。因为肾虚虽是本，但这是生理现象，自然规律不可逆转，只能推迟；心肝火旺虽为标，但为病理现象。因此，病本虽在肾虚，但治疗并不一定在肾，而应重在心肝。调整机体阴阳，使其在新的基础上达到平衡。清心平肝法之意亦在此。

〔整理人〕王大增。

二齿安神汤

〔方剂来源〕浙江省中医院裘笑梅主任医师经验方。

〔药物组成〕紫贝齿、青龙齿各 15 克，灵磁石 30 克，辰砂、琥珀末各 1.2 克，紫丹参 15 克，九节菖蒲 2.4 克，半夏 6 克。

〔功效〕镇惊安神，涤痰开窍。

〔适应证〕适用于更年期综合征。

〔使用方法〕水煎服。

〔临床验案〕甄某，50 岁，干部。主诉：每经前 7～10 天即感头痛，眩晕，心烦急躁，寐少惊悸，面时烘热，伴有自汗，晨起痰多，经期正常，量少色黯，病已延二年余。近月来头痛剧增，心慌，病势趋向加重，测血压 150/85 毫米汞柱，脉弦滑，舌红绛。西医诊断为“更年期综合征”，中医辨证为“阴虚火旺”。方用二齿安神汤合甘麦大枣汤加首乌、生牡蛎，服药 7 剂。本次月经色量正常，头痛显减，烦躁亦痊，夜寐安然，病渐趋安，前方得法，再守原意，续服 10 剂，以资巩固。

按：揆诸病证，成因于阴损肝旺，阴阳平衡失调，夹痰浊蒙蔽心窍所致，故治疗以平肝安神、潜阳滋阴、涤痰开窍之法，方用二齿安神汤为主，合甘麦大枣汤，旨在养心神，开心窍，除痰浊，镇惊而守其神，合首乌、生牡蛎，滋阴平肝，标本兼顾，组方立法合拍。

黄某，44 岁，工人。1952 年 12 月因子宫肌瘤行切除术。术后半年，月经逾期，性欲减退，头痛眩晕，耳如蝉鸣，烘热烦躁，心悸气短，夜寐易惊，腰酸肢软。某医院诊断为“绝经期综合征”，曾给予激素、镇静剂等药物治疗近二月，诸症未减。诊脉弦细数，舌质淡红，苔薄白。处方二齿安神汤去半夏，加生熟地各 15 克，枸杞子 12 克，仙茅、淫羊藿各 9 克，5 剂。二诊：药后寐梦减，略安睡，余症减轻，病有转机，宗前方加入太子参 12 克，红枣 5 枚，7 剂。三诊：患者夜寐已安，诸症皆除，脉细缓，舌润苔薄，原方和归脾丸交替服用月余，以图调摄收功。患者期届更年，肾气已衰，精血已亏，又复手术，致伤冲任，导致阴阳俱损。故用二齿安神汤去半夏镇惊安神以治其标，复加补肾益精之品以图其本，标本兼顾，症状迅速缓解而收功。终以归脾丸补养心脾以善其后。

〔按语〕本方紫贝齿、青龙齿入心肝二经，镇惊安神；灵磁石咸能润下，重可镇怯，性禀冲和，且无猛悍之嫌，更能补肾益精，潜阳纳气；合琥珀、辰砂镇惊安神；菖蒲开心窍，舒心气；半夏降痰浊。全方合用，共奏镇惊安神、涤痰开窍之功。

中医学认为，更年期综合征是由于妇女到了绝经期，冲任虚，精血亏，肾气衰，阴阳平衡失调，脏腑功能衰退所致。其主要的临床表现，在月经方面为周期紊乱，色量改变；在精神神志方面情绪多易波动，失眠，烦躁等；在心血管方面多出现心悸，胸闷，眩晕，面部阵发性烘热，血压短暂性升高等。现代研究发现，二齿安神汤中，紫贝齿、青龙齿的主要成分是钙质，钙离子可抑制神经的应激性；灵磁石铁的含量为72.4%，具有补血和镇静安神的作用；朱砂主要含硫化汞，具有镇静作用，能降低大脑中枢神经的兴奋性；丹参含丹参醇Ⅰ、丹参醇Ⅱ，能扩张血管，降低心肌的兴奋性，动物试验发现，丹参亦能降低血压。组合应用，此方显然有调节植物神经功能和改善心血管系统功能的作用，用于临床，故取得了满意的疗效。

〔整理人〕施大军。

乐 更 年

〔方剂来源〕天津中医药大学王敏之教授经验方。

〔药物组成〕夜交藤60克，小草20克，菖蒲12克，炒枣仁30克，茯神30克，合欢皮20克，龙齿30克，紫贝齿20克，柴胡18克，橘皮络各20克，当归20克，炒白芍24克，浮小麦60克，甘草20克，百合30克，明玳瑁15克，磁石20克，谷稻芽各30克。

〔功效〕疏肝解郁，交通心肾。

〔适应证〕更年期综合征。

〔使用方法〕共为细末，炼蜜为丸，每丸9克重，琥珀粉15克，朱砂10克为衣，早晚各服1丸。

〔注意事项〕忌生冷。

〔整理人〕王敏之。

更年期除躁汤

〔方剂来源〕河南中医学院第一附属医院胡玉荃经验方。

〔药物组成〕当归 15 克，白蒺藜 18 克，炒栀子 12 克，生龙牡各 15 克，珍珠母 30 克，青葙子 15 克，香附 10 克。

〔功效〕疏肝清热，宁心安神，止汗除烦。

〔适应证〕更年期脏躁。对心烦、躁扰不宁或哭笑无常，失眠，头晕，耳鸣，时时面红身热汗出者效果较好。

〔使用方法〕水煎服。

〔注意事项〕忌情志刺激，忌食辛辣食物。

〔整理人〕胡玉荃。

益肾菟地汤

〔方剂来源〕江苏南通市中医院姚寓晨经验方。

〔药物组成〕菟丝子 12 克，生熟地各 12 克，淫羊藿 12 克，炒白芍 12 克，炒知柏各 12 克，巴戟天 12 克，紫丹参 12 克。

〔功效〕培益肾气，燮理阴阳。

〔适应证〕适用于更年期综合征，证属冲任虚衰者。

〔使用方法〕水煎服。

〔按语〕姚氏认为，更年期综合征的治疗，总以调养冲任为主，因冲任虚衰可以导致肾经虚亏（包括阴虚、阳虚、阴阳两虚），并可波及它脏，时见肝肾不足、脾肾亏虚等证型。方中菟丝子、淫羊藿、巴戟天温补肾阳；生熟地、肥知母、川黄柏滋肾益阴；白芍敛肝和营，紫丹参活血养心。共奏阴阳双补，和营养心之功。若肝肾阴虚偏于肝旺阳亢者，去淫羊藿、巴戟天，加女贞子 12 克，旱莲草 15 克，生牡蛎 30 克，甘杞菊各 12 克，嫩钩藤 15 克（后下），紫草 30 克，能滋阴潜阳，镇肝息风。如脾肾阳虚偏于气不行水者，去知母、黄柏，加黄芪 20 克，党参 15 克，白术 12 克，茯苓 12 克，肉桂 6 克，泽泻 12 克，益气运脾，温阳行水；如心阳偏盛，心阴日耗，心肾失交，出现精神失常，悲伤欲哭不能自主者，去淫羊藿、巴戟天，加炙甘草 10 克，淮小麦 30 克，大枣 10 克，熟枣仁 12 克，麦冬 12 克，龙齿 15 克，菖蒲 6 克，紫草 30 克，能养心滋肾，镇惊润脏。总之，本方系培益肾气燮理阴阳的方剂，临床上可灵活掌握，加减应用。

〔出处〕《近现代25位中医名家妇科经验》。

痰瘀雪消饮

〔方剂来源〕江苏南通市中医院姚寓晨经验方。

〔药物组成〕生黄芪、莪术片、大川芎、炮山甲、全瓜蒌、淡海藻、生山楂、云茯苓、福泽泻。

〔功效〕化痰瘀，行气血。

〔适应证〕适用于更年期综合征属虚实夹杂，症见烘热自汗，头痛目眩，心悸失眠，胸闷肢麻，情绪不安等症状者。

〔使用方法〕水煎服。

〔按语〕更年期综合征属虚实夹杂的病例，多因肾气虚亏，痰瘀互结所引起。其治法，当以化痰瘀、行气血为主，其中以疏通气血尤为重要，选方用药必须注意痰瘀同治，兼调气血。临床应用时，在本方的基础上，可酌予加减：苔黄腻而舌质紫时加姜半夏、竹茄、赤芍、丹皮；苔白腻而舌质紫时，加川朴、半夏、陈皮、丹参。姚氏曾治疗1例以顽固性失眠，头痛，甚至出现阵发性啼哭为主要症状的更年期综合征，察其苔脉尚属正常，先投益肾菟地汤加减，效不显，后按痰瘀互结论治，即在益肾菟地汤的原方中加用莪术、菖蒲、海藻、山楂等味，竟收奇效。

姚寓晨指出，临证治疗本病，既要看到疾病中机体肾虚之“常”，又要看到痰瘀继发致病之“变”，抓住主要矛盾，大多可迎刃而解。为了巩固疗效，还需注意扶正，双补脾肾，以善其后，这对其病愈不再复发，实为不可缺少的重要环节。

〔出处〕《近现代25位中医名家妇科经验》。

更年燮理汤

〔方剂来源〕连云港名老中医周子芳经验方。

〔药物组成〕附子10克，桂枝10克，黄柏10克，知母10克，生龙骨、牡蛎各20克，黄芪15克，当归10克，巴戟天10克，山萸肉10克，白薇10克，白芍15克。

〔功效〕补益肾气，坚阴潜阳。

〔适应证〕更年期综合征。

〔使用方法〕水煎服。

〔临床验案〕王某，51 岁。近来头晕，心悸，面肢轻微浮肿，倦怠乏力，心烦多虑，易怒，时而面烘身热，蒸蒸汗出，继而汗后畏寒，一日数度发作，苦不堪言，五心烦热，腰膝酸软，脉细少苔。血压 130/90 毫米汞柱，西医诊断为更年期综合征。综辨脉证，当属肾气不足，冲任脉衰，阴阳两亏，虚阳浮越，拟以更年期燮理汤加减，药用：生黄芪 20 克，当归 10 克，附片 10 克，知母 10 克，黄柏 10 克，白芍 15 克，生龙骨、牡蛎各 20 克，白薇 10 克，山萸肉 10 克，五味子 6 克，怀牛膝 15 克，甘松 10 克。5 剂之后，诸症悉平，继服全鹿丸合知柏地黄丸以资巩固，追询未见反复。

妇女届经断之年，肾气渐虚，冲任脉衰，精血不足，阴阳乖违，濡润温煦失司，脏腑功能紊乱，更年期综合征之临床表现，均以此为病理基础。拟方遣药，以补益肾气、坚阴潜阳立法，意在阳得阴助，阴得阳升，而使生化无穷，泉源不竭，从而达到阴平阳秘，气血调和，体质增强，治愈疾病之目的。

〔按语〕附子辛热，配巴戟天、山萸肉，补火以温暖肾中之阳；黄柏、知母苦寒，配龙骨、牡蛎敛阴以潜摄浮越之阳；黄芪益气；当归养血；白薇清热；黄芪得附子以固表阳；桂枝得芍药以和营卫。共奏温暖肾阳，调理冲任，敛阴益气之功。全方配合，寒热并用，气血双补，阴阳兼治，使温阳而不伤阴助火，降火而不损阳耗气，有补偏救弊、燮理阴阳之效。

心烦寐差加枣仁、朱茯神；易怒多虑加甘松、合欢皮；胸脘闷满加陈皮、清半夏或枳壳、青皮。

〔出处〕《中国名医名方》。

1.19 经断复来

加味清经散

〔方剂来源〕湖南著名中医妇科专家李新华经验方。

〔药物组成〕熟地 30 克，山药 30 克，续断 15 克，党参 15～30 克，茯苓 15 克，白芍 15 克，牡丹皮、地骨皮、黄柏、青蒿各 10 克。

〔功效〕滋阴补血止血。

〔适应证〕肾阴亏虚，水不制火，水亏火旺之崩漏、月经不调、更年期经来量多、老年人经断复行等病证。

〔使用方法〕水煎服。

〔临床验案〕李某，54岁。绝经已4年，近4个月来阴道下血4次，流血量递增。就诊时，正值病发，血色鲜红，量少，伴腰痛、头晕、失眠，大便干结，舌质红，苔薄黄，脉沉细数。以加味清经散加滋阴补血止血之阿胶予以治疗。共服药12剂，血渐止，余症亦减轻。继服健脾益气、滋肾宁心之药10剂，病获痊愈。

体会：女子七七，冲任虚衰，天癸已绝，按理本该经绝。然本案肾之阴精亏虚，阴虚则火旺，火旺则动血，故见经断复来；肾阴亏虚，精气衰少，心神失养，故见头晕失眠。火旺则舌红苔黄，脉数，正合肾水亏虚、肾火偏旺之病机。以加味清经散滋肾水，清虚火，并补益脾胃，以后天充实先天，水火互调，阴阳平衡，故而效捷。

〔按语〕本方系《傅青主女科》清经散加味。肾阴亏虚，水不制火，水亏火旺，邪热伏于冲任，迫血妄行，血不归经，故导致崩漏，经来量多，或经断复行诸病证。本方以熟地为君，滋补肝肾，养血填精，所谓"壮水之主，以制阳光"；牡丹皮、黄柏清血热以直折火势；党参、茯苓、山药以扶脾；白芍养血敛阴。全方滋水息火，先天后天双补，以达不止血而血自止之效。因血虚而导致血流不止者，加阿胶；因血瘀而夹血块者，加茜草、乌贼骨等。

〔整理人〕黄芝蓉。

1.20 经间期腹痛

经间克痛汤

〔方剂来源〕天津中医药大学第一附属医院金季玲经验方。

〔药物组成〕当归10克，赤芍10克，柴胡10克，川楝子10克，川芎10克，桃仁10克，乌药10克，元胡10克，丹参15克，香附10克，荔枝核10克。

〔功效〕行气活血，化瘀止痛。

〔适应证〕经间期（即排卵期）腹痛。

〔使用方法〕水煎服，于月经周期第8天开始服药，日1剂，共7剂。

〔按语〕经间期腹痛多因情怀不舒，肝郁气滞，或经期感寒，外受湿热等，导致气血运行受阻，冲任二脉气血不通，排卵不畅而引起。本方是由膈下逐瘀汤化裁而来，全方有行气活血、化瘀止痛之效。冲任气血流通，血脉疏达，排卵通畅则经间期腹痛便无由作。

〔整理人〕金季玲。

1.21 经行眩晕

桂枝茯苓丸加味

〔方剂来源〕齐鲁郑氏妇科郑惠芳经验方。

〔药物组成〕桂枝9克，桃仁9克，丹皮9克，茯苓12克，白芍10克，代赭石12克，橘皮15克，半夏9克。

〔功效〕温经活血，下气降逆止晕。

〔适应证〕经期眩晕，呕吐，目不敢睁者。

〔使用方法〕水煎服。连服3～4剂。忌食生冷及辛辣之物。

〔按语〕桂枝茯苓丸系仲景方。郑氏用此方加味治疗经期眩晕，是取桂枝温中下气，桃仁、丹皮、芍药活血祛瘀，消滞散结，茯苓、半夏、橘皮、赭石利湿和胃降逆止呕。共奏瘀滞去、痰湿消、逆气降、眩晕止之效。

〔整理人〕郑蕙芳。

1.22 经行咽喉肿痛

调经利咽汤

〔方剂来源〕全国名老中医哈孝廉经验方。

〔药物组成〕银花30克，连翘12克，麦冬10克，丹皮10克，生地黄20克，当归10克，杭芍10克，桔梗9克，僵蚕6克，怀牛膝6克，粉甘草10克。

〔功效〕解毒利咽，凉血调经。

〔适应证〕经行咽喉肿痛，或化脓性扁桃体炎，或喉头炎。

〔使用方法〕水煎服。

〔注意事项〕阴血虚忌用。忌食辛辣食物。

〔整理人〕哈孝廉。

1.23 经前皮肤诸疾

经期腿脚痛痒方

〔方剂来源〕京城四大名医萧龙友经验方。

〔药物组成〕沙参12克，忍冬藤12克，杜牛膝12克，桑枝12克，绵茵陈12克，归须12克，砂仁拌地黄12克，六曲9克，赤苓芍各9克，炒谷芽9克，白鲜皮12克，生藕节5枚，甘草9克。

〔功效〕活血通络，祛湿止痒。

〔适应证〕经期腿脚上必生疙瘩，痛痒异常。

〔使用方法〕水煎服。

〔整理人〕肖承悰。

清解汤

〔方剂来源〕天津中医药大学第一附属医院张吉金教授经验方。

〔药物组成〕银花15克，连翘15克，蒲公英15克，丹皮10克，赤芍10克，赤小豆30克，苦参10克，草河车15克。

〔功效〕清热解毒，凉血。

〔适应证〕经前疖肿（痤疮）。

〔使用方法〕水煎服。

〔整理人〕张吉金。

治经期荨麻疹腹泻方

〔方剂来源〕河南中医学院第一附属医院胡玉荃经验方。

〔药物组成〕丹皮10克，赤芍12克，马齿苋30克，鳖甲12克，地肤子10克，白茅根30克，生甘草10克。

〔功效〕清热凉血，祛瘀消肿散结，除风利湿止痒。

〔适应证〕经期荨麻疹，痒不可忍，腹泻，食欲减退及平素血热型各种荨麻疹。

〔使用方法〕水煎服。

〔注意事项〕忌食辛辣刺激之食品。

〔整理人〕胡玉荃。

1.24 经行遗尿

固脬汤

〔方剂来源〕全国名老中医哈荔田经验方。

〔药物组成〕补骨脂9克，益智仁9克，桑螵蛸9克，乌药6克，甘草头6克，当归9克，白芍9克，熟地12克。

〔功效〕补肾养血固脬。

〔适应证〕经行遗尿，伴有腹痛者。

〔使用方法〕水煎服。每于经前3～4天开始服，连服5～10剂。

〔按语〕经行遗尿盖在肾气不固，膀胱失约，自当温肾缩泉，以其病发于经期，故又加养血之品。乌药行气宽胀，顺逆止痛，腹痛甚者，量可酌加。

〔整理人〕哈荔田。

2. 带下病

清肝利湿汤

〔方剂来源〕燕京中医妇科名家刘奉五经验方。

〔药物组成〕瞿麦12克，萹蓄12克，木通3克，车前子9克，黄芩9克，牛膝9克，丹皮9克，川楝子9克，柴胡4.5克，荆芥穗4.5克。

〔功效〕清肝利湿，升阳除湿，活血止带。

〔适应证〕肝经湿热，热入血分所引起的赤白带下，月经中期出血，以及由盆腔炎所引起的子宫出血或月经淋沥不止。

〔使用方法〕水煎服。

〔按语〕对于赤白带下、月经中期出血，以及盆腔炎所引起的子宫出血的治疗，一般习用完带汤或清肝止淋汤。而完带汤主治阴寒夹湿的白带，对于赤带则难以奏效；清肝止淋汤中利湿药的量较轻，疗效缓慢。刘老医生在临床实践中体会到，此类病证均与肝经湿热伤于血分密切相关。因为肝经绕阴器、抵少腹，而此类病证的部位均在阴器与少腹范围，发病的主要原因不外乎下焦寒湿日久化热，或下焦湿热，热伤血分所致。主要表现为：①赤带，系因热伤血分，而致阴道流出血性分泌物，或白带中夹有血丝，谓赤白带下。②月经中期出血，两次月经中期阴道流血，量少，持续3～5天，偶有少腹疼痛，可能是由于卵巢有慢性炎症所引起的排卵期出血，属于中医所说湿热伤及血络所致。③盆腔炎所引起的子宫出血，是由于湿热蓄积下焦，热邪入于血分，伤及血络所致。其特点是血量少而不畅，或淋沥不止，伴有少腹痛、腰痛等症。

本方功能清肝利湿，升阳除湿，活血通经。其中黄芩苦寒入血分，凉血清肝；瞿麦、萹蓄、木通、车前子苦寒清热利湿；柴胡、荆芥穗、川楝子既能和肝升阳除湿，又能疏解血中之热；丹皮、牛膝活血通经，通因通用以清血中之伏热，导血分之湿热外出。清热利湿而不伤正，升阳散湿而不助热，是本方的特点。在清肝药中刘老医生不用龙胆草而以黄芩为主，虑其苦寒太过易于伤正，而黄芩苦寒入血分，凉血清肝热而不伤正。

〔出处〕《刘奉五妇科经验》。

健脾化湿方

〔方剂来源〕上海蔡氏妇科蔡小荪经验方。

〔药物组成〕云茯苓12克，炒白术10克，怀山药10克，生薏苡仁12克，海螵蛸10克，杭白芍10克，香白芷3克。

〔功效〕健脾扶土，化湿止带。

〔适应证〕带下色白，无秽臭，或略带有腥气，绵绵不绝；或偏多，甚或劳累即下，久则伴有头晕、疲惫少力，或伴有腰酸。如月经中期，带下略多无秽气者为生理性，当属例外。苔薄白，脉濡或缓。

〔使用方法〕水煎服。

〔按语〕本方以健脾化湿为主。白术健脾和中，燥湿利水，兼有益气之功；云茯苓兼补脾胃，和中益气，利水渗湿；怀山药益肾气健脾胃，治带下，助白术、茯苓更增益气补中之力；生薏苡仁健脾益胃，清热渗湿；海螵蛸入肝肾，具止血及止赤白带下之功；白芍入肝脾，养血敛阴，止崩带；香白芷祛风胜湿，辛温略燥，治赤白带下，主要治脾虚有湿之白带。

加减运用：如兼气虚疲惫者加党参、黄芪；有腰酸者可加杜仲、川断，狗脊择用；兼头晕者加枸杞子；有溲频遗尿者加覆盆子、金樱子；兼大便不实者加菟丝子、陈芡实；伴溲热不畅、白带微黄者加黑山栀、车前子；带黄而气秽者加椿根白皮、鸡冠花、黄柏。

〔整理人〕黄素英。

肝郁挟湿经验方

〔方剂来源〕杭州何氏妇科何子淮经验方。

〔药物组成〕香附、大腹皮、枳壳、砂仁、苍白术、生山楂、赤小豆、茯苓皮、生姜皮、姜半夏、扁豆花、泽泻、石菖蒲、郁金。

〔功效〕宣郁行滞，健脾化湿。

〔适应证〕适用于肝郁挟湿引起的病证，如带下绵绵、经来量少、经闭、不孕、子肿子满等。

〔使用方法〕水煎服。

〔按语〕肝气郁结，疏泄功能障碍，首当其冲受其影响的是脾胃之气不运，脾受克乘，中州失运，除营养物质的消化吸收发生异常外，水湿代谢也失其常态。由于湿浊中阻或痰脂下注，表现在妇科病中，常见带下绵绵、经来量少、经闭、不孕、子肿子满等。何氏还指出，此等病证，所见之症状多以湿滞痰阻为主，不仅以健脾化湿为治，还应加入2～3味理气行滞之品，其疗效更为显著。

〔整理人〕陈少喜。

鼓脾摄带经验方

〔方剂来源〕杭州何氏妇科何子淮经验方。

〔药物组成〕苍白术、鸡内金、炒扁豆花、苡米仁、茯苓、芡实、莲须、缩砂仁、太子参、车前子、甘草。

〔功效〕鼓脾摄带。

〔适应证〕适用于面色萎黄，纳谷不香，大便溏烂，带下色黄、黏稠。舌淡质胖，苔薄腻，脉沉滑。

〔使用方法〕水煎服。

〔整理人〕陈少喜。

固肾束带经验方

〔方剂来源〕杭州何氏妇科何子淮经验方。

〔药物组成〕鹿角片、紫河车、熟地、黄芪、菟丝子、金樱子、覆盆子、杜仲、川断、山萸肉、海螵蛸。

〔功效〕固肾束带。

〔适应证〕适用于素体羸弱，面晄不华，腰酸如折，带下量多，清稀如水，小便清长，夜尿频数。舌淡苔薄，脉沉迟无力。

〔使用方法〕水煎服。

〔整理人〕陈少喜。

清渗止带经验方

〔方剂来源〕杭州何氏妇科何子淮经验方。

〔药物组成〕土茯苓、川柏、忍冬藤、白槿花、鸡冠花、臭椿皮、米仁、车前子、黑山栀、石斛、芦根、六一散。

〔功效〕清渗止带。

〔适应证〕热病愈后，带下质稠如淋膏，或有泡沫状，腥臭灼热。尿解量少，或有涩痛，下阴潮湿伴有瘙痒。舌边尖红，苔黄腻而燥，脉来弦滑而数。

〔使用方法〕水煎服。

〔按语〕平时酒腻辣味皆应禁忌。若有阴部瘙痒，外用高锰酸钾溶液冲洗，或用洗方（蛇床子、地肤子、鹤虱、苦参、苦楝根皮、明矾）煎汤外洗或坐浴，以助汤药之效。何氏告诫医人，治带之剂，除固肾法外，其余诸法用药切忌过早采用固涩，以免闭门留寇，火上添油，必待水源清，秽浊净后，方可酌情使用，否则遗留后患。

〔整理人〕陈少喜。

荡涤祛带经验方

〔方剂来源〕杭州何氏妇科何子淮经验方。

〔药物组成〕制军、川连、川柏、龙胆草、臭椿皮、丹皮、墓头回、白槿花、七叶一枝花、红藤、紫花地丁、黄花地丁、黄芩、白英、甘草。

〔功效〕荡涤祛带。

〔适应证〕带浊浓稠，灼热臭秽为甚，下腹胀痛，时有带中夹红或为咖啡色，行时出现低热，口苦咽干。舌红苔黄，脉数。

〔使用方法〕水煎服。

〔整理人〕陈少喜。

养阴凉血止带汤

〔方剂来源〕黑龙江韩氏妇科韩百灵经验方。

〔药物组成〕生地、牛膝、椿根白皮、牡丹皮、白芍、炒地榆、阿胶、麦冬、栀子、黄柏。

〔功效〕滋阴补肾，清热凉血，利湿止带。

〔适应证〕阴虚内热，湿热下注所引起的带下红津如水，尿道热痛，腰痛如折，心烦不宁，手足心热，潮热盗汗，面红颧赤等，舌干红无苔，口干不欲饮，脉弦细数。

〔使用方法〕水煎服。

〔按语〕加减运用：肾阴不足，相火偏旺，虚热内扰，复感湿邪，损伤任带而致带下病者，加黄柏、知母、车前子；腰痛者，加杜仲、狗脊；小便不利者，加茯苓、泽泻。

〔整理人〕韩延华。

温肾止带汤

〔方剂来源〕黑龙江韩氏妇科韩百灵经验方。

〔药物组成〕龙骨、牡蛎、山药、白术、茯苓、芡实、薏苡仁、甘草。

〔功效〕健脾益肾，渗湿止带。

〔适应证〕脾肾阳虚所引起的带下绵绵不绝，色白清稀，其气腥臭，大便溏薄，小便不利，面浮肢肿等，舌质淡润，苔白滑，脉虚缓。

〔使用方法〕水煎服。

〔按语〕素体肾阳不足，命火虚衰，脾失温煦，运化失职，水湿不能运化则湿浊内生，损伤带脉而致带下病。

加减运用：偏肾阳虚者，加菟丝子、补骨脂、巴戟天以温肾助阳止带；若精关不固而致精液下滑，带下如崩而为白崩者加菟丝子、潼蒺藜、五味子、巴戟天；脾虚甚者，加人参、陈皮、苍术；腹泻便溏者加扁豆、砂仁、补骨脂。

〔整理人〕韩延华。

温肾除湿汤

〔方剂来源〕黑龙江韩氏妇科韩百灵经验方。

〔药物组成〕续断、桑寄生、怀牛膝、山药、当归、白芍、苍术、茯苓、薏苡仁、甘草。

〔功效〕温补肾阳，健脾除湿。

〔适应证〕脾肾阳虚所引起的腰痛，带下绵绵不绝，色白清稀，其气腥臭，大便溏薄，小便不利或尿频，面浮肢肿等，舌质淡润，苔白滑，脉沉迟或虚缓。

〔使用方法〕水煎服。

〔按语〕加减运用：素体阳虚，命火不足，脾失温煦，运化失职，水湿不能运化则湿浊内生，损伤带脉而致带下病，临证酌加芡实、金樱子；偏肾阳虚者，加菟丝子、补骨脂、巴戟天以温肾助阳止带；偏脾虚甚者，加人参、陈皮；腹泻便溏者，加扁豆、白术、补骨脂；若精关不固而致精液下滑，带下如崩者，加菟丝子、潼蒺藜、山萸肉、巴戟天。脾肾阳虚，水湿运化失常，溢于肌肤而致经行浮肿者，加桂枝；妊娠肿胀者去怀牛膝，加姜皮、桂枝；下肢肿甚者加防己。脾肾阳虚，水湿运化失常，下注大肠而致经行泄泻者，加白术、车前子、补骨脂。

〔整理人〕韩延华。

清热解毒除湿汤

〔方剂来源〕黑龙江韩氏妇科韩百灵经验方。

〔药物组成〕生地、黄芩、黄柏、黄连、茵陈、金银花、连翘、苦参、竹叶、百部、甘草。

〔功效〕清热解毒除湿。

〔适应证〕湿热下注引起的带下量多，色黄，黏稠，臭秽，外阴瘙痒，或阴部生疮，红肿热痛，甚则溃烂流脓，黏稠臭秽，口苦咽干，身热心烦，大便干结，小便短赤等，舌红苔黄，脉滑数。

〔使用方法〕水煎服。

〔按语〕加减运用：湿热内蕴，损伤任带而致带下者，加茯苓、泽泻、萆薢；湿浊偏盛者，加薏苡仁、赤茯苓、泽泻、滑石；肝经热盛者，加柴胡、栀子、龙胆草。外阴瘙痒者可配合应用外阴洗药，进行熏洗坐浴治疗；外阴红肿热痛而无破溃者加当归尾、赤芍、白芷、贝母；已破溃者可配合使用韩老经验方儿茶溃疡散外抹；疮久不愈，正气不足，邪毒内陷者加黄芪、人参。

〔整理人〕韩延华。

解毒止带汤

〔方剂来源〕黑龙江韩氏妇科韩百灵经验方。

〔药物组成〕金银花、连翘、苦参、茵陈、黄柏、黄芩、白芍、椿根白皮、牛膝、生地、贯众、黄连、炒地榆。

〔功效〕清热解毒，化湿止带。

〔适应证〕湿毒内蕴所引起的无色带下，恶臭难闻，阴内灼痛坠胀，心烦不宁，口苦咽干，便秘或溏糜，尿赤，手足心热，舌苔黏腻，脉弦滑而数。

〔使用方法〕水煎服。

〔按语〕加减运用：身体素虚，久积湿热，热毒损伤胞脉而致带下者加茯苓、泽泻、萆薢；湿浊偏盛者加栀子、龙胆草；疮久不愈，正气不足，邪毒内陷者加黄芪、人参；湿热内蕴，下注大肠所引起的泄泻，临证去贯众、炒地榆，酌加车前子、白术；里急后重者加白头翁、秦皮；血痢者加金银花、槐花；心烦口渴者加沙参、麦冬。

〔整理人〕韩延华。

加味补肾固精丸

〔方剂来源〕黑龙江韩氏妇科韩百灵经验方。

〔药物组成〕人参、白术、杜仲、续断、益智仁、阿胶、艾叶、菟丝子、补骨脂、山药、龙骨、赤石脂。

〔功效〕健脾温肾，固冲止带。

〔适应证〕脾肾阳虚引起的带下绵绵不绝，腰膝酸软，四肢不温，面浮肢肿，口淡不渴，大便溏薄，小便清长等，舌质淡润，苔白滑，脉沉细或沉迟。

〔使用方法〕水煎服。

〔按语〕加减运用：①素体肾阳不足，命火虚衰，脾失温煦，运化失职，湿浊内生，损伤带脉而致带下病者，加金樱子、薏苡仁以除湿止带；带下如崩者，加牡蛎、潼蒺藜固涩止带；偏于肾阳虚者，加巴戟天、鹿角胶；偏于气虚者加黄芪。②肾阳不足，命火虚衰，脾失温煦，水湿不运，下注大肠而致经行泄泻，偏于肾阳虚者加肉豆蔻、菟丝子；偏于脾阳虚者加黄芪、扁豆、薏苡仁。

〔整理人〕韩延华。

二妙卷苡白樱汤

〔方剂来源〕新疆医科大学第二附属医院李兴培主任医师经验方。

〔药物组成〕苍术10克，黄柏10克，生卷柏10克，薏苡仁10克，白果10克，金樱子25克。

〔功效〕清热燥湿，收敛止带。

〔适应证〕黄带。

〔使用方法〕水煎服。

〔注意事项〕非黄带者忌用或慎用。

〔按语〕方中二妙散清热燥湿功著，辅卷柏、薏苡仁利湿清热，白果、金樱子固涩收敛。全方通涩兼备，相反相成。

〔整理人〕李兴培。

银翘四妙散

〔方剂来源〕成都中医药大学附属医院杨家林主任医师经验方。

〔药物组成〕银花藤30克，连翘15克，苍术10克，黄柏10克，薏苡仁24克，川牛膝15克，炒贯众30克，土茯苓15克，茵陈15克，车前子10克。

〔功效〕清热解毒，利湿止带。

〔适应证〕湿热带下，亦可用于人流术后阴道淋沥出血，色黯如酱，混杂黏液，苔黄腻。

〔使用方法〕水煎服。每日1剂，连服6～8剂。脾虚致带下者不宜用。

〔整理人〕杨家林。

清 带 汤

〔方剂来源〕天津中医药大学第一附属医院张吉金教授经验方。

〔药物组成〕黄柏10克，樗白皮10克，云茯苓12克，薏苡仁20

克，墓头回 15 克，苦参 10 克。

〔功效〕清热利湿止带。

〔适应证〕湿热带下，症见带下量多，色黄有味。

〔使用方法〕水煎服。

〔注意事项〕脾胃虚寒者慎用，经期停服。

〔按语〕墓头回具泻热止血收涩之功，与清热燥湿、健脾利湿药物为伍，疗湿热带下，其效益彰。

〔整理人〕张吉金。

清带止血方

〔方剂来源〕全国名老中医哈孝廉经验方。

〔药物组成〕龙胆草 9 克，黄柏 9 克，土茯苓 15 克，生川军 6 克，白芷 9 克，地榆炭 12 克，泽泻 10 克，乌药 9 克，生黄芪 20 克，当归 10 克，粉甘草 6 克。

〔功效〕益气养血，解毒利湿，止血止痛。

〔适应证〕宫颈癌烤电后，带下赤白，便血腹痛。

〔使用方法〕水煎服。

〔注意事项〕脾胃虚寒慎用。

〔整理人〕哈孝廉。

苓药芡苡汤

〔方剂来源〕安徽中医学院徐志华教授经验方。

〔药物组成〕土茯苓 15 克，山药 15 克，芡实 15 克，薏苡仁 15 克，莲须 10 克，穞豆衣 10 克，樗白皮 10 克。

〔功效〕健脾化湿，清热止带。

〔适应证〕黄、白带下。

〔使用方法〕水煎服。

〔按语〕带下为病，咎在脾虚湿盛。方中苓、药、芡、苡健脾利湿，为带下病之主药。莲须、穞豆衣、樗白皮固脱止带，且樗白皮味苦涩，性寒燥，功专固下，又燥湿清热，“治痢疗崩愈带浊”，亦为带下常用药。本方补、通、涩三法齐备，为治脾虚湿热带下之常法。

〔整理人〕徐志华。

补肾固带汤

〔方剂来源〕浙江省中医院裘笑梅主任医师经验方。

〔药物组成〕淡附片 3 克，芡实 15 克，桑螵蛸 12 克，党参 15 克，煅牡蛎 30 克，煅龙骨 12 克，赤石脂 12 克，鸡冠花 10 克。

〔功效〕补肾固涩，清热止带。

〔适应证〕肾虚带下证。

〔使用方法〕水煎服。

〔注意事项〕忌生冷刺激之品，暂避房事。

〔按语〕带下失约，源在肾气不固。本方用治带下清稀，量多如崩者，于大量温阳益气、固肾涩精之中，佐鸡冠花以清热止带，盖因湿郁化热之故也。

〔整理人〕裘笑梅。

银 甲 丸

〔方剂来源〕川蜀中医妇科名家王渭川经验方。

〔药物组成〕银花 15 克，连翘 15 克，升麻 15 克，红藤 24 克，蒲公英 24 克，生鳖甲 24 克，紫花地丁 30 克，生蒲黄 12 克，椿根白皮 12 克，大青叶 12 克，西茵陈 12 克，琥珀末 12 克，桔梗 12 克。

〔功效〕清热除湿，解毒祛邪。

〔适应证〕适用于黄白带、赤白带（子宫内膜炎、子宫颈炎及一切下焦炎症），属湿热蕴结下焦者。

〔使用方法〕上药共研细末，炼蜜成丸，此为 1 周量。也可改成煎剂。

〔按语〕本方以金银花、连翘、蒲公英、紫花地丁、红藤、大青叶、升麻等众多清热解毒药为主；茵陈、椿根白皮等清热除湿药为辅；伍鳖甲、蒲黄、琥珀活血化瘀，软坚散结；桔梗清热排秽。上述药物合用，共奏清热除湿，解毒祛邪之效。

〔整理人〕王渭川。

加味四君子合剂

〔方剂来源〕川蜀中医妇科名家王渭川经验方。

〔药物组成〕党参24克，苍术6克，茯苓9克，白果仁9克，椿根白皮9克，桔梗9克，红藤24克，蒲公英24克，藿香6克。

〔功效〕健脾止带。

〔适应证〕适用于虚带，带下色白质薄，无腥臭味，属气虚脾弱。

〔使用方法〕水煎服。

〔整理人〕王渭川。

带下方

〔方剂来源〕安徽中医学院徐志华教授经验方。

〔药物组成〕土茯苓、山药、芡实、薏苡仁各15克，莲须、穞豆衣、樗白皮各10克。

〔功效〕祛湿健脾止带。

〔适应证〕脾虚湿邪下陷之带下证。

〔使用方法〕水煎服。

〔临床验案〕张某，30岁，工人，1976年5月28日就诊。白带量多、色白、质稠已年余。伴头晕浮肿，纳少疲乏。月经量中，色紫红有块，淋沥不绝，10天才净。经期下腹坠痛，腰膝酸楚。脉沉细而濡，舌淡红，苔薄白。证属脾虚湿邪下陷。治用带下方加党参、白术、白鸡冠花、银杏仁、蜀羊泉各10克。共服20剂，月经、带下基本正常。随访年余，未见复发。

〔按语〕加减运用：白带加党参、白术、鸡冠花、银杏各10克，黄带加炒苍术、萆薢各10克，黄柏、木通各6克，浮肿加泽泻10克，腰痛加川牛膝10克。

〔整理人〕徐志华。

苓药芡苡汤

〔方剂来源〕安徽中医学院徐志华教授经验方。

〔药物组成〕土茯苓、怀山药、芡实、薏苡仁、莲须、穞豆衣、樗白皮（剂量可随证酌定）。

〔功效〕补气健脾，渗湿化浊，收涩固脱止带。

〔适应证〕脾虚湿盛带下。

〔使用方法〕水煎服。

〔按语〕带下多与湿有关，且多涉及于脾。故方中用性味甘淡之土茯苓、怀山药、芡实、薏苡仁补气健脾，渗湿化浊，为治带下病之主药；莲须、穞豆衣、樗白皮收涩止带。合而用之，共奏补气健脾，渗湿化浊，收涩固脱止带之功。

白带多因脾气虚弱，不能运化水湿，水湿之气下陷所致，故加党参、白术、鸡冠花、白果以增强补脾益气，收敛化浊之功；黄带多因湿热蕴结下焦，损伤冲任二脉所致，故加苍术、黄柏、木通以清热燥湿，分清去浊利湿；若见带下质稠，气味腥臭，外阴瘙痒者，可外用苦参洗剂（苦参、百部、蛇床子、花椒、紫槿皮、地肤子）煎汤熏洗坐浴，每天1次。

〔整理人〕程爵堂。

止带汤

〔方剂来源〕董建华经验方。

〔药物组成〕黄柏、苍术、樗根皮各10克，茯苓15克，怀山药、泽泻、使君子各12克，乌梅、胡黄连、刺猬皮各6克，川椒9克。

〔功效〕清热、利湿、杀虫。

〔适应证〕带下病。症见白带量多，色白质稀，或黄白相兼，伴阴痒，腰酸楚胀痛，下肢浮肿，神疲乏力，食纳欠佳，或曾吐蛔虫。

〔使用方法〕水煎服。

〔按语〕本方证属湿蕴化热，阻滞气机，湿热下注而致带下。方用苍术、黄柏、茯苓、泽泻清热利湿；川椒、乌梅、使君子杀虫止痒；怀山药健脾；胡黄连、樗根皮、刺猬皮清热利湿，行瘀活血。合而成方，具有清热、利湿、杀虫之功。

〔整理人〕柴月剑。

3. 妊娠病

3.1 恶阻

安胃饮

〔方剂来源〕燕京中医妇科名家刘奉五经验方。

〔药物组成〕藿香 9 克，苏梗 6 克，川厚朴 6 克，砂仁 6 克，竹茹 9 克，半夏 9 克，陈皮 9 克，茯苓 9 克，生姜汁 20 滴兑服。

〔功效〕和胃，降逆，止呕。

〔适应证〕胃虚，气失和降所引起的妊娠恶阻。

〔使用方法〕水煎服。

〔按语〕妊娠恶阻系指妊娠初期，胎气上逆，恶心呕吐不止。一般多因平素胃虚，胃气不能下行，反随逆气上冲，以致恶心呕吐，饮食不下。轻者数日可以自愈，重则呕吐严重，甚至滴水不下。

本方主要适用于素有胃气虚弱之妊娠恶阻。方中不用苦寒之品，而以辛香和胃兼用降逆止吐之药，使胃气平和，逆气下降，则吐止胎安。本方是刘老医生在实践中根据藿香正气散、橘皮竹茹汤加减变化逐步定型下来的经验方。方中藿香、苏梗辛温芳香，理气和胃而除湿；厚朴宽中、降气、和胃止吐；茯苓渗湿益胃；砂仁、橘皮辛香理气和胃；竹茹辛凉和胃降逆止呕；生姜味辛理气和胃止吐；半夏辛苦微温，燥湿化痰，和胃降逆。

本方诸药多具有理气和胃降逆止呕之功，其中尤以生姜汁及半夏之效果最为显著。生姜为止吐圣药，味辛主开主润，不寒不热，不入煎剂而兑服，其药性具存。盖辛以散之，呕乃气逆不散，此药行阳而散气，故能止呕。捣汁用主治呕逆不能下食，散烦闷，开胃气，其效更速。半夏辛苦微温入阳明胃经，固其辛散温燥，降逆止呕之功显著，可用于多种呕吐。但《本草纲目》中记载半夏堕胎，孕妇禁忌，因此妊娠期应当慎用。但刘老医生在多年临床实践中，应用半夏治疗妊娠恶阻从未发现堕胎者，非但如此而且疗效甚好。半夏虽为妊娠慎用药，因为“有病则病挡之”，所以方中用半夏既能降逆止呕，又不影响胎气，可以说是本方的特点。

三豆汤

〔方剂来源〕全国名老中医哈荔田经验方。

〔药物组成〕扁豆10～15克，大刀豆10～15克，绿豆10克。

〔功效〕健脾和胃，降逆止呕。

〔适应证〕妊娠恶阻。

〔使用方法〕煎汤，加大青盐一粒，姜汁二滴，少量频服。

〔按语〕妊娠恶阻总以冲气上行，胃失和降所致。本方扁豆甘温入脾，降浊升清；刀豆甘平，温中止呕；佐绿豆之甘寒入胃，消渴除烦，俾寒热互济，相反相成。惟绿豆寒滑用量宜轻，且脾虚寒者需慎用。

〔整理人〕哈荔田。

孕吐和胃饮

〔方剂来源〕燕京中医妇科名家赵松泉经验方。

〔药物组成〕太子参、茯苓、当归、白芍、生熟地、佛手、麦冬、制半夏、竹茹各10克，白术6克，砂仁3克，苏子3克，藿苏梗各5克，白扁豆10克。

〔功效〕健脾和胃，和中增液，止呕。

〔适应证〕妊娠恶阻，恶心呕吐，饮食不进，喜酸吐涎，倦怠乏力，头晕脘闷，甚则呕吐苦水。

〔使用方法〕呕吐频者可针内关穴。每剂日服3～4次，少量频服。

〔按语〕本方健脾养胃，和中止呕，俾脾健则胃能受纳水谷。饮食不进，昏聩眩晕加人参生脉饮。肝气郁结，肝血虚水不涵木，胃气上逆，加砂仁、苏子。频吐日久，属脾胃虚损，太子参易党参12克，嘈杂不食加神曲10克，眩晕痰多加旋覆花10克，瓜蒌仁6克，便秘用全瓜蒌，心烦嗳气加黄芩、枇杷叶各10克，胃寒加生姜3片，去麦冬。

〔整理人〕赵松泉。

妊娠恶阻方

〔方剂来源〕杭州何氏妇科何少山经验方。

〔药物组成〕归身10克，杭白芍10克，煅石决明18克，绿萼梅5克，桑叶10克，黄芩5克，茯苓10克，砂仁3克，姜竹茹9克，陈皮5克，苏梗5克。

〔功效〕清肝和胃，降逆止呕。

〔适应证〕阴虚肝旺所致妊娠恶阻。

〔使用方法〕水煎内服，每日1剂。

〔注意事项〕忌食生冷酸辣刺激物。

〔整理人〕何少山。

王氏紫苏和气饮

〔方剂来源〕三晋平遥道虎璧王氏妇科经验方。

〔药物组成〕当归12克，川芎3克，炒白芍10克，党参12克，紫苏6克，陈皮6克，大腹皮6克，条芩9克，焦白术15克，砂仁6克，甘草3克。

〔功效〕补气养血，疏肝理气，健脾和胃。

〔适应证〕恶阻、子满、子肿，属中医妊娠气血不足、肝火亢盛、克犯脾土所致者。

〔使用方法〕水煎服。

〔按语〕女子妊娠后，气血下聚以养胎元，常致母体气血不足，虚火上炎，而致妊娠口干，肝阳上亢，下克脾土，而致恶心呕吐，不思饮食，久之脾虚，胎元失养，治以补阴血为大法，故取四物汤立方去熟地，当归佐川芎，意在补血，使其补血而不滞，补中有行之意。方用焦白术、党参和气理中而安胎，陈皮、大腹皮健脾行气，紫苏理气和中而安胎，焦白术、黄芩两药合用，为安胎之圣药，甘草调和诸药，此方补气血而不滞，养脾胃可资化源，理脾安胎，气血畅通升降有司，实为王氏妇科胎前之良方。

〔整理人〕《全国中医妇科流派研究》。

定呕饮

〔方剂来源〕杭州何氏妇科何子淮经验方。

〔药物组成〕当归9克，炒白芍、桑叶各12克，焦白术、子芩各9克，苏梗6克，绿梅花、玫瑰花、砂仁（带壳）各3克，煅石决明24克。

〔功效〕降逆平肝，和胃止呕。

〔适应证〕肝胃不和之妊娠恶阻。

〔使用方法〕水煎服。

〔临床验案〕周某，27岁，已婚。婚后一年，月经不调，本月过期18天，尿妊娠试验阳性，拣食厌食，呕恶纳呆，胸脘胀满，肋间隐痛。苔微黄，脉弦滑。证属肝胆失司，木火内扰，血不养肝，肝阳亢盛，横逆犯胃。治宜养血清肝。处方：当归9克，炒白芍、桑叶各12克，焦白术、子芩、桑寄生各9克，苏梗6克，绿梅花5克，玫瑰花、砂仁各3克，3剂。复诊：服药后呕恶转剧，食入即吐，伴有苦水，大便五六天未解，昨起腹痛腰酸，有先兆流产之势。前方略嫌香燥，致气阴更耗，肝火横逆，腑气不下，呕恶转剧，且见精神不支，嗜睡，脉滑无力，急宜降逆清肝和胃，佐以润腑。煅石决明24克，桑叶15克，炒白芍、当归、瓜蒌仁、枇杷叶各1克，姜竹茹、茯苓、子芩各9克，陈皮5克，砂仁2克，3剂。嘱服药前先蘸酱油数滴于舌上，再服药不使呕吐。三诊：胃气和降则顺，纳馨便下，呕恶随平，小腹仍痛，防先兆流产，拟方养血清肝再进。当归身、桑寄生、苎麻根、炒白芍、桑叶各12克，竹茹9克，陈皮5克，苏梗、绿梅花各6克。5剂。四诊：呕恶已除，胃纳转香，精神亦振，小腹痛有腰酸坠感，脉弦滑，宜养血益气安胎调理善后。归身、苎麻根、川断、炒白芍、狗脊、桑寄生各12克，子芩、焦白术各9克，绿梅花6克，陈皮5克。

〔按语〕肝气犯胃，胃失和降，以致肝胃不和，呕吐随作。方用清降之煅石决明为主药，清肝潜阳，降逆重镇而不损下元；砂仁带壳和气、降逆、安胃兼顾；桑叶清养头目而凉肝；归身、白芍养阴血、滋肝体；焦白术、子芩、苏梗清热强胃、宽中止呕；绿梅花、玫瑰花养阴柔肝。诸药合用，共奏平肝和胃、降逆止呕之功。《临证指南医案》云：“脾宜升则健，胃宜降则和。”故以降逆平肝、和胃止呕之法疗之，效果颇佳。

待吐定胃纳转香，即宜清补，以养胎元而善后。

加减运用：腹痛，加木香；腰痛，加杜仲、川断；挟痰，加枇杷叶；便秘，加瓜蒌仁等。

〔整理人〕陈少春。

清热止呕汤

〔方剂来源〕黑龙江韩氏妇科韩百灵经验方。

〔药物组成〕竹茹、陈皮、枳实、茯苓、麦冬、芦根、黄芩。

〔功效〕清肝和胃，降逆止呕。

〔适应证〕肝火犯胃所引起的呕吐酸苦，胸中烦闷，嗳气呃逆，头晕目眩，精神抑郁，口干饮冷，唇舌干红，便秘溲赤，苔黄而燥，脉弦滑数。

〔使用方法〕水煎服。

〔按语〕肝经郁火，孕后冲气上逆犯胃而致妊娠恶阻。呕甚伤津者加石斛、玉竹、麦冬；便秘者加火麻仁、郁李仁；若见胃虚者加白术、人参；若兼夹痰者加半夏、胆南星。

〔整理人〕韩延华。

和中保孕方

〔方剂来源〕上海蔡氏妇科蔡小荪经验方。

〔药物组成〕云茯苓 10 克，姜半夏 5 克，竹茹 6 克，桑寄生 10 克，炒白术 10 克，淡子芩 10 克，苏梗 10 克，陈皮 5 克，苎麻根 10 克。

〔功效〕健脾和中，止恶安胎。

〔适应证〕适用于妊娠恶阻。妊娠初期泛恶纳呆，或食入即吐，阻碍饮食，甚则口吐黄水，严重者间有血液，择食厌食及恶闻异味，或形寒口淡，头晕目眩，倦怠嗜卧，小便稍频，或食欲反常，或伴有胸闷。一般仅有轻微泛恶和纳少者属正常妊娠生理反应，可不必治疗。苔薄或略腻，脉弦滑或较数。

〔使用方法〕水煎服。

〔按语〕本方自小半夏汤与二陈汤化裁而成。方中半夏和胃健脾，降逆止呕，姜制则能解半夏毒，且更增止呕作用；姜竹茹清热止呕安胎；

云茯苓配以上两药以和中止呕；白术、子芩即芩术散，为传统安胎组方，健脾和中，清热安胎；桑寄生补肝肾安胎；苎麻根清热安胎；陈皮健脾理气，化痰止呕，兼能开胃；苏梗能理气宽胸，化痰安胎。

加减运用：如呕吐较甚，并吐酸水者，加姜川连、淡吴萸，或加伏龙肝煎汤代水；腰酸者加杜仲、川断；胸闷脘胀者加砂仁；腹胀大便欠实者加煨木香。

〔整理人〕黄素英。

清养止呕方

〔方剂来源〕上海蔡氏妇科蔡小荪经验方。

〔药物组成〕太子参 9 克，麦冬 9 克，川连 2 克，条芩 4.5 克，姜竹茹 6 克，陈皮 4.5 克，石斛 9 克，天花粉 9 克，乌梅肉 3 克。

〔功效〕养阴清热，和胃降逆。

〔适应证〕适用于妊娠剧吐，甚至呕吐苦水或带咖啡色黏液，水浆不入，低热烦躁，神疲倦怠，溲少便艰。尿检醋酮阳性。

〔使用方法〕水煎服。

〔按语〕《妇人秘科·胎前赋》谓："恶阻各归于脏腑……烦热兮责其无血而阴虚。"方中黄芩、川连清胃热，降胃气，苦寒直折其火；太子参益气生津以养胃阴；麦冬、石斛、天花粉滋阴补虚，除烦止呕；姜竹茹、陈皮清热和胃，理气止呕；乌梅肉酸收敛阴，抑肝开胃，《胎产心法》谓"恶阻吐泻作渴，效在乌梅矣"。全方共奏清热养阴、和胃定呕之功。

加减运用：肺胃火盛，唇燥咽干，加玄参 9 克，知母 6 克，苎麻根 9 克。脘宇疼痛，加白芍 9 克，香橼皮 4.5 克。大便艰难，加麻仁丸 9 克，柏子仁 9 克。低热，四肢烦热，加生地 9 克，地骨皮 9 克。

〔整理人〕蔡庄。

平逆清胃方

〔方剂来源〕上海蔡氏妇科蔡小荪经验方。

〔药物组成〕炒白术 4.5 克，姜半夏 4.5 克，淡子芩 4.5 克，陈皮 4.5 克，姜竹茹 6 克，白芍 6 克，苏梗 6 克，旋覆花 6 克（包煎），白茯苓 9 克（浓煎，分多次频服）。

〔功效〕顺气和胃，降逆止呕。

〔适应证〕适用于孕妇心中愦闷，食入即吐，眩晕神疲，口干口苦，脉弦滑，苔白腻等。

〔使用方法〕水煎服。

〔按语〕严用和《济生方》认为恶阻的治疗应当顺气理血，豁痰导水，然后平安。拟方以千金半夏茯苓汤合橘皮汤加减化裁。半夏、茯苓、陈皮健脾和胃，利湿化痰；白芍平肝理血，以敛厥阴上逆之气；旋覆花斡旋乾运，降逆止呕，“高者抑之”也；苏梗、竹茹宽胸醒脾，降逆止呕；白术、黄芩健脾清热，为安胎圣药。全方开泄降气，养胃健运，化痰定呕，清热安胎。

加减运用：嘈杂吞酸，加左金丸 4.5 克（包煎），乌梅肉 3 克。脘闷纳呆，去白芍，加生谷芽 12 克，熟谷芽 12 克，香橼皮 4.5 克。夜不安寐，加淡远志 4.5 克，酸枣仁 9 克。大便不畅，加全瓜蒌 12 克，火麻仁 12 克。头痛眩晕，加白蒺藜 9 克，滁菊花 6 克。小腹胀痛，加香附炭 9 克，广木香 3 克。

〔整理人〕蔡庄。

祝氏保胎八味汤

〔方剂来源〕全国著名中医祝谌予经验方。

〔药物组成〕黄芩、白术、白扁豆、川断、寄生、菟丝子各 10 克，苏叶、砂仁各 3 克。

〔功效〕清热、和胃、补肾、安胎。

〔适应证〕适用于妊娠恶阻，属胎气冲逆之证。

〔使用方法〕水煎服。

〔按语〕祝氏保胎八味汤是祝氏专为治疗妊娠恶阻、胎气不安之证所设的经验方。此方集清热、和胃、补肾、安胎作用的药物为一体，选药精细，寒热兼顾，可以作为治疗各类胎动不安的基本方。伴有阴道少量出血者，加阿胶、鹿角胶、生黄芪；恶心重者，加陈皮、竹茹；伴腰酸痛者加枸杞、狗脊等；严重呕吐，水米难进，影响保胎者，则宜改用镇逆止呕法，用旋覆代赭石汤为主方，生姜可改用鲜姜汁数滴，止呕作用更好。

〔出处〕《近现代 25 位中医名家妇科经验》。

保胎方

〔方剂来源〕川蜀中医妇科名家王渭川经验方。

〔药物组成〕党参15克，云苓9克，焦白术9克，桑寄生15克，菟丝子15克，杜仲6克，续断9克，竹茹6克，藿香6克。

〔功效〕健脾补肾，和胃止呕。

〔适应证〕适用于妊娠恶阻，胎动呕逆。

〔使用方法〕水煎服。

〔按语〕加减运用：若腹胀加厚朴6克。胃气上逆加旋覆花9克。吐酸剧，用灶心土60克，泡开水搅匀，待澄清后用此水熬药。

〔整理人〕王渭川。

3.2 妊娠腹痛

保胎止痛方

〔方剂来源〕上海蔡氏妇科蔡小荪经验方。

〔药物组成〕炒当归10克，白芍15克，川芎4.5克，云茯苓12克，炒白术10克，泽泻10克，紫苏梗10克，桑寄生12克，生甘草5克。

〔功效〕养营安胎，理气止痛。

〔适应证〕妊娠后大腹或小腹部时有疼痛，甚或有胎动不安者；血虚、血热、寒滞、气郁所致之胎痛。苔薄白或质偏红，脉弦滑或略数。

〔使用方法〕水煎服。

〔按语〕本方宗当归芍药散和芍药甘草汤加味。用归身养血止痛，辛温香散，兼有调气作用；川芎配当归以养血理气止痛；白芍养血敛阴，柔肝止痛，胎前适用；茯苓和中渗湿，益气安胎；白术健脾和中，除湿安胎；泽泻渗湿泻火；苏梗散寒理气，安胎，止腹胀痛；桑寄生补肾，治胎动，安胎；生甘草清热降火，甘缓止痛。

加减运用：如兼腰酸者加杜仲、川断，狗脊择用；气滞较甚、腹胀明显者加广木香、青陈皮；热甚者加黄芩、川连；脘胀或痛者加砂仁；

大便不通者加全瓜蒌、大麻仁；大便欠爽者加光杏仁、瓜蒌皮；脘腹冷而大便不实者加淡吴萸、大腹皮。

〔整理人〕黄素英。

菟鹿寿胎方

〔方剂来源〕上海蔡氏妇科蔡小荪经验方。

〔药物组成〕菟丝子9克，炒杜仲9克，桑寄生9克，炒川断9克，鹿角胶9克（烊冲）或鹿角霜9克，山萸肉9克，制黄精12克，生地9克，炒白术4.5克，炒归身9克，苏梗6克，白茯苓9克。

〔功效〕补肾益精，滋血寿胎。

〔适应证〕适用于多次损胎，孕后腰脊酸楚，小腹隐痛，夜尿频多，心悸少寐等。

〔使用方法〕水煎服。

〔按语〕傅青主认为："安胎重脾肾，补其气不足，泄其火有余。"近代名医张锡纯亦认为："男女生育皆赖肾气作强，肾旺自能荫胎。"蔡氏先辈认为："胞脉系于肾，胎元成于精，肾健精充则能寿胎无忧。"方以菟丝子为君，补肾益精固胎，鹿角胶甘平微温，补元阳，生精血，不刚不燥，温而柔润，《本经》谓治"妇人血闭无子，止痛安胎"，两药均平补阴阳气血，安脏固胎；配杜仲、川断、寄生、山萸肉功专补肾固冲，涩精培元；白术、黄精健脾益气，生精化血；生地、归身滋阴养血，生地又能清泻胎热，与鹿角胶相配，寒热互制，相得益彰；当归又能柔肝治血，使血运流畅，胎元得养，而无留瘀之弊，所谓"血不燥则气得和，胎得安"；茯苓健脾补肾，化湿泄浊；苏梗顺气和中安胎。全方功专补肾益精，培元固胎，温而不燥，滋而不腻，阴阳平补，气血和畅，而能寿胎保产。

加减运用：胎漏下红，生地、归身炒炭，加陈阿胶9克（烊冲），地榆炭12克，苎麻根9克。小腹疼痛，生地炒炭，加煨木香3克，香附炭9克。腰骶酸甚，加狗脊9克，熟地9克。夜尿次数多，加海螵蛸、怀山药各9克。紧张不安，加炒子芩4.5克，五味子3克，白芍9克。夜寐失宁，加柏子仁9克，合欢花9克。带多黄白，去鹿角胶、山萸肉、黄精，加椿根白皮12克，炒知母6克，黄柏6克，泽泻9克。腹坠阴胀，加升麻4.5克。大便欠实，去生地、黄精，加煨肉果6克，补骨脂9

克。大便艰难，去鹿角霜、山萸，加火麻仁 12 克，瓜蒌皮 9 克。

〔整理人〕蔡庄。

3.3 胎漏、胎动不安

清热安胎饮

〔方剂来源〕燕京中医妇科名家刘奉五经验方。

〔药物组成〕怀山药 15 克，石莲肉 9 克，黄芩 9 克，川连 3 克（或马尾连 9 克），椿根白皮 9 克，侧柏炭 9 克，阿胶块 15 克（烊化）。

〔功效〕健脾补肾，清热安胎，止血定痛。

〔适应证〕妊娠初期胎漏下血，腰酸，腹痛属胎热者。

〔使用方法〕水煎服。

〔按语〕胎漏相当于西医的先兆流产。本病有虚实之分，虚证宜补，方如泰山磐石饮等；而本方所治胎漏属于热证者，妊娠初期，由于血聚养胎，故胎漏多见阴虚而阳气偏胜，阳盛则热，下扰血海，迫血妄行，以致胎漏下血、腰酸、腹痛等症。《本草备要》谓白术、黄芩为安胎圣药。因为白术能健脾，脾健则能充血；黄芩苦寒能清胎热。著名中医刘奉五认为，白术偏于温燥，而妊娠又多阴虚血热，所以用怀山药代替白术，取其味甘性平，健脾补肾，补而不热；石莲肉性味微苦寒，能健脾补肾，滋养阴液；黄芩、川连清热安胎；椿根白皮味苦涩性寒，收敛止血；侧柏叶苦涩凉血止血，炒炭后又能收敛止血；阿胶本属甘平，有清热凉血、益阴安胎之功，又由于阿胶性黏腻，能凝固血络，善于止血，对妊娠者既可安胎又可定痛，古人曾用胶艾汤治疗妊娠下血，因为艾叶偏温弃而不用，代之以芩、连清热以安胎。总之，本方健脾补肾，补而不热，清热而不伤正，收敛止血而安胎。

出血量多加贯众炭、陈棕炭、生地黄、旱莲草；脾肾两虚，胎系不固者加菟丝子、续断、桑寄生；气虚者加党参、黄芪、白术；小腹下坠者加升麻炭；阴虚血热者多见胎动不安或小腹疼痛，加白芍、炙甘草。

〔整理人〕胡熙明。

补肾固胎散

〔方剂来源〕燕京中医妇科名家刘奉五经验方。

〔药物组成〕桑寄生 45 克，川续断 45 克，阿胶块 45 克，菟丝子 45 克，椿根白皮 15 克。

〔功效〕补肾安胎。

〔适应证〕习惯性流产属于肾虚者。

〔使用方法〕共研细末，每服 9 克，每月逢 1、2、3 日，11、12、13 日，21、22、23 日各服 1 次。

〔按语〕刘老医生认为，习惯性流产多属于肾虚。肾虚则冲任不固。冲为血海，任主胞胎，肾虚则胎失所养，不能系胎而致流产。主要表现为妊娠期间腰部酸胀，小腹下坠，甚或有阴道下血，头晕耳鸣，两腿酸软，或有数次滑胎史，舌淡，苔白滑，尺脉沉弱。刘老医生鉴于这种流产，尤其是阴道下血后发展较快者，使用寿胎丸治疗虽然效果不错，但仍有进一步提高的必要。从剂型上，将丸剂改为散剂，使之药量、药力增加（每服 9 克，实际剂量较丸剂为大），疗效也会相应提高。从药物组成上，在原方基础上加椿根白皮、阿胶，加强凉血止血的作用。最主要的是改变了服用方法：上述服法，实际上是每 10 天中服药 3 天，这是因为妊娠多胎热，而习惯性流产又是因为肾虚不能系胎所致。在治则上，胎热宜清，肾虚宜补。但是，过于清热则伤胎气，过于补虚则助胎热，实属矛盾。如果处理不当，顾此失彼，反而弄巧成拙。同时，习惯性流产的主要矛盾是肾虚而不是胎热。所以方中桑寄生、川续断滋补肝肾，益肾安胎；阿胶块凉血固涩而止血，又能养血而安胎；菟丝子辛甘微温，既补肾阳又能益肾阴，温而不燥，补而不滞，上述四药均为补益之剂。另加椿根白皮是取其性寒能凉血固涩止血之效，出血时可以止血，未出血时可以预防出血。从药量上分析，补益剂每味药均为 45 克共计 180 克，而清热固涩剂仅有 15 克。突出了补肾的主要作用以治其本，稍佐清热固涩之剂以治其标，治本为主，治标为辅。改变服用的方法，为的是吃吃停停，不会因为过于补益而增加胎热。这样，既突出了补肾的特点，稍佐以清热固涩之品，又在药量上加以限制，完全解决了补清固涩之间的矛盾，不但提高了疗效，而且节约药源。

〔出处〕《刘奉五妇科经验》。

萧龙友安胎方

〔方剂来源〕京城四大名医萧龙友经验方。

〔药物组成〕桑寄生 30～60 克，鸡蛋 2～4 个。

〔功效〕固肾安胎。

〔适应证〕胎动不安或预防性安胎。

〔使用方法〕加水共煮，待鸡蛋熟后，敲破皮，使药汁进入鸡蛋内，再继续煎煮 10 分钟即可。喝汤吃鸡蛋，日 2 次。

〔按语〕本方为近代名医萧龙友先生经验方。桑寄生补肝肾虚损，鸡蛋滋阴润燥，养血安胎。二药相伍，滋肾养血，胎安而病愈矣。

〔整理人〕肖承悰。

补肾健脾安胎饮

〔方剂来源〕北京中医药大学东直门医院肖承悰教授经验方。

〔药物组成〕桑寄生 15 克，杜仲 15 克，鹿角胶 10 克，党参 15 克，山药 15 克，白术 15 克，白芍 15 克，炙甘草 6 克，黄芩 6 克，莲房炭 12 克。

〔功效〕补肾健脾，安固胎元。

〔适应证〕妊娠腹痛，妊娠腰痛，胎漏，胎动不安，滑胎。

〔使用方法〕水煎服。

〔注意事项〕难免流产时不宜服用。

〔整理人〕肖承悰。

培 育 汤

〔方剂来源〕燕京中医妇科名家赵松泉经验方。

〔药物组成〕桑寄生 12 克，菟丝子 12 克，川断 10 克，炒杜仲 10 克，太子参 10 克，山药 15 克，山萸肉 10 克，石莲肉 10 克，芡实 12 克，升麻 6 克，大熟地 10 克，苎麻根 10 克，椿根白皮 10 克。

〔功效〕补气养荣，固肾安胎。

〔适应证〕适用于先兆流产。习惯性流产属中医堕胎、小产、滑胎之列。其病因主要为肾虚受胎不实，冲任不固；或气血亏损，源流不断所致。

〔使用方法〕水煎服。

〔临床验案〕范某，26 岁。妊娠 4 个月，近半月以来腹痛，阴道连续出血，血色粉红、量多，腰腿酸软，少腹坠痛，曾多次服药无效。昨夜腹痛转甚，血量增多，某医院建议刮宫，因患者不愿手术，转来治疗。患者面色苍白，体弱羸瘦，精神萎顿，头目眩晕，心慌气短，食欲不佳，腰痛如折，两腿酸软，少腹坠痛，阴道连续出血 3 天，血色暗红、量多，舌淡红苔薄白，脉沉细而滑，尺脉无力。证属气虚血衰，冲任失养，不能摄血载胎。治予补气养荣，固肾安胎。处方：野台参 9 克，黄芪 24 克，白术 15 克，炒白芍 9 克，菟丝子 9 克，杜仲 9 克，桑寄生 9 克，炒川断 9 克，生地炭 9 克，条芩炭 9 克，阿胶（烊化）18 克，炙甘草 3 克，升麻 9 克，山萸肉 18 克，5 剂。复诊：阴道出血已停 3 天，腰腹疼痛已除，余症亦减。予原方去条芩炭，加怀山药 15 克，芡实 18 克，白扁豆 18 克，3 剂。药后诸症痊愈，足月分娩一女婴。

〔按语〕加减运用：肾阳虚加补骨脂、鹿角胶；肾阴虚加女贞子、旱莲草、枸杞子、桑椹、生地；血虚加当归、首乌、阿胶；阴虚血热减熟地，加地骨皮、黄芩、生地；气虚加生黄芪、党参、白术、炙甘草。

〔整理人〕赵松泉。

养血荫胎方

〔方剂来源〕上海蔡氏妇科蔡小荪经验方。

〔药物组成〕生地 9 克（砂仁 3 克拌炒），归身炭 9 克，白芍 9 克，炒白术 6 克，陈阿胶 9 克（烊冲），条芩炭 4.5 克，白茯苓 12 克，陈皮 4.5 克，潞党参 9 克，川断 12 克。

〔功效〕养血健脾，摄血固胎。

〔适应证〕适用于妊娠小腹隐痛，漏红断续不净，头目眩晕，心悸少寐，腰酸形寒，神疲乏力等。

〔使用方法〕水煎服。

〔按语〕《妇科玉尺》谓：“胎之所以不安者，除一切外因，总因气血虚不能荣养胎元所致。”《济阴纲目》谓：“因母病气衰血少，不能护养其胎，以致不安者，宜十圣散主之。”本方以十圣散去黄芪、川芎、甘草，加阿胶、条芩、陈皮、茯苓化裁而成。党参、白术补中益气，摄血固胎，使气旺则血有依而无可漏之窍；当归、生地、白芍养血荫胎，使气血俱旺，胎有所养；条芩以泄阴火，使火泄则血不热而无欲动之机；砂仁、陈皮、茯苓健脾安胃，理气化湿，以助中州化生气血；阿胶、川断补益肝肾，养血止血。傅青主谓：养胎半系于肾水……故保胎必须滋肾水。本方益气而不助火消阴，养血而不碍胃恋湿，阳生则阴长，血旺胎自安。

加减运用：小腹痛甚，去党参，加苏梗 6 克，香附炭 9 克，广木香 3 克。漏红不止，加升麻炭 4.5 克，地榆炭 12 克。眩晕心悸，加枸杞子 9 克，制黄精 12 克。面目虚浮，加黄芪 9 克，怀山药 9 克，大枣 5 枚。腰脊酸甚，加炒杜仲 9 克，桑寄生 9 克，炒川断 9 克。

〔整理人〕蔡庄。

生麦安胎饮

〔方剂来源〕宁波宋氏妇科宋光济经验方。

〔药物组成〕生地 12 克，麦冬 6 克，甘草 3 克，续断 9 克，桑寄生 9 克，黄芩 6 克，苎麻根 12 克。

〔功效〕清热滋肾，止血安胎。

〔适应证〕阴虚内热、冲任不固之胎漏、胎动不安等病。

〔使用方法〕水煎服。

〔临床验案〕王某，27 岁，有 2 次自然流产史，现早孕 2 月半。3 天前因持重致小腹阵发性疼痛甚剧，阴道出血量多色鲜，未见血块落下，伴腰酸不寐。大便不通已有 3 天，经服镇静、止痛药无效，延余诊治。患者脉细滑数，舌红苔薄黄，腹痛腰酸，小便黄赤，大便秘结，根据上述脉症诊为阴虚血热，胞络受损，冲任不固之胎漏致胎动不安。治宜养阴清热，止血安胎。遂用生脉安胎饮加减治疗。药用生地 12 克，麦冬 6 克，甘草 3 克，苎麻根 12 克，黄芩 6 克，杜仲 12 克，续断 9 克，桑寄生 9 克，白芍 9 克，瓜蒌仁 12 克，白茯神 9 克，石斛 9 克，夜交藤 12 克。4 剂，水煎服。二诊时腹痛漏红止，二便通，夜寐转安，唯纳差恶呕，脉细滑数，黄苔退，舌略红，再予养阴清热、顺气安胎。原方去夜交藤、瓜蒌仁、白芍、白茯神加苏梗 6 克、白术 9 克、姜半夏 6 克、姜竹茹 9 克。4 剂药后热清胎安，足月产一男婴，母子俱安。

胎漏、胎动不安属西医的先兆流产范畴，中医一般分为气虚、血热、肾虚三型，但临床上以阴虚血热为多见。因妊娠之后血聚养胎，阴血不足，阳常偏盛，热扰胎元，冲任不固导致本病发生。前人有“胎前宜凉”之说，本方即以养阴清热固本之品，止红安胎治标，标本兼顾，所以疗效颇著。另外，南方妇女早孕有服人参桂圆安胎之风俗，殊不知二药性多偏温热，对虚寒者尚可，于此证颇不适宜，如是则“火上浇油”、“釜中添薪”，欲服参、桂安胎反而堕者甚多。因此在治疗中需嘱病人忌服辛热温补之品，只要医患配合默契，常能取得预期之效。

〔按语〕生地、麦冬、甘草养阴清热以治本；黄芩、苎麻根清热凉血、安胎止漏（考苎麻根性甘寒，质坚韧，为民间常用安胎之验方，前贤认为芩、术是安胎圣药，宋氏用黄芩与苎麻根相伍，其效更捷）；续断、桑寄生滋肾安胎而性平和不热。全方合用，清热滋肾，止血安胎，标本兼顾，故可达到胎安血止、预防流产之作用。

纳差呕恶加白术 9 克、姜半夏 6 克、苏梗 6 克、陈皮 7 克、姜竹茹 9 克；便秘加瓜蒌仁 12 克；屡孕屡堕即习惯性流产，加菟丝子 9 克、黄芪 12 克、糯米 15 克，以益气固胎。

〔整理人〕宋世华。

安胎方

〔方剂来源〕杭州何氏妇科何少山经验方。

〔药物组成〕党参 15 克，熟地炭 10 克，菟丝子 10 克，苎麻根 10 克，桑寄生 10 克，艾炭 2 克，酒白芍 10 克，黄芩 5 克，焦冬术 6 克，藕节 15 克，糯米 1 撮。(漏下多者，党参改红参)

〔功效〕益气滋肾，养血安胎。

〔适应证〕胎漏、胎动不安。

〔使用方法〕水煎服。

〔整理人〕何少山。

生麦安胎饮

〔方剂来源〕宁波宋氏妇科经验方。

〔药物组成〕生地、炒杜仲、炒续断、桑寄生、苎麻根、炒白术各 12 克，苏梗、炒黄芩、麦冬各 6 克，生甘草 3 克，南瓜蒂 2 枚。

〔功效〕养阴清热，滋肾安胎。

〔适应证〕阴虚内热所致的妊娠腹痛、胎漏、胎动不安及滑胎。

〔使用方法〕水煎服。

〔按语〕胎漏、胎动不安一般分为气虚、血热、肾虚三种证型论治，但因妊娠血聚养胎，阴血不足，故阳常偏盛而致热扰胎元，冲任不固，从而引发胎漏或胎动不安一证，因此，宋光济老先生认为，本病临床以阴虚血热尤为多见。据此，宋氏自创生麦安胎饮治疗，其疗效颇著。方中生地、麦冬、甘草养阴清热以治本；黄芩、苎麻根清热凉血，安胎止漏；续断、桑寄生滋肾安胎而性平不热。诸药合用，共收清热滋肾、止血安胎之效。宋氏认为，该方是一首安胎止血、预防流产的良方，屡经临床验证，均获满意疗效。加减：如胎漏不止可加侧柏炭 12 克，地榆炭、血余炭、陈棕炭、十灰丸（包）各 12 克；口干加石斛 12 克；滑胎加黄芪、党参各 12 克。孕后血聚养胎，经血不泻，阴虚内热，热扰冲任，胎元不固，故致是病。方中生地、麦冬、黄芩清热养阴安胎；苏梗顺气安胎防腻；白术、甘草健脾和中；杜仲、续断、桑寄生补肾固胎、安胎；增一味南瓜蒂加强系胞安胎之力，取瓜大蒂小牢固不坠之意，有四两拨千斤之效。

〔整理人〕《全国中医妇科流派研究》。

保胎方

〔方剂来源〕中日友好医院许润三教授经验方。

〔药物组成〕菟丝子 30 克，桑寄生 20 克，川断 10 克，阿胶 10 克（烊化），党参 15 克，山药 30 克，生白芍 15 克，甘草 10 克。

〔功效〕补肾健脾，养血安胎。

〔适应证〕各种先兆流产及习惯性流产。

〔使用方法〕水煎服。

〔临床验案〕刘某，34 岁，工人，自然流产 4 次。因妊娠见红于 1989 年 5 月 29 日入院，末次月经为 1989 年 4 月 23 日。既往月经规律，现停经 36 天。感腰酸小腹坠痛，伴有少量阴道出血。查：尿妊娠试验（+），体温 36.9℃。脉细滑无力。早孕反应不明显，予保胎方治疗。服用 7 剂后，阴道出血停止，并出现早孕反应，尿妊娠试验（+），体温在 37℃～37.3℃之间，脉细滑有力。后继续服药保胎，至妊娠 3 个月时，B

超检查胎儿符合孕周，胎心正常。痊愈出院，足月顺产一男婴。

体会：该方是由寿胎丸加味而成，寿胎丸出自《医学衷中参西录》，由菟丝子、桑寄生、川断、阿胶四味药组成，具有补肾养血、固冲安胎之功。但先兆流产不仅与肾虚有关，与脾虚也有密切关系，因为脾为气血生化之源，胎赖血养，若脾虚化源不足，胎失所养，亦可导致流产。而寿胎丸只偏重于补肾固冲，故在原方中加入党参、山药健脾益气，并加芍药、甘草缓急止痛，这样本方就可适用于各种先兆流产，尤其对于习惯性流产，疗效更为满意。

〔按语〕菟丝子能补肾气；桑寄生、川断固肾系胎；阿胶养血止血，四药合用，共奏补肾养血、固冲安胎之功。党参性味甘平，归脾、肺经，能健脾益气；山药既能健脾，还能补肾固精，与党参合用能强后天之本，使气血生化有源，胎得所养；芍药苦酸微寒，归肝、脾经，能敛阴止血；甘草性味甘平，归十二经，能补脾益气，又能缓急止痛；芍药、甘草相配能缓解挛急腹痛。诸药合用，共奏补肾健脾、养血安胎之功。

〔整理人〕刘之椰。

固肾安胎饮

〔方剂来源〕安徽中医学院徐志华教授经验方。

〔药物组成〕桑寄生 9 克，当归 9 克，白芍 9 克，续断 9 克，苎麻根 12 克，杜仲 9 克，阿胶 9 克（烊化），炒艾叶 3 克，菟丝子 9 克，甘草 4.5 克，生地黄 12 克，西党参 12 克，黄芪 12 克。

〔功效〕补益肾气。

〔适应证〕气血亏虚，脾肾不足之先兆流产。

〔使用方法〕水煎服。

〔按语〕本证主要由于气血亏虚，脾肾不足，以致冲任不固，不能摄血养胎所致。方中党参、黄芪补脾益气；当归、白芍、生地黄养血和营；阿胶、艾叶安胎止血；甘草、白芍能缓急止痛；胎系于肾，故用杜仲、续断、桑寄生、菟丝子固肾强腰以安胎；苎麻根养阴安胎，清热止血。本方重在补益肾气，肾气充则胎安。

如阴虚血热者去艾叶，加旱莲草 9 克；如有外伤诱因，加砂仁 3 克。

〔整理人〕胡熙明。

加味三青饮

〔方剂来源〕浙江省中医院裘笑梅主任医师经验方。

〔药物组成〕冬桑叶 30 克，青竹茹 12 克，丝瓜络炭 6 克，熟地 30 克，山药 15 克，杜仲 15 克，菟丝子 9 克，当归身 6 克，白芍 15 克。

〔功效〕养阴清热。

〔适应证〕适用于妊娠期，阴道出血量多，色红质稠，胎动下坠，心烦口渴，面时潮红，或有低热，尿少而黄，舌质绛红，苔薄黄，脉细滑而数，属阴虚内热者。

〔使用方法〕水煎服。

〔按语〕本方常用于治疗滑胎（习惯性流产）。此乃阴虚生内热，热扰冲任，血海受损，不能制约，血热妄行，故胎漏下血，或胎动下坠。

〔整理人〕裘笑梅。

育胎饮

〔方剂来源〕中国中医科学院广安门医院李光荣教授经验方。

〔药物组成〕熟地黄 10 克，芍药 15 克，阿胶 10 克，黑杜仲 12 克，桑寄生 15 克，川续断 15 克，太子参 15 克，白术 12 克，陈皮 9 克，甘草 3 克。

〔功效〕补肾固冲，益气止血，安胎。

〔适应证〕适用于先兆流产。

〔使用方法〕水煎服，每日 1 剂，每次服用 200 毫升，早晚各 1 次。若伴有妊娠剧吐者，可分为多次频服。

〔临床验案〕刘某，27 岁，因“停经 50 天，阴道不规则出血 1 天”，于 2008 年 9 月就诊。患者停经 50 天，自测尿酶免阳性，B 超示“宫内孕约 50 天，先兆流产可能”。既往有习惯性流产史，孕 5 产 0。一天前因劳累后出现阴道少量出血，色黯淡，伴腰酸，两膝酸软，纳差，今日加重，舌质淡红苔淡黄微腻，脉沉滑尺脉弱，二便正常。辨证为脾肾气虚挟热型，治以补肾固冲，益气止血，清热安胎。拟方：熟地黄 10 克，太子参 15 克，白术 10 克，桑寄生 15 克，川续断 15 克，黑杜仲 10 克，黄芩 10 克，莲房炭 15 克，仙鹤草 30 克，陈皮 9 克，炒麦芽、谷芽各 15

克，甘草3克。日1剂，水煎服，日服2次。嘱其卧床休息。病人服药后阴道出血减少，2日后停止，5剂药后腰酸、乏力等症状明显缓解。效不更方，根据症状适当加减，加阿胶10克。因曾有自然流产史，故服至20剂后停药，复查B超无异常。

〔按语〕先兆流产是妊娠常见病，以阴道出血、腹痛为主要症状。现代医学认为，导致先兆流产的原因很多，常见的有胚胎染色体异常、孕妇内分泌异常、生殖器官畸形、生殖道感染、免疫异常、精神心理等原因。对健康胚胎而出现的先兆流产经保胎处理多能继续妊娠，中医药治疗先兆流产显现了其效果好、无毒副作用、方便等独特优势。中医学中先兆流产属于“胎漏”、“胎动不安”、“妊娠腹痛”等范畴。其主要机理是冲任不固，不能摄血养胎，以虚证为主，实证少见。胎孕形成依靠于先天肾气，胎儿的生长要依靠母体后天脾胃生化的气血濡养，先后天充足才能保证胎儿的健康生长。故育胎饮以益肾安胎、补养气血为主。桑寄生、川续断、黑杜仲补肾填精强腰膝；太子参、白术、甘草取四君子汤之意，健脾补气，气旺则得以载胎，因茯苓淡渗利湿，孕期恐有伤胎之虞，故去之；阿胶、白芍药、熟地黄取四物汤之意，养血止血安胎，且白芍柔肝缓急止痛，对于伴有腹痛者佳；陈皮理气健脾调中，加入适量以免滋腻太过，但须注意，气虚体燥、阴虚明显者慎用。育胎饮临床运用中应随证灵活加减，以共奏使母体肾精实、气充血旺而荫萌胎儿之效。临床证实，此方药性平和，可长期服用。

加减运用：若小腹下坠明显，加黄芪、升麻益气升提；若出血色鲜红或深红质稠加用仙鹤草、莲房炭、陈棕炭等凉血止血药物；若大便秘结可加用田大芸等滋肾润肠通便；若热证明显可用黄芩、金银花、连翘清热安胎；若不思饮食，脘痞不适可加砂仁、陈皮、炒麦芽、谷芽助消化，以防滋腻太过；若口渴阴虚明显，加用石斛、玉竹、玄参滋阴增液；若伴妊娠恶阻，食入即吐，可加用姜竹茹、紫苏、砂仁理气和中，降逆止呕。

〔整理人〕李光荣。

补决饮

〔方剂来源〕浙江省中医院裘笑梅主任医师经验方。

〔药物组成〕黄芪30克，党参24克，白及末6克（另吞）。

〔功效〕固气摄血，推陈致新，生肌止血。

〔适应证〕妊娠早期胎盘剥离，妊娠后期6～7个月，卒然下血，俗名妊娠血崩。多因劳力过度，或大怒伤肝，致胎气不安。

〔使用方法〕上药水煎取汁吞白及末。

〔注意事项〕忌葱酒。

〔按语〕方中重用黄芪，升阳补气，长肌肉，摄血止血，气固而血自止。辅以党参补中益气，加白及黏腻之收敛，修补损伤，故方称“补决”，为妊娠胎盘早期剥离之良方。

〔整理人〕裘笑梅。

菟生固胎汤

〔方剂来源〕山东省首批名中医药专家朱鸿铭临床经验方。

〔药物组成〕桑寄生15克，菟丝子15克，炒川续断12克，炒杜仲12克，枸杞12克，制何首乌15克，黄芪20克，白术10克，熟地黄15克，炒白芍12克，阿胶（烊化）9克，苎麻根20克，砂仁6克，甘草5克。

〔适应证〕早期先兆流产，胎漏。早期先兆流产是妇科常见病，指宫内妊娠12周前，出现少量阴道出血和/或下腹痛，腰痛及下腹坠感，宫颈口未开，胎膜未破，妊娠物尚未排出，B超示胚胎存活，经休息及治疗后，出血停止，腹痛消失，妊娠尚有希望继续者。

按以下诊断标准进行确诊：①尿妊娠试验阳性；②妊娠后出现少量阴道出血，常比月经量少，血呈暗红色，早孕反应仍存在，伴有轻微下腹痛或腰痛及下腹坠感，阴道无大量出血和妊娠物排出；③妇科检查宫颈口未开，子宫大小与停经月份相符；④B超示宫内妊娠囊与停经月份相符，有胎芽与胎心搏动，部分停经时间短，未见胎芽或胎心搏动者，于7～14天后复查可见到；⑤排除宫颈炎等其他疾病所致出血，证实出血来自宫腔。

辨证：症见妊娠期阴道少量下血，色淡质稀，头晕耳鸣，腰膝酸软，小便频数，色淡，苔白，脉沉滑无力。病机：肾气虚，冲任不固，不能制约经血，以致胎漏下血，不能摄血养胎，以致胎元不固。故选用补肾固冲、止血安胎法，方用菟生固胎汤。

〔使用方法〕每剂煎两遍。第一煎加冷水1500毫升，浸泡1小时后，用武火煎沸，改文火煎30分钟，取药汁250～300毫升。第二煎加冷水800毫升，不用浸泡，武火煎沸，改文火再煎20分钟，取药汁250毫升。一、二煎药汁混合，兑入烊化的阿胶液，于睡前服用总药量的1/2。次晨将剩余的1/2药汁加热后服用，卧床半小时再起床进食。

〔注意事项〕嘱患者卧床休息，注意阴部卫生，合理饮食，禁止房事，保持心情舒畅。服药时间以7天为1个疗程，治疗2个疗程。若有血热者，加炒黄芩9克，黄芩具有清热与止血双重作用，与方中苎麻根配伍，其清热安胎功效益彰。出血量多者，加艾叶炭9克，《药性论》称艾叶有“止崩血，安胎，止腹痛”之功，与方中的阿胶为伍，能加强“止血安胎”之效。若兼气虚者加红参9克，与方中黄芪配伍以补气。

〔临床疗效〕笔者于2009年1月～2011年12月运用菟生固胎汤治疗门诊早期先兆流产患者120例，年龄在20～38岁，平均年龄（26.3±4.02）岁；停经时间45～82天，平均（59.73±6.61）天；孕次1～3次，平均（1.98±1.0）次。

疗效判定标准：按照国家中医药管理局《中医病证诊断疗效标准》制订。有效：血止胎安，兼症消失，疗程结束后，各项检查证实为正常妊娠；无效：出血增多，腹痛加重，甚至堕胎流产，或胎死腹中，施行清宫术。

治疗方法：经治疗2个疗程，120例中有效114例，无效6例，总有效率95%。在随访中发现，无效的6例中，有3例患者因工作原因未能做到卧床休息；另3例患者于服药期间整日生气恼怒。

〔按语〕《灵枢·决气》曰：“两神相搏，合而成形，常先身生，是谓精。精合而形成，此形即精，精亦形也。”人体形成胚胎所禀受的先天之精，源于父精母血的生殖之精，与生俱来，是构成胚胎发育的原始物质。《素问·奇病论》曰：“胞络者系于肾。”赵养葵指出：“两肾中具水火之属，冲任之根，胎元之所系。”《济阴纲目》曰：“妊娠日月未足，胎气未全而产者，谓之半产，盖由妊娠冲任气虚，不能滋养胎元，胎气不固。”《傅青主女科》认为：“夫胎也者，本精与血之相合而成……均不离肾水之养，故肾水足而胎安，肾水亏而胎动。”《医学衷中参西录》曰：“男女生育皆赖肾气作强，肾旺自能荫胎。”曾诚等对485例先兆流产的中医证型分布规律研究发现，先兆流产以肾虚为主，其中单纯肾虚者占48.45%，脾肾两虚者占35.67%。此研究结果与中医理论“肾主生殖”、“胞络系于肾”正相吻合。

由上可见，肾气盛则孕后胞脉举固胎元，胎无下坠之虞。父体先后天原因致男精不壮；母体先天禀赋薄弱，或后天失养，肾气不足，或房劳过度，多次堕胎（人流术、药流、引产），起居无常，生活失度，久病伤肾，以致女精不健；或孕后不节房事，导致肾精肾气匮乏，以致冲任虚衰，胎失所养，胎结不实，易成胎漏。因此肾虚胎元不固为早期先兆流产的核心病机，补肾气安胎元为其治疗大法。

菟生固胎汤以菟丝子、桑寄生为君，菟丝子补肾益精，治肾虚胎动、胎元不固、早期先兆流产，取其补益肾阳之功；桑寄生，《本经》云其主安胎，《药性论》云其“能令胎牢固，主怀妊漏胎不止”，具养血安胎之功，胎漏由于精血不足者更宜。以炒川续断、炒杜仲为臣，炒川续断补肾安胎止胎漏；炒杜仲补肾安胎，固精止漏。佐以枸杞滋补肝肾，治肾虚精亏，《本草纲目》云其“滋肾”，《本草经集注》云其“补益精气，强盛阴道”；熟地黄滋肾养血生精，偏于滋补肾阴；制何首乌养血固精益肾，尚有化阳之功；炒白芍养血敛阴；阿胶《本经》主“安胎”，《用药法象》言其能“止血安胎”；苎麻根凉血止血、清热安胎；白术安胎，与杜仲、川续断、阿胶同用，能增强保胎作用；砂仁行气合中而安胎。使以黄芪、甘草补气以载胎。

〔整理人〕朱传伟，朱正阳。

安胎饮

〔方剂来源〕河南中医学院第一附属医院胡玉荃经验方。

〔药物组成〕菟丝子、川断、桑寄生、阿胶珠、焦生地、焦熟地、白芍、桑椹子、黑杜仲、旱莲草、炒黄芩、白术、百合、藕节炭、砂仁、甘草。

〔功效〕固肾养血，清热养阴，止血安胎。

〔适应证〕胎漏胎动不安。症见孕期阴道出血，或伴腹痛腰酸，小腹下坠。也可用于滑胎患者再孕后的预防性保胎治疗。

〔使用方法〕每日 1 剂，水煎早晚各服 1 次。

〔注意事项〕注意休息，忌食生冷辛辣等刺激之品。

〔临床验案〕尚某，28 岁，2009 年 4 月 2 日初诊。早孕 46 天，1 小时前不明原因突然阴道少量出血，色暗红，伴小腹隐痛、乏力。2007 年 1 月人流 1 次，平素月经规律，无痛经使。B 超提示：宫内孕，孕囊 22

毫米×18毫米，胎芽3毫米×2毫米，胎心见，子宫内膜13.8毫米，盆腔少量液体（34毫米×25毫米）。舌质红，苔白，脉沉滑。诊为胎漏、胎动不安（肾虚）（先兆流产）。治拟固肾止血，清热安胎。处方：安胎饮。菟丝子30克，桑寄生12克，川断12克，黑杜仲12克，焦生地30克，焦熟地30克，黑白芍15克，桑椹子10克，百合10克，旱莲草30克，炒黄芩30克，白术12克，藕节炭30克，砂仁6克，甘草6克。7剂，日1剂，水煎服。二诊：2009年4月9日。服药后2天出血即止，现无腹痛等不适，舌脉同前，为巩固疗效，安胎饮继服7剂，日1剂，水煎服。

〔按语〕《诸病源候论》指出："漏胞者……冲任气虚，则胞内泄漏。"而"冲任之本在肾"、"胞络者系于肾"，所以临床上胎漏、胎动不安等胎元不固之病均不离乎肾虚。本例患者禀赋素虚，肾气不足，又有一次流产手术史，肾气受损。肾虚则冲任不固，胎失所系，以致胎漏、胎动不安。又孕后阴血聚下养胎，机体呈现阴血不足，内热相对偏盛的状态，故本病辨证为肾虚兼血热。方中寿胎丸补肾固冲以安胎，张锡纯言菟丝子为安胎主药，"能使所结之胎善于吸取母气，此所以为治流产之最良药也"；焦生地黄、焦熟地黄养阴清热，补血止血而不滋腻；桑椹子、百合滋阴补血，养胎育胎；百合又能清心安神，缓解患者的焦虑恐惧心理；黑杜仲补肾安胎又止血；黑白芍养血收敛而止血；黄芩、白术为安胎圣药，黄芩炒用清热安胎，又能止血而不寒；白术健脾益气安胎，《女科经纶》曰："古人用黄芩安胎，是因子气过热不宁，故用苦寒以安之。脾为一身之津梁，主内外诸气，而胎息运化之机全赖脾土，故用白术以助之。"旱莲草、藕节炭凉血止血；砂仁既安胎，又顾护胃气，防它药滋腻之弊；甘草调和诸药，与白芍相合又能缓急止痛，防胎元殒堕。全方选药精当，配伍合理，固肾养血，清热养阴，止血安胎，使肾强而胎元稳固，热清而冲任安定。该方不但能固摄胎元，更重要的是养血益精，促进胚胎正常发育，利于优生。

〔整理人〕胡玉荃，翟凤霞。

3.4 滑胎

补肾安胎饮

〔方剂来源〕安徽省名老中医张琼林验方。

〔药物组成〕黄芪30克，大红参12～15克，桑寄生、川续断、焦白术、川杜仲各15克，甘草6克。

〔适应证〕滑胎（习惯性流产）。

〔使用方法〕每剂用温水浸泡一夜（夏天3小时），大火煮开后再用小火慢煮20～30分钟，倒取头汁。药渣立即加冷水，燉法同上。妊孕之初，每隔3天服1剂，2月之后，每隔6天服1剂。连服3～4月停。一日两次，两天1剂。选用传统优质饮片，不用颗粒冲剂。

〔注意事项〕有胎热之证，大红参改西洋参5克，加黄芩12～15克。初孕卧床少动，禁止“房事”。

〔按语〕习惯性流产，必须避孕一年。孕后方药甚多，诸如泰山磐石散、安胎饮、寿胎丸、保生无忧散……无非拟用益气补肾、健脾安胎为法，或汤或丸，或散或膏，剂无定数，药无定量，仁智之见，很难统一。本方综合诸法，修订成方，性味中和，不偏不倚，可谓专病、专方、专药。逐月减量，连服3～4月渐停。

〔整理人〕张琼林，张善堂。

磐石固胎汤

〔方剂来源〕山东省著名中医药专家朱鸿铭临床经验方。

〔药物组成〕菟丝子20克，枸杞15克，桑寄生20克，川续断15克，党参20克，白术15克，黄芪30克，熟地黄20克，制何首乌20克，当归12克，白芍12克，阿胶（烊化）10克，炙甘草5克。

〔适应证〕习惯性先兆流产，滑胎。

堕胎或小产连续发生3次或3次以上，多数发生在同一个妊娠月。孕前腰膝酸软，夜尿频多，目下黯黑，或面色晦暗，头晕耳鸣，神倦乏力，舌淡苔白，脉象沉弱。孕后多无症状，或有腰酸腹痛，或有阴道少量流血。另外，子宫颈内口松弛的习惯性流产者，多无自觉症状，突然阵发腹痛，胎儿随之排出。病机为肾气亏虚，冲任不固，胎失系载，或气血两虚，冲任不足，不能养胎载胎所致。应选用补肾固冲、健脾养血法，故用磐石固胎汤治之。

〔使用方法〕将上药倒入砂锅内，加冷水1500毫升，冬季浸泡2小时，夏季浸泡1小时。第一煎用武火煎沸，改文火煎30分钟，取药汁300毫升。第二煎加冷水800毫升，不需浸泡，用武火煎沸，改文火再煎20分钟，取药汁300毫升。两煎药汁混合，兑入烊化的阿胶液，于睡前温服总药量的1/2。次晨将剩余的1/2药汁加热后服用，卧床半小时再起床进食。

〔注意事项〕滑胎患者未孕前应避免过劳，节制房事，每周服上方5剂，共服20剂。已孕后应常卧床休息，安定情绪，不能整日恐惧小产，保持良好的心态，以助安胎；禁绝房事，极为重要，以免再伤肾气，扰动冲任；自确定妊娠后即开始服用上方，服3剂休息1天，直至妊娠8周或超过已往流产的月份。随证加减：无阴道流血而出现早孕反应恶心呕吐者，去阿胶，以免滋腻碍胃，加苏梗7克，砂仁7克，呕吐剧者加（炒黄）半夏9克；阴道流血，舌质偏红者，加苎麻根20克，（炒）黄芩9克；气虚明显者，去党参，加人参10克；阳虚明显者，加鹿角胶（烊化兑入）10克；子宫颈内口松弛的滑胎者，应加柴胡6克，升麻6克，服药至晚期妊娠或超过已往流产的月份。

〔临床验案〕案一：31岁，2007年2月24日初诊。主诉：停经56天，阴道流血及腹痛半天来诊。现阴道流血量少，色黯淡，下腹胀痛，小腹下坠，腰酸略痛，倦怠乏力，恶心食少，小便频数，舌淡苔白，脉细滑无力，两尺沉而无力。既往怀孕4次，均在妊娠2个月时自然流产。此次于停经32天时在当地医院查尿妊娠试验为阳性，诊断为早孕，未予治疗。B超示：宫内早孕。西医诊断：习惯性流产。中医诊断：滑胎。辨证：肾气亏虚，冲任不固，胎失系载。治法：补肾固冲，健脾养血，佐以止血安胎。予磐石固胎汤加苎麻根20克，砂仁9克，6剂。每日1剂，并嘱卧床休息。3月3日二诊：阴道流血止，下腹胀痛及小腹下坠感大减，仍腰酸尿频，较前有力，纳食增加，舌淡苔白，脉滑细。予上方去苎麻根6剂。3月10日三诊：诸症均止，舌淡红苔薄白，脉滑。予磐石固胎汤20剂，服3剂休息1天。至妊娠4个月，B超示：胎儿发育正常。10月6日足月顺产一健康男婴。

案二：33岁，2009年11月26日初诊。主诉：自2004年至今已怀孕6次，均于受孕40多天自然流产。自第一次自然流产后，即到各家医院求治，未能如愿，现自末次流产已逾半年，故而来诊。现症：经净1天，面色无华，精神委靡，腰膝酸软，头晕耳鸣，夜尿频多，气短乏力，纳呆食少，舌淡苔白，脉象沉弱。西医诊断：习惯性流产。中医诊断：滑胎。辨证：屡孕屡堕，如期而堕，肾气亏虚，冲任不固，胎失系载。治法：补肾固冲，健脾养血。予磐石固胎汤去党参，加人参10克，20剂，每周服5剂。并嘱避免过劳，节制房事，待下次月经干净的第一天来诊。

2009年12月26日二诊：诸症均止，月经如期，经色红，经量可，历时5天，昨日经净，脉舌如常。告知患者可以试孕。予朱氏毓麟汤：熟地15克，当归10克，川续断12克，桑寄生15克，菟丝子12克，阿胶（烊化）10克，淫羊藿10克，巴戟天12克，杜仲10克，紫石英30克，鹿角霜10克，山萸肉12克，女贞子15克，路路通10克，甘草3克，7剂，每日1剂，1剂煎2遍，早晚分服。并嘱3个注意事项：①月经净后不要同房，自行经至12天时去医院监测卵泡，卵泡成熟（直径2厘米左右）后同房；②男方7日内不能饮酒；③女方不食辛辣生冷食物，避免感冒。

2010年1月30日三诊：停经35天，B超示宫腔内见妊囊，胎芽、心芽搏动可，诊为宫内早孕。苔白舌淡红，脉滑细，两脉无力。既已受孕，即予磐石固胎汤20剂，每服3剂休息1天。妊娠2月后，改为隔日1剂，直至服至妊娠满3个月停药。至妊娠4个月B超：胎儿发育正常。2010年10月16日足月顺产一健康男婴。

案三：31岁，2011年7月25日初诊。停经35天，B超示：宫腔内见妊囊、胚芽，胎心搏动良好。诊断：宫内早孕。述自2008年6月～2009年12月已连续自然流产3次，均在怀孕6个月，突然阵发腹痛，胎儿随之娩出。2010年5月16日赴省某医院检查，诊为宫颈内口松弛症，导致中妊习惯性流产，后于妊娠12～14周期间，又赴该院住院行宫颈环扎术。至妊娠24周，又突然阵阵腹痛，随之胎儿娩出。此次为第5次受孕，欲保住胎儿之心甚切。诊见：腰骶酸痛，夜尿3次，体倦乏力，纳谷不馨、量少，大便不实，面色不华，舌淡苔白，脉软尺弱。病机：肾为冲任之本，冲为血海（胞宫），任主胞胎，肾气虚则冲任不固，胎失系载；冲脉隶于阳明（胃），任脉隶于少阴（肾），脾与胃相表里，脾主肌肉，脾气虚则胞宫肌肉失养，可致子宫颈内口松弛。辨证：肾脾两虚，冲任不固，胎失系载而滑胎。治法：补肾固冲，健脾增肌，益气升提。方用磐石固胎汤加柴胡6克，升麻6克，枳壳10克，隔日1剂，守方服用。妊娠4个月，B超示：胎儿发育正常。上方每2日服1剂，嘱患者待妊娠满5个月来诊。

2011年11月17日诊：腰不酸痛，下腹不坠痛，纳食增进，精神可，舌淡红，苔薄白，脉滑。进入妊娠6个月，为原来堕胎之时，上方改为服3剂休息1天。并卧床休息，生活起居格外小心，禁绝房事。2012年3月16日患者丈夫来诉：妊娠9个月（270天），其妻稍感头晕。足部轻度浮肿，血压156/90毫米汞柱。将上方黄芪改为20克，加茯苓12克继服；嘱其赴当地县医院待产观察。5日后该院为其剖宫产出一男婴，母子均健。

〔按语〕滑胎的病因病机，不外乎肾气亏虚，冲任不固，胎失系载，或气血两虚，冲任不足，不能养胎载胎，而致屡孕屡堕。故其治法为补肾固冲、健脾养血以安胎固胎。磐石固胎汤中，君以菟丝子、枸杞子补肾益精，治肾虚精亏，胎元不固，前者偏于补益肾阳，后者偏于滋肾。臣以桑寄生养血安胎，补益精血，能令胎牢固；川续断补肾安胎；党参、黄芪、白术益气健脾安胎，白术与川续断、阿胶配伍，能增强保胎作用。佐以熟地黄滋补真阴，养血生精；制何首乌养血固精益肾，尚有化阳之力；当归补血，《神农本草经》曰“主妇人漏下绝子”；白芍养血敛阴；阿胶补血安胎。使以炙甘草补脾益气，与党参、白术配伍，其效更佳，《神农本草经》言其能“长肌肉，倍气力”。随证加减药物中，苎麻根凉血止血，清热安胎；黄芩具清热与止血双重作用，炒黄芩清热安胎；鹿角胶具补肝肾、益精血、止漏血作用，适用于肾阳不足、精血亏虚者。

子宫颈内口松弛的习惯性流产者，往往发生在妊娠的中晚期，故确定早孕之后，即应防范治疗。冲为血海（胞宫），冲脉隶于阳明（胃），脾与胃相表里，脾主肌肉。方中党参、黄芪、白术益气补脾，甘草“长肌肉”，升麻、柴胡升气举陷。

〔整理人〕朱传伟、朱正阳。

固胎汤

〔方剂来源〕齐鲁妇科流派滨州郑氏妇科经验方。

〔药物组成〕菟丝子、桑寄生、龙骨、牡蛎、熟地、山药各15～30克，白术10～20克，川断15～30克，杜仲10～15克，阿胶（烊冲）10～12克。

〔功效〕健脾补肾固胎。

〔适应证〕滑胎（习惯性流产）。

〔使用方法〕水煎服。

〔注意事项〕滑胎患者脾胃俱虚，宗“防患于未然”之旨，本方应于准备受孕前即于每次月经后连服5～7剂以预培其损，孕后再服用以保其胎。每周服药3剂即可，必要时保胎至孕6个月之后。

〔临床疗效〕本方经近60年的临床运用，有案可查病历600余份（在进行《郑长松妇科》一书整理时得出的数字），保胎成功者达400余例。

〔按语〕固胎汤一方对于由脾肾俱虚而引起的滑胎，疗效肯定。全方功可健脾益肾，肾壮则先天之气不怯，脾健则后天之本雄厚，先后天之气得以安奠，则胎无滑坠之虞。经献方人30多年的沿袭使用得知，本方既可以有效保胎，并且还有利于提高胎儿质量。凡保胎后所得子女，多数聪明伶俐，身体健壮。后经献方人加减出入后，为本方取名为“聪壮保胎方”，临床疗效确切。

〔整理人〕郑其国。

滋肾育胎丸

〔方剂来源〕岭南妇科流派罗氏妇科罗元恺经验方。

〔药物组成〕菟丝子240克，续断90克，巴戟天90克，杜仲90克，熟地黄150克，鹿角霜90克，枸杞子90克，阿胶120克，党参120克，白术90克，无核大枣50克，砂仁15克。

〔功效〕滋补肾阴肾阳为主，佐以补气健脾养血。

〔适应证〕习惯性流产、先兆流产各证。

〔使用方法〕除熟地黄、阿胶、枸杞子、大枣肉外，各药共研细末，另将熟地黄、枸杞子反复熬煎，去渣以液溶化阿胶使之成稀糊状，另将大枣肉捣烂，将药末与药液及枣肉调匀，并加适量煮炼过的蜜糖，制成小丸，每日服3次，每次6克。

〔按语〕方中以滋补肾阴肾阳为主，佐以补气健脾养血。其中菟丝子为主药，性味辛甘平，入肝肾二经，《名医别录》谓其“治男女虚冷，添精益髓，去腰疼膝冷，能补肾益精固胎”。党参健脾补气；鹿角霜补元阳，生精髓；配以巴戟天、杜仲、续断补肾固冲；枸杞子、熟地黄、阿胶养肝滋血；白术、大枣补气健脾；砂仁理气调中。全方肾、肝、脾、气血同治，以益冲任之本。本方曾通过动物实验证实，能改善卵巢子宫的血流，从而促进卵巢子宫的生长发育，促使卵巢黄体的发育。

〔整理人〕胡熙明。

安胎防漏汤

〔方剂来源〕岭南妇科流派班秀文经验方。

〔药物组成〕菟丝子20克，覆盆子10克，川杜仲10克，当归10克，杭白芍6克，熟地黄15克，潞党参15克，炒白术10克，棉花根10克，炙甘草5克。

〔功效〕温养气血，补肾益精，固胎防漏。

〔适应证〕气血虚弱，肾虚不固之习惯性流产。

〔使用方法〕水煎服。

〔按语〕菟丝子辛甘平，覆盆子甘酸微温，二子同用，有补肾生精、强腰固胎之功；杜仲甘温，补而不腻，温而不燥，为肝肾之要药，能补肾安胎；当归、白芍、熟地黄俱是补血养肝之品，肝阴血足，则能促进胎元的发生；党参、白术、棉花根温，微苦，能健脾益气，升阳化湿，既有利于气血的化生，更能升健安胎；甘草甘平，不仅能调和诸药，而且能益气和中，缓急止痛。全方有温养气血，补肾益精，固胎防漏之功。

加减：如腰脊及少、小腹胀坠疼痛，加桑寄生12克、川续断10克、砂仁壳3克、紫苏梗5克；阴道出血，量少色红，脉细数者，加荷叶蒂12克、苎麻根15克、黄芩10克、阿胶10克（烊化）；如出血多色红，宜减去当归之辛温，再加鸡血藤20克、旱莲草20克、大叶紫珠10克；出血日久，淋沥黯淡，腹部不痛者，加桑螵蛸10克、鹿角霜20克、花生衣30克，党参加至30克；在未孕之前，要预服此方3～6个月，以培养其根蒂；已孕之后，以此方随症加减。只要符合补养气血，固肾壮腰之要旨，自能足月产矣。

〔整理人〕张丰强。

补肾固本方

〔方剂来源〕中国中医科学院西苑医院刘熙政经验方。

〔药物组成〕菟丝子 15 克，覆盆子 10 克，枸杞子 10 克，车前子 6 克，川断 10 克，紫河车 10 克，党参 10 克，茯苓 10 克，白术 10 克，甘草 6 克，木香 6 克，砂仁 6 克，黄芪 10 克，陈皮 10 克。

〔功效〕甘温益气，健脾养胃。

〔适应证〕肾脾两虚，腰酸腿软，足膝浮肿，呕恶便溏，经血不调，胎动不安，小产滑胎。本方还适用于堕胎后无器质性病变者。

〔使用方法〕水煎服。

〔临床验案〕冯某，31 岁，工人。1982 年 3 月初诊，因屡孕屡堕，要求治疗。患者 28 岁结婚，夫健，1980 年 9 月因 2 个多月妊娠自然堕胎刮宫，自觉气短，心慌，腰酸腿软，纳谷不馨，腹胀便溏。初潮 17 岁，月经后期。形体较胖，面色㿠白，气短懒言，舌淡苔白微腻，舌边有齿印，脉细软，尺弱。妇科检查无器质性病变。综观脉证，证属脾肾两虚之证。患者先天不足，反复堕胎伤肾，面色㿠白，腹胀便溏，苔白边有齿印，脉细软，证属脾气虚，脾虚中气亏损，化源匮乏，不能摄养胎元，故屡孕屡堕。治宜补肾健脾，调冲固本，方用补肾固本方加味。菟丝子 15 克，覆盆子 10 克，枸杞子 10 克，车前子 6 克，川断 10 克，紫河车 10 克，党参 15 克，茯苓 10 克，白术 10 克，甘草 6 克，木香 6 克，砂仁 6 克，黄芪 10 克，陈皮 10 克，半夏 10 克，扁豆 10 克，山药 10 克。调理期间避孕养生。复诊：患者诸症悉减，面色较前红润，月经按期而至，基础体温双相型，黄体期 12～14 天。但仍有轻度腰酸，食欲好转，仍从前法，上方去半夏、扁豆、山药，每周服 3～4 剂，每剂三服。三诊：1983 年 1 月，主诉精力充沛，无任何不适，月经过期 2 月未至，有偏食现象，妇科检查子宫增大，尿妊娠试验阳性，诊断为早期妊娠。四诊：患者已妊娠 5 个月，工作较忙，自觉疲倦，偶有心慌气短，苔薄白，边有齿印，脉小滑，仍从前法以固胎元。菟丝子 10 克，川断 10 克，杜仲 10 克，白芍 10 克，熟地 10 克，党参 10 克，黄芪 12 克，茯苓 10 克，白术 10 克，甘草 6 克，桑寄生 12 克。1983 年 8 月正常分娩一健康男婴，体重 4100 克。后追访，男婴已上小学二年级，身体健康，学习成绩优异。

体会：连续流产，相当于中医堕胎、滑胎之证，除器质性病变外，多因禀赋不足，素体脾肾气虚，月事失调，胞脉失养，以致胎不成实而自堕。《素问·上古天真论》说："女子七岁，肾气盛，齿更发长，二七而天癸至，任脉通，太冲脉盛，月事以时下，故有子。"言妇女之孕育与肾气有密切关系，盖肾藏精，主生殖。然冲脉隶于阳明，脾主运化，为后天之本，气血生化之源，脾胃健运，也是正常月经与孕育之基础。本案例初潮年龄偏晚，月经稀发，为黄体不健。面色皖白，形体肥胖虚浮，连续堕胎均为肾脾两虚之证，脾虚化源不足，肝肾失资，肾虚则受胎不实，冲任不固，因此用补肾固本方，脾肾同治而病自安矣。用此方治疗胎萎不长亦获良效，也是同一道理。

〔按语〕菟丝子甘辛，入脾、肝、肾经，强阴益精；覆盆子甘酸微温，补肾固精；枸杞子甘平，滋肾益气；车前子甘寒，强阴益精；川断苦温，补肝，暖子宫；紫河车大补气血，用以补肾益精，温而不燥，暖宫固冲；党参甘温，扶脾养胃；白术苦温，健脾燥湿，扶助运化；茯苓甘淡，合白术健脾渗湿；炙甘草甘温，补中和胃；黄芪甘温，健脾益气；木香、砂仁、陈皮和胃利气。上药共奏甘温益气、健脾养胃之功。全方为肾、肝、脾同治之方，健脾益胃以利生化之源，滋肾益精以益冲任之本。

〔出处〕《中国名医名方》。

固胎汤

〔方剂来源〕全国名老中医刘云鹏经验方。

〔药物组成〕党参 30 克，炒白术 30 克，炒扁豆 9 克，怀山药 15 克，熟地黄 30 克，山茱萸 9 克，炒杜仲 9 克，续断 9 克，桑寄生 15 克，炒白芍 18 克，炙甘草 3 克，枸杞子 9 克。

〔功效〕健脾补肾固胎。

〔适应证〕脾肾两虚腹痛隐隐之滑胎，症见习惯性流产，腰痛，小腹坠痛，脉沉弱无力，舌质淡，或有齿痕，苔薄。

〔使用方法〕水煎服。

〔按语〕凡滑胎患者，大都因脾肾双亏而致病。本方以党参、白术、扁豆、怀山药、甘草健脾益气补后天；熟地黄、山茱萸、杜仲、枸杞子养血益精补先天；续断、桑寄生补肾安胎治腹痛；白芍敛阴养血，缓挛急，止腹痛。本方主药量重是其特点，如重用白术、熟地黄，乃求其力专也。

若小腹下坠加升麻9克、柴胡9克以升阳举陷；小腹掣痛或阵发性加剧者，白芍用至30克，甘草用至15克以缓急止痛；小腹胀痛加枳实9克以理气止痛；胎动下血加阿胶12克、旱莲草15克、棕榈炭9克以固冲止血；口干咽燥，舌红苔黄，去党参加太子参15克；或选用黄芩9克、麦冬12克、石斛12克、玄参12克以养阴清热安胎；胸闷纳差加砂仁9克、陈皮9克以芳香和胃；呕恶选加竹茹9克、陈皮9克、生姜9克以和胃止呕；畏寒肢冷，少腹发凉加肉桂6克、制附片9克以温阳暖胞。

〔整理人〕刘云鹏。

加味寿胎丸

〔方剂来源〕山东中医药大学附属医院李广文教授经验方。

〔药物组成〕川续断30～60克，桑寄生12～15克，菟丝子9克，阿胶珠12克（烊化），生杜仲12～15克，生黄芩9克，生白术9克，香附子9～12克，春砂仁6克，广陈皮9克，紫苏梗9克，苎麻根9克。

〔功效〕健脾补肾固胎。

〔适应证〕习惯性流产。

〔使用方法〕水煎服。

〔按语〕药理研究证明：川断含有大量维生素E，重用安胎无副作用，杜仲有镇静镇痛作用，香附能抑制子宫收缩、提高痛阈，陈皮亦能抑制子宫收缩。本方用于临床不需大的加减，若气虚重加参、芪各30克，血热明显加生地15～30克。

对习惯性流产的治疗还应注意：①孕期治疗与非孕期治疗相结合。根据治病必求其本的原则，非孕期查清病因，适当调治，明确妊娠后尽早保胎治疗，防患于未然。②使用当归应后入。当归有养血活血作用，保胎时使用尚有争议，因当归有“二向性”，所含一类成分能兴奋子宫肌，使其收缩加强，而其挥发油能抑制子宫收缩，使子宫弛缓，有利保胎，故孕期使用当归以后入为宜。③适当选用养心安神药。滑胎患者孕后往往精神紧张，心神不安，医者常在主方中配以枣仁、远志、合欢花，以达养心安神之目的。但现代药理研究发现，三药均有兴奋子宫使其收缩的作用，故以不用为宜，可用珍珠母、煅龙骨代之，既有镇静安神作用，又可补充钙质，以供胎儿骨骼发育之需要。

裘氏保胎异功散

〔方剂来源〕浙江省中医院裘笑梅主任医师经验方。

〔药物组成〕生（炙）黄芪 15～30 克，女贞子 9～15 克，生甘草 3～6 克，绵茵陈 30～60 克，制大黄 6～12 克，焦山栀 6～9 克，炒黄芩 9 克，冬桑叶 15～30 克，丝瓜络炭 6～9 克，淡竹茹 5～9 克。

〔功效〕益气滋阴，清热凉血。

〔适应证〕习惯性流产。

〔使用方法〕水煎服。

〔临床验案〕朱某，27 岁。1983 年 5 月 8 日初诊。患者第一次妊娠期因患黄疸性肝炎而行人流术，嗣后第二次妊娠足月产后，婴儿因患溶血性黄疸而夭折。现妊娠 5 月余，胎动已明。免疫学检查，诊为母子血型不合，测抗体效价（I 克克抗 A）1∶512，四区，男方血型为 A 型，女方为 O 型，Rh 阴性。患者于 1982 年 9 月起感腰脊酸楚，至今未愈。苔薄燥，质偏绛，脉弦滑。治用：生黄芪 15 克，女贞子 15 克，生甘草 3 克，制大黄 9 克，绵茵陈 30 克，焦山栀 9 克，炒子芩 6 克，黄猫儿草 20 克，葡伏堇 12 克，炒杜仲 15 克，桑寄生 10 克，败酱草 9 克。嘱患者此方先连服 5 剂，后隔日服。晨起，空腹饮淡盐水 250 毫升，多吃水果。6 月 10 日复诊，复查 IgG 抗 A 抗体效价下降到 1∶128，四区，其他尚可。舌质偏绛，脉细涩。原方继服 1 个月。7 月复查 IgG 抗 A 抗体效价下降到 1∶128，三区，再嘱原方隔日服至分娩前夕。孕妇于 1983 年 8 月底分娩一女婴，4 斤多，轻度黄疸，服婴儿退黄散，3 天后退黄。复查产妇 IgG 抗 A 抗体效价 1∶32，婴儿血型 A 型，抗体效价 1∶2。

〔按语〕方中以黄芪、女贞子、甘草为主药，黄芪、甘草益气扶正以祛邪，女贞子为一味清补药品，合而益气滋阴补肾。茵陈、山栀、制大黄、黄芩泻肝经湿热，导湿毒由二窍而出。桑叶、竹茹、丝瓜络滋阴凉血，清血海之热。

腹痛者，加白芍重用；腰酸者，加杜仲、桑寄生；气滞者，加柴胡、薄荷、青皮；气虚者，加党参；纳差者，加炒扁豆、谷芽、炙鸡内金。

治滑胎验方

〔方剂来源〕全国名老中医柴松岩教授经验方。

〔药物组成〕菟丝子 12 克，黄芩 10 克，侧柏叶 12 克，白芍 12 克，柴胡 5 克，藕节 20 克，莲须 10 克。

〔功效〕清热凉血，固肾安胎。

〔适应证〕适用于滑胎。

〔使用方法〕水煎服。

〔注意事项〕在滑胎的治疗中，柴老特别强调以下三点：①在怀孕后未出现先兆流产前，即应进服上方以固胎安冲，防治再度发病，或减轻病情以维持妊娠。②在饮食方面要忌羊肉、海米及辛辣食物。③在日常生活方面忌热水浴、热水洗脚，以免发生引血下行之弊。

〔临床验案〕翟某，31 岁，1991 年初诊。曾连续流产 4 次，每次均在孕期 4 个月左右。此次是在上次流产保养 1 年后怀孕，孕期已 3 个多月，又有腰腹坠痛，阴道少量出血，同时兼有口苦，急躁，睡眠不佳，便秘。诊其脉滑数，望其舌红苔黄。证属血海热盛，胎元不安，治宜清热安冲，固肾安胎。药用：菟丝子 12 克，黄芩炭 10 克，侧柏炭 12 克，白芍 12 克，柴胡 5 克，藕节 20 克，莲须 10 克，瓜蒌 20 克，覆盆子 10 克，枸杞子 10 克，首乌藤 12 克，百合 12 克。每日 1 剂，水煎服。服上方 5 剂，腰腹坠痛减轻，阴道出血已止，眠佳，大便正常。前方减去瓜蒌、首乌藤、百合又进 4 剂，症状消失，后每隔一周在原方基础上加减用药 1 剂至怀孕 6 个月。后足月生一男婴。

〔按语〕滑胎是指连续 3 次以上自然发生堕胎、小产的妇科病证。一般妊娠 3 个月以内，胎儿尚未成形而堕者为堕胎；妊娠 3 个月以后，胎儿已成形而堕者为小产。本病常见于西医所说的习惯性流产（简称 RSA），在近年来习惯性流产的发病率逐年上升，已经超过了总妊娠的 1%，让许多准妈妈望而生畏。本人使用柴老治滑胎验方有如下体会：①引起本病发生的病因除外伤、惊恐、暴怒等因素外，多以血海热盛，胎元不安或肾虚失固所致。现代妇女身体状况又以实盛居多，所以因热动胎而致滑胎者一直居于首位，这也正是柴老的组方思想，所以滑胎属血海蕴热，胎元不固者屡用屡佳。若属冲任不足、血海虚寒，表现为小腹冷痛，出血色黯，面色苍白，舌淡，苔白，脉细弱者，就不宜用此方。②要注意随证加减。③最好是在本次流产症状出现前及早用药，用药至以往流产月数后 2～3 个月更安全可靠。④注意生活起居、饮食禁忌。总之，滑胎的治疗成功与否，辨证准确及早用药、按疗程用药、加减合理、生活调理、注意饮食宜忌，缺一不可。方中菟丝子、莲须补肾固涩；侧柏叶收敛凉血，固下止血；柴胡、黄芩清热升提安胎。如大便秘结用瓜蒌 20～30 克，取其通便泻热；若出血时侧柏叶、黄芩改为炭品，以助止血之力。此外，如气虚失固又兼有热象者可在方中加太子参 15 克，腰痛者加覆盆子 10 克、枸杞子 10 克，睡眠不佳者加首乌藤 12 克、百合 12 克。

〔整理人〕高书云。

3.5 子肿

羊水多退肿汤

〔方剂来源〕赵松泉经验方。

〔药物组成〕桑白皮、大腹皮、冲天草、天仙藤、石莲子、川断各 10 克，茯苓皮、冬瓜皮、抽葫芦、白扁豆、山药各 15 克，茵陈 10 克。

〔功效〕健脾利湿，理气行滞，行水消肿。

〔适应证〕妊娠羊水过多，水蓄胞中，症见腹胀膨隆，胸胁胀满，宣降失司，阻碍气机，甚则喘不得卧，小溲短少，下肢浮肿。

〔使用方法〕水煎服。

〔按语〕本方用治羊水过多，“B 超”复查，羊水正常则停药。倘脾虚纳少加党参、茯苓、陈皮各 10 克，白术 6 克。血虚胎动不安加当归、白芍各 10 克，生草 3 克。腰酸胎元不固加桑寄生 12 克，杜仲、苎麻根各 10 克，升麻 6 克。肢肿尿短黄加防己 6 克，车前子 6 克（布包）。

〔整理人〕赵松泉。

降压消肿方

〔方剂来源〕上海蔡氏妇科蔡小荪经验方。

〔药物组成〕炒白术 9 克，怀山药 9 克，茯苓皮 15 克，炒当归 9 克，钩藤 9 克（后下），生石决明 15 克（先煎），穞豆衣 9 克，桑寄生 12 克，丹参 4.5 克，车前子 15 克，山羊角 12 克（先煎），陈皮 4.5 克。

〔功效〕健脾利水，平肝降压。

〔适应证〕适用于妊娠高血压综合征。遍身浮肿或下肢肿胀，纳少腹胀，头晕倦怠，大便不实，血压偏高。脉滑少力，苔白而腻。

〔使用方法〕水煎服。

〔按语〕本病初期以水肿为突出症状者，张景岳谓："水为至阴，故其本在肾；水化于气，故其标在肺；水维于上，故其制在脾。"《产宝》谓："脏气本弱，因孕重虚，土不克水。"方以白术、怀山药健脾助孕以行水；茯苓皮、车前子渗湿泄热以利水，车前子兼能祛痰降压；陈皮和中理气，前人谓"气行则水行"；当归、丹参养血活血，所谓"治血即治水"、"血行风自灭"；钩藤、石决明、山羊角平肝潜阳，息风镇痉；穞豆衣、桑寄生补肾养血，兼能消肿降压。全方共奏健脾利水、养血平肝、清热息风、消肿降压之效。

加减运用：浮肿较甚，加天仙藤 12 克、防己 6 克。蛋白尿，加生黄芪 9 克、碎米荠 15 克。头痛甚，加僵蚕 9 克、天麻 9 克。痰涎壅滞，加佛耳草 12 克、桑白皮 9 克。气滞腹胀，加大腹皮 9 克，苏梗 6 克。纳谷不馨，加地枯萝 12 克、焦六曲 9 克。

〔整理人〕蔡庄。

利水保安方

〔方剂来源〕上海蔡氏妇科蔡小荪经验方。

〔药物组成〕炒白术 12 克，大腹皮 9 克，泽泻 9 克，苏梗 6 克，陈皮 4.5 克，茯苓皮 15 克，防风 4.5 克，天仙藤 12 克，姜皮 3 片。

〔功效〕健脾利水，消肿安胎。

〔适应证〕适用于妊娠五六月，腹部膨大如临产状，心悸气短，面浮肢肿，步履艰难，小便短少等。

〔使用方法〕水煎服。

〔按语〕《济阴纲目》谓："子满在五六月以后……但一泻气利水则愈。"《女科经纶》引何松庵语："古方一主于湿，大率脾虚者多，脾虚不运则清浊不分，须以补脾兼分利。"方以全生白术散合天仙藤散加减化裁。本方重用白术为君，健脾扶土，燥湿利水；茯苓、泽泻利水渗湿，分清化浊；防风、苏梗升阳利水，又醒脾胃利水；大腹皮、天仙藤调气化滞以行水。全方健脾运中，祛风胜湿，升阳泄浊，利水消肿，一补一下，一散一泄，一升一降，使水顺气行，湿从风散，浊由溲解，脾健肿消，胎安而保。

加减运用：肿胀甚者，加枳壳 3 克，桂枝 2 克。面目浮肿，加黄芪 12 克，桑白皮 9 克。下肢肿胀，加木瓜 4.5 克，汉防己 6 克。胸脘胀闷，加木香 3 克，川朴 3 克。心悸气短，加葶苈子 4.5 克，淡远志 4.5 克。

〔整理人〕蔡庄。

妊娠水肿方

〔方剂来源〕全国名老中医何任经验方。

〔药物组成〕黄芩 6 克，白术 12 克，天仙藤 9 克，桑寄生 9 克，杜仲 9 克，冬瓜皮 15 克，陈葫芦壳 12 克，乌药 6 克，木瓜 6 克，带皮生姜 2 片。

〔功效〕安胎顺气，利尿消肿降压。

〔适应证〕妊娠水气，肢足浮肿，喘闷。

〔使用方法〕水煎服。

〔按语〕益肾安胎先顾其本，顺气利湿以治其标，祛邪而不伤正，即无殒胎之虞。

〔整理人〕何任。

加减全白术散

〔方剂来源〕宁波宋氏妇科宋世焱经验方。

〔药物组成〕焦白术 20 克，炒陈皮 6 克，大腹皮 12 克，猪茯苓各 10 克，炒枳壳 6 克，冬瓜皮 30 克。

〔功效〕健脾行气，利水消肿。

〔适应证〕胎水肿满。妊娠五个月后，见面浮肢肿，胸滞腹胀异常，尿赤短少等症。

〔使用方法〕上药加水 600 毫升，煎熬至 200 毫升，早中餐间饮服。二煎加水 400 毫升，煎至 200 毫升，中晚餐间饮服。

〔注意事项〕饮食宜清淡。

〔按语〕本方适用于脾虚湿盛，水渍胞中。选用本方还需随证加减，肿胀渐减，随之减其渗利之品。

〔整理人〕宋世焱。

全生白术散加味

〔方剂来源〕三晋韩氏妇科经验方。

〔药物组成〕白术 15 克，茯苓皮 15 克，陈皮 9 克，桑皮 9 克，大腹皮 9 克，生姜皮 9 克，木香 6 克。

〔功效〕健脾行气化湿。

〔适应证〕妊娠水肿，胸腹胀满，头面遍身浮肿，小便不利，脉濡缓。

〔使用方法〕研末，共为细末，米汤送下。

〔按语〕本方系全生指迷方原方加桑皮、木香。方中白术、陈皮健脾渗湿，祛痰理气；茯苓皮利水，消脾肾之湿；姜皮、大腹皮疏中气，化脾湿，除胀满；桑皮、木香，化气行水，小便得利，肿胀自消矣。

〔出处〕《全国中医妇科流派研究》。

3.6 子晕

柔肝息风方

〔方剂来源〕上海蔡氏妇科蔡小荪经验方。

〔药物组成〕生地 12 克，归身、白芍各 12 克，丹参 4.5 克，天麻 9 克，生石决明 15 克（先煎），僵蚕 9 克，制首乌 9 克，钩藤 9 克（后下），桑寄生 12 克，夏枯草 12 克，泽泻 9 克。

〔功效〕滋肾养血，平肝息风。

〔适应证〕妊娠高血压综合征。头痛头晕，心烦易怒，咽干口燥，腰酸溲频，或兼浮肿，脉弦细而滑，舌红苔腻等。

〔使用方法〕水煎服。

〔按语〕《内经》曰："诸风掉眩，皆属于肝。"张景岳认为，"无虚不作眩”，肝为风木之脏，体阴用阳，其性刚劲，主动主升。如肾水素亏，孕后胎赖精血以养，则精血益虚，水不涵木，木少滋荣，肝体不足，肝用偏亢，上扰清空，发为眩晕头痛等。方以生地、首乌滋养肝肾，壮水制火；当归、白芍养血柔肝，以荣肝体，所谓“水盈火自灭，血调风自息”；石决明镇逆潜阳，配白芍则镇敛相火；天麻、钩藤、僵蚕平肝清热，息风解痉；桑寄生补益肝肾，养血安胎，且能降压；夏枯草、泽泻清肝泄热以利尿降压；丹参养血活血以扩容、镇静。全方滋肝肾、养精血、息肝风、平阳亢，以保母子安康。

加减运用：头痛较甚，血压持续不降，加密蒙花 9 克，山羊角 15 克（先煎）。蛋白尿，加鹿衔草 12 克，茯苓 12 克，芡实 12 克。浮肿严重，加茯苓皮 15 克，炒白术 15 克，天仙藤 15 克。痰涎壅滞，加鲜竹沥 30 克（冲饮），旋覆花 6 克（包煎）。心烦少寐，加琥珀多寐丸 3 克（吞服），莲子心 3 克。出现早期昏迷，可用至宝丹 1 支（吞服）。出现先兆子痫，加用自制止痉散（羚羊角粉 0.3 克，天竺黄粉 1 克，全蝎粉 1.5 克）。

〔整理人〕蔡庄。

子晕方

〔方剂来源〕上海中医药大学庞泮池教授经验方。

〔药物组成〕龙胆草 5 克，丹皮 9 克，炒山栀 9 克，当归 9 克，生地 12 克，白芍 9 克，钩藤 12 克，白蒺藜 12 克，生石决明 15 克（先煎），茯苓 9 克，天仙藤 30 克。

〔功效〕泻肝清火，养血柔肝。

〔适应证〕妊娠后期高血压综合征，头晕头胀，下肢浮肿，口苦且渴，有时鼻衄，夜寐不安，血压升高，小便有蛋白尿，脉弦滑数，苔薄质红，属于胎火上扰，引动心火内炽，肝阳上亢者。

〔使用方法〕水煎服。

〔按语〕本方泻肝清火，养血柔肝，用治妊娠后期眩晕。症状改善后可去龙胆草、天仙藤继服 10 剂。如妊娠已足月，可加牛膝 15 克，瞿麦 10 克，益母草 15 克，桃仁 10 克引产。

〔整理人〕庞泮池。

3.7　子嗽

百合清肺汤

〔方剂来源〕黑龙江韩氏妇科韩百灵经验方。

〔药物组成〕百合、生地、麦冬、玄参、白芍、贝母、桔梗、青果、胖大海。

〔功效〕养阴润肺生津。

〔适应证〕肺阴亏虚所引起的咳嗽，咽干口燥，心烦，手足心热，潮热盗汗，面红颧赤，大便干燥，小便短赤等，舌红无苔，脉细数。

〔使用方法〕水煎服。

〔按语〕素体肺阴不足，正值妊娠期间气血下注以养胎，津液不能上乘以润肺，肺阴亏虚而致妊娠咳嗽、妊娠子喑等。

加减运用：咽喉肿痛者加射干、山豆根；咳嗽者加杏仁、百部；痰多者加竹茹、贝母；心烦者加栀子；大便秘结者加杏仁、大黄；兼外感者加桑叶、菊花、紫菀。

〔整理人〕韩延华。

3.8　妊娠小便淋痛

加味子淋汤

〔方剂来源〕黑龙江韩氏妇科韩百灵经验方。

〔药物组成〕生地、阿胶、黄芩、黑栀子、木通、知母、玄参、地骨皮、麦冬、甘草。

〔功效〕滋阴清热，利水通淋。

〔适应证〕阴虚火旺，灼伤膀胱引起的小便频数，尿道灼痛，或有血尿，心烦不宁，手足心热，口干不欲饮，面红颧赤等，舌质红，少苔或无苔。

〔使用方法〕水煎服。

〔按语〕阴虚火旺，热扰膀胱，气化不利而致妊娠小便淋痛等。临证酌加淡竹叶、茯苓。血淋者，加旱莲草、白茅根、小蓟以养阴清热止血；膏淋者，加车前子、萹蓄、瞿麦以清热利湿通淋。

〔整理人〕韩延华。

养阴除烦汤

〔方剂来源〕黑龙江韩氏妇科韩百灵经验方。

〔药物组成〕知母、麦冬、黄芩、生地、白芍、茯苓、竹茹、豆豉、石菖蒲。

〔功效〕清热养阴除烦。

〔适应证〕阴虚内热，肝阳上扰所引起的心烦不宁，坐卧不安，口苦咽干，手足心热，潮热盗汗，颧红，大便秘，小便赤等，舌红少苔或无苔，脉弦细数。

〔使用方法〕水煎服。

〔按语〕加减运用：素体阴虚，妊娠期间，气血下注以养胎，阴血更虚，阴虚生内热，虚热上扰心神而致妊娠心烦等。潮热盗汗者加五味子；口渴者，加沙参、石斛；便秘者，加郁李仁、火麻仁；兼肺阴虚咳嗽者加百合。素体阴虚，妊娠期间，气血下注以养胎，阴血更虚，阴虚阳亢，肝阳上扰而致妊娠眩晕、妊娠痫证等。临证酌加钩藤、石决明以平肝潜阳。素体阴虚，妊娠期间，气血下注以养胎，阴血更虚，阴虚生内热，津液亏耗，膀胱气化不利而致妊娠小便淋痛者，去豆豉、石菖蒲、竹茹，加淡竹叶；尿中带血者加旱莲草、小蓟。

〔整理人〕韩延华。

3.9　妊娠身痒

止痒消黄方

〔方剂来源〕上海蔡氏妇科蔡小荪经验方。

〔药物组成〕生地9克，黄芩9克，黑山栀4.5克，茵陈15克，土茯苓15克，白鲜皮12克，苍术6克，葎草15克，豨莶草12克，紫草9克。

〔功效〕清热利湿，凉血祛风。

〔适应证〕适用于妊娠肝内胆汁淤积症皮肤瘙痒难忍，不能安眠，心烦尿赤，或面目肌肤黄染。脉弦滑，苔薄腻。

〔使用方法〕水煎服。

〔按语〕脾虚湿阻，湿邪化热，熏蒸肝胆，胆液外逼，浸渍肌肤，发为黄疸、皮肤瘙痒。古人治湿"贵乎上下分清其湿"，李时珍谓："凡风药可以胜湿，泄小便可以引湿，通大便可以逐湿，吐痰涎可以祛湿。"方以苍术健脾燥湿；茵陈、山栀、土茯苓清热利湿，以泻肝胆湿热；白鲜皮、葎草、豨莶草祛风散湿，利尿止痒；黄芩苦寒燥湿，清热安胎；生地、紫草清热凉血，止痒祛疹。全方共奏清热利湿，祛风凉血，消退黄疸，透疹止痒之效。

加减运用：瘙痒日久，加水牛角30克（先煎）、赤芍9克、丹皮9克。GTP不降，加田基黄1.5克、蒲公英15克、平地木15克。大便干燥，加生大黄4.5克、川朴3克。小便短赤，加萹蓄草12克、蚕砂12克（包煎）。

〔整理人〕蔡庄。

3.10 子啼

黄芪汤

〔方剂来源〕三晋韩氏妇科经验方。

〔药物组成〕黄芪15克，人参15克，麦冬15克，当归6克，甘草1.5克，陈皮1.5克，白术6克，茯苓6克。

〔功效〕大补元气。

〔适应证〕子啼，妊妇腹内婴儿有啼哭声，或如钟鸣声。脉牢、滑。

〔使用方法〕水煎服。

〔按语〕此方即《傅青主女科》扶气止啼汤化裁，即原方去花粉，加白术、茯苓。方中人参、黄芪大补元气；麦冬引陈皮润肺祛痰；白术、茯苓、甘草补脾和胃，渗湿；当归补血，血气足而胎自安。若腹内钟鸣不止，用鼠窟中土为末，加麝香少许，酒调6克，立愈。

〔出处〕《全国中医妇科流派研究》。

4. 产后病

4.1 产后痉病

舒筋汤

〔方剂来源〕内蒙古呼和浩特市中医院纪世卿主任医师经验方。

〔药物组成〕熟地 15 克，当归 15 克，川芎 9 克，炒白芍 12 克，炒柴胡 8 克，木瓜 12 克，桂枝 9 克，钩藤 10 克。

〔功效〕养血，舒筋，解挛。

〔适应证〕产后手指筋挛（俗称鸡爪风）。

〔使用方法〕水煎服。

〔注意事项〕避免着凉生气。

〔按语〕产后血去过多，肝血不足，筋无所养，手指筋挛。本方四物汤补血活血，柴胡疏肝解郁，木瓜舒筋活络，桂枝温通经络，钩藤入肝解痉，全方养血柔肝息风，解痉止抽搐。倘稍加虫类搜剔，则取效当更速矣。

〔整理人〕纪世卿。

4.2 产后发热

退热饮

〔方剂来源〕内蒙古呼和浩特市中医院纪世卿主任医师经验方。

〔药物组成〕生山楂 12 克，坤草 15 克，川芎 8 克，红花 9 克，生地

12克，酒芩8克，童便为引。

〔功效〕消瘀，解郁热，和营卫。

〔适应证〕产后瘀郁，腹痛身热不退。

〔使用方法〕水煎服。

〔注意事项〕少食辛辣食物。

〔按语〕产后瘀血停积，郁而化热者宜用本方，然当以午后低热或乍寒乍热者为主症。

〔整理人〕纪世卿。

4.3 产后腹痛

艾草汤

〔方剂来源〕上海市中医院唐锡元主任医师经验方。

〔药物组成〕艾叶6～9克，益母草30克，红糖30克。

〔功效〕散寒止痛，活血祛瘀。

〔适应证〕产后腹痛，产后恶露不下。

〔使用方法〕水煎服。

〔注意事项〕产后血虚腹痛者忌用。

〔按语〕产后寒凝腹痛。本方散寒活血祛瘀，佐红糖性温和血，可谓方简易行。惟症重者恐难显效。

〔整理人〕唐锡元。

4.4 产后大便不通

养血通幽方

〔方剂来源〕上海蔡氏妇科蔡小荪经验方。

〔药物组成〕炒当归10克，生黄芪10克，川芎5克，赤芍10克，益母草10克，桃仁10克，肉苁蓉10克，黑芝麻（炒）15克。

〔功效〕养血祛瘀，润肠通便。

〔适应证〕适用于产后恶露未净兼有大便不畅，或数日不解，或便时干燥疼痛，排出困难，或秘结不通，即所谓产后三病之大便难；或同时伴有面色萎黄、头晕口干，或大便燥结、口气秽臭、唇干热疮、心烦易怒、脘腹胀闷。苔淡或腻，或质红，苔黄腻或黄燥，脉虚或弦数。

〔使用方法〕水煎服。

〔临床验案〕张某，29岁。初诊：2000年4月3日。剖腹产后12日，恶露未净，色时淡时黯，量不多，大便坚结，三四日一解，神疲乏力，头晕面白，苔薄舌质淡，脉细。证属血虚气弱，津亏肠燥，治拟养血润肠。炒当归10克，川芎5克，生黄芪12克，益母草10克，桃仁10克，大麻仁10克，象贝10克，桔梗5克，肉苁蓉10克，黑芝麻（炒）15克。

妇女新产之后，由于分娩时出血及临产时努气劳乏，以致血虚气弱，津液亏耗，肠燥失濡而大便秘结。本案系虚证便秘，强攻难免蹈虚虚之弊，同时恶露尚未净，故处方以当归、川芎养血理血，辛温行瘀，配生黄芪益气，并增当归养血之力；益母草养血活血，祛瘀生新；桃仁活血祛瘀，润肠通便，配大麻仁以助润肠通便之效；象贝、桔梗开肺气，象贝一味在《中药大辞典》中认为有兴奋平滑肌的作用，佐升麻提壶揭盖，欲降先升；黑芝麻补益肝肾，养血润燥，滑肠通幽；肉苁蓉滋补精血，润肠通便。全方养血益气，润肠通幽，配伍严密，升降合情，不二剂即大便通畅，顿觉神爽，如法调治，并嘱养成按时排便的习惯，再3剂而病告愈。

〔按语〕本方由当归补血汤合生化汤加减化裁而成。缘产后失血，加之努气劳乏、气血亏损、阴津不足、肠失滋润，同时恶露尚未净，故用当归、川芎养血理血，辛温行瘀；生黄芪益气固卫，更增当归养血之力；赤芍凉血活血，以制归、芎之辛散；益母草养血祛瘀，逐恶露；桃仁活血祛瘀，兼能润肠；苁蓉益精血、滋肾、滑肠通便；黑芝麻须炒用，补益肝肾，养血润燥，滑肠通幽，并治产后羸困。

加减运用：如肺气不开、大便不下加象贝、桔梗；阴津不足可增生地、麦冬；夜寐不安增柏子仁；增润肠之力可加麻仁、苏子；燥结者可酌用大黄。

〔整理人〕黄素英。

4.5 产后身痛

清热除痹汤

〔方剂来源〕燕京中医妇科名家刘奉五经验方。

〔药物组成〕金银藤 30 克，威灵仙 9 克，青风藤 15 克，海风藤 15 克，络石藤 15 克，防已 9 克，桑枝 30 克，追地风 9 克。

〔功效〕清热散湿，疏风通络。

〔适应证〕产后身疼、关节红肿灼痛等症。

〔使用方法〕水煎服。

〔按语〕产后由于气血两虚，营卫失和，卫外抗邪能力降低，往往容易感受风寒，故产后关节疼痛及全身疼痛等症甚为多见。一般常用补气养血、温散风寒之法治疗。用药亦多辛温。如用当归、川芎、白芍、熟地以养血；用秦艽、防风、独活、桑寄生以散风活络。用此方法治疗血虚风寒湿痹证确有效果，但用于风湿热痹则疗效不佳。刘老医生从临床实践中体会到，素体湿盛感受风寒，极易化热而与体内湿邪结合，表现为湿热阻络，流注关节而为热痹。若用辛燥之品反而助热，过用补益之剂，更易恋邪，用清热除湿、疏风活络药物方能见效。

本方主要由清热祛湿与疏风活络两大类药物组成。方中金银藤、防已、桑枝清热除湿祛风；威灵仙、青风藤、海风藤、络石藤、追地风散风活络除湿。清热除湿、散风活络而不伤正，乃本方特点。清热除湿药中，金银藤辛凉散热，又能清经络血脉中之热邪。散风活络除湿药中，威灵仙为祛风之要药，其性好走，能通十二经，辛能散邪，故主诸风；咸能泄水，故主诸湿。此二药清热除湿散风力著，为本方之主药。用青风藤、海风藤、络石藤加强散风活络作用。防已苦辛寒走经络骨节间，能消骨节间之水肿。

产后多虚是一般规律。产后痹证中虚证也居多。但是对于素体湿盛而又感受风寒，风寒湿邪蕴郁化热，即可由寒痹转化为热痹。所以治疗的大法也要随之而改变，否则反而恋邪助热使病情加重。当寒湿化热后，主要表现为身痛或身热，关节红、肿、灼、痛，活动不利，烦闷，口干渴，脉滑，舌苔黄。在此阶段邪实即上升为主要矛盾，而正虚为次要矛盾。刘老医生是在补虚祛寒失败的教训中，摆脱了“产后宜补”的常规，逐步摸索出这一方药。主要适应于产后热痹。所以治疗时应以祛邪为主，邪去则正气自复。用药虽然平淡，但是直中湿热邪实之的，实有“轻可去实”之妙。药后若湿热已解，尚应根据产妇体质情况加以调理。

〔出处〕《刘奉五妇科经验》。

产后身痛方

〔方剂来源〕河南中医学院第一附属医院胡玉荃经验方。

〔药物组成〕党参、黄芪、熟地、当归、川芎、阿胶珠、丹参、鸡血藤、丝瓜络、忍冬藤、络石藤、杜仲、寄生、防己、甘草。

〔功效〕益气养血，温阳补肾，通络止痛。

〔适应证〕足月产后、引产后、流产后头身疼痛。症见头痛，肩背、腰膝、四肢骨节疼痛麻木，怕冷，遇寒加重，或伴恶露不畅，乳汁量少。

〔使用方法〕每日1剂，水煎早晚各服1次。

〔临床验案〕贵某，32岁，2010年2月19日初诊。人工流产后17天，全身疼痛3天。患者于3月2日孕40多天时（孕囊14毫米×10毫米）行人工流产，术中出血不多，3天前劳累并受凉后全身疼痛，以肩颈背部疼痛为重，遍及全身肢体及足跟，畏冷，恶风，肢凉。脉沉，舌质红苔白少津。诊断：产后身痛。治则：益气养血补肾、通络止痛。方药：产后身痛方。黄芪20克，生熟地各30克，当归15克，丹参15克，鸡血藤30克，桂枝10克，忍冬藤30克，杜仲15克，寄生20克，党参10克，络石藤12克，煅龙牡各30克，狗脊15克，阿胶珠15克，白芍15克，甘草6克。水煎服用8天。2010年4月2日复诊，自诉服药后，身痛明显好转，现仅右肩及足跟仍痛。昨晚月经来潮，轻微痛经，舌质红，脉沉。经后方：采用上方加川木瓜10克，继服8天。

〔按语〕本病为人工流产术后失于调护，劳累并感受寒凉，寒凉之邪客至，阻滞筋肉关节，血运不畅，“不通则痛”，故肢体关节疼痛明显。方中党参、黄芪大补元气，气足则血旺，气旺则能帅血；熟地黄、当归、阿胶珠、川芎养血又活血，共使血脉畅通，筋脉得养而止痛，为君。杜仲、桑寄生补肾填精、强腰壮筋骨为臣。丹参、鸡血藤活血通经，忍冬藤、防己、丝瓜络、络石藤祛风除湿、通络止痛，共为佐。甘草调和诸药为使。共成益气养血、补肾填精、活血通络、祛风止痛之良剂。

〔整理人〕胡玉荃，翟凤霞。

舒筋散

〔方剂来源〕安徽中医学院徐志华教授经验方。

〔药物组成〕鸡血藤15克，络石藤、海风藤、活血藤、夜交藤、寻骨风、伸筋草、鹿衔草、当归、赤白芍、狗脊、桑寄生各10克。

〔功效〕舒筋活络，祛风散湿，通痹止痛。

〔适应证〕适用于产后关节痛。

〔使用方法〕水煎服。

〔临床验案〕徐某，36岁，农民，1974年10月15日初诊。第3胎产后45天，恶露已净，乳汁缺乏。周身关节痛楚麻木重着，腰膝足跟痛甚，活动受限制，阴雨天气候变化时加剧，头晕目眩，心悸纳少，舌淡红，苔薄白，脉沉弦。证属产后“百节空虚”，卫阳不固，风寒湿邪乘虚侵袭。方予舒筋散加威灵仙10克，5剂。药后周身关节酸痛好转，原方继进。先后服20剂，病情基本好转，观察3年余未见复发。

〔整理人〕徐志华。

乌头煎加减

〔方剂来源〕上海中医药大学庞泮池教授经验方。

〔药物组成〕炙麻黄5克，桂枝6克，赤白芍各9克，当归9克，制川乌9克，独活6克，桑寄生12克，牛膝12克，黄芪12克，川断9克，淫羊藿9克。

〔功效〕散寒通络，温补督脉。

〔适应证〕适用于宿有痹症，产后风寒入络之身痛，腰膝酸楚，下肢冷痛，肌肉亦有刺痛，形寒无汗，脉细，苔白腻。

〔使用方法〕水煎服。服上方5剂身痛减轻，舌苔腻化后，改用桂枝加附子汤合黄芪防己汤巩固疗效。

〔按语〕养血祛风散、乌头煎加减方，益气活血温经，祛风散寒，利湿止痛，宜产后风寒身痛者。产后阴血亏损切忌发汗，即使挟有风寒，亦应稍作辛散，不可大汗淋沥，以防伤正。至于产后血瘀身痛者，可选身痛逐瘀汤加减。

〔整理人〕庞泮池。

4.6 产后恶露不绝

加味生化汤

〔方剂来源〕宁波宋氏妇科宋光济经验方。

〔药物组成〕当归 9 克，川芎 3 克，炮姜 3 克，桃仁 9 克，山楂 6 克，失笑散 9 克（包）。

〔功效〕养血活血，祛瘀生新。

〔适应证〕产后受寒，恶露不下，儿枕块痛。

〔使用方法〕水煎服。

〔按语〕产后腹痛或实或虚，上方宗傅青主产后虚实兼挟之旨，以生化汤加味化瘀生新。然上方侧重化瘀，主治血瘀偏重者。

〔整理人〕宋光济。

复方生化汤

〔方剂来源〕杭州何氏妇科何少山经验方。

〔药物组成〕当归 10 克，炒川芎 6 克，熟军 9 克，桃仁 6 克，炮姜炭 5 克，益母草 10 克，丹皮 9 克，炙甘草 5 克。

〔功效〕活血祛瘀生新。

〔适应证〕产后子宫复旧不良，恶露淋沥不净，小腹隐痛。

〔使用方法〕水煎服。

〔按语〕如胎盘残留，当归增至 60 克，川芎增至 15 克，加血竭 5 克，莲房 30 克。

〔整理人〕何少山。

补中益气汤

〔方剂来源〕江西省黎川县中医院杨吉旦经验方。

〔药物组成〕党参10克，白术10克，当归10克，陈皮6克，升麻6克，柴胡6克，黄芪10克，炙甘草10克，阿胶10克，艾叶炭10克。

〔功效〕温养经脉，补气摄血。

〔适应证〕产后恶露不尽。

〔使用方法〕水煎服。

〔按语〕产后伤正，中气下陷，血随气下，恶露不止，本方补益中气以摄血，乃古之常法。

〔出处〕《中医妇科验方选》。

双花汤

〔方剂来源〕江苏南通市中医院姚寓晨经验方。

〔药物组成〕鸡冠花15克，金银花15克，全当归10克，泽兰10克。

〔功效〕清热解毒，活血行水。

〔适应证〕人流或引产后，恶露不尽。或作为人流后的常规用药。

〔使用方法〕水煎服。

〔整理人〕姚寓晨。

益母饮

〔方剂来源〕福建中医药大学陈雨苍教授经验方。

〔药物组成〕当归9克，川芎6克，益母草15克，泽兰叶10克，北山楂10克，百草霜12克（布包）。

〔功效〕补血活血止血，散瘀止痛。

〔适应证〕产后瘀血阻滞，小腹疼痛，或恶露不行，或恶露不净，或不全流产等症。

〔使用方法〕水煎服。

〔临床验案〕黄某，33岁。产后35天，恶露淋沥不净，近日量又增加，夹有略黑色血块，小腹疼痛，舌淡苔薄，脉细。此证属产后瘀血阻滞胞宫以致新血难以归经，下血不止，又胞脉运行不畅，不通则痛。治宜活血化瘀，除痛止血。方用益母饮加减：北楂炭9克，百草霜12克（布包），泽兰叶9克，益母草10克，当归身6克。2剂，水煎服。二诊：自诉服上药后，恶露已少，小腹痛明显减轻，肠鸣欲呕。舌淡红苔薄，脉细。续照上方去当归、泽兰、赤芍，加藿香6克、砂仁5克（后入）、橘皮6克，续服2剂，恶露干净，诸症告愈。

体会：益母饮为治疗产后瘀血阻滞而致的少腹疼痛，或恶露不行，或恶露不净，或不全流产诸症的有效验方之一。产后多虚多瘀，故应特别注意不可妄用过于辛温或寒凉药物，动血耗气之药更为所禁。世医治疗妇人产后腹痛诸症喜用景岳生化汤，但此方药用炮姜，其性偏温燥，只能适用于产后血虚有寒，瘀血阻滞者，若用于血瘀血热型者便非所宜；又方中桃仁为破血滑肠之品，对血虚血热、恶露不净患者，亦是不适应的。为避上述弊端，“益母饮”一方，具有养血活血、止血化瘀、消食除痛、利水消肿等作用，药性温和，不燥不破，治疗产后腹痛，恶露不行，或恶露不净，或不全流产疗效卓著。

〔按语〕产后多虚多瘀，治当补虚祛瘀。故药用川芎、当归补血活血，祛瘀生新；益母草、泽兰叶活血化瘀（对兼有水肿者并能行水消肿）；山楂散瘀止痛（对产后有肉积者兼能消积，对恶露不止者，炒炭能化瘀止血）；百草霜化瘀止血（《本草纲目》谓其能消化积滞、止上下诸血，为妇人崩中、带下、胎前、产后之良药）。六药合用，可做到补血与治血、活血与止血、散瘀与止痛，相互结合，具有补血不滞血、止血不留瘀之功。临床实践观察，本方不但具有促进产后子宫复原，减少子宫收缩腹痛，并有促进残留肧胎组织排出作用。

产后瘀血阻滞腹痛剧烈，恶露不行，加桃仁以增强活血化瘀，或再加蒲黄、五灵脂、元胡以化瘀止痛；血瘀有寒加肉桂或炮姜，以温阳散寒，活血化瘀；兼有气虚加党参、黄芪补益中气以助生血摄血之功；出血量多者去川芎，加茜草、乌贼骨。

〔整理人〕陈应钟。

益母饮

〔方剂来源〕福建中医药大学陈雨苍教授经验方。

〔药物组成〕益母草15克，泽兰叶10克，血余炭10克（布包），百草霜10克（布包），北山楂15克。

〔功效〕活血化瘀。

〔适应证〕适用于产后腹痛，产后恶露不下或恶露不净。

〔使用方法〕水煎服。

〔临床验案〕李某，农妇，25岁。产后4天，腹痛剧烈，小腹结成包块状，按则痛甚，恶露量少，色黯，夹有血块，舌淡红苔薄，脉弦细。此系产后瘀血内阻，而致腹痛。方取益母饮加五灵脂9克，生蒲黄9克（布包），酒当归9克，大川芎9克，桃仁9克。3剂，每日1剂，水煎服。药后恶露排出较多，色红夹少量血块，腹痛消失。

〔按语〕腹痛剧烈加五灵脂、蒲黄（布包）；恶露不下加当归、川芎、桃仁；恶露不净加茜草根、乌贼骨、山楂、蒲黄（炒炭用）。

〔整理人〕林萍。

缩宫逐瘀汤

〔方剂来源〕中日友好医院许润三教授经验方。

〔药物组成〕当归10克，川芎10克，枳壳10克，生蒲黄10克，生五灵脂10克，党参20克，益母草15克。

〔功效〕缩宫逐瘀。

〔适应证〕适用于产后恶露不绝、不全流产及痛经等。

〔使用方法〕水煎服。

〔按语〕妇人产后冲任虚损，气血不足，瘀血往往内滞，致新血不得归经，引起产后恶露不绝，正如《胎产心法》所云："恶血不尽，好血难安。"故本方取当归、川芎养血活血，蒲黄、五灵脂逐瘀止血为主；辅以枳壳理气，使气行血畅，瘀血得以排出；复加益母草养阴活血，祛瘀生新。加党参者，意在补气，以增强胞宫收缩功能，它的性能虽与五灵脂相畏，但二药同用，往往能提高逐瘀之效，起到相反相成的作用。药理研究证明，益母草、枳壳和蒲黄对动物均有兴奋子宫平滑肌，使子宫收缩增强的作用，并且蒲黄还有止血作用，能使凝血时间和凝血酶原时间缩短，使血小板数目增加。故本方具有缩宫逐瘀之效。不全流产乃胞衣不下，致出血不止，同是瘀血内阻、血不归经，本方亦恰中其要。此外，经血排泄不畅引起的痛经也宜用本方。

加减运用：血虚明显者党参改用50克；出血量多者，党参改用100

克；腹痛甚者，五灵脂改用15克；下瘀血块多者，加三七粉3克（分冲）；出血日久者，加桑叶20克；血气臭者，加黄柏10克；浮肿者，加生芪50克；食欲不振者，加生山楂15克。

〔整理人〕许润三。

血竭化癥汤

〔方剂来源〕杭州何氏妇科何子淮经验方。

〔药物组成〕血竭、制大黄、炮姜、艾叶炭各4.5克，炒当归、藕节炭各15克，炒川芎6克，赤芍、白芍、失笑散（包）、小蓟炭、血余炭、元胡各9克，益母草15克。

〔功效〕活血化癥。

〔适应证〕适用于胞衣不下及产后留瘀等。症见恶露不止，有时夹血块而带紫色，腥秽臭浊，小腹隐痛，脉象弦涩，舌质紫黯，皆为瘀血不尽之象。

〔使用方法〕水煎服。

〔临床验案〕耿某，31岁，已婚，工人。两个月前人工流产，今淋红仍多，伴见血块，小腹压痛明显，曾两次刮宫，西医诊断为附件炎。面色晄白，腰酸下坠，纳呆，淋红色鲜。脉弦数，苔薄腻。治宜化癥扶元。处方：血竭化癥汤加减，佐以扶元。血竭、艾炭、炙甘草各5克，赤白芍、当归炭、制没药、失笑散、血余炭，莲房各9克，元胡12克，2剂。复诊：服药后，大小瘀块阵下而痛缓，血量仍多。按原法随证加减：血竭、大黄、炙甘草、艾炭各5克，当归炭15克，藕节30克，血余炭、地榆炭、檵木花各9克，炒白芍12克，3剂。三诊：血块两天未见，腹痛已缓，血量显减，今起色转淡，虽有瘀净血止之象，仍防残瘀恋络。拟扶正养血，佐止血化瘀。当归、仙鹤草各15克，炒白芍、狗脊、川断、乌贼骨、藕节、炙黄芪各12克，焦白术9克，4剂。四诊：渗淋全净，头晕目眩，面色晄白，心神不安，血去伤阴，当养阴血、补心脾。炒党参、枸杞、川断、墨旱莲、炒白芍、炒枣仁、怀山药、焦白术各12克，红枣10枚，远志、炙甘草各5克，5剂。五诊：阳升阴长，血脉得充，精神好转，纳寐相安。再从原意加益精血之品，以臻巩固。党参、黄芪、阿胶珠、乌贼骨、怀山药、辰茯神、枸杞、合欢花、当归各12克，龙眼肉15克，炙甘草5克，7剂。本例为瘀滞而致淋红不断，必须先从化瘀着手，不能见血止血。化瘀实为止血，若瘀不去，则新血不生。应用本法似有风险之忧，临床实践却有较好的功效。只要认真仔细，辨证恰当，却能起中药“刮宫”的作用。

〔按语〕血竭化癥汤，仿王肯堂《女科准绳》治妇科疝瘕久不消，身瘦尪羸，两胁妨闷，心腹疼痛方干漆散（干漆、木香、芫花、赤芍、桂心、当归、川芎、琥珀、大黄、牛膝、桃仁、麝香）。本方重用当归养血活血，取义“若欲通之，必先充之”；血竭化瘀定痛，与没药、大黄相伍，能定痛散瘀而畅流，为本方主旨；大黄如走之丸，一滑而过，善走且直达下焦，深入血分，荡涤积垢，“去垢而五脏推陈出新，如勘定祸乱以致太平无异”，故称“将军”；用血余、莲房意为化瘀止痛；佐川芎少许，理血中之气，气行则血行；益母草祛瘀生新；炙甘草调和诸药。全方组成，恰当细致，面面兼顾，似有手术刮宫之效。本证出血停止后，还需巩固调理，如温煦胞络，调补下元等。

〔整理人〕陈少春。

4.7　产后汗证

固表汤

〔方剂来源〕福建中医药大学陈雨苍教授经验方。

〔药物组成〕生炙芪各15克，软防风9克，煅牡蛎30克，漂白术9克，当归身9克，浮小麦30克。

〔功效〕固表敛汗。

〔适应证〕适用于产后自汗。

〔使用方法〕水煎服。

〔临床验案〕董某，干部，27岁。产后15天，神疲乏力，动则自汗出，湿透衣裤，怕风身痛，小腹闷痛，仍有少量恶露，色黯夹有瘀块，舌淡稍暗滞，脉细。此因产后气血两虚，并有血瘀。方取固表汤加北山楂15克（炒炭），泽兰叶10克，益母草10克，茜草根10克，乌贼骨15克，潞党参30克，炙甘草5克。3剂，每日1剂，水煎服。药后自汗得止，腹痛消失，恶露干净。上方去茜草根、泽兰叶、乌贼骨、益母草，服3剂以巩固疗效。

〔按语〕加减运用：偏气血虚者，加潞党参、龙眼肉、酸枣仁；偏气阴虚者加党参、麦门冬、五味子；若兼有恶露不下或不净，小腹疼痛者可与益母草配合酌情加减使用。

〔整理人〕林萍。

4.8 缺乳

通乳饮

〔方剂来源〕全国名老中医哈荔田经验方。

〔药物组成〕防风4.5克，海桐皮12克，豨莶草、威灵仙各9克，川续断、秦当归12克，杭白芍、白薇各9克，刘寄奴、王不留行、漏芦各12克，穿山甲、炒青皮各4.5克，北细辛1.5克。

〔功效〕疏风通络，滋液通乳。

〔适应证〕感受风寒而致实证之乳汁不行。

〔使用方法〕水煎服。

〔按语〕感受风寒，血脉壅滞，乳管不畅而致乳汁不行之实证，治宜疏风通络。方中刘寄奴、王不留行、漏芦、穿山甲等行气活血，通络下乳；川续断、当归、杭白芍、白薇等补肾养血，滋液通乳；复加防风、海桐皮、豨莶草、威灵仙、细辛等疏风胜湿，宣闭通络。此虽非下乳之品，但针对病因，祛邪通络，使血脉通畅，乳水自行。服药后3小时左右，以湿热毛巾热敷两乳，并轻轻按揉，以助乳腺通畅，对疗效大有裨益。

〔整理人〕胡熙明。

益源涌泉汤

〔方剂来源〕杭州何氏妇科何子淮经验方。

〔药物组成〕党参、黄芪、当归、羊乳各30克，熟地黄15克，焦白术12克，天花粉、王不留行各9克，通草5克。

〔功效〕补益气血，宣通乳络。

〔适应证〕主治产后乳汁稀少属气血虚损型。

〔使用方法〕水煎服。

〔按语〕产后缺乳，以气虚血少最为多见。故方中以党参、黄芪、当归、熟地黄、白术壮脾胃，补气血，以资化源；配以天花粉养胃阴而生乳；羊乳强壮补气而通乳；加王不留行、通草宣通乳络，促乳分泌。总之，气血充沛，则乳汁自生，故用之效佳。

〔整理人〕陈少春。

催乳方

〔方剂来源〕河南中医学院第一附属医院胡玉荃经验方。

〔药物组成〕生熟地、阿胶珠、黄芪、党参（或太子参）、花粉、当归、柴胡、穿山甲、王不留行、路路通、漏芦、鹿角霜、通草、桔梗、甘草。

〔功效〕养血益气，疏肝通乳。

〔适应证〕产后乳汁不足。

〔使用方法〕每日1剂，水煎早晚各服1次。

〔注意事项〕忌食辛辣、生冷等刺激食物，保持心情舒畅。

〔临床验案〕韩某，23岁，2010年2月20日初诊。剖宫产后3个月乳汁减少4天。3个月前足月剖宫产，产后一开始乳汁充足。4天前因家庭琐事生气致乳汁明显减少，纳食一般，大便略干。舌质红，苔白，脉细滑。中医诊为产后缺乳。治以益气生血，通络催乳。处方：催乳方加减。黄芪30克，太子参15克，生地15克，熟地15克，花粉15克，柴胡10克，鹿角霜15克，穿山甲15克，王不留行30克，路路通12克，丝瓜络12克，通草6克，漏芦12克，全瓜蒌12克，砂仁6克，甘草6克，水煎，连服5天。2010年4月16日复诊，自诉服上药3剂后乳汁即明显增多，但近4天又因生气乳汁减少，纳食欠佳，舌边尖红，苔黄少津，脉细弱滑。守第一方，去全瓜蒌、柴胡防理气药辛燥伤血，加阿胶珠15克、女贞子15克养血滋阴，以充化源，加广郁金12克解郁补气通乳。

〔按语〕患者于哺乳期突遇变故，儿病使乳母精神紧张、忧虑，不欲饮食。忧思伤脾，脾胃运化失常，则气血不足，乳汁生化乏源；“劳则气耗”，乳母因儿病不能很好休息，气耗血亏，无以生乳；思则气结，气机不畅，加之婴儿住院不能及时哺乳，使乳络郁滞，乳汁减少。本例患者虽有气滞郁阻的症状，但究其病机，脾胃运化失常、气血化源不足乃是关键。故仍以益气养血为要，佐以理气通乳，而不可置“产后多虚”的病理特点于不顾，过用芳香辛燥之理气之品，伤津耗气，欲速而不达。方中生地黄、熟地黄、阿胶珠养血滋阴；党参、黄芪益气，气旺则血生；天花粉、当归养血增液，共资乳汁化源。柴胡理气疏肝，疏通乳络，与穿山甲、王不留行、路路通、漏芦、鹿角霜、通草共奏通络下乳之功。桔梗引药上行达于病所，甘草调和诸药。全方养血补气滋阴以充化源，疏肝理气通络以催乳下。

〔整理人〕胡玉荃，翟凤霞。

通乳汤

〔方剂来源〕全国著名中医周鸣岐经验方。

〔药物组成〕党参 15 克，黄芪 20 克，当归 15 克，穿山甲 10 克，王不留行 15 克，通草 7 克，丝瓜络 10 克，路路通 7 克，知母 10 克。

〔功效〕益气健脾，通乳活络。

〔适应证〕产后缺乳。

〔使用方法〕用猪蹄汤水浸泡 10 分钟，再煎煮 30 分钟，每剂煎两次。每日 1 剂，将两次煎出的药液混合均分，早晚各温服 1 次。

〔按语〕方中党参、黄芪、当归益气养荣健脾；穿山甲、王不留行、通草、丝瓜络、路路通通乳活络；知母生津润燥。肝气郁滞者可加柴胡 9 克，青皮 7 克，白芍 10 克。上方临床应用 30 余年，效果满意。

〔整理人〕杨思澍。

通乳方

〔方剂来源〕河南名中医杨毓书经验方。

〔药物组成〕当归 9 克，黄芪 30 克，通草 6 克，炒王不留行 15 克，炮穿山甲 9 克，全瓜蒌 30 克，漏芦 9 克，老鹳草 9 克，炙甘草 5 克，葱白 3 寸。

〔功效〕补气生血，通乳生乳。

〔适应证〕乳汁不通，乳房胀痛，产后体虚无乳等。

〔使用方法〕水煎服。

〔临床验案〕杨某，29 岁，军人家属。产前身体健康，产时出血过多，产后 20 余天无乳。饮食尚可，伴有头晕、多汗。脉濡细，舌质略淡，苔薄白。诊断为产后体虚，乳汁乏源。予通乳方去葱白，加熟地 24 克，服 3 剂后已有乳汁，又服 2 剂乳汁旺盛。

体会：产后体虚，营血不足，乳汁乏源，故无乳，本方加熟地者，意在补血以旺盛乳汁之来源，去葱白者，因患者多汗，恐其发汗过多，以夺乳汁来源，故去之。

〔按语〕黄芪、当归补气生血，以滋乳汁之来源；老鹳草活血化瘀；全瓜蒌开胸理气以利乳腺通畅；王不留行、穿山甲、通草、漏芦通乳；葱白温通乳道；甘草调和诸药。全方合用，具有通乳、生乳之效，故为乳汁不通或产后体虚无乳之有效方剂。

〔出处〕《中国名医名方》。

下乳方

〔方剂来源〕川蜀中医妇科名家王渭川经验方。

〔药物组成〕沙参 12 克，细生地 12 克，生三七 3 克，鸡内金、胎盘粉、炒川楝、生白芍、阿胶、川贝、夏枯草各 10 克，水蛭 6 克，䗪虫 10 克，夜交藤 60 克，王不留行 24 克，生蒲黄、茜草各 10 克，蚕蛹 20 只。

〔功效〕补益肝肾，通络下乳。

〔适应证〕产后肝肾不足、气血郁滞所致乳汁涩少而伴见乳房胀痛，腰酸腿软，头晕耳鸣，神倦懒言，口干心烦，心悸失眠。

〔使用方法〕水煎服。

〔整理人〕汤一新。

通乳汤

〔方剂来源〕福建中医药大学陈雨苍教授经验方。

〔药物组成〕炙黄芪 30 克，全当归 10 克，白通草 10 克，王不留行 15 克（布包），七孔猪蹄 1 个。

〔功效〕益气通乳。

〔适应证〕适用于产后缺乳。

〔使用方法〕水煎服。

〔临床验案〕陈某，23 岁，工人。产后 20 天，恶露虽净但乳汁稀少，神疲乏力，胸闷，时喜太息，食欲偏差，大便尚正常，舌淡红苔薄浊，脉弦细。此系产后气血不足，又情绪不舒，以致肝旺脾弱，乳汁生化与输通受影响。方选通乳汤加北山楂 10 克，鸡内金 10 克，与四逆散及四君子汤化裁。3 剂，每日 1 剂，水煎服。药后食欲增进，精神舒畅，乳汁增多且较前浓。续服 3 剂，诸症告愈。

〔按语〕加减运用：偏血虚者加四物汤；偏气虚者加四君子汤；偏气郁者加四逆散。

〔整理人〕林萍。

4.9 产后乳汁自出

溢 乳 饮

〔方剂来源〕全国名老中医哈荔田经验方。

〔药物组成〕黄芪 20 克，白莲须 9 克，白果 9 克，白术 12 克。

〔功效〕养心健脾补肾，益气敛乳。

〔适应证〕产后虚弱，乳汁自出。

〔使用方法〕水煎服。

〔按语〕产后乳汁自出，又称溢乳。证分虚实，治宜补泻，补多以益气健脾为主。殊不知妇人产后气血俱虚，脏腑受损，尤以心脾肾为著。治宜养心健脾补肾。本方以黄芪、白术益气健脾；以莲须、白果益肾滋阴，兼以养心益血，且二药又具收敛固涩之功效，故心脾肾健旺，则溢乳自止。

〔整理人〕哈荔田。

回 乳 剂

〔方剂来源〕山东中医药大学附属医院连方主任医师经验方。

〔药物组成〕芒硝 66 克，炉甘石 13 克，冰片 1 克。

〔功效〕软坚收湿，清热解毒，止痛回乳。

〔适应证〕哺乳期满欲回乳和中期妊娠引产需回乳者。

〔使用方法〕以上药物，共研细末，分装入4个半圆形、高吸水性纤维纸做成的药袋内（也可用吸水性较好的布袋），将2个药袋放入乳罩的夹层内，然后将乳罩戴好。患者用药期间可做任意活动。6小时后药袋潮湿可更换药袋，持续用药至乳房胀痛消失。中期妊娠引产者可于产后12小时敷用，方法同上。

〔临床疗效〕100例患者随机分为治疗组50例、对照组50例，两组各设30例中期妊娠引产需回乳者，20例哺乳期满欲回乳者。两组患者年龄在20～35岁之间，平均26岁。两组中期妊娠患者妊娠时间在16～24周。哺乳期满欲回乳者哺乳时间在10～15个月。经检验两组之间无显著性差异。治疗结果：治疗组回乳时间明显短于对照组，且治疗组乳房胀痛症状减轻明显，治疗组无1例乳腺炎发病，对照组发病2例。

〔按语〕回乳剂取清、消之法，由芒硝、炉甘石、冰片组成。芒硝性味苦、咸、大寒，具有清热、收湿、软坚之功，在方中为君药；炉甘石具有收湿解毒之功，为臣药；冰片有清热止痛之效，为佐使药。全方共奏软坚收湿、清热解毒、止痛之功效。中药外用是中医传统治疗方法之一。其理、法、方、药与内治无异。对于回乳，外用药物简便、价廉、有效。自古芒硝常用于回乳，经我们临床研究，回乳剂可明显缩短回乳时间，减轻痛苦，并预防乳腺炎的发生。芒硝、炉甘石主要含有硫酸钠、碳酸锌，具有较强的收湿作用。据推测，上3味药外敷于乳房，吸收乳汁水分，使乳汁浓缩，反馈性抑制垂体，使泌乳素分泌减少，达到回乳作用，具体机理尚待继续深入研究。回乳剂为外用药，不直接影响体内激素水平，不经胃肠吸收。经研究观察，此药无毒副作用，亦无停药后乳房再度胀痛或泌乳的反跳现象。回乳剂放置回乳乳罩内使用，使患者在用药期间不影响日常活动，相对延长了用药时间，缩短了回乳时间，该产品易为患者接受，利于推广应用。

〔整理人〕连方。

4.10 产后雀盲

杞菊地黄丸加减

〔方剂来源〕齐鲁郑氏妇科郑惠芳经验方。

〔药物组成〕熟地 15 克，山药 15 克，山萸肉 12 克，茯苓 9 克，枸杞子 15 克，杭菊花 9 克，当归 12 克，川芎 6 克，白芍 9 克。

〔功效〕养血益肾，滋肝明目。

〔适应证〕产后雀盲，视物不清。

〔使用方法〕水煎服。每日 1 剂，连服 15 剂。节房事，勿过劳，忌食辛辣之物。

〔按语〕产后雀盲，多因产后失血，肝血不足，肾阴亏损，睛明失充。方中六味去丹皮滋补肝肾，枸菊四物养血明目，可谓法当益良。

〔整理人〕郑蕙芳。

4.11 乳头皲裂

母子如意散

〔方剂来源〕齐鲁妇科流派滨州郑氏妇科经验方。

〔药物组成〕煅石膏 6 份，黄柏 5 份，滑石粉 4 份，枯矾 3 份，朱砂 2 份，冰片 1 份。

〔功效〕清热凉血，收敛生肌。

〔适应证〕哺乳期乳头皲裂。

〔使用方法〕诸药共研极细末，贮瓶中备用。患处湿则干洒，干则香油调敷。每次哺乳后用，哺乳时用温开水洗掉。

〔整理人〕郑书翰。

蛋黄油

〔方剂来源〕河南省中医院门成福教授经验方。

〔药物组成〕鸡蛋2个，蜂蜜25克。

〔功效〕润燥止痛。

〔适应证〕产后乳头皲裂。

〔使用方法〕将鸡蛋煮熟去清，存蛋黄，捣碎置锅内，炙使出油。遂将蛋黄油倒入备好杯中，待凉后兑入蜂蜜，拌匀，将患处洗净后涂抹之，每日4次。乳头溃烂或化脓者不宜用。

〔整理人〕门成福。

4.12 剖腹产术后肠胀气

术后通气汤

〔方剂来源〕河南中医学院第一附属医院胡玉荃经验方。

〔药物组成〕当归15克，丹皮10克，赤芍12克，炒莱菔子30克，枳实10克，川军10克，广木香10克，芒硝10克。

〔功效〕养血行气，消积除胀。

〔适应证〕剖腹产术后肠胀气。

〔使用方法〕术后当晚水煎，频频内服1剂。次日再服1剂。术后化疗病人忌用。

〔按语〕剖腹产术后，因血虚气滞，致腹大胀满，本方通行腑气，兼予和血。惟年老或素日脾胃功能弱者，需减少泻下药用量。

〔整理人〕胡玉荃。

4.13　产后失眠

滋阴安眠饮

〔方剂来源〕全国名老中医哈孝廉经验方。

〔药物组成〕麦门冬30克，生地40克，菖蒲9克，黄连9克，阿胶12克（烊化），杭芍15克，首乌藤15克，白薇15克，粳米25克，鸡子黄1个。

〔功效〕滋阴清热，止咳安眠。

〔适应证〕产后失血过多，口渴频饮，心烦不眠，舌光绛，无苔。

〔使用方法〕水煎服。

〔注意事项〕非阴虚内热者慎用，忌辛辣。

〔按语〕本方系阿胶鸡子黄汤加味，用治产后阴血亏虚，阴虚火旺，心神被扰，心烦不眠者。

〔整理人〕哈孝廉。

4.14　产后身痒

四物汤加减

〔方剂来源〕齐鲁郑氏妇科郑惠芳经验方。

〔药物组成〕川芎6克，当归12克，茺蔚子12克，凌霄花12克，防风9克，荆芥9克，甘草6克，连翘12克。

〔功效〕养血活血，散风消肿，止痒。

〔适应证〕产后1～2日，全身起风疹块，奇痒不能入睡。

〔使用方法〕水煎服。

〔注意事项〕勿受风寒，忌食辛辣。

〔按语〕产后血虚受风，风热逆于肌表，而发风疹。本方养血消风，标而本治，当属有效。

〔整理人〕郑蕙芳。

5. 妇科杂病

5.1 癥瘕

宫肌瘤丸

〔方剂来源〕全国名老中医邓铁涛经验方。

〔药物组成〕桂枝、茯苓、赤芍、桃仁、丹皮、蒲黄、五灵脂。

〔适应证〕宫寒血瘀成结，症见少腹癥瘕，月经不调，或痛经，或崩漏，面白，畏寒肢冷，舌暗或见瘀斑，脉弦细或细涩。

〔使用方法〕方中各药等份为末，炼蜜为丸，每丸 6 克，每晚服 3 丸。

〔注意事项〕本丸为宫寒血瘀者而设，阴虚内热者非宜，一般 3 个月为 1 疗程，月经期停服，可服 2～3 疗程。

〔按语〕子宫肌瘤是女性生殖器最常见的良性肿瘤，本病属中医的癥瘕范围。《灵枢·水胀》云："石瘕生于胞宫中，寒气客于子门，子门闭塞，气不得通，恶血当泻不泻，衃以留止，日以益大，状如杯子，月事不以时下，皆生于女子。"宫肌瘤丸是邓老根据其多年的临床体会，结合前人的经验，由"桂枝茯苓丸"合"失笑散"组方而成。桂枝茯苓丸载于《金匮要略》，原书谓："妇人宿有癥病，经断未及三月而得，漏下不止，胎动在脐上者，此为癥痼害……当下其癥，桂枝茯苓丸主之。"失笑散载于《和剂局方》，主治血瘀内阻以致月经不调、小腹急痛、痛经、产后恶露不行等，前人用此方，每于不觉之中诸症悉除，不禁欣然失笑，故名"失笑散"。《医林改错》指出："无论何处，皆有血气……气无形不能结块，结块者，必有形之血也。"可见，妇人癥瘕，更是以血瘀成结为重要病理机制。邓老在前人认识基础上，认为子宫肌瘤的主要病机为气滞、血瘀、痰结，因此活血化瘀、化痰散结为子宫肌瘤的治疗大法。桂枝茯苓丸方中以辛温的桂枝为主药，能温经散寒，和营通脉而消瘀血；茯苓导水气，祛痰湿，益心脾而安正气；白芍调营柔肝，解郁缓急；桃仁、丹皮祛瘀破结，引药下行，直达病所。再加上失笑散的蒲黄、五灵脂，既能活血行瘀，又能止血止痛。故宫肌瘤丸之组方，既能重点针对血瘀成癥进行施治，又能兼治痰结，既能疏肝理气，又能止血止痛，使子宫肌瘤病诸症悉除。采用丸剂，意在缓图，无犯攻伐太过之忌，在临床中取得较为满意之疗效。

〔整理人〕邓中光。

附桂消癥汤

〔方剂来源〕全国名老中医何任经验方。

〔药物组成〕制香附 9 克，川楝子 9 克，八月札 9 克，丹参 15 克，桃仁 12 克，炙鳖甲 15 克，夏枯草 12 克，桂枝 9 克，藤梨根 20 克。

加减：气虚加黄芪 15 克，党参 15 克；血虚加阿胶珠 9 克，干地黄 18 克；月经量多加蒲黄炭 9 克，茜草根 15 克，血余炭 9 克；腹痛加元胡 9 克，五灵脂 9 克；白带多加白术 15 克，山药 15 克；腰酸加杜仲 9 克，川断 9 克；大便干加麻仁 15 克；不孕加路路通 12 克，枳实 9 克，娑罗子 9 克。

〔适应证〕癥瘕（子宫肌瘤、卵巢囊肿）。

〔使用方法〕水煎温服，一日 2 次。

〔适应证〕子宫肌瘤、卵巢囊肿是临床上常见的妇科疾病。该病多由六淫外邪、情志不畅、饮食不节、脏腑冲任受损，导致气血运行不畅，血瘀胞脉，渐成斯疾。何任教授主张行气活血并重，佐以温经通脉，散结消癥为治疗大法。

方中制香附、川楝子、八月札理气解郁，体现气行血行；丹参、桃仁、鳖甲活血逐瘀破积。诸味合用，共奏理气活血、温经通脉、祛瘀消癥之功效。该方两个月为 1 疗程，一般 1～3 个疗程后收效明显。

〔临床验案〕黄某，34 岁，医师，1989 年 8 月 29 日初诊。患者生有一子，人流 2 次。经行量多，淋沥不尽 10 天，小腹有牵痛。1989 年 8 月 2 日省妇幼保健院检查，子宫增大如妊娠 50 天，前壁可触及包快。B 超检查示：子宫前壁黏膜下肌瘤 5 厘米×5 厘米大小，建议手术治疗。患者不愿手术而请何任教授诊治。先予附桂消癥汤加茜草根、蒲黄炭、元胡，煎汤，服 7 剂。7 剂后，患者腹痛减轻，又按此方服 21 剂，腹痛完全消除，遂以附桂消癥汤制成丸剂，续服4个月。1990年2月15日B超复检，示肌瘤缩小为2.5厘米×2.4厘米。再续服3个月，1990年5月10日B超检查，肌瘤消失，子宫大小正常，月事亦正，病告痊愈。

〔整理人〕何若苹。

代抵当汤

〔方剂来源〕安徽省名老中医张琼林验方。

〔药物组成〕生南山楂（打碎）50克，全当归20克，赤糖少量（冲），黄酒一酒杯（冲）。

〔适应证〕癥积（陈旧性宫外孕，腹中包块难消者）。

〔使用方法〕每剂用温水浸泡一夜（夏天3小时），大火煮开后再用小火慢煮20～30分钟，倒取头汁。药渣立即加冷水，煎法同上。头二汁混匀，计得药汁1200毫升，饭后1小时温热服250～300毫升，一日两次，两天1剂。选用传统优质饮片，不用颗粒冲剂。

〔注意事项〕宫外孕出血期禁用。

〔临床疗效〕疗养结合，连服20～30剂，腹中包块渐消。

〔按语〕日本汤本求真氏创代抵当汤，是畏其“抵当”法制剂过猛，故以虎杖代水蛭、虻虫；张琼林则以生南山楂（山里红）代之。用于脱血之后，新血未生，蓄血成积，虚中夹实，腹中包块结节难消者，最为恰当。此方从《达生篇》独圣散治儿枕痛出。张锡纯谓山楂：“化瘀血而不伤新血，开郁气而不伤正气。”实为值廉效著之剂。或谓此等低贱之品，岂能愈大疾？正如许叔微：“至贱之中，乃有殊常之效！”洵非虚语。

〔整理人〕张琼林，张善堂。

化气通脉方

〔方剂来源〕山东烟台莱阳复健医院柳少逸经验方。

〔药物组成〕桂枝15克，茯苓15克，丹皮12克，赤芍12克，当归15克，桃仁12克，红花12克，益母草30克，丹参15克，白术15克，甘草10克。

〔适应证〕癥瘕。癥瘕是指小腹内有结块，或满、或胀、或痛的一种病症。男女皆有，鉴于妇女的生理特点，发病较多。故现代医学中的卵巢囊肿、子宫肌瘤、妇科炎性包块、子宫内膜异位症等，均属癥瘕范畴。化气通脉方适用于气化失司，而致气滞血瘀痰凝之证。症见小腹积块，或痛或胀，或月经失调，舌质黯或紫，或有瘀斑，脉或滑或涩，或沉细，此病多因经行产后，胞脉空虚或素体内虚，或内伤七情，或外感寒湿热邪等，致脏腑气化功能失司，影响气机运行，致使气滞、血瘀、痰凝而发病。气聚为瘕，血结为癥，气滞血瘀，津停痰凝均可导致发病，故临证当首辨在气在血，次据全身症状，辨寒热虚实。

〔使用方法〕本方主以桂枝茯苓丸，佐以活血化瘀、软坚散结之品而成。桂枝茯苓丸为通经化瘀之剂，方中桂枝通经消瘀，赤芍养血行滞以开阴结，丹皮活血化瘀，桃仁破瘀散结，茯苓、白术益气渗湿，合桂枝入阴通阳；佐以当归、丹参、益母草，以增其养血通脉之力。于是，全方具通阳行血、散瘀化癥之功。佐以二甲、内金、牡蛎软坚散结之品，则瘀血可散，癥结可消。

若症重，癥坚体质尚壮者，可合大黄䗪虫丸治之。此方为去瘀生新，“缓中补虚”之剂。方中以虻虫、䗪虫、水蛭、蛴螬等活血之物，合桃仁攻瘀血而消癥积；以地黄、芍药濡养血脉，以护其阴；气滞血瘀有郁久化热之势，故用桃仁以利之，黄芩以清之，大黄以荡之，甘草以缓之，酒行以助药势，共成逐瘀生新之功。此即尤在泾“润以濡其干，虫以行其瘀，通以去其闭”之意也。

若因禀赋不足，肾元亏虚，复感寒凉；或脾阳不振，损及肾阳，致寒凝痰滞；或久患癥瘕，气血大虚，肾阳衰微而发者，症见面色苍白，或淡黄浮肿，手足不温，腰膝酸软，体倦神疲，眩晕，耳鸣，纳呆，大便溏薄，小便清长，舌淡边有齿印，脉虚弱无力。则以化气通脉方合阳和汤治之，以增其温阳补血、散寒通滞、化痰开结之功。

若因经行产后，血室正开，正气不足，热毒壅结于胞宫，滞于经脉而发者，症见高热，或有恶寒，头痛，精神萎靡不振，下腹部包块疼痛拒按，或带下量多，色黄如脓，秽臭异常，兼见口干不欲饮，纳食呆滞，恶心，小便短赤，大便多结，舌质红苔黄腻，脉象洪数或滑数。临证则以化气通脉方合桃仁承气汤、二妙散加味主之。桃仁承气汤乃为瘀热互结，蓄于下焦之证而设，为调胃承气汤加桃仁、桂枝而成。方中桃仁破瘀血内闭，大黄下瘀血积聚，荡涤热邪；桂枝通血脉，散下焦蓄热；芒硝软坚散结；甘草解毒，并缓和诸药之峻猛。二妙散为治下焦湿热的常用方，方中黄柏清热坚阴，苍术清热燥湿。诸方合用，具化气通脉、清热燥湿、解毒化瘀之功。

若因经行产后，邪毒内侵，客于胞宫，瘀血留滞，瘀滞不行，瘀毒壅结而发者，症见高热不退，或低热起伏，或神昏谵语，少腹包块疼痛拒按，或身有瘀斑，带下黄稠，秽臭异常，腰部酸楚，小便黄赤，大便或结，舌质红有瘀点或瘀斑，苔黄，脉数，临证则以化气通脉方合大黄牡丹皮汤、失笑散加味主之。大黄牡丹皮汤乃为热毒壅结，血瘀停滞之证而设。方中大黄清热解毒，泻火存阴；桃仁、丹皮活血散瘀；冬瓜仁消肿散结。失笑散为瘀血留滞、脉道不利之证而设，为行血祛瘀、推陈致新之小剂。诸方合用，具化气通脉、行瘀散结、清热解毒之效。

〔临床验案〕秦某，32 岁。就诊日期：1976 年 8 月 9 日。病历摘要：月讯尚可，白带较多，右下腹疼痛不移，经妇科检查右侧卵巢囊物如鸡卵大，诊为卵巢囊肿（右）。查：舌质暗红有瘀点，脉象沉涩。辨证：痰瘀互结。诊断：癥瘕（卵巢囊肿）。治法：软坚消积，渗湿活血。方药：化气通脉方加味。处方：桂枝 10 克，茯苓 12 克，桃仁 10 克，丹皮 10 克，赤芍 15 克，当归 12 克，益母草 20 克，白花蛇舌草 18 克，鳖甲 10 克，牡蛎 30 克。水煎服。复诊：1976 年 9 月 15 日，迭进 20 余剂，白带不多，腹痛悉除，妇科检查卵巢囊物消失，仍予上方加香附 10 克，继服 10 剂以善后。

〔按语〕对于癥瘕的成因及体征，《内经》中早有记载。《灵枢·水胀》云："寒气客于肠外，与卫气相搏，气不得营，因有所系癖而内著，恶气乃起，息肉乃生。其始生也，大如鸡卵，稍以益大，至其成，如怀子之状。久者离岁，按之则坚，推之则移，月事以时下，此其候也。"又云："石瘕生于胞中，寒气客于子宫，子门闭塞，气不得通，恶血当泻不泻，血不以留止，日以益大，状如怀子。"《诸病源候论》则有"癥瘕者，皆由寒温不调，饮食不化，与脏气相搏所生也"的论述。《妇人良方》有"妇人月经痞塞不通，或产后余秽未尽，因而乘风取凉为风冷所乘，血得冷则为瘀血也，瘀血在内，则时时体热面黄，瘀久不消，则为积聚癥瘕矣"的记载。是故先生认为：气血旺则邪不能侵，气血衰则正不能拒。若七情郁结，或六淫为害，或饮食内伤，即令脏腑失和，冲任失调，气机阻滞，瘀血内停，痰湿蕴结发为癥瘕。

该方由仲景之桂枝汤、桂枝茯苓丸、苓桂术甘汤加味而成。先生认为：构成人体的根本物质是气，同时，它又是维持人体生命活动的基本物质。精、气、血、津、液各自的新陈代谢，是生命活动的基础，五脏六腑功能的完成，皆以气为动力，即气的运动变化以及由此而产生的物质和能量的转换过程，即气化过程。故气化学说是先哲对机体及其物质代谢的朴素认识，气化功能失常，即影响了气、血、津、液的新陈代谢，从而形成了器质性病变。举凡化气通脉方治疗妇科癥瘕，内含桂枝汤治疗诸多气化不及病症，宗《素问·至真要大论》之“五味阴阳之用”，及《素问·藏气法时》五味应用之要，可知方中桂枝味辛发散，芍药味酸收敛，相辅相成，共为主药。且桂枝味辛，与甘草乃辛甘化阳之伍；芍药味酸，与甘草乃酸甘化阴之伍；生姜、大枣二药，具酸、甘、辛之味，具有化阴生阳、调和营卫之功。故五药合用，以通阳化气，调和营卫而广验于临床。它如苓桂术甘汤亦通阳气化、渗湿化痰之良剂。主以桂枝茯苓丸，方中桂、芍一阴一阳，茯苓、丹皮一气一血，共调其寒温，扶其正气；桃仁活血以去病所，芍药统血养正，虽药小方简实蕴太极大道，诚如明代张景岳所云：“善补阳者，必于阴中求阳，则阳得阴助而生化无穷；善补阴者，必于阳中求阴，则阴得阳生而泉源不竭。”故化气通脉方以补泻相寓，升降相宜，调节气化，俾气化有司，痰瘀消散，而癥瘕得除。

〔整理人〕蔡锡英。

阳和解凝方

〔方剂来源〕山东烟台莱阳复健医院柳少逸经验方。

〔药物组成〕熟地20克，肉桂6克，麻黄3克，鹿角胶6克（烊化），赤芍12克，三棱6克，莪术6克，白芥子6克（炒打），麻黄3克，鸡内金10克，香附12克，当归10克，穿山甲6克，炙甘草10克。

〔适应证〕妇科炎块、卵巢囊肿、子宫肌瘤，以肾元亏虚，冲任失调，寒凝胞宫见证者。

〔使用方法〕每日1剂，煎取200毫升，每日分2次服。

〔临床验案〕郭某，35岁，莱阳县社员。初诊：1974年7月5日。生有子女二人，月汛后期，色黯量少有块，经行腰腹痛，白带清稀量多。近半月小腹痛，右侧尤著，痛不喜按。妇科检查：右下腹部有鹅卵大炎性包块，面色㿠白，形寒肢冷，舌淡苔白，脉象沉细。辨证：寒袭胞宫，血滞寒凝。诊断：癥瘕（妇科炎性包块）。治法：温宫祛寒，化瘀散结。

方药：阳和解凝方加味。熟地 30 克，桂枝 6 克，炮姜 3 克，麻黄 1.5 克，鹿角霜 30 克，三棱 6 克，莪术 6 克，鸡内金 9 克，香附 12 克，五灵脂 9 克，牛膝 9 克，炮山甲 6 克，白芥子 6 克（炒打），川牛膝 10 克，甘草 6 克。水煎服。迭进 10 剂，炎块缩小至鸽卵大，续服 20 剂，肿块消失，病臻愈可。

〔按语〕妇科炎性包块、卵巢囊肿及子宫肌瘤，均属中医学“癥积”、“石瘕”、“肠覃”范畴。临证应辨别阴阳，治分寒热；若因寒邪客于胞宫，血寒凝滞，瘀结不散者，可予阳和解凝方化裁治之。《内经》云：“邪之所凑，其气必虚。”故其所虚之处，即受邪之地。病因于血分者，必从血而求之。故以熟地大补阴血，又以鹿角胶有形精血之属以赞助之。既虚且寒，又非平补之性可收速效，故以炮姜温中散寒，桂枝入营，麻黄达卫，白芥子化痰结，其成解散之功；甘草解毒，协和诸药，酌加香附、三棱、莪术、山甲、内金之属，助其软坚散结之力。

〔整理人〕蔡锡英。

加味生化化瘤汤

〔方剂来源〕广东省名中医黄海龙经验方。

〔药物组成〕丹参 15 克，益母草 10 克，制香附 10 克，当归 10 克，炮姜 10 克，川芎 10 克，桃仁 10 克，甘草 10 克，三棱 10 克，莪术 10 克，制乳香 5 克，制没药 5 克。

〔功效〕活血化瘀，软坚散结。

〔适应证〕子宫肌瘤、卵巢囊肿等。

〔使用方法〕每日 1 剂，水煎两服。

〔临证加减〕如久病多虚，气血不足，加玉屏风和四物汤；若在服中药的同时，配合使用桂枝茯苓胶囊，可以增进疗效，缩短治疗时间。

〔按语〕子宫肌瘤、卵巢囊肿是中青年妇女常见多发病。我常以《傅青主女科》中生化汤加自验方化瘤汤（由三棱、莪术、制乳香、制没药组成）加味治疗，常收满意疗效。生化汤是傅氏治疗产后血虚有寒，恶露不行，小腹冷痛之方。临床体会，无论是恶露不行，还是宫血排放不畅，或宫腔炎症的充血水肿，久而久之都易导致气滞血瘀，久瘀凝结不散，渐致肿块肌瘤。生化汤中当归活血补血，川芎、桃仁活血行气化瘀，炮姜温经化瘀，甘草补中。张秉成在《成方便读》中赞赏生化汤中当归养血，甘草补中，川芎理血中之气，桃仁行血中之瘀，炮姜色黑入营，助归草以生新，佐芎桃以化瘀，生化之妙，神乎其神。我常加丹参、益母草、制香附活冲任之血，祛胞宫之瘀，行气活血化瘀更加相得益彰。同时，化瘤汤是我治疗子宫肌瘤、卵巢囊肿等妇科肿块的经验方，药简效宏，由三棱、莪术、制乳香、制没药 4 味药组成。意取张锡纯《医学衷中参西录》中活络效灵丹组方之妙。方中三棱破血中之气，功专破血化瘀，行气止痛，化积消块；莪术为气中血药，善破气中之血，以破气消积。二药相伍，气血双施，活血化瘀，行气止痛，化积消块之力彰。诚如王好古所说："三棱，破血中之气，肝经血分药也。三棱、莪术治积块硬者，乃坚者削之也。"《医学衷中参西录》说："乳香、没药，二药并用，为宣通脏腑、流通经络之要药，故凡心胃胸腹肢体关节诸疼皆能治之。又善治女子行经腹痛，产后瘀血作疼，月事不以时下。"《本草纲目》说："乳香活血，没药散血，皆能止痛消肿，生肌，故二药每每相兼而用。"我在临床上认识到，三棱破血中之气，莪术破气中之血，二药合用，古人认为有推墙倒壁之力；再加上乳香活血，没药散血，推陈出新。加味生化化瘤汤治疗寒凝瘀血型子宫肌瘤、卵巢囊肿，疗效比较肯定，也是我在临床上屡试屡验的经验方。

〔整理人〕黄海龙。

肌瘤内消丸

〔方剂来源〕北京中医药大学东直门医院肖承悰教授经验方。

〔药物组成〕党参 15 克，黄芪 15 克，丹参 15 克，丹皮 9 克，桑寄生 15 克，生首乌 12 克，牛膝、鬼箭羽各 15 克，急性子 12 克，夏枯草 15 克，制鳖甲、瓦楞子、生牡蛎 30 克。

〔功效〕益气活血，化瘀消癥。

〔适应证〕适用于有子宫肌瘤伴经血块多色暗、下腹疼痛拒按、舌质暗紫或有瘀点瘀斑，血瘀证者；或在月经近净或刚净时阴道排液，血水交融，平日带下量多，自觉疲倦，腰腿酸沉，不同程度的浮肿，舌见腻苔等痰湿证候。

〔使用方法〕水煎服。

〔注意事项〕非经期使用本方。

〔临床验案〕肖承悰教授从事中医临床工作近 40 年，潜心研究中药治疗子宫肌瘤20余年，积累了丰富的经验，对本病的病因病机有独到的见解。通过多年的临床经验，自拟“肌瘤内消丸”一方，随症加减，均收到了良好的效果。曾将此方药制成蜜丸，治疗子宫肌瘤80例，临床观察结果，主要症状改善有效率为86.2%，肌瘤缩小及消退的有效率为68.75%，而且治疗后血小板聚集率明显下降，微循环状态得到明显改善，药后钙、锌值较前明显升高。

陈某，55岁，已婚。发现子宫肌瘤数十年。内诊检查：子宫12周大小，各医院均劝其手术治疗。患者因年老，顾虑较多，不愿手术，故来门诊治疗。就诊时月经周期45天一行，经量偏多，用卫生纸3包，有血块，带经7天。内诊子宫12周大小，B超子宫12.2厘米×8.8厘米×6.3厘米，因肌瘤过大，劝其手术治疗，但患者坚持服丸药观察，服药6个月，月经周期如前，但经量明显减少，用卫生纸1.5包，有小血块，内诊子宫8^{+}周，B超子宫7.9厘米×6.6厘米×5.0厘米。继服丸药一年后，内诊子宫7周，B超7.6厘米×5.2厘米×5.0厘米，1988年5月绝经后停止治疗。

〔按语〕于非经期以消癥为主兼以益气，用“肌瘤内消汤”。因肌瘤患者常伴有月经量多或淋沥不断，严重者可继发贫血，故不宜采用大剂量的或峻猛的活血化瘀之品，恐引起阴道出血过多而加重贫血之弊。根据痰瘀互结为本病的重要环节，且遵《济阴纲目》“血症之内未尝无痰……故消积之中，尝兼行气消瘀之药为是”。在治疗本病时，以软坚散结消瘀药为主，此乃治疗本病特点之所在。方中党参益气，桑寄生补肝肾养血；生首乌调和气血，散结消肿；牛膝活血散瘀止痛、补肾强腰，并能导诸药下行胞宫胞脉，作用于病处；丹参、丹皮活血养血；黄芪益气运血；鬼箭羽、急性子活血化瘀，软坚消癥且不峻猛；夏枯草散郁结，清郁热，消痰核；制鳖甲入肾经，软坚散结消痰；瓦楞子软坚消癥化瘀，生牡蛎入肾经，既能软坚散结又有化痰之功。诸药组合，灵活运用，达益气活血化瘀消癥的目的。

〔整理人〕肖承悰。

缩宫汤

〔方剂来源〕北京中医药大学东直门医院肖承悰教授经验方。

〔药物组成〕党参15克，太子参30克，南沙参15克，枳壳15克，益母草 15 克，生贯众 15 克，花蕊石 15 克，茜草根 15 克，炒蒲黄（包）15 克，三七粉 2 克（分冲），煅龙牡各 30 克。

〔功效〕益气缩宫，祛瘀止血。

〔适应证〕适用于有子宫肌瘤之属气虚血瘀证者。月经周期缩短，月经量增多，带经期延长，血块较多，头晕无力，小腹下坠，气短懒言，舌质淡暗，舌体胖大，舌边有齿痕，脉多沉细，或细弦，细滑。

〔使用方法〕水煎服。

〔注意事项〕经期使用本方。

〔临床验案〕肖承悰教授从事中医临床工作近 40 年，潜心研究中药治疗子宫肌瘤 20 余年，积累了丰富的经验，对本病的病因病机有独到的见解。通过多年的临床经验，自拟“缩宫汤”一方，随症加减，均收到了良好的效果。

李某，28 岁。2002 年 8 月 16 日初诊。主诉：发现子宫肌瘤 3 个月，月经量多半年。患者因体检 B 超发现子宫肌瘤。追溯病史，月经量多已有 1 年余，曾于经期服用西药止血药，未系统治疗。近 1 年月经周期为 26 天，带经 7 天。经量较前多 1/3～1/2，每月需用卫生巾 30 片。观其经色鲜红，大血块多。自觉神疲乏力，心慌气短，腰酸，经期出血量多时还有头晕耳鸣等症状。末次月经 2002 年 8 月 15 日，本月月经情况同上述。查：面色无华，眼睑黏膜苍白，舌暗紫，舌体胖大，有齿痕，苔薄白，脉细滑。理化检查：①妇科检查：外阴为已婚已产型，阴道畅，宫颈光；子宫前位，略大于正常，质硬，活动一般，无压痛；双附件未及明显异常。②血常规：血红蛋白 87 克/升。③B 超：子宫 6.1 厘米×5.0 厘米×4.3 厘米，子宫前壁可见 2.0 厘米×1.7 厘米的低回声团。双侧附件未探及明显异常。提示：子宫肌瘤。诊断：中医：①癥瘕（气虚血瘀型）；②月经过多（气虚血瘀型）。西医：①子宫肌瘤；②继发性贫血。治法：益气缩宫，祛瘀止血。方药选用黄芪 30 克，党参 15 克，白术 15 克，枳壳 15 克，花蕊石 15 克，炒蒲黄（包）15 克，桑寄生 15 克，川断 15 克，益母草 15 克，赤白芍各 15 克，三七（分冲）2 克等。水煎服，每日 1 剂，连服 7 剂。二诊：2002 年 9 月 25 日。末次月经 9 月 11 日。患者于 9 月 11 日开始（月经第 1 天），自服上方 7 剂，连服 3 日后经量明显减少。本月月经第 5 天基本干净，仅用卫生巾 10 余片，经色红，血块较前明显减少。月经干净后，患者服用散结消癥、活血调经之品，以消为主。三诊：2002 年 10 月 8 日，为月经来潮第 1 天。经量稍多，经色鲜红，有血块。自觉神疲乏力、心慌气短、腰酸等均已较前缓解。8月16日方继服7剂，每日1剂。效不更方，每于经期第1天开始服用8月16日方7剂，每日1剂。连服2个月经周期后，月经量明显减少，现用卫生巾15片即可，如同正常月经，临床症状消失。复查血常规：123克/升。

〔按语〕子宫肌瘤属中医学“癥瘕”的范畴，其病因病机前人认识各有侧重，多数由瘀血作祟，强调气血不和，瘀血内生是子宫肌瘤发生的主要机理。我们通过总结大量的临床资料，发现子宫肌瘤患者，因病程长，出血多，气随血耗导致气虚；也有因忧思劳倦伤脾，脾虚气血生化无源，致正气不足；气虚运血无力，血流缓慢，停蓄胞宫，日久成瘀。通过多年临床观察，很多子宫肌瘤患者舌质淡黯，舌体胖大，舌边有齿痕，脉多沉细，或细弦，细滑，大多以月经量多为主要症状。且伴有头晕无力，小腹下坠，气短懒言等一派气虚之证。子宫肌瘤属顽疾瘤疾，其形成非短期而致。而久病必虚且出血多引起贫血，血虚导致气虚，气虚运血无力，最终造成气虚血瘀者为多，常以虚实夹杂或本虚标实为特征。而导致异常出血的原因，乃是因瘀血停滞、血不归经所致，或由于气虚固摄无力，冲任失约，血液外溢，也是肌瘤出血的原因之一。为此，我们认为气虚血瘀既是子宫肌瘤主要发病机理之一，又是导致月经异常的关键。主张益气缩宫、祛瘀止血是子宫肌瘤月经异常（气虚血瘀型）经期的治疗大法。缩宫汤以党参、太子参、白术等健脾益气，使气血生化有源，气充则推动血液运行有力，使瘀血化；枳壳、益母草、茜草根、生贯众诸药均可促进子宫收缩，使瘀血排出；煅龙骨、煅牡蛎既可收敛止血，又具化痰软坚之效，使止血不忘消瘤；更配以化瘀止血的三七粉、花蕊石、炒蒲黄，共奏益气缩宫、祛瘀止血之功效。

〔整理人〕肖承悰。

化瘀消坚方

〔方剂来源〕上海蔡氏妇科蔡小荪经验方。

〔药物组成〕云茯苓12克，桂枝3克，赤芍10克，丹皮10克，桃仁10克，海藻12克，昆布12克，炙甲片10克，皂角刺30克，鬼箭羽20克，地鳖虫10克。

〔功效〕活血化瘀，软坚消癥。

〔适应证〕妇女癥瘕，主要治疗子宫肌瘤。患者一般无明显症状，黏膜下肌瘤可出现月经过多；肌瘤过大，可出现压迫症状，如小便增多，大便秘结等。肌瘤不大者可使用本方，行保守治疗，定期复查，观察疗效；如肌瘤增大，或原本过大者，应考虑手术治疗。苔薄微腻，或有紫斑，或质黯，脉弦或涩。

〔使用方法〕水煎服。

〔按语〕本方为桂枝茯苓丸加味。桂枝茯苓丸主治瘀阻、下癥块；海藻、昆布相配，咸以软坚、消癥破积；皂角刺辛温锐利，直达病所，溃肿散结；山甲片散血通络，消肿排脓，助诸药以破积消癥；鬼箭羽破瘀行血，消癥结；地鳖虫活血化瘀，消坚化癥。

加减运用：瘀滞较甚者可择用三棱、莪术；大便秘结者可增生大黄或元明粉；脾虚者可加白术；兼气虚者加党参。

〔整理人〕黄素英。

宋氏消瘰丸

〔方剂来源〕宁波宋氏妇科经验方。

〔药物组成〕玄参 10 克，土贝母 10 克，牡蛎 12 克，蓬莪术 9 克，海藻 9 克，昆布 9 克，橘核 9 克，青皮 9 克，威灵仙 9 克。

〔功效〕祛痰化痰，消癥散结。

〔适应证〕气血瘀阻之子宫肌瘤、卵巢囊肿、乳癖等。

〔使用方法〕水煎服。

〔按语〕加减：腹剧痛加川楝子、元胡，月经过多有块加茜草炭、蒲黄炭、龙血竭。气滞血瘀每夹痰瘀，所谓痰瘀同源。子宫肌瘤、卵巢囊肿、乳癖其理亦如此，故除用莪术破瘀消结、青皮祛痰行气散结外，重用玄参、土贝母、牡蛎，即消瘰丸，乃化痰散结之专方，另用海藻、昆布咸寒软坚，加上威灵仙一味宣通十二经脉，走而不守，与诸药配伍增强行瘀消癥散结止痛之功，起到画龙点睛的作用。是方有消癥之功，而无攻伐之弊。

〔出处〕《全国中医妇科流派研究》。

逐瘀消癥汤

〔方剂来源〕宁波宋氏妇科宋光济经验方。

〔药物组成〕玄参 9 克，浙贝母 9 克，牡蛎 12 克，海藻 9 克，昆布 9

克，莪术 9 克，青皮 6 克，白花蛇舌草 12 克。

〔功效〕逐瘀消癥。

〔适应证〕气滞血结、痰瘀壅阻的子宫肌瘤、卵巢囊肿、子宫内膜异位症等病。

〔使用方法〕水煎服。

〔临床验案〕姚某，35 岁，一年前妇科普查发现子宫肌瘤，B 超提示约 3.2 厘米×3.1 厘米大小。形体肥胖，月经不调已有 2 年，周期缩短，1 月二行，末次月经量少，淋沥持续 10 天净，色紫黯有块。每次经行小腹疼痛较剧，拒按。妇检：子宫增大似孕 2 月，宫腔 9.5 厘米，腔内空虚有高低不平感，宫体前位，右侧附件触及 2.3 厘米×2.4 厘米囊性肿块，活动差，左侧附件增厚，伴头晕乏力，腰酸纳差，脉弦涩，苔薄白，舌有瘀点。诊为子宫肌瘤伴子宫内膜异位症。证属血瘀气滞，痰湿壅滞，治宜活血祛瘀，理气散结，以逐瘀消癥汤加减治疗。方用玄参 9 克，浙贝母 9 克，牡蛎 12 克，海藻 9 克，昆布 9 克，莪术 9 克，青皮 6 克，白花蛇舌草 12 克，失笑散（包）12 克，半夏 6 克，陈皮 6 克，川芎 3 克，山楂 9 克，黄芪 12 克，党参 9 克。7 剂，水煎服。二诊：小腹疼痛明显减轻，病人气色胃纳也较前好转，惟感腰酸、阴部瘙痒，舌红苔薄黄。原方去川芎、半夏、陈皮、黄芪、党参，7 剂；另配外洗方：蛇床子 12 克，苦参 9 克，黄柏 9 克，野菊花 12 克，煎汤熏洗阴部，7 剂。三诊：阴痒止，腹痛腰酸均减，月经正常，数月后经 B 超复查肌瘤囊肿均消失，遂去外洗方，原方继服 7 剂以资巩固，以后未再复发。

体会：肌瘤、囊肿均属中医癥瘕范畴，一般分为气滞、血瘀、痰湿三类来论治，而实际临床上往往三者并兼，寒热错综，虚实夹杂，本例即如此，由于气滞血结，痰瘀互阻，久而成癥成结，病久体虚，故头晕乏力，故治疗时既不能一味用攻散以伤正气，也不能一味用温补以免助瘤生长，当采用以攻为补、攻补兼施方法。此外痰瘀同源，肥胖之人多痰湿，因此在攻散之中还需祛痰消脂。全案攻中有补，寓补于攻，攻补并进，体现了“养正积自除”之旨，故收效如桴鼓。

〔按语〕玄参甘苦咸，养阴清热，解毒散结；浙贝母苦寒清热，化痰散结；牡蛎咸寒，软坚散结，三药合用即为消瘰丸，为化痰散结之专方。海藻、昆布性均咸寒，软坚散结；莪术辛苦温，入肝、脾经，行气活血，破瘀散结而消肌瘤，据现代药理研究，莪术有较强的抑制肿瘤生长作用；青皮苦辛温，入肝、胆、胃经，疏肝理气消滞散结；白花蛇舌草苦甘寒，清热解毒，具有消肌瘤而无伤胃之弊。八药合用，具有活血祛瘀、理气化痰、软坚散结的作用。

小腹胀痛加川楝子 9 克、元胡 9 克、红糖 12 克，以清肝散结，理气止痛；外阴瘙痒，肝经湿热下注，加外洗方（蛇床子 12 克，苦参 9 克，黄柏 9 克，野菊花 12 克）；头晕乏力加黄芪 12 克，党参 9 克。

〔整理人〕宋世华。

橘荔散结丸

〔方剂来源〕岭南妇科流派罗氏妇科罗元恺经验方。

〔药物组成〕橘核、荔枝核、川续断、小茴香、乌药、川楝子、海藻、岗稔根、莪术、制首乌、党参、生牡蛎、凤栗壳、益母草各适量。

〔功效〕行气散结，软坚敛涩，益气活血。

〔适应证〕气滞血瘀子宫肌瘤。

〔使用方法〕上药共研细末，研蜜为丸如梧桐子大，备用。每日服 3 次，每次 6 克，于半饥半饱时以温开水送服。若体质偏热或兼热象者，以温盐水送服，经停后 3 天开始服用，至经前 3～5 天停药，3 个月为一疗程。

〔按语〕本方由《济生方》之橘核丸和《景岳全书》之荔枝散加减化裁而成。方中荔枝核、橘核、凤栗壳、小茴香、川楝子、乌药理气散结，止痛消癥；莪术行气破血，攻逐积滞；海藻、生牡蛎软坚散结；党参补气益血健脾；川续断补肾舒筋；制首乌、岗稔根补血止血（兼月经过多者尤宜）；益母草活血调经，行血散瘀，能明显增强子宫肌肉的收缩力和紧张性。总观全方，能攻能守，寓补于攻，寓消于散，起到行气散结、软坚敛涩、益气活血之效，确实有提高机体抗肿瘤的作用，故用之疗效较好。

〔整理人〕罗清华。

养血化癥汤

〔方剂来源〕岭南妇科流派班秀文经验方。

〔药物组成〕鸡血藤、当归、赤芍、莪术、牡丹皮、益母草、夏枯草、海藻、水蛭、香附、王不留行、鸡内金。

〔功效〕活血化瘀，软坚消块，佐以扶正。

〔适应证〕寒凝血瘀子宫肌瘤。

〔使用方法〕水煎服。

〔按语〕本方以苦甘温之鸡血藤、辛甘温之当归、甘平之鸡内金、辛甘平之王不留行为主药，能补血活血，补中有行，行中有补；莪术之辛温宣导血脉，破血化瘀；赤芍、益母草、牡丹皮性俱微寒，而益母草味又甘辛，取其既能活血散瘀，又能清冲任之伏火；夏枯草辛苦寒，能软坚消块，破瘀不伤新血；香附辛苦平，行气开郁，宣导血行。全方以辛甘温为主，寒温并用，辛甘同施，辛则能开能散，甘温则能补能行，寒则可清火郁之伏火，咸可软坚消块，促进包块之缩小或消失，在扶助气血中佐以攻伐之剂，标本并治，是治疗肌瘤的主方。加减：经行量多色黯夹块加刘寄奴、泽兰；出血期加山楂炭、大小蓟、三七化瘀止血。

〔整理人〕班秀文。

子宫肌瘤非经期方

〔方剂来源〕全国名老中医刘云鹏经验方。

〔药物组成〕当归 9 克，川芎 9 克，地黄 9 克，白芍 9 克，桃仁 9 克，红花 9 克，昆布 15 克，海藻 15 克，三棱 9 克，莪术 9 克，土鳖虫 9 克，丹参 15 克，刘寄奴 15 克，鳖甲 15 克，青皮 9 克，荔枝核 9 克，橘核 9 克。

〔功效〕活血化瘀，消癥瘕。

〔适应证〕子宫肌瘤的非经期治疗，常见症状为少腹痛，脉沉弦，舌质黯有瘀点，舌苔薄。

〔使用方法〕水煎服。

〔按语〕子宫肌瘤属于“癥”的范畴，多由瘀血形成，治疗以活血化瘀消癥为法。本方祛瘀生新消包块，方中桃红四物汤养血活血，三棱、莪术破血消积，昆布、海藻软坚散结，土鳖虫、刘寄奴破血逐瘀，鳖甲散结消瘀，丹参养血活血，青皮、荔枝核、橘核理气散结，气行则瘀血消散。全方祛瘀之中寓养血之意，持续服用或为丸缓图，常能收效。

加减：少腹胀或选加木香 9 克、香附 12 克；腰胀痛者，可加乌药 9 克、牛膝 9 克以理气活血止痛；脉弦硬，头昏眩者，可加夏枯草 15 克、石决明 18 克以清热平肝；失血过多，心慌，气短者，可加党参 15 克、黄芪 18 克以益气生血。

〔整理人〕刘云鹏。

子宫肌瘤经期方

〔方剂来源〕全国名老中医刘云鹏经验方。

〔药物组成〕当归 9 克，地黄 9 克，白芍 9 克，茜草 9 克，丹参 15 克，阿胶 12 克（烊化），刘寄奴 9 克，益母草 12 克，蒲黄炭 9 克，紫草根 15 克，川芎 9 克。

〔功效〕活血养血，调经消癥。

〔适应证〕用于子宫肌瘤的经期治疗，常见症状为经来量多，或兼少腹疼痛，脉沉弦，舌质黯，舌苔薄，或有瘀点。

〔使用方法〕水煎服。

〔按语〕子宫肌瘤在经期往往出血量多，其治疗应以养血活血止血为法，本方当归、川芎、地黄、白芍养血活血，阿胶养血止血，丹参、茜草、刘寄奴、益母草、蒲黄炭活血止血，全方养血之中兼有活血之味，调经之时顾及消癥散结，适用于子宫肌瘤的经期治疗。

加减：经来量多如注者，可选加赤石脂 30 克、棕榈炭 9 克、乌贼骨 9 克、煅牡蛎 30 克等，以止血固冲；若偏热者，可加炒贯众 9 克、地榆炭 9 克清热止血；偏寒者，可加炮姜炭 6 克、艾叶炭 9 克，以固涩冲任，引血归经；心慌、气短者，可加党参 12 克、黄芪 15 克，益气摄血；气虚下陷，下腹坠胀者，可服补中益气汤加味，以益气升阳摄血；腰痛者，可加续断 9 克、杜仲 9 克，以补肾止痛；小腹胀，可加香附 12 克、枳壳 9 克，或加橘核 9 克、荔枝核 9 克等，以理气消胀。

〔整理人〕刘云鹏。

加味消癥散

〔方剂来源〕孟河妇科流派夏桂成经验方。

〔药物组成〕炒当归、赤白芍、石打穿、五灵脂各 10 克，蒲黄 6 克（包），制香附 9 克，花蕊石 15 克（先煎），血竭末、琥珀末各 4 克（吞），黄芪 10 克，党参 15 克。

〔功效〕消癥化瘀。

〔适应证〕子宫肌瘤。

〔使用方法〕水煎服。

〔按语〕子宫肌瘤的形成与整体功能失调有关，因此“养正则积自除”。也应考虑到，从调补肾肝脾胃入手，兼用消癥化瘀，或消癥化瘀。建议调补肾肝脾胃比较稳妥。临床疗效以壁间肌瘤稍好，黏膜下肌瘤较差。加减运用：经行便溏者，上方去当归加炒白术10克、六曲10克；心烦失眠者，加炙远志6克、紫贝齿10克（先煎）、太子参10克；经净之后，上方去蒲黄、花蕊石、琥珀末，加三棱10克、莪术10克、地鳖虫9克。

〔整理人〕夏桂成。

消瘀化癥汤

〔方剂来源〕上海市名中医沈仲理教授经验方。

〔药物组成〕党参12克，制香附、天葵子、紫石英各15克，生贯众、半枝莲、木馒头各30克，鬼箭羽、海藻各20克，甘草9克。

〔功效〕清热化瘀，破瘀散结。

〔适应证〕热瘀相结子宫肌瘤。

〔使用方法〕水煎服。

〔按语〕方中贯众、半枝莲、海藻、鬼箭羽、天葵子化瘀软坚，清热散结，其中贯众、鬼箭羽既有破瘀散结之力，又有疗崩止血之效，对子宫肌瘤兼有出血过多者尤宜。党参、香附益气解郁，以助化瘀散结之力，紫石英重镇安神并疗痈肿，甘草解毒调和诸药。共奏清热化瘀，破癥散结之功。加减：根据中医辨证分型进行加减。如气滞血瘀者，加当归9克，丹参12克，金铃子、元胡各9克，三棱12克；经血过多者，去天葵子、海藻、三棱，加花蕊石30克，鹿衔草12克，参三七、血竭各2克（均研末吞服）；阴虚火旺者，去党参、紫石英，加生熟地黄各9克，炙龟板、北沙参、夏枯草各12克，白薇9克，桑寄生12克；经血过多者，去海藻、天葵子，加黄芪15克，白术、白芍各9克，怀山药15克，炙升麻9克，金狗脊12克；出血过多者，去木馒头、海藻，加煅龙牡各15克，煅赭石、景天三七各15克，地锦草15草；偏阳虚者，加炮姜炭6克，煅牛角腮12克，赤石脂、禹余粮各15克。此外，经血多有瘀块者，加鹿衔草、炒五灵脂各12克；小腹痛，加金铃子、元胡各9克；腰疼痛，加桑寄生、金狗脊各12克；乳房胀痛，加全瓜蒌12克，路路通9克；白带多，加马鞭草12克，白芷炭9克；便秘，加火麻仁12克。

〔出处〕《中国中医秘方大全》。

活血软坚散结方

〔方剂来源〕中国中医科学院广安门医院李光荣教授经验方。

〔药物组成〕丹参、赤芍、五灵脂、生蒲黄、当归、夏枯草、穿山甲、莪术、生山楂、黄芪、香附等。

〔功效〕活血软坚散结。

〔适应证〕血瘀子宫肌瘤。

〔使用方法〕水煎服。

〔按语〕方中丹参、赤芍清热活血，莪术破血逐瘀，行气化瘀，与赤芍、丹参相配，化癥之力更强，三药共为君药；夏枯草入肝胆经，清热散结平肝；生山楂助脾健胃，消肉食，并入血分，活血散瘀而消癥；穿山甲活血通络，配莪术、夏枯草逐瘀消癥；五灵脂、生蒲黄活血化瘀止血；黄芪补肺脾之气，走而不守，当归补血活血，气血旺盛易于瘀血消散，且子宫肌瘤多见虚实夹杂之证，用药时间较长，黄芪、当归养血，符合“养血积自除”的经旨；更加少量香附疏肝理气，利三焦，解六郁，气行则血行，气血旺盛且畅行则不易瘀滞。女子以肝为先天，肝主疏泄，方中诸药皆入肝经，既能直达病所，又能助肝之疏泄作用。加减：气虚明显加党参、山药、炒白术；血虚明显加白芍、首乌；阴津不足加石斛、麦冬、生地；气滞加乌药、川楝子；热瘀加贯众、凌霄花；寒凝加桂枝、鸡血藤；肾虚加川断、桑寄生、菟丝子；痰凝加海藻、制南星、半夏。

〔整理人〕刘弘。

子宫肌瘤片

〔方剂来源〕上海中医药大学庞泮池教授经验方。

〔药物组成〕白花蛇舌叶30克，两面针18克，石打穿18克，铁刺苓18克，夏枯草15克，生牡蛎30克，三棱9克，莪术9克，党参9克，白术9克，木馒头30克。

〔功效〕化痰破瘀，清热散结。

〔适应证〕子宫肌瘤。

〔使用方法〕上药为1剂量，14剂量为一料，煎汁浓缩成浸膏，加赋形剂轧片成300片，为3周量。每日3次，每次5片，经行时停服。

〔临床验案〕罗某，女，31岁。1977年7月剖腹产时，发现子宫肌瘤如拳头大，为避免子宫大出血，未予切除，10月初诊时恶露未净，小腹稍有胀痛，面色不华，脉细小，苔薄白。妇科检查：宫体如3^{+}月妊娠大小，附件（一）。B超测示：考虑子宫肌瘤。先用生化汤5剂，恶露净后，继用子宫肌瘤片治疗，前后治疗7个月，妇科检查子宫约1^{+}月妊娠大小，明显缩小；续服4个月复查，宫体较正常略小，经量也少于正常，遂停服肌瘤片。

体会：以子宫肌瘤片治疗子宫肌瘤23例，痊愈2例（肌瘤消失），显著疗效6例（肌瘤缩小，症状改善），好转10例（症状改善），无效5例。

〔按语〕白花蛇舌草、两面针、铁刺苓三药苦寒利湿、活血化瘀解毒，取其散瘀清热、凉血消瘤；石打穿化瘀散结；夏枯草解郁清火，合生牡蛎化痰软坚；三棱、莪术破气行瘀，消癥散结；木馒头活血消肿；党参、白术益气补中。子宫肌瘤由瘀热痰结而成，故以大队化痰破瘀、清热散结之品攻其肌瘤，但为防伤正，加入补肾扶正、益气补中之品。将本方制成浸膏片剂，是为缓缓攻之也。

〔出处〕《中国名医名方》。

散结消癥汤

〔方剂来源〕全国名老中医广州中医药大学欧阳惠卿教授经验方。

〔药物组成〕丹参20克，赤芍15克，丹皮12克，桃仁15克，桂枝8克，莪术12克，水蛭15克，黄芪15克。

〔功效〕散结消癥。

〔适应证〕妇女冲任气血不和、瘀血凝滞所致之月经病、不孕症、盆腔子宫内膜异位症等。

〔使用方法〕水煎服。

〔临床验案〕张某，31岁，工人。因右侧卵巢囊肿于1984年行卵巢囊肿摘除术，术后病理诊断为卵巢子宫内膜异位症。嗣后月经后期、量少，经色紫黯，经行不畅夹有瘀块。1988年7月妇科检查发现右侧附件包块。B超提示："子宫大小正常，右侧附件区有5.3厘米×3.7厘米边缘清楚之椭圆形囊性肿物"。拟诊为右侧卵巢子宫内膜异位症复发。诊时正值经行之后，舌质黯红，苔薄白，脉弦涩。证属瘀血内结之癥瘕，治以活血化瘀消癥，遂予散结消癥汤，方用：桂枝6克，莪术15克，赤芍20克，水蛭15克，丹皮12克，桃仁15克，益母草15克，茯苓15克。连服14剂为1疗程，服药2个疗程后，月经周期基本正常，经量增多，经色转红。1988年10月复查B超，结果为"子宫大小正常，右侧附件囊性包块2.0厘米×1.8厘米"。治疗3个疗程，卵巢囊肿明显缩小，月经情况改善。

体会：冲任瘀阻，胞脉不畅，气血运行受阻，不通则痛，故痛经一症发生；胞脉不畅，两精不能相合，又能导致不孕。若瘀血积结成癥，质坚硬，推不移，疼痛拒按则盆腔子宫内膜异位症等病形成。本方寒温并用，活血化瘀与补气行血同施，适用于寒凝血滞、热灼血结或经期产后瘀血内流所致的血瘀型痛经、不孕症等。全方虽以活血化瘀为主，但丹参活血养血，黄芪补气行血，使瘀血去而正不伤。一盆腔子宫内膜异位症患者，继发性、渐进性痛经伴原发性不孕4年余，经此方加味治疗3个多月，不但痛经缓解，且怀孕。

〔按语〕丹参、赤芍味苦性寒，活血祛瘀，调经止痛；桃仁，为破血祛瘀之常用药；丹皮辛散苦泄，功能清热凉血，活血通闭，现代药理研究提示，丹参、赤芍、桃仁等活血化瘀药有改善微循环、增强纤维蛋白溶解的作用；桂枝温经散寒，通行血脉；莪术辛温通散，功专破癥除瘕，与桂枝同用，以增强温通消癥之效；水蛭《本草纲目》谓能"逐恶血瘀血，破血癥积聚"，现代药理研究表明，水蛭所含水蛭素，可阻止体内和体外的血液凝结，并有促进血肿吸收、减轻组织水肿和炎症反应，改善局部血循环的作用；黄芪补气扶正，与活血药同用，可促进血行瘀散。上药合用，功能通行血脉，凉血散瘀，补虚扶正，改善盆腔瘀血，促进盆腔癥块的消散吸收，从而达到调经止痛之功效。

痛经剧烈者，酌加蒲黄10克、五灵脂10克、元胡12克；月经过多或经期延长者去桂枝加茜草根20克、海螵蛸20克、田七末3克（冲服）、花蕊石30克（先煎）。

〔出处〕《中国名医名方》。

自拟方

〔方剂来源〕上海岳阳医院乐秀珍主任医师经验方。

〔药物组成〕忍冬藤30克，马鞭草30克，生甘草15克，皂角刺15克，莪术15克。

〔功效〕清热通经，活血化瘀，消积止痛。

〔适应证〕气滞血瘀型子宫内膜异位症、盆腔炎、输卵管积水、输卵管欠畅、盆腔粘连等。

〔使用方法〕水煎煮，取汁约100毫升，睡前灌肠，侧卧半小时以后进入正常睡眠姿势，一直保留到第二天清晨，能增加效果。每次月经干净后3天起开始灌肠，每月10天，3个月为1个疗程。

〔临床验案〕聂某，32岁，干部。1989年7月5日初诊。结婚八载未孕，基础体温双相不典型。输卵管造影：两侧输卵管通而欠畅，盆腔内有粘连。B超提示：子宫大小5.6厘米×4.8厘米×4.4厘米，紧贴子宫左侧有6.2厘米×6.3厘米×4.3厘米液性暗区，边界欠清，为左侧囊性肿块图像。妇科检查：子宫体后倾偏左，子宫后壁细颗粒状，左侧主韧带处有3.5厘米×3厘米×3厘米大小结节，附件增厚，右侧（一），诊断为子宫内膜异位症。每逢经行少腹疼痛剧烈，瘀下不畅，畅则痛减，腑行不爽，苔薄腻质淡红，脉细弦，为瘀血内阻、冲任气滞之象，采用中药活血化瘀、理气通经方内服，并配合中药灌肠。1989年8月2日B超：子宫附件未见异常，左侧卵巢大小正常，形态正常，未见液性暗区。9月基础体温出现双相，经行腹痛明显减轻。前后共治疗5个月怀孕，末次月经1989年12月5日。1990年2月6日B超提示：宫内妊娠。1990年9月2日顺产一男孩，体重3350克，母子健康。

体会：女性不孕症有一部分是由于盆腔炎、子宫内膜异位引起的，单用中药内服往往效果不理想，配合中药灌肠则疗效大大增强。此法主要有以下优点：内服外治均用中药，无副作用，方法简便，病家可自己掌握使用；子宫与直肠相邻，药力直接作用在少腹部位，通过渗透作用使经脉疏通，气血流畅，冲脉之气顺利下达。据临床统计，对继发不孕而有输卵管通而欠畅，输卵管积水，盆腔炎，盆腔粘连，对原法或继发不孕而有内在性或外在性子宫内膜异位在卵巢部位者，灌肠配合中药内服，均比单独使用中药内服效果好。

〔按语〕忍冬藤味甘性寒，入肺、胃、心、脾经，功效清热解毒，又能疏通经络，现代研究报道，内含黄酮类，为木犀草黄素及木犀黄素-7-葡萄糖苷，并含肌醇、皂苷等，对金黄色葡萄球菌、溶血性链球菌、痢疾杆菌等都有抑制作用；马鞭草性微寒，味苦，入肝、脾经，功效活血、通经、利水、散结，与莪术同用可增强对诸般瘕积的消散作用；生甘草泻火解毒，缓急止痛，现代研究报道，甘草内含甘草甜素及其钙盐，对细菌毒素、药物毒性都有一定的解毒作用，甘草次酸有肾上腺皮质素样作用，甘草流浸膏有缓解平滑肌痉挛的作用，甘草又有抗炎作用；皂角刺辛散温通，性较锐利，有消肿托毒的功效，与忍冬藤、生甘草同用，可消肿毒；莪术性温味苦辛，入肝、脾经，功能破血祛瘀，消积止痛，又有健脾和胃的作用。五药合用，配伍得当，可奏清热通经、活血化瘀、消积止痛之功。外用灌肠，配合中药内服，内外并治，整体与局部治疗结合，可增强疗效，提高治愈率。

〔出处〕《中国名医名方》。

橘核昆藻汤

〔方剂来源〕全国名老中医李衡友经验方。

〔药物组成〕橘核 12 克，昆布 10 克，海藻 10 克，鳖甲（先煎）12 克，夏枯草 10 克，当归 10 克，赤芍 10 克，川楝子 10 克，元胡 10 克，茯苓 12 克，海蛤粉 12 克，香附 6 克，白英 15 克。

〔功效〕理气活血，逐瘀软坚。

〔适应证〕盆腔炎性包块、输卵管积水等，症见下腹胀痛，拒按，腰骶坠胀，白带增多等，脉沉或涩，舌质较黯，或有紫黯点。

〔使用方法〕水煎服。

〔临床验案〕橘核昆藻汤治疗盆腔炎性包块有显著效果，且药性和平，可以久服。配以外敷相得益彰。我院曾总结中医辨证论治慢性盆腔炎 50 例，总有效率达 98%；炎性包块消失率、基本消失率共达 88.88%。

〔按语〕如素有胃痛者，去海藻、海蛤粉，加佛手片 6 克，鸡内金 6 克；包块较大者加莪术 6～10 克，丹参 15 克，龟板 12 克。

〔出处〕《中医妇科验方选》。

胞络化瘀汤

〔方剂来源〕全国著名中医师周鸣岐经验方。

〔药物组成〕王不留行15克，山甲片10克，路路通10克，皂角刺10克，僵蚕10克，当归15克，川芎5克，鸡血藤20克，丹参15克，莪术10克，橘核10克，生黄芪25克，仙茅10克。

〔功效〕行血化瘀，散结通络。

〔适应证〕癥瘕（输卵管肿块、卵巢囊肿、子宫肌瘤）。

〔使用方法〕水煎服。

〔临床验案〕赵某，30岁，干部。1986年11月2日初诊。患者已婚3年未孕。经多次B超检查提示：子宫右后见肿物不规则，壁毛糙，可见59毫米×49毫米×40毫米肿块。妇检：外阴阴道正常，已婚未产型，少许分泌物，宫颈光，子宫后位，可触及一包块，与子宫关系密切，大小如鸡卵黄。诊断：子宫内膜异位症；右后囊性肿物；原发性不孕症。曾用已酸孕酮等西药治疗3个月，未见好转，妇科建议手术治疗，患者拒绝，前来就诊。该患者于15岁月经初潮即有痛经史，经来色黑有块，近几年痛经逐渐加重，经前乳房胀痛，烦躁易怒，带下量多，色黄有味，舌黯淡隐青，苔薄白，脉沉弦略涩。证属肝郁血气失和，痰瘀互结化热，胞宫脉络闭阻，发为经痛不孕之症。治宜疏肝理气，活血化瘀，软坚散结，兼清湿热。方药用胞络化瘀汤加减：山甲片10克（研末服），王不留行15克，路路通10克，僵蚕10克，当归15克，丹参10克，鸡血藤20克，皂角刺10克，橘核10克，莪术10克，牛膝15克，炒黄柏15克，车前子10克，水蛭5克（研末冲服）。二诊：前方服2个月余，痛经减轻，经色转红，量中等，已无明确血块，余症亦见好转，唯觉乏力腹满，前方去车前子，加昆布10克，生黄芪30克，山药20克，以增软坚益气之功。三诊：继服前方40剂余，患者临床诸症悉除。1987年1月28日B超复查提示：肿物已明显缩小，可见28毫米×24毫米×20毫米肿块。嘱患者服人参归脾丸以调补气血，配服五子衍宗丸以增加受孕之机。四诊：1987年2月20日经逾15天未至，检查为早孕。同年12月追访，足月分娩一女婴。

〔按语〕每有婚后多年无嗣，调治弗效者，经检查为输卵管阻塞不孕。究其病因多端，或气滞血瘀，或痰湿阻络，或湿热瘀结，皆可致胞络受损，精道不通，求嗣艰难，治之不易。经曰“结者散之”（《素问·至真要大论》），“血实宜决之”（《素问·阴阳应象大论》），故祛瘀滞、通胞络乃为正治大法。胞宫虽为足少阴所主，而胞络则为足厥阴所司，故胞络不通而致不孕者，在调气治血药中，更有针对性地选用善行厥阴经络之药，效益佳矣。而临床每擅用入厥阴通乳络之药，如王不留行、山甲片、路路通、僵蚕等，以畅胞络。

方中王不留行、山甲片、路路通、皂角刺活血滞，通胞络；僵蚕、橘核散痰结，通胞络；当归、川芎、鸡血藤、丹参养血活血，化瘀通络；莪术为血中气药，化瘀行滞；生黄芪、仙茅益气温阳，以畅血行。诸药合用，行血滞而化瘀结，走厥阴而畅胞络，服以时日，则胞络畅通，求嗣有望。若见癥瘕（卵巢囊肿、子宫肌瘤）血瘀重证者，可酌加化瘀软坚之水蛭、䗪虫、昆布、海藻；若气虚较甚，见倦乏腹满、纳呆便溏等症，加党参、炒白术、山药；若阴虚较甚，见口燥咽干，五心烦热，心悸失眠者，去仙茅，加白芍、知母、麦冬等药。散瘀结、通胞络之药多功散行窜，且多宜久服以求功，故应时刻以顾护正气为要，灵活加用益气护正之品，使之祛邪不伤正，即“若欲通之，必先充之”之法。

〔整理人〕周惠君。

卵巢囊肿经验方

〔方剂来源〕上海市名中医沈仲理教授经验方。

〔药物组成〕大生地 15 克，赤白芍各 6 克，刘寄奴 10 克，半枝莲 20 克，红藤 20 克，败酱草 20 克，鸡内金 9 克，全当归 10 克，黄药子 10 克，泽漆 12 克，夏枯草 15 克，海藻 20 克，生甘草 6 克。

〔功效〕消痰软坚，清热化瘀。

〔适应证〕适用于卵巢囊肿。

〔使用方法〕水煎服。

〔临床验案〕倪某，36 岁，1985 年 3 月 2 日初诊。患者婚后 6 年未孕，发现腹部肿块 1 周来我院就诊。初潮 18 岁，经行超前，量多，每次行经 5～7 天净，经期略感腰酸乏力，大便溏薄，左侧少腹酸胀，近日妇检发现左腹肿块，经某医院 B 超，于子宫左侧可见 1 个 5 厘米×4 厘米×4 厘米血液性暗区，提示左侧卵巢囊肿。苔薄，脉细弦。证属肝脾同病，气滞血瘀胞脉。治以养血调经，消散肿块。药用：全当归 10 克，赤白芍各9克，川芎6克，生地12克，制香附9克，煨木香6克，泽漆9克，刘寄奴12克，黄药子10克，龟板（炙）12克，夏枯草12克，鸡内金9克，土牛膝12克，茶树根15克。嘱服14剂。另：卵巢囊肿丸1料。3月23日复诊：月经于3月14日来潮，经量甚多，尚未净止，少腹左侧酸胀，牵及腰部左侧酸软，心悸不安，夜寐梦扰，精神疲乏，牙龈浮肿，苔薄，脉弦细。证属左侧卵巢囊肿。再拟补益气阴，滋肾固冲，消散肿块。药用：太子参15克，南北沙参各9克，天麦冬各6克，杭白芍12克，生炙甘草各5克，花蕊石10克，茶树根12克，川石斛12克，浮小麦15克，黄芩6克，炒槐花15克。嘱服7剂。经净以后，沈老仍以3月2日方加减出入，至5月23日B超复查：子宫中位，3.2厘米×4.1厘米×3.7厘米，宫腔线清晰，于子宫左侧可见1个3.2厘米×3.2厘米×2厘米液性暗区，提示子宫偏小，左侧盆腔液性为卵巢囊肿。5月28日再诊：经期已至，经量有减，证属左侧卵巢囊肿，治疗2月余已见缩小。口干燥，苔薄，脉细小，再拟补益气阴，消散肿块。药用：太子参12克，麦冬12克，五味子9克，刘寄奴12克，泽漆10克，夏枯草12克，海藻20克，旱莲草15克，黄精15克，柏子仁9克，石菖蒲9克，炙甘草9克。嘱服14剂，另服卵巢囊肿丸2料后，于同年9月赴原医院B超复查，子宫左侧未见明显液性暗区，提示该患者已临床治愈。

卵巢囊肿，为妇科常见疾病，也是难治疾病之一，沈老承武之望《济阴纲目》“血症、食症之因未尝无痰”的学术思想，根据“痰瘀同病”的理论，创立消痰软坚、清热化瘀的治法，为治疗卵巢囊肿开一法门。细观沈老遣方用药特色有三：一是以其基本方贯穿治疗之始终；二是把中医内科治疗瘰疬瘿瘤学说与现代医学抗癌研究成果熔为一炉，运用于中医妇科实践；三为遵崇仲景制方特点，敢于将海藻、甘草等相反药物用于一方之中，以收“反者并用，其功益烈”之效，向其历史陈规和传统疗法挑战，这种科学探索求新的精神值得学习。

〔按语〕根据中医学理论，本病的成因，多系妇女在经期或产后忽视调摄，六淫之邪内侵，或因七情所伤，脏腑功能失调，致使湿浊、痰饮、瘀血阻滞胞脉，蓄之既久，则搏结成块，形如鸡卵。正如《诸病源候论·八瘕候》所说：“若经血未尽而合阴阳，即令妇人血脉挛急，小腹重急支满……结牢恶血不除，月水不对，或月前月后，或生积聚，如怀胎状。”基于以上认识，沈老临床应用消痰软坚、清热化瘀之品组成消散囊肿的方剂。

加减运用：气虚者加黄芪、党参、太子参、白术；阴虚内热者加南北沙参、龟板、制黄精、麦冬、白薇、玉竹、穞豆衣、女贞子、旱莲草；肝火偏亢者加黄芩、川楝子、丹皮；腹胀便溏者加煨木香、怀山药、秦皮；伴有牙龈出血者加山茶花、侧柏叶；夜寐不安者加柏子仁、茶树根；腰膂酸楚者加功劳叶、金狗脊；经量偏多者加花蕊石、沙氏鹿茸草、禹余粉、炒槐花；瘀块多者加血竭；经量少，伴有两侧少腹剧痛者加三棱、莪术、马鞭草；合并子宫肌瘤者加生贯众、水红花子、马齿苋、鬼箭羽、生蒲黄，并同时服用沈氏自拟“消瘤片”；伴有输卵管积水者加炒黑丑、半边莲、乌蔹梅；有肝病史者去黄药子。

分期：卵巢囊肿的临床表现多见少腹胀痛，触之有块，带下增多，色黄气秽，经量多或量少等症，部分囊肿可以引起蒂扭转或恶变。沈老积数十年妇科临床经验，认为一旦确诊本病，应及时治疗，分为非经期和经期两个阶段治疗。非经期治疗，以大剂量消痰软坚、清热化瘀之品攻伐瘀滞癥积，即所谓“坚者削之”之意。方用黄药子、刘寄奴、红藤、赤芍、半枝莲、夏枯草、海藻、泽漆、鸡内金等。其中黄药子、刘寄奴几乎每方必用。沈老认为，黄药子化痰散结，消肿解毒，为治瘿瘤、瘰疬、癌肿之要药，实为卵巢囊肿必用之佳品；刘寄奴一药，《大明本草》记载“通妇人经脉，癥结”，善于破血消散。更助以红藤清热解毒散结，泽漆化痰攻破，夏枯草、鸡内金有软坚之力，赤芍祛瘀活血，半枝莲善抗癌肿，海藻软坚消痰，全方配伍具有控制卵巢囊肿发展，进而消散囊肿之功效。同时，针对患者伴有兼证随时处理，以改善患者的体质，调整阴阳气血平衡，为进一步消散囊肿创造有利条件。经期治疗，沈老根据患者体质之强弱，经量之多少，是否兼有合并症，经期以调理冲任为主。体质弱者，务正固本，经量多者益气固摄或清热固经，量少者补气养血，合并子宫肌瘤、子宫增大者佐以消瘤缩宫之剂。在调理冲任的同时，不忘消散化癥，标本兼治。随证加入刘寄奴、半枝莲、黄药子、花蕊石等品软坚化瘀，逐步达到治疗目的。

丸方：沈老经过多年对卵巢囊肿的探索和研究，摸索出本病的一些规律。认识到卵巢囊肿如仅使用汤剂攻伐，一时难以奏效，且长期服用汤剂亦很难为患者所接受。故仿仲景鳖甲煎丸、抵当丸、大黄䗪虫丸和吴瑭回生丹之意，自制“卵巢囊肿丸”配合汤剂使用，临床证明对消散卵巢囊肿有良好的疗效。卵巢囊肿方由下列药物组成：西党参 45 克，全当归 45 克，川芎 30 克，桃仁 45 克，石见穿 150 克，刘寄奴 150 克，黄药子 75 克，荆三棱 75 克，炒黑丑 45 克，海藻 100 克，蛇床子 30 克，粉丹皮 30 克，半枝莲 100 克，天葵子 75 克，败酱草 75 克。上药共研细末，水泛为丸，绿豆大小，每次服 6 克，日服 2 次，1 个月为 1 疗程。患者一般服 1 料或 2 料，即可见到明显疗效，甚至达到完全消散的效果。沈老临床用药特色有以下三点：①不用虫类药物。因本病与“痰瘀互结”有关，故勿须再佐入虫类药物破瘀，以免引起经量过多，攻邪过度而伤正。诚如武之望《济阴纲目》云：“盖痞气之中未尝无饮，而血症、食症之内未尝无痰。则痰、食、血又未有不先因气病而后形病也。故消积之中，尝兼行气、消痰、消瘀之药为是。”沈老根据“痰瘀同病”理论，在基本方中，着重应用黄药子、泽漆、夏枯草、海藻等化痰散结之品和活血化瘀之刘寄奴、赤药、红藤、半枝莲、败酱草相互配伍，疗效颇为满意。沈老尤为钦佩张景岳“壮盛之人无积，虚人则有积”一语，因此，常在消痰软坚化痰之剂中随症加入黄芪、党参、太子参、南北沙参、熟地、炙龟板等品，乃“养正而积自除”之意也。②相反药物的配伍。沈老除在子宫肌瘤治疗中普遍应用海藻甘草配伍，以增强消散肌瘤之力外，在卵巢囊肿的治疗中也经常藻、草并用，正如《得配本草》所说“反者并用，其功益烈”。这种利用相反药物配伍的方法，是仲景甘遂半夏汤（甘遂、半夏同用）、赤丸（乌头、半夏同用）利用两者相反之性以增强药效之滥觞。近年大量医学文献证明，海藻、甘草同用对一些病理性肿块，确能增强其消散软坚作用，其机理值得今后进一步研究。③抗肿瘤药物的应用。根据历代本草文献和现代中药研究成果，选用抗肿瘤药物作为治疗卵巢囊肿的主药，是沈老临床用药的又一特点。如黄药子，《本草纲目》记载“消瘿解毒”，现代用于甲状腺腺瘤、消化系统肿瘤和乳腺癌的治疗；泽漆《大明本草》记载能“消痰退热”，现代用于瘰疬结核、淋巴肉瘤的治疗；海藻《本经》记载“主瘿瘤结气”、“癥瘕坚气”，具有良好的消炎软坚功效，为治疗瘿瘤之要药，现代药理又证实能使卵巢增厚之包膜软解，有促使病态组织崩溃和溶解的作用；其他，如半枝莲功能清热解毒，夏枯草清肝散结，近年广泛应用于各种癌肿的治疗。

这些药物相互配伍，大大增强了软坚散结功效。

〔整理人〕沈仲理。

子宫肌瘤经验方

〔方剂来源〕上海中医药大学庞泮池教授经验方。

〔药物组成〕白花蛇舌草 30 克，石见穿 18 克，铁刺参 18 克，夏枯草 15 克，生牡蛎 15 克，莪术 9 克，木馒头 30 克，党参 9 克，白术 9 克。

〔功效〕化瘀消癥软坚。

〔适应证〕子宫肌瘤。

〔使用方法〕水煎服。

〔注意事项〕经净期使用。

〔按语〕由于子宫肌瘤生长部位不同，症状各异，同时亦易于与子宫肌腺瘤、卵巢肿块相混淆，因此治疗前必须通过各种检查，如妇科 B 超、腹腔镜等明确诊断。并在治疗过程中严密观察随访，如治疗三个月至半年，肌瘤反而增大，或出血有增无减，则还以手术治疗为宜，以免恶化或贻误病情。

加减运用：若体质虚弱去莪术，加失笑散 10 克；肝肾阴亏的加枸杞子、菟丝子、女贞子、生熟地等。上方也可制成片剂或丸剂，以便服用。

〔整理人〕庞泮池。

化 癥 汤

〔方剂来源〕安徽中医学院徐志华教授经验方。

〔药物组成〕桂枝 5 克，云苓、赤芍、桃仁、丹皮、三棱、莪术、橘核、槟榔、鸡内金各 10 克，焦山楂 15 克。

〔功效〕理气消瘀，化癥散结。

〔适应证〕适用于癥瘕。

〔使用方法〕水煎服。

〔临床验案〕何某，43 岁，工人，1975 年 4 月 20 日初诊。月经过多 3 年，在某医院诊断为子宫肌瘤。1968 年作扎管绝育，月经周期为 30～40天，带经 10～12 天。末次月经 1975 年 4 月 8 日，量多色紫有块，13 天方净。头晕心悸，轻度浮肿，白带量多质稀，平时腹部有坠胀感。妇检为宫颈轻度糜烂，宫体增若 8 周大小，质硬，表面凸凹不平，宫颈刮片（一）。脉沉弦，舌尖红，有瘀点。证属气滞血瘀，癥瘕积聚，方予化癥汤5剂。月经于5月15日来潮，经量显著减少。凡逢经期即用桃红二丹四物汤，平时用化癥汤，经治3个月，月经周期调至35天，带经7～8天，经量显著减少，行经期缩短，妇检示宫体缩小至6周大小，观察2年未见复发。

〔整理人〕徐志华。

宫宝方

〔方剂来源〕山东乳山市中医院于鹄忱经验方。

〔药物组成〕海藻30克，乌梅12克，石见穿30克，甘草10克，水蛭胶囊10粒（单服，每粒含生药0.3克），鸡内金粉5克（冲服），夏枯草30克，威灵仙30克，三棱、莪术各15克，牡蛎30克。

〔功效〕软坚散结，活血化瘀。

〔适应证〕适用于子宫肌瘤、卵巢囊肿、盆腔炎性包块等。

〔使用方法〕水煎服。

〔临床验案〕名老中医于鹄忱主任医师多年探索、验证并总结出一套较为完整、且行之有效的治疗方法，以软坚散结、活血化瘀为大法，组成了经验方宫宝方。临床研究发现，部分患者在治疗卵巢囊肿的同时，治愈了痛经、盆腔炎、不孕症等疾患，同时应用此法也治愈了不少子宫肌瘤患者。

李某，45岁，干部，1991年10月15日初诊。病历号328。因月经量多，经期延长2年经治罔效就诊。于2年前不明原因出现月经量多，多时如崩，日换纸10数次，色暗夹血块，经期延长7～10日方净，以致每次经行均需用激素止血。平日黄带多，色黄味腥秽。青岛及本地医院均诊为“子宫肌瘤”。B超示：子宫6.5厘米×6.3厘米×5.8厘米，于后壁可探及一3厘米×3厘米×3厘米之强回声区。查：血红蛋白75克/升，红细胞总数2.3×10^{12}/升，末次月经10月6日，经用止血针经行5天止。面色萎黄，舌暗红，苔薄黄润，脉细数。属湿热与瓣相结，阻于胞中，而成癥瘕。处方：海藻30克，甘草15克，乌梅15克，石见穿30克，三棱10克，莪术10克，桃仁10克，红花10克，山楂30克，车前子30克，茯苓20克，川断30克，鸡内金5克（冲服）。水煎，日服1剂，服8剂带下止，腥秽除。原方去车前子，加山甲粉3克冲服。服24剂月经来潮，月经量不多，经期继续服用中药，未用其他药物，月经5天干净。进原方30剂时，复查B超，肌瘤缩小到2.1厘米×1.9厘米×1.9厘米。药已中鹄，原方稍予增损，先后共进68剂，其间又经行两度，经量均不多，3～5天干净。1月22日B超示：子宫形态大小正常，表面光滑，回声均质，肌瘤消失。

〔按语〕子宫肌瘤、卵巢囊肿、盆腔炎性包块属中医“癥瘕”、“肠覃”范畴，古代医家对本病早有认识。《灵枢·水胀》说：“肠覃者，寒气客于肠外，与卫气相搏，气不得荣，因有所系，癖而内著，恶气乃起，息肉乃生。其始生也，大如鸡卵，稍以益大，至其成如杯子之状，久者离岁，按之则坚，推之则移……”形象地说明了本病的发生与发展过程，其起病原因是“寒气内客，气血凝聚而成”。据临床多年观察，本病的发生多为痰瘀互结，气滞血瘀。名老中医于鹄忱主任医师多年探索、验证并总结出一套较为完整、且行之有效的治疗方法，以软坚散结、活血化瘀为大法，组成了经验方宫宝方。方中海藻，软坚散结。《药性歌括四百味》说：“海藻咸寒，消瘿散疬，除胀破癥”，海藻、甘草配伍，本属十八反，但于鹄忱主任医师经60余年临床观察认为，二者相伍，相反相成，可以明显增强海藻软坚散结、活血化瘀、破除癥瘕之力。且临床应用广泛，除治疗癥瘕外，还常辨证用于慢性肝病之肝脾肿大、痰核、瘿瘤等病，与它药配合，每收卓效。乌梅，止血软坚，平化恶肉。《本草求真》记载：“乌梅酸涩而温……入于死肌，恶肉，恶痣则除。”经多年临床观察，乌梅平化恶肉，消痰散积是其独有功效。出血不多时可生用，而出血较多之时，可用乌梅炭，无止血留瘀之弊。威灵仙，祛风除湿，通络止痛，消痰逐饮，行气化滞，通行十二经脉；石见穿，清热利湿，活血化瘀，散结理气，止痛；水蛭、三棱、莪术活血破瘀，理气消积；鸡内金为血肉有情之属，健脾养胃，消癥除积；夏枯草、牡蛎平肝息风，软坚散结。

〔整理人〕徐元山。

枯仁消癥汤

〔方剂来源〕湖北中医药大学毛美蓉教授经验方。

〔药物组成〕夏枯草15克，薏苡仁24克，鳖甲30克，生牡蛎30克，浙贝10克，丹参15克，当归12克，冬楂肉15克。

〔功效〕化瘀消痰，软坚散结。

〔适应证〕适用于子宫肌瘤、卵巢囊肿、盆腔炎性包块等妇科杂症，用之可获良效。

〔使用方法〕水煎服。

〔临床验案〕侯某，女，42岁，工人。初诊：1990年4月28日。主诉：发现子宫肌瘤半年余。病史：患者于半年前在单位妇女普查时发现子宫增大，作B超检查示：子宫肌瘤（大小约8.5厘米×6厘米）。自述近几年来月经量增多，色淡无块，周期尚准。平素白带较多，色白质稀，伴头昏，体倦乏力，纳差等。刻诊：精神不振、面色萎黄。查舌质淡，边有齿痕，脉弦细。证属痰瘀互凝，日久耗伤正气，虚实兼杂之癥病。拟化瘀消痰、软坚散结，兼扶正气为法。处方：基本方加条参15克，白术12克，山药20克，每日1剂，水煎服。

〔按语〕本病在中医学中属于癥瘕范畴。自《内经》以降，历代医家对其均有论述。如《灵枢·水胀》云："石瘕生于胞中，寒气客于子门，子门闭塞，气不得通，恶血当泻不泻，衃以留止，日以增大，状如怀子。月事不以时下。"隋代巢元方《诸病源候论》云："瘕者，皆胞胎生产，月水往来，血脉精气不调产生也。"宋代陈自明《妇人良方大全》则谓："妇人腹衃血者，由月经闭积，或产后余血未尽，或风寒滞衃，久而不消，则为积聚之癥瘕矣。"宗其之要，大多认为子宫肌瘤的病因为风寒客于胞宫，或月经不调，或产后余血不尽等。由于这些致病因素的存在，而导致瘀血内停，由于瘀血内停，衃以留止，加之六淫之邪，七情内伤等诱因，则更进一步引起脏腑功能失调，气血不和，以致新血与旧血相搏而渐聚成块，结于胞宫，日益长大而成子宫肌瘤。

毛老师根据自已的临床观察并结合前人的经验，独辟蹊径，提出子宫肌瘤乃痰瘀互凝之症。毛老师认为，本病初起，缘于情志内伤，或经期产后余血未尽，风寒之邪外袭等因素，以致影响腹中气血流畅，而致气滞血瘀。中医理论认为，津血同源。血滞则生瘀，津聚则成痰。血赖气行，津赖气布。血瘀气滞日久，则津液亦易输布失常，聚而成痰，成为痰瘀互凝之证。正如唐宗海《血症论》中指出的那样："血积既久，亦可化为痰水。"以致"痰夹瘀血，遂成窠囊"（《丹溪心法》）。也就是说，子宫肌瘤虽由"瘀"所致，但非只有"瘀"，且兼痰邪作祟。毛老师指出，关于痰瘀互凝而致癥瘕之说，早在《内经》中就有论述。如《灵枢·百病始生》在讲到"积之始生"时曰："汁沫与血相搏，则并合凝聚不得散，而积成矣。"又说："凝血蕴里而不散，津液涩渗，著而不去，而积成矣。"实际上，这都是讲津液害化成痰，与瘀血聚结，痰瘀交阻而形成癥病。张仲景在《金匮要略》中虽未明言痰瘀互凝而致癥瘕，但其以桂枝茯苓丸治癥病，桂枝茯苓丸中之茯苓，为健脾渗湿之要药，健脾渗湿即杜生痰之源，由此不难推测仲景之意旨。

方中夏枯草为化痰软坚散结之要药，《本经》云其“主寒热瘰疬、鼠瘘，头疮，破癥，散瘿结气”。张山雷称其“凡凝痰结气、风寒痹着，皆其专职”（《本草正义》）。鳖甲、生牡蛎、浙贝亦为化痰软坚散结之药。苡仁能健脾渗湿而杜生痰之源，且其药性平和，能养胃气，使诸药攻不伤正。当归、丹参活血化瘀。山楂，前人谓其能消癥瘕、化血块，加之其又能消食开胃，与苡仁相配，更加强健脾益胃之效。本方熔化瘀消痰、软坚散结之品于一炉，攻补兼施，攻而不峻，久服长服，使有形之癥块于无形之中消散。

以化瘀消痰、软坚散结为大法治疗子宫肌瘤为毛老师长期临床经验之结晶。应用本法，可使大部分患者子宫肌瘤缩小，临床症状消失。本法不仅适用于子宫肌瘤患者，大凡癥瘕之疾，如卵巢囊肿、盆腔炎性包块等妇科杂症，用之亦可获良效。加减运用：如瘀血较重者，可加赤芍、桃仁、川芎；兼气滞者加香附、柴胡；兼气虚者加黄芪、太子参；肾虚者加川断、寄生、鹿角霜；小腹胀者可加全瓜蒌、乌药之属等；经期则据月经情况随症增损。

〔整理人〕刘金星。

5.2 盆腔炎

清热利湿汤

〔方剂来源〕燕京中医妇科名家刘奉五经验方。

〔药物组成〕瞿麦 12 克，萹蓄 12 克，木通 3 克，车前子 9 克，滑石 12 克，元胡 9 克，连翘 15 克，蒲公英 15 克。

〔功效〕清热利湿，行气活血，化瘀止痛。

〔适应证〕慢性盆腔炎属于湿热下注，气血郁结者。症见腰痛，腹痛拒按，伴有低热，带下黄稠，有时尿频。

〔使用方法〕水煎服。

〔按语〕慢性盆腔炎从中医辨证，有寒热两型。本方适用于湿热下注，气血郁结者。临床主要表现为腰痛，腹痛拒按，伴有低烧，带下黄稠，有时尿频。刘老医生在临床治疗中，发现使用一般淡渗药物效果不佳，很早就开始试用八正散治疗，收到一定的效果。但是由于此类盆腔炎患者，病情缓慢，病程较长，非短期内可以奏效。而八正散中之大黄苦寒泻下，久用终非所宜；栀子虽可清热，但对于内蕴热毒之病症，其效不如连翘、蒲公英；灯心草味淡，清热效果也不佳。因此经过一阶段摸索，遂将八正散中之大黄、栀子、灯心草去掉，仅保留原方中之瞿麦、萹蓄、木通、车前子、滑石，既能清导湿热下行，又能活血化瘀，是为本方之主药。佐以连翘、蒲公英清热解毒散结。本方经过临床观察，不仅适用于湿热型之盆腔炎，而且也适用于妇科一切湿热下注兼有热毒等病证。

〔出处〕《刘奉五妇科经验》。

暖宫定痛汤

〔方剂来源〕燕京中医妇科名家刘奉五经验方。

〔药物组成〕橘核9克，荔枝核9克，小茴香9克，胡芦巴9克，元胡9克，五灵脂9克，川楝子9克，制香附9克，乌药9克。

〔功效〕暖宫散寒，行气活血，化瘀定痛。

〔适应证〕慢性盆腔炎或不孕，属于下焦寒湿，气血凝结者。症见腰痛，少腹发凉，隐隐作痛，白带清稀，畏寒喜暖。

〔使用方法〕水煎服。

〔按语〕盆腔炎以湿热下注及下焦寒湿两型较为多见，本方是治疗寒湿型盆腔炎的经验方药。主要见症为腰痛，少腹发凉，隐隐作痛，白带清稀，畏寒喜暖。刘老医生鉴于此类盆腔炎患者的疼痛部位与寒滞肝脉的寒疝颇为相似，认为治疗寒疝的方药也适用于寒湿性盆腔炎的患者。慢性盆腔炎发病比较缓慢，治疗寒疝方药中的热药、补药（如肉桂、苍术、厚朴等）不宜久服。在这种情况下，他根据辨病与辨证相结合的观点，认为此类患者系因寒湿久蕴下焦，气血凝滞，故以橘核丸为借鉴，摸索出温经散寒、行气活血、化瘀定痛的经验方药。其中橘核、荔枝核、小茴香、胡芦巴温经散寒以除下焦寒湿；制香附、川楝子、乌药、元胡、五灵脂行气活血，化瘀定痛。本方温经散寒，温而不燥是其特点。在温经散寒的药物中，不用肉桂，而用的是橘核、荔枝核。其中橘核辛苦温，入肝经，行肝经之结气，治寒疝及少腹两侧之肿痛。荔枝核辛温入肝经，行少腹两侧（包括男子睾丸、女子输卵管及卵巢）之气结而定痛，为肝经的血分药，行血中之寒气，为治疗寒疝及睾丸肿痛之要药。佐以胡芦巴、小茴香暖下焦祛寒湿，加强温经散寒、行气定痛的作用。香附，辛香偏温，生用走胸胁，制后行少腹，旁彻腰膝，入气分，行气中之血，故能活血；元胡，苦平入血分，活血化瘀，行血中之气。二药相伍，一入气分，一入血分，行气活血、化瘀止痛相辅相成。配合川楝子、五灵脂、乌药以加强行气活血的作用。对于乌药一药，他体会其性辛散温通，既能散寒活血，理气止痛，又能排泄停聚之水湿，对于寒湿所引起的白带，又有通因通用之用，使白带有出路，湿去而带止。

〔出处〕《刘奉五妇科经验》。

疏气定痛汤

〔方剂来源〕燕京中医妇科名家刘奉五经验方。

〔药物组成〕制香附 9 克，川楝子 9 克，元胡 9 克，五灵脂 9 克，当归 9 克，乌药 9 克，枳壳 4.5 克，木香 4.5 克，没药 3 克。

〔功效〕行气活血、化瘀止痛。

〔适应证〕慢性盆腔炎腰腹疼痛，属于气滞血瘀者。

〔使用方法〕水煎服。

〔按语〕本方适用于慢性盆腔炎（气滞血瘀型）所引起的腰、腹疼痛。或遇有寒热难以分辨而又以腰腹痛为主症之本病患者。若按寒湿治疗而过用辛温之品，不合病机；若按湿热论治，过用苦寒燥湿之品，反而使气血凝滞不得畅通。刘老医生抓住其主症，以药性平稳不寒不热的药物组方，以行气活血疏通为主。药量虽然不大而药力集中，使之气滞得通，血瘀得散，气血通畅，疼痛自解。方中香附、川楝子、元胡、五灵脂、没药、乌药行气活血止痛；枳壳、木香理气；当归养血。全方共奏行气活血、化瘀止痛之效。

〔出处〕《刘奉五妇科经验》。

解毒内消汤

〔方剂来源〕燕京中医妇科名家刘奉五经验方。

〔药物组成〕连翘30克，金银花30克，蒲公英30克，败酱草30克，冬瓜子30克，赤芍6克，丹皮6克，川军3克，赤小豆9克，甘草节6克，土贝母9克，犀黄丸9克（分两次吞服）。

〔功效〕清热解毒，活血化瘀，消肿止痛。

〔适应证〕盆腔脓肿属于热毒壅聚者。

〔使用方法〕水煎服。

〔按语〕盆腔脓肿系因热毒内蕴，腐肉蒸血而成脓。因脓肿部位深在，属于内痈范围。方中重用连翘、银花、蒲公英、败酱草清热解毒消痈；丹皮、赤芍清热凉血活血；川军活血破瘀而又清热解毒，三者均能除败血生新血，消肿排脓；冬瓜子、赤小豆入血分，清热消肿排脓；甘草节、土贝母清热解毒消肿；另配犀黄丸以加强活血消肿清热止痛之效。

本方的特点是清热解毒与凉血药组方，且以清热解毒为主，凉血活血为辅。清热解毒是针对毒热炽盛，凉血活血是针对气血壅滞，所以清解与活血并用最为相宜。但是必须在清热解毒的基础上凉血活血，而活血药不能用辛温助热的当归、川芎、桃仁、红花等，若使用辛温活血药则使毒热蔓延扩散。所以须用丹皮、赤芍等偏于苦寒的凉血活血药。用量又不宜过大，过大也可以使毒热扩散。这是他的临床体会。另外，使用犀黄丸的意义是取其清热解毒、活血止痛。其中乳香、没药虽然也是活血药，但是乳、没入经窜络，走气分通瘀血，行血中之气最速，活血而不助热，没有使毒热蔓延扩散之弊；麝香走窜力更强，能走气分行全身之经。其中又有犀黄丸大寒清热，清中有通，通中有清，可谓治疗阳证痈疡的要药，配合本方最为适宜。

〔出处〕《刘奉五妇科经验》。

清热解毒汤

〔方剂来源〕燕京中医妇科名家刘奉五经验方。

〔药物组成〕金银花、连翘、蒲公英、紫花地丁各15克，黄芩、车前子、丹皮、地骨皮各9克，瞿麦、萹蓄各12克，冬瓜子30克，赤芍6克。

〔功效〕清热解毒，利湿活血，消肿止痛。

〔适应证〕急慢性盆腔炎属于湿热毒盛者。

〔使用方法〕水煎服。

〔按语〕急性盆腔炎多属于毒热壅盛，湿热下注，气血瘀滞。由于毒热壅盛，除局部红、肿、热、痛外，还会出现高烧、口干、尿赤、便结等全身热病病象。又因有湿热下注，故可见有尿频；湿热上蒸，则精神倦怠、嗜睡。且以高烧、下腹剧痛、拒按为主症。刘老医生认为，急性盆腔炎属于中医内痈范围，治疗的原则仍是“以消为贵”。并抓住毒热壅盛、湿热下注、气血瘀滞的特点，集中药力以清热解毒为主，佐以利湿、凉血、活血。方中连翘苦微寒，清热解毒，消痈散结；银花辛苦寒，清热解毒，消痈肿；紫花地丁苦辛寒，清热解毒，消痈肿，善于治疗毒；黄芩苦寒清热燥湿；地骨皮甘寒，清热凉血，退热以去气分之热。地骨皮一般习惯用于阴虚发热，但是在他学医阶段曾看到他的老师治疗小儿食滞发热时，善用地骨皮，后来，通过再实践，体会到，此药不但可用于阴虚发热，而且也可用于一般实证发热，不但能起到“热者寒之”的作用，而且又能保护阴津。若用于阴虚发热应与青蒿配伍，用于实热不必与其相配。瞿麦、萹蓄、车前子清热利湿；冬瓜子渗湿排脓，消肿止痛；佐以赤芍、丹皮清热凉血，活血化瘀。全方重在清热毒兼能利湿，活血化瘀而又止痛。

湿毒之邪直犯下焦，侵于阴户或胞宫，常可致带下色黄，气味秽臭。此证初起多属实证、热证，故宜清热解毒为主，利湿祛瘀为辅。刘氏善用清热、利湿、活血药物，意在使热毒、湿邪、瘀血得以蠲除，其病可痊。

〔出处〕《刘奉五妇科经验》。

盆腔炎1号合剂

〔方剂来源〕燕京中医妇科名家赵松泉经验方。

〔药物组成〕炒知母9克，炒黄柏9克，萹蓄9克，瞿麦9克，白芍9克，川楝子6克，蒲公英9克，黄芩9克，元胡6克，郁金5克，山慈菇9克，木通5克，草河车20克，败酱草15克。

〔功效〕清热利湿，散结软坚定痛。

〔适应证〕头晕烦躁，身热重痛，胸脘痞闷，口干不欲饮，少腹疼痛或腹坚拒按，腰酸腹胀连及腿痛，或带下黄白腥秽，小便短赤，灼热尿痛，大便秘结，月经提前，色紫黑成块，脉滑数或濡数，舌苔黄腻。

〔使用方法〕水煎服。

〔按语〕盆腔炎，湿热壅遏。素体湿盛，湿郁困脾，运化失司，或肝郁伤脾，蕴郁生热，或外感湿邪，湿郁化热，湿热互结，下注胞络，损伤冲任而致本病。

〔出处〕《古今名医临证金鉴》。

盆腔炎2号合剂

〔方剂来源〕燕京中医妇科名家赵松泉经验方。

〔药物组成〕橘核9克，川楝子9克，元胡6克，广木香3克，荔枝核9克，香附5克，乌药5克，茴香6克，艾叶5克，吴茱萸6克，白术6克，制乳香5克，没药5克，丹参9克，桂枝6克（或肉桂心1.5克）。

〔功效〕温经散寒，化瘀软坚止痛。

〔适应证〕适用于寒湿凝滞之盆腔炎。症见面色晄白，腰胁作痛，冷痛拘挛，腹坠痛或隐痛绵绵不休，喜热喜按，得热痛减，食欲不振，憎寒肢冷，口不渴，经水量少，色泽不鲜，有血块，色黑如豆汁，时有闭经或经行错后，带下清冷，脉象沉紧或濡缓，舌苔白或白腻而滑。

〔使用方法〕水煎服。

〔按语〕寒湿皆为阴邪，易伤人之阳气。叶天士曾说："湿胜则阳微也。"寒湿之邪凝结，阻碍阳气之宣通，影响营卫气血之生化。寒湿伤于下焦，损及经络，客于胞宫，经血为寒湿所凝，运行不畅而作痛，或肾阳不足，阳虚则内寒，不能温煦胞宫，寒湿相搏，皆能损伤冲任二脉。

〔出处〕《古今名医临证金鉴》。

急性盆腔炎方

〔方剂来源〕上海蔡氏妇科蔡小荪经验方。

〔药物组成〕败酱草30克，红藤30克，鸭跖草20克，赤芍12克，丹皮12克，川楝子9克，柴胡梢6克，生薏苡仁30克，制乳没各6克，连翘9克，山栀9克。

〔功效〕清热泻火，化湿祛瘀。

〔适应证〕适用于急性盆腔炎，下腹剧痛拒按，发热恶寒，甚则满腹压痛，或反跳痛，带下色黄呈脓性，便秘或溏，时伴尿急、尿频。舌质红，苔黄腻，脉弦或滑数。

〔使用方法〕水煎服。

〔按语〕大便秘结者，可加生大黄 4.5～6 克，芒硝 4.5 克；尿急者，加泽泻 9 克，淡竹叶 9 克；带黄如脓者，加黄柏 9 克，椿根白皮 12 克，白槿花 12 克；便溏热臭者，加黄连 3 克，条芩 9 克；腹胀气滞者，加制香附 9，乌药 9 克；瘀滞者，加丹参 12 克，川牛膝 9 克。热退痛止后，还需清热化瘀，适当调治，以防转为慢性炎症。

〔整理人〕黄素英。

慢性盆腔炎方

〔方剂来源〕上海蔡氏妇科蔡小荪经验方。

〔药物组成〕茯苓 12 克，桂枝 2.5 克，赤芍 9 克，桃仁 9 克，败酱草 20 克，红藤 20 克，川楝子 9 克，元胡 9 克，制香附 9 克，紫草根 20 克。

〔功效〕理气化瘀。

〔适应证〕适用于慢性盆腔炎，少腹两侧隐痛、坠胀、喜暖喜按，经来前后较甚，有时低热，腰骶酸楚，带多色黄，经期失调，痛经或不孕。

〔使用方法〕水煎服。

〔按语〕宜平时服用。如黄带多者，可加椿根白皮 12 克，鸡冠花 12 克；腰酸者，加川断 9 克，狗脊 9 克；气虚者，加党参 9～12 克，白术 9 克，茯苓 12 克，生甘草 3 克；血虚者，加当归 9 克，生地熟地各 9 克，川芎 4.5 克，白芍 9 克；便秘者，加生大黄 2.5 克，或全瓜蒌 12 克；如伴痛经者，可宗四物汤用赤芍，增制香附 9 克，丹参 9 克，败酱草 20 克，制乳没各 6 克，元胡 12 克，桂枝 2.5 克，怀牛膝 9 克，经来时服。

慢性者体质大都较差，治则多考虑扶正。如腹痛较甚，汤药少效者，可同时选用保留灌肠。基本方：败酱草 30 克，红藤 30 克，白花蛇舌草 20 克，制没药 6 克，元胡 15 克，蒲公英 30 克，黄柏 9 克，丹皮 12 克，1 周为 1 疗程。

〔整理人〕黄素英。

结核性盆腔炎

〔方剂来源〕上海蔡氏妇科蔡小荪经验方。

〔药物组成〕当归 9 克，鳖甲 9 克，丹参 9 克，百部 12 克，怀牛膝 9 克，功劳叶 20 克，大生地 9 克，熟女贞 9 克，山海螺、鱼腥草各 9 克。

〔功效〕养阴和营。

〔适应证〕适用于结核性盆腔炎，常伴有颧红咽燥，手足心热，午后潮热，夜寐盗汗，月经失调，量少色红，甚至闭阻。舌质红，脉细或兼数。

〔使用方法〕水煎服。

〔按语〕平时常服，1 月为 1 疗程。如潮热较甚者，可加用银柴胡 4.5 克，地骨皮 9 克；内热便秘者，加知母 9 克，麻仁 9 克；盗汗者，加柏子仁丸 12 克吞服。本症病程较长，获效不易，须定期观察。经来期间，可宗四物汤之意，养血调经，随症加味。

〔整理人〕黄素英。

清经导滞汤

〔方剂来源〕宁波宋氏妇科宋光济经验方。

〔药物组成〕柴胡 6 克，白芍 9 克，当归 9 克，川楝子 9 克，元胡 9 克，红藤 12 克，鸡苏散 12 克。

〔功效〕清肝解郁热，理气通络脉。

〔适应证〕肝经郁热、经脉壅滞的附件炎、盆腔炎、子宫内膜炎等。

〔使用方法〕水煎服。

〔临床验案〕李某，29 岁。结婚 4 年未孕。常感小腹两侧胀痛，经期尤甚，末次月经量中等，色红，周期尚准，经期乳胀。妇检：子宫正常大小，两侧附件增厚，压痛明显，脉弦细数，舌红。综观脉症，属肝经郁热壅滞，经脉不通之附件炎。治宜清肝解郁，理气止痛。方用清经导滞汤加减治疗。药用柴胡 6 克，白芍 9 克，当归 9 克，川楝子 9 克，元胡 9 克，郁金 6 克，八月札 12 克，红藤 12 克，鸡苏散 12 克。7 剂，水煎服。二诊乳胀腹痛明显减轻，妇检两侧附件轻压痛，惟感腰酸，带多，色黄质稠，脉弦滑数，苔薄黄。原方去八月札、郁金，加怀山药 12

克，黄柏3克，椿根白皮9克，白槿花9克，炒芡实12克，以清肝化湿，理气止痛。三诊乳胀、腹痛止，带下愈。妇检：两侧妇检压痛（一），诸症愈。数月后患者来告已怀孕2个月。

体会：附件炎、盆腔炎为妇科常见疾病，临床上常表现为小腹两侧胀或吊痛，相当于中医的痛经范畴，一般以肝经郁热，气机不畅为多见。本方根据“不通则痛”、“通则不痛”之理，调畅气机，疏通经络，所以取效颇捷。另外，本方体现了一方多治的特点，对附件炎、盆腔炎等引起的不孕、不育、痛经、带下均有明显的疗效。

〔按语〕柴胡为疏肝解郁之要药，有宣畅气血，散结调经之功，在气能调血，在血能调气；川楝子治热痛最佳，与元胡合用名金铃子散，有清肝解郁、理气止痛作用；当归养血活血；白芍和营敛阴，合而养血柔肝；红藤、鸡苏散清解郁热而通络。诸药合用，清肝解郁热，理气通络脉，故可获消炎止痛之功。

乳房胀痛有块加郁金6克，八月札12克，青皮6克，小金丹6克；月经量多加侧柏炭9克，陈棕炭12克，十灰丸12克；卵巢囊肿加玄参9克，浙贝母9克，牡蛎12克，夏枯草9克，以清肝散结；带多色黄加椿根白皮9克，白槿花9克，黄柏3克，车前草9克。

〔整理人〕宋世华。

王氏清化止带方

〔方剂来源〕三晋平遥道虎壁王氏妇科经验方。

〔药物组成〕败酱草30克，红藤15克，广木香10克，白果仁10克，元胡9克，川楝子12克，赤芍15克，丹参30克，香附10克，甘草6克。

〔功效〕清热解毒，行气化瘀。

〔适应证〕盆腔炎、子宫内膜炎属中医瘀热互结、气滞血瘀腰痛带下之症。

〔使用方法〕水煎服。

〔按语〕盆腔炎是由于湿热之邪侵袭下焦，内蕴胞宫，损伤冲任二脉，以致胞脉不利、湿热与血凝结于下焦而发生的病变。病因以热毒为主，兼有湿瘀，故临证多以清热解毒为主，祛湿化瘀为辅，佐以调理气机。若治疗不及时，可形成炎性包块，或脓肿。本方重用败酱草、红藤清热解毒，赤芍、丹参、元胡、川楝子活血化瘀，佐木香、白果仁、香附调理气机兼补任脉之虚。全方共奏清热解毒、化瘀止痛之效。

〔出处〕《全国中医妇科流派研究》。

盆腔炎合剂

〔方剂来源〕北京东直门医院王子瑜主任医师经验方。

〔药物组成〕柴胡 10 克，枳实 15 克，赤白芍各 10 克，川楝子 10 克，醋元胡 10 克，丹皮 10 克，白花蛇舌草 15 克，野菊花 10 克，红药子 10 克，生甘草 6 克，川军 6 克（后下）。

〔功效〕疏郁解热，凉血解毒。

〔适应证〕盆腔炎。发热恶寒，下腹部压痛，拒按，腰骶疼，带下量多，色黄如脓，质黏稠，气秽，泛恶欲吐。

〔使用方法〕水煎服。

〔注意事项〕忌燥热、辛辣食物。

〔按语〕本方用于肝经湿浊搏结血分之候，药用四逆散、金铃子散疏郁透热，行气止痛，加丹皮、红药子、川军凉血祛瘀，加白花蛇舌草、野菊花清热解毒。虑其热久伤阴，复加芍药、甘草，酸甘化阴，缓急止痛。组方周全，宜其多效。

〔整理人〕王子瑜。

急性盆腔炎经验方

〔方剂来源〕北京东直门医院王子瑜主任医师经验方。

〔药物组成〕连翘、银花、红藤、败酱草各 15 克，红药子、丹皮、柴胡、赤芍、桃仁各 10 克，枳实、野菊花各 12 克，川军（后下）、生甘草各 6 克。

〔功效〕清热解毒，化瘀止痛。

〔适应证〕急性盆腔炎。

〔使用方法〕水煎服，每日 2 剂。待症状减轻后，改为日服 1 剂。7～10天为 1 疗程，连服 3 个疗程，经期停服。

〔临床验案〕李某，34 岁，已婚，1987 年 3 月初诊。患者 1 个月前孕 3 个月自然流产后阴道出血，淋沥断续月余未净，后来出血增多，腹痛腰痛，经某医院检查谓不全流产，施清宫术后出血虽减，但腰腹痛加剧，发热恶寒，小腹胀痛拒按，腰骶酸痛，带多色黄，质稠秽臭，有时呈脓性，小便短赤，大便燥结，舌质红，苔黄腻，脉弦数。妇科检查：阴道内有脓性分泌物，宫颈举痛明显，宫体压痛，双侧附件增厚有压痛。查血象：白细胞 18.6×10^9/升，中性 82%。诊为急性盆腔炎。曾用抗生素等效不显。证属湿热内蕴，结于下焦，治以清热解毒，化瘀止痛。处方：连翘 15 克，银花 15 克，败酱草 15 克，野菊花 10 克，红藤 15 克，红药子 10 克，蚤休 15 克，柴胡 10 克，赤芍 10 克，丹皮 10 克，桃仁 10 克，川军 10 克（后下），生甘草 10 克。4 剂，水煎日服 2 剂。药后，发热渐退，腹痛明显减轻，惟带下仍多。前方川军减为 6 克，加土茯苓 15 克，3 剂，日服 1 剂。药后发热全退，带下亦少，唯时而少腹灼热轻痛。再拟四逆散合金铃子散加马鞭草、丹参、丹皮，疏郁清热，消瘀止痛。前后共服药 16 剂，病愈。复查白细胞及分类均正常。

〔按语〕如腹胀甚加川楝子 10 克，木香 6 克；痛甚加制乳没各 10 克；带多气秽加土茯苓 15 克。

〔出处〕《古今名医临证金鉴》。

慢性盆腔炎经验方 1

〔方剂来源〕北京东直门医院王子瑜主任医师经验方。

〔药物组成〕柴胡、枳实、赤芍、当归、桃仁、元胡、川楝子、没药各 10 克，丹参、败酱草各 15 克，木香、生甘草各 6 克。

〔功效〕行气活血，清热解毒。

〔适应证〕适用于慢性盆腔炎属气滞血瘀型。

〔使用方法〕日服 1 剂，7～10 天为 1 疗程，连服 6 个疗程，经期停服。

〔出处〕《古今名医临证金鉴》。

慢性盆腔炎经验方 2

〔方剂来源〕北京东直门医院王子瑜主任医师经验方。

〔药物组成〕桂枝、炒小茴香、乌药、桃仁、丹皮、赤芍、五灵脂、当归、元胡各 10 克，胡芦巴、苍术、茯苓各 15 克，广木香 6 克。

〔功效〕温经散寒，燥湿化痰消癥。

〔适应证〕适用于慢性盆腔炎属寒湿阻滞，血瘀凝结者，多数兼有包块形成。

〔使用方法〕水煎服。

〔按语〕若腹冷痛甚者，方中桂枝易肉桂 6 克；胀甚者加荔枝核 12 克；腹部有包块者加三棱、莪术各 10 克，海藻 15 克。连服 9 个疗程。另外，对于慢性盆腔炎兼有气虚的或久治效果不佳的，常配用生黄芪 30 克，以益气扶正。

〔出处〕《古今名医临证金鉴》。

丹芍活血行气汤

〔方剂来源〕岭南妇科流派罗氏妇科罗元恺经验方。

〔药物组成〕丹参 15 克，赤芍 15 克，乌药 12 克，丹皮 9 克，川楝子 9 克，元胡 12 克，桃仁泥 12 克，败酱草 30 克，当归 10 克，香附 9 克。

〔功效〕活血化瘀行气以止痛。

〔适应证〕适用于慢性盆腔炎。患者往往经年累月下腹疼痛不止，经前或行经时疼痛较明显，但平时亦隐隐作痛，带下增多，精神郁闷，同时可兼有月经先后、多少不定，或小便频急，大便失调，恶心纳呆，舌色黯红，苔白或黄，脉沉弦等。

〔使用方法〕水煎服。

〔按语〕同时用双柏散外敷（广州中医药大学附属医院方，由大黄、黄柏、侧柏叶、泽兰等组成）；或用大黄、虎杖、蒲公英、丹参、枳壳水煎，保留灌肠。每日 1 次，以 10 天为 1 个疗程。内外合治，效果较好。本病如郁而化热，急性发作，证候除腹痛明显外，兼有全身发热，小便黄赤短少，大便秘结，口干，舌红苔黄脉数者，治宜清热解毒为主，佐以行气活血。方用蒿蒲解毒汤，药用：青蒿 9 克（后入），蒲公英 30 克，白薇 15 克，丹参 20 克，赤芍 15 克，丹皮 10 克，黄柏 12 克，青皮 6 克，桃仁泥 12 克，连翘 15 克。水煎服。邪热清退后，可继用治疗慢性盆腔炎方法治疗。

中医学无盆腔炎之病名，主要归在经病疼痛范畴。不论行经期间还是非行经期间下腹部均感疼痛，这是盆腔炎的主要特征。其原因为血气不调，或血气郁而化热。气滞者宜行气或破气，血滞血瘀者宜活血而化瘀，血气郁而化热者以清热解毒为主，佐以行气活血。

〔出处〕《古今名医临证金鉴》。

蒿蒲解毒汤

〔方剂来源〕岭南妇科流派罗氏妇科罗元恺经验方。

〔药物组成〕青蒿（后下）、牡丹皮、黄柏各 12 克，蒲公英 30 克，白薇、丹参、连翘各 20 克，赤芍、桃仁各 15 克，青皮、川楝子各 10 克。

〔功效〕清热解毒，行气化瘀。

〔适应证〕适用于急性盆腔炎。症见壮热，恶寒，小腹灼热，腹痛拒按，尿黄便秘，带下增多，色黄质稠而臭秽。

〔使用方法〕每日 1～2 剂，药渣再煎，多次分服。

〔按语〕方以青蒿苦寒清热，芳香透散，长于清泄肝胆和血分之热；蒲公英、黄柏、连翘清热解毒；白薇、牡丹皮清热凉血；丹参、赤芍、桃仁活血化瘀；青皮、川楝子理气解郁。诸药合用，共奏清热解毒、行气化瘀之效。

加减运用：大便秘结不通者，加大黄 12 克（后下）；恶心呕吐不欲食者，加鲜竹茹 15 克、藿香 10 克；小腹刺痛者，加六一散 20 克。

罗氏认为，盆腔炎的治疗大法是行气活血化瘀，而活血化瘀药物的选择，则应因证、因人而异。一般来说，热毒盛时，应着重清热解毒，药物宜用青蒿、黄柏、连翘等清热解毒之品，并宜选用蒲公英、败酱草等解毒之中且能消除痈肿、凉血化瘀之品，而且用量宜稍重。此乃罗氏用药之心得，临床之宝贵经验也。

〔出处〕《罗元恺论医集》。

清宫解毒饮

〔方剂来源〕岭南妇科流派班秀文经验方。

〔药物组成〕土茯苓 30 克，鸡血藤 20 克，忍冬藤 20 克，薏苡仁 20 克，丹参 15 克，车前草 10 克，益母草 10 克，甘草 6 克。

〔功效〕清热利湿，解毒化瘀。

〔适应证〕适用于湿热带下及子宫颈炎，慢行盆腔炎，腹痛，腰骶酸痛，时有低热，或带下量多并性状改变者，经妇科检查子宫压痛，活动受限，附件呈索条状，肥厚，压痛明显或有炎性包块。

〔使用方法〕水煎服。

〔临床验案〕胡某，28 岁，下腹隐痛 3 年，平素痛经，带下量多，结婚 3 年，同居未避孕也未怀孕，西医检查双侧输卵管堵塞，确诊为慢性盆腔炎，子宫内膜异位症。曾行输卵管通水等治疗，效果不佳。停药 3 个月后于 1990 年 6 月 3 日就诊中医。症见形体肥胖，下腹疼痛隐隐，腰酸胀坠，带下量多，色白质黏腻，月经期下腹痛，量少有血块，舌黯红苔薄白，脉弦细无力。妇检：阴道分泌物多，呈脓性，子宫颈中度糜烂，宫体后倾，活动欠佳，压痛明显，双侧附件增厚，明显压痛。中医诊断：带下病（痰湿气滞型）。月经第 1 天用原方合桂枝茯苓丸加减，每日 1 剂，连服 3 天。月经第 5 天起用原方去忍冬藤、车前草加炒山甲、路路通、皂角刺、荔枝核、菖蒲，每日 1 剂，连服 10 天。每天除服中药外，兼用药渣加穿破石、细辛研粗末，加白酒拌匀炒热外敷下腹，每日 1 次，每次 30 分钟。排卵期停药。下次月经前 5 天用原方去忍冬藤、车前草、益母草，加菟丝子、杜仲、补骨脂，每日 1 剂。按此周期用药，连续治疗 4 个月，自觉症状消失。于 1990 年 10 月 15 日停经 50 天，B 超检查双侧附件正常，并提示宫内妊娠，尿液妊娠试验阳性。

〔按语〕子宫颈炎，是现代医学的病名，有急、慢性之分。从临床症状看，急性时宫颈红肿，有大量的脓样分泌物，色白或黄，质稠黏而秽臭，腰及小腹胀疼，个别患者伴有发热，口渴，脉弦细数，苔黄腻，舌边尖红；慢性时则宫颈糜烂，带下量多，小腹胀疼，腰酸膝软，甚或性交时阴道辣痛或出血。证属湿热带下或湿瘀带下的范畴。治之宜用清热利湿、解毒除秽、活血化瘀之法。本方重用甘淡平之土茯苓为主药，以利湿除秽，解毒杀虫；忍冬藤、车前草、薏苡仁之甘寒，既能辅助土茯苓利湿解毒，又有清热之功，而且甘能入营养脾，虽清利而不伤正；鸡血藤辛温，能补血行血，是以补血为主之品；益母草辛苦微寒，能活血祛瘀、利尿解毒；丹参一味，功同四物，有补有行，与鸡血藤、益母草同用，则补血化瘀之功益彰；甘草之甘，既能调和诸药，又能解毒。全方以甘、辛、苦为主，寒温并用，甘则能补，辛则能开，苦则能燥，寒则能清，有毒则能散能解，有瘀则能化能消。凡是湿热蕴结下焦，损伤冲、任脉和胞宫，以湿、瘀、热为患而导致带下量多，色白或黄，质稠秽浊，阴道灼痛或辣痛者，连续煎服20～300剂，其效显著。

加减运用：带下量多，色黄而质稠秽如脓，可加马鞭草15克，鱼腥草10克，黄柏10克；发热口渴者，加野菊花15克，连翘10克；阴道肿胀辣痛者，加紫花地丁15克，败酱草20克；带下夹血丝者，加海螵蛸10克，茜草10克，大蓟10克；阴道瘙痒者，加白鲜皮12克，苍耳子10克，苦参10克；带下量多而无臭秽阴痒者，加蛇床子、槟榔各10克；带下色白，质稀如水者，减去忍冬藤、车前草，加补骨脂10克，桑螵蛸10克，白术10克，扁豆花6克；每性交则阴道胀疼出血者，加赤芍12克，地骨皮10克，丹皮10克，田三七6克；腰脊酸痛，小腹胀坠而痛者，加桑寄生15克，川杜仲10克，川续断10克，骨碎补15克。

〔整理人〕班秀文。

化浊涤带汤

〔方剂来源〕安徽省名老中医张琼林验方。

〔药物组成〕大红藤30克，败酱草30克，土茯苓30克，生薏米40克，川黄柏12～15克，炒苍术12～15克，香白芷12克，甘草8克。

加减：腰痛甚者加川牛膝12克，粉防己12克；腹痛甚者加炒白芍20克，柴胡12克；腹胀甚者加制香附15克，台乌药12克；带下夹血减轻红藤剂量，加樗皮15克，红苍术（蓼科拳参）12克；带下臭秽者加菝葜25克，墓头回15克；尿频者加石韦30克，冬葵子12克；盆腔囊性占位加桂枝12克，茯苓30克；炎性包块加莪术15克，瞿麦20克；早期癌变加白英、白花蛇舌草各30克。霉菌和滴虫感染，当配合外用药为主（亦可用鲜羊蹄根全草捣碎或桃树叶切碎，煮水坐浴、外洗）。

〔适应证〕湿热带下（急、慢性盆腔炎，阴道炎，宫颈炎，输卵管炎，宫颈糜烂，子宫内膜炎，盆腔炎性包块等）。

〔使用方法〕每剂用温水浸泡一夜（夏天3小时），大火煮开后再用小火慢煎20～30分钟，倒取头汁。药渣立即加冷水，煎法同上。头二汁混匀，计得药汁1200毫升，饭后1小时温热服250～300毫升，一日两次，两天1剂。选用传统优质饮片，不用颗粒冲剂。

〔注意事项〕忌食辛辣椒酒，控制房事，丈夫必须每晚洗涤二阴，做到性卫生。

〔临床疗效〕本方一般连服8～12剂见效，或愈。病程较长者，疗程亦长。重症可以配合外洗、坐浴。

〔按语〕带下，实属妇科常见病病理分泌物，其色虽多，不外黄白。或腹痛牵及腰尻、二阴。皆湿热之邪，下注包宫所致。本方清热、燥湿、活血、浣带，药效多兼，力专任宏。随症加减，较傅青主完带汤、陆九芝止带汤（《世补斋·不谢方》）疗效更著。实践观察，非厚今薄古。

〔整理人〕张琼林，张善堂。

妇科消炎方

〔方剂来源〕山东中医药大学金维新教授经验方。

〔药物组成〕

1. 水煎剂：党参 18 克，黄芪 18 克，银花 15 克，连翘 15 克，红藤 15 克，败酱草 15 克，公英 15 克，丹皮 12 克，赤芍 12 克，白芍 15 克，元胡 12 克，香附 9 克，丹参 30 克，当归 15 克，桃仁 12 克，薏苡仁 30 克，桂枝 9 克。每日 1 剂，水煎服，连服 30 剂为 1 疗程，根据病情连服 1～2 个疗程。

2. 丸剂：上方加等量蜜为丸，9 克/丸，每次 2 丸，每日 3 次。或水泛为丸，一次 10 克，每日 3 次。根据病情可连服 1～3 个月。

〔适应证〕痛经、月经不调、带下症及不孕症。现代医学其适应证为慢性盆腔炎、子宫内膜炎、附件炎。

〔使用方法〕水煎剂及丸剂均按常规服药，丸剂服用方便，更适合于须服药时间较长者。本方也能治疗输卵管慢性炎症，配合化瘀通管丸治疗输卵管不全阻塞或同时患有盆腔子宫内膜异位症的病人疗效更好。

〔注意事项〕服药期间避免或减少房事，避免烟酒、生冷及辛辣食物。不宜做剧烈运动，防止受寒。本方服用后无明显不适及副作用，仅有个别胃病史的病人服药后胃部不适，但不影响继续服药。

〔临床疗效〕虽然多年应用本方效果良好，但无大样本统计的治疗效果，但本方加减后山东省中医药研究院进行了新药研究，临床疗效超过目前国内最有效的治疗慢性盆腔炎的中成药。新药研究经过国内 6 家高等中医药院校的附属医院 600 例病人的临床观察，服药 3 周，临床显愈率（痊愈加显效）为 55%，对照组金鸡冲剂为 43%。专家认为，慢性盆腔炎的治疗服药时间 3 周为时过短（当时新药研究条例就此规定），若延长服药时间则有效率必然更高。

〔按语〕本方剂党参、黄芪、当归补气养血以扶正气；银花、连翘、公英、红藤、败酱草清热解毒利湿，祛瘀止痛；赤芍、白芍、丹皮、丹参、桃仁、元胡、香附活血祛瘀、理气止痛；薏苡仁淡渗利湿健脾；桂枝温通经络，制约寒凉药之凉性。全方补气益血，清热解毒，活血化瘀，理气止痛，使慢性炎症得以消除。慢性盆腔炎是妇科常见病、多发病，严重影响妇女的身心健康，现代医学主要应用抗生素进行治疗。然而慢性盆腔炎致病因素并非全由细菌引起，尚有许多其他致病因素（如支原体、衣原体、病毒等），而且抗生素有一定副作用及毒性，长期应用可造成耐药性及发生副作用。中药治疗一般无耐药性及副作用，可较长时间应用，易使盆腔慢性炎症得以彻底治疗。

〔整理人〕金维新。

通胞调经合剂

〔方剂来源〕河南中医学院第一附属医院胡玉荃经验方。

〔药物组成〕黄芪 15 克，土鳖虫 10 克，桃仁 12 克，白花蛇舌草 30 克，益母草 30 克，牡丹皮 10 克，蚤休 9 克，巴戟天 12 克，白蔹 12 克，乌药 10 克，甘草 6 克。

〔功效〕活血逐瘀，益气温肾，理气清热，调经止痛。

〔适应证〕盆腔炎、子宫内膜炎、痛经、月经不调。

〔使用方法〕经前或经期应用。每次 50 毫升，一日 2 次，温服。

〔注意事项〕饮食宜清淡，忌食生冷辛辣之品，注意适当休息。

〔临床验案〕宋某，46 岁。腹胀腹痛伴阴道非经期出血 3 个多月。患者曾久患盆腔炎，多次查有盆腔积液，开始腹痛腹胀，久治不愈。现腹胀腹痛伴阴道非经期出血 3 个多月。脉沉有力，舌质红。B 超示左卵巢囊肿（21 毫米×15 毫米）、盆腔积液（58 毫米×22 毫米），诊为癥瘕、腹痛。给予通胞消瘕合剂连服 20 天，经期给予通胞调经合剂连服 5 天以清热消瘕调经。病人按此医嘱，坚持治疗 3 个多月，月经经期 5～7 天，再无经间期出血，腹胀腹痛明显减轻，脉细缓，舌质淡红苔薄黄。复查盆腔情况，左卵巢囊肿 16 毫米×14 毫米，盆腔积液明显减少（20 毫米×11 毫米）。嘱患者按上法继服 1 个月，腹痛腹胀症状亦消失。

〔按语〕本病人的癥瘕、腹痛即西医的慢性盆腔炎，其临床症状为小腹疼痛，有时伴腰痛、白带多、月经异常，常在劳累后加重，易反复发作，病程较长，胡老师治疗本病也是分经期和非经期不同阶段用药。通胞调经合剂针对经前血海充盈、经期血室正开的生理特点，根据“因势利导”的原则，抓住经期这一消炎的有利时机，温、活、行、补同用。方中桃仁、益母草、牡丹皮、土鳖虫活血祛瘀，使胞宫胞脉瘀滞得散并顺利外排；黄芪益气行血又摄血；巴戟天、乌药温肾暖宫，行气止痛；“瘀久化热”，故以白花蛇舌草、蚤休、白蔹清热解毒而不寒，又制约它药温热之性，且药理研究此三味均有抗菌、抗炎、镇痛之效；甘草调和诸药。全方扶正祛邪，寒热共用，共奏活血化瘀温经、理气调经止痛之效，使气行血活，经血畅行，通而不痛。

〔整理人〕胡玉荃，翟凤霞。

通胞消瘕合剂

〔方剂来源〕河南中医学院第一附属医院胡玉荃经验方。

〔药物组成〕党参 12 克，黄芪 15 克，杜仲 12 克，巴戟天 12 克，金银花 30 克，连翘 20 克，败酱草 30 克，炒薏苡仁 30 克，白头翁 30 克，鳖甲 12 克，元胡 10 克，甘草 6 克。

〔功效〕益气健脾补肾，清热利湿止带，理气消癥止痛。

〔适应证〕急慢性盆腔炎。症见小腹疼痛，腰骶酸痛，经期及劳累后加重，带下量多。

〔使用方法〕经后应用。每次 50 毫升，一日 2 次，温服。

〔注意事项〕饮食宜清淡，忌食生冷辛辣油腻之品，注意适当休息。

〔临床验案〕赵某，33 岁，小腹痛伴腰痛 2 个月。患者于 2 月前因早孕 42 天时行人流术后腹痛、腰酸腰痛，在当地市医院住院，静滴抗生素等消炎治疗后，腹痛不减，且白带增多，带下似豆腐渣样，伴阴痒，在外院已给予灭霉治疗，现阴痒轻。现月经将净，腹部烧灼疼痛。患者面部有面纱样褐色雀点。脉沉，舌质红苔薄黄。妇检：外阴已产式，阴道潮红无出血，宫颈分泌物多，明显摇举痛，双附件增厚，压痛（＋＋），卵巢增大有压痛。B 超示：子宫体积增大，宫腔内可及碎屑样偏强回声，范围约 8 毫米×2 毫米，宫腔内另可探及范围约 13 毫米×4 毫米不规则液性暗区，未及明显异常血流信号；双卵巢呈多囊样改变；盆腔积液 19 毫米×7 毫米。诊为腹痛、赤带。治以益气、清热、消瘕、止带之法。方药给予通胞消瘕合剂，连服 8 天。服药后腰疼、腹痛均减轻，但活动后仍有少腹疼痛，带下减少，脉沉，舌质红苔黄。又给予通胞消瘕合剂连服10天。经过治疗后，较首诊时诸症自觉已全消失，B超示子宫正常大小，宫腔内异常已消失，双卵巢大小正常。

〔按语〕盆腔炎属癥瘕、带下病的范畴。本病往往反复发作，病程迁延日久，正虚邪实，寒湿热瘀阻胞脉冲任，不通则痛。经后宜“求因治本”，此时血海空虚，胞门闭合，邪气瘀阻冲任，故方中以党参、黄芪益气健脾以生血行血；杜仲、巴戟天调补冲任，固肾止带；鳖甲滋阴软坚，散结消癥；元胡活血行气止痛，《本草纲目》言其“专治一身上下诸痛”；金银花、连翘、败酱草、白头翁、炒苡仁共奏清热解毒、利湿祛瘀之功；甘草调和诸药。全方健脾固肾，清热利湿，理气消癥，标本同治，正切慢性盆腔炎之病机实质，且补正不留邪，祛邪不伤正，能使热清湿祛，瘀通结散，正气得复，气血和顺而诸症得消。

〔整理人〕胡玉荃，翟凤霞。

通胞化瘀灌肠合剂

〔方剂来源〕河南中医学院第一附属医院胡玉荃经验方。

〔药物组成〕蜀羊泉、山慈菇、昆布、海藻、黄连、槐米、肉桂。

〔功效〕清热解毒除湿，消癥散结止痛。

〔适应证〕慢性盆腔炎、盆腔炎性包块、陈旧性宫外孕包块、盆腔瘀血疼痛。

〔使用方法〕非经期应用，一般于经净第5天开始，每晚睡前100毫升，保留灌肠，连用10～15天。

〔注意事项〕要求灌肠时取侧卧位，药液温度37℃～40℃，一次性灌肠管插入直肠的深度10～15厘米，缓慢推注，保留至少2个小时以上。

〔临床验案〕宋某，31岁，2010年6月11日初诊。平素月经30～50天一潮，7～8天净，2007年剖腹产后半年上环至今3年。近7年每逢同房后常有小腹疼痛，未正规治疗，时轻时重。昨日，同房后，右小腹疼痛，今日仍未缓解，白带量多，色黄，有秽味。性情急躁，纳可眠差，大便黏滞不爽，舌质红，苔微黄厚腻，脉弦滑。妇检：阴道内少量质稀分泌物，宫颈摇举痛（+），子宫前位偏左，质中，常大，活动欠佳，轻压痛，双附件增厚，压痛明显。白带（-）。B超提示：盆腔积液，内膜中等，回声不均。诊断为妇人腹痛、带下病（湿热蕴结）。治以逐瘀益气，清热消癥。方药给予通胞消瘕合剂内服，通胞化瘀灌肠合剂每晚保留灌肠，连用10天。2010年6月27日二诊，腹痛基本痊愈，一般状况很好，原来走路不能直腰，直腰走路腹痛加重，现坐立行走自如，腹部亦变软，仅有时外阴瘙痒。妇查：各种检查已正常，压痛（－）。脉沉有力，舌质红苔薄黄，采用上法继续治疗10天，同时配合灭霉洗剂外洗，腹痛痊愈，外阴瘙痒症状消失。

〔按语〕方中蜀羊泉、黄连清热解毒利湿；山慈菇、昆布、海藻软坚散结消肿；槐米性凉苦降，泄血分之热而使邪有出路；肉桂少许反佐，以防诸药过寒致腹泻，药物在直肠停留时间过短而影响疗效。全方共奏清热解毒、消癥散结之功。通过直肠黏膜的渗透作用，借助温热刺激，使药物发挥有效作用，热清毒解，邪经大肠而去，并能改善盆腔血液循环，软化粘连，促进炎症吸收和包块消散。

〔整理人〕胡玉荃，翟凤霞。

慢性盆腔炎方

〔方剂来源〕安徽中医学院徐志华教授经验方。

〔药物组成〕丹参12克，赤白芍、当归、丹皮、川楝子、甘草、元胡、三棱、莪术各10克，制乳没、小茴香各6克。

〔功效〕理气行滞，逐瘀止痛。

〔适应证〕适用于慢性盆腔炎。

〔使用方法〕水煎服。

〔临床验案〕张某，30岁，农民，1976年2月3日初诊。腰酸、下腹痛3年余。月经周期为24天，带经7天，经量多，色紫有块，左下腹坠痛，腰骶酸楚，劳累及月经前后症状加重，白带量多色黄白。妇检示宫颈中度糜烂，宫体后位，活动受限，压痛（＋），两侧附件呈条索状增粗，左侧压痛明显。白带查滴虫、霉菌均（－），宫颈刮片（－）。曾用抗生素、胎盘组织液等治疗，效果不显。面色苍黄，头晕心悸，纳少眠差，脉弦数，舌尖红，有紫瘀点，苔黄薄。证属郁久化热，瘀热相结，壅滞不畅。治予慢性盆腔炎方5剂。次月复诊，经期量、色、质均有改善，腹胀、腰酸皆减轻。仍予前方，佐服乌鸡白凤丸，1粒/次，2次/日。迭治3月余，诸症基本好转。一年后随访，已足月分娩一女婴。

〔整理人〕徐志华。

消癥饮

〔方剂来源〕上海龙华医院李祥云教授经验方。

〔药物组成〕当归12克，丹参12克，海藻15克，茯苓6克，薏苡仁30克，炮山甲12克，川芎6克，金银花9克，连翘10克，橘核12克，青皮6克，元胡9克。

〔功效〕清热解毒，消癥散结。

〔适应证〕适用于输卵管卵巢炎，尤以慢性者效佳。

〔使用方法〕水煎服。

〔按语〕方中当归、丹参、川芎活血祛瘀；炮山甲祛瘀散结，消肿排脓；茯苓、薏苡仁利水除湿，健脾渗泄，薏苡仁还有排脓消痈之功；青皮、元胡止痛，元胡、橘核理气散结止痛；海藻化痰软坚散结；金银花、连翘清热解毒，消肿止痛，二药又往往与海藻、橘核配用，治疗癥瘕结块。

加减运用：附件增厚、附件囊肿未消失者加三棱、莪术、昆布、牡蛎；气虚加党参、黄芪；血虚加鸡血藤、紫河车；脾胃虚弱加白术、大枣、炙甘草；脾肾阴亏加枸杞子、怀山药、熟地；寒凝气滞加小茴香、干姜。

〔整理人〕胡熙明。

二英二藤汤

〔方剂来源〕浙江乐清市人民医院金真主任医师经验方。

〔药物组成〕白英15克，蒲公英15克，红藤15克，忍冬藤15克，薏苡仁15克，元胡10克，败酱草15克，桃仁10克，生蒲黄10克（包煎），川楝子10克，柴胡10克。

〔功效〕清热解毒，行气活血，利湿消肿。

〔适应证〕急慢性盆腔炎所致带下病及月经不调、痛经、不孕等。

〔使用方法〕水煎服。

〔注意事项〕服药期间禁房事。

〔出处〕《金真妇科精华》。

灌肠Ⅰ号方（附灌肠Ⅱ号方）

〔方剂来源〕上海岳阳医院乐秀珍主任医师经验方。

〔药物组成〕忍冬藤15克，马鞭草15克，生甘草9克。

〔功效〕清热解毒消炎。

〔适应证〕慢性附件炎，术后盆腔粘连，输卵管欠通畅等。

〔使用方法〕以上为每天量，做成糖浆100毫升一小瓶，于月经干净3天后开始灌肠，时间为睡前，大便排空后灌，最少保留半小时，至天亮更好。灌肠肛管深入12厘米为宜。连用10天，3个月为1疗程。

〔注意事项〕腹泻便溏及疮疡者慎用。

〔按语〕本方灌肠可配合中药内服，对炎症引起不孕症疗效更好。灌肠Ⅱ号方：上药加皂角刺9克，三棱12克。活血通络，清热消炎。对子宫内膜异位症或合并盆腔炎，后穹窿有结节者疗效较好。经期禁用，初用会有腹胀，以后逐渐消失。

〔整理人〕乐秀珍。

慢盆Ⅰ号

〔方剂来源〕江苏南通市中医院姚寓晨经验方。

〔药物组成〕益母草30克，凌霄花10克，石见穿20克，紫丹参15克，琥珀末3克（吞），生苡仁45～60克，茯苓12克，车前子12克（包）。

〔功效〕活血行水。

〔适应证〕慢性盆腔炎湿热瘀阻型，证见有烘热时作，口干腰酸，腹痛阵阵，带下黄赤，月经提前，经色红而有小块，舌质暗红。脉弦数。妇检：盆腔充血明显。盆腔内一侧或两侧可摸到囊性肿块，子宫多粘连固定。

〔使用方法〕水煎服。

〔按语〕临床实践提示：活血行水法对于促进局部血液循环和炎症吸收，避免和消除组织粘连，有着相辅相成的作用。

姚氏指出，慢性盆腔炎在发病学上热毒湿邪虽为本病主要原因，但气滞血瘀，虚实夹杂亦系其基本病理过程。在辨证上，应分清寒热两纲，抓住脾肾两脏，偏寒者立温阳消结法参以益肾，益肾多选鹿角、巴戟天，重用大熟地；若偏热者应活血行水法参以健脾，健脾多选芡实、茯苓，重用苡仁。在预防上，既要注意已病，又要注意未病，慎饮食，节房事。

〔出处〕《近现代25位中医名家妇科经验》。

慢盆Ⅱ号

〔方剂来源〕江苏南通市中医院姚寓晨经验方。

〔药物组成〕鹿角片10克，大熟地30克，白芥子6克，川桂枝10克，炮姜10克，生黄芪30克，麻黄5克，昆布、海藻各15克，皂角刺6克。

〔功效〕温阳消结。

〔适应证〕慢性盆腔炎阳虚寒凝型，症见遇劳则发，面色晦暗，畏寒怯冷，腹痛喜按，白带清稀，月经稀发，量少色暗，舌淡苔薄，脉沉细。妇检：附件可触及条索状物，局部压痛不明显，偶可伴有轻度低热。

〔使用方法〕水煎服。

〔按语〕姚氏治疗慢性盆腔炎主张应分清寒热两纲，抓住脾肾两脏。姚寓晨认为，盆腔炎是常见的妇科疾病，有急性与慢性两种。一般多发于已婚妇女。其发病原因，或在处理分娩、流产、刮宫时消毒不严，或在经期、产褥期不注意卫生，或经期不禁房事均可引起感染而发病。现仅就姚氏治疗慢性盆腔炎临床经验简述如下：

慢性盆腔炎，其主要临床表现为腹痛，腰痛，白带增多，病情顽固而易复发。姚氏在临床上观察到除见“不通则痛”外，还常夹有“不荣则痛”的病理过程。为提高疗效，常配外敷药：透骨草100克，京三棱12克，白芷10克，花椒10克，路路通15克，研成粗末，装入布袋内，水浸后隔水蒸30分钟，敷于下腹两侧，每次敷20分钟，15天为一疗程，可连用3个疗程。经期及皮肤过敏者勿用。

〔出处〕《近现代25位中医名家妇科经验》。

慢盆Ⅲ号

〔方剂来源〕江苏南通市中医院姚寓晨经验方。

〔药物组成〕透骨草100克，三棱12克，白芷10克，花椒10克，路路通15克。

〔功效〕活血通络。

〔适应证〕慢性盆腔炎，带下颇多，气秽，腹痛，伴低热。

〔使用方法〕配合慢盆Ⅰ号、Ⅱ号外用。研粗末装布袋，水浸后隔水蒸30分钟。外敷下腹部，每日2次，每次敷20分钟。15天为1个疗程。

〔按语〕慢盆Ⅰ号以活血与行水法并用，意在流通而驱逐湿郁热毒。慢盆Ⅱ号治寒湿瘀凝，以温阳散结药组方，方中用麻黄轻扬之品，宣通肺气而通利水湿。慢盆Ⅲ号为配合上二方的外用药，亦可单用，用活血通经辛窜药物，以促进血运，消散湿滞。

〔整理人〕姚寓晨。

柴枳败酱汤

〔方剂来源〕全国名老中医刘云鹏经验方。

〔药物组成〕柴胡9克，枳实9克，赤白芍各15克，甘草6克，丹参15克，牛膝9克，三棱12克，莪术12克，红藤15克，败酱草30克，香附12克，大黄9克。

〔功效〕清热凉血，行瘀镇痛。

〔适应证〕适用于盆腔炎，瘀热内结，小腹疼痛，黄白带下等症。

〔使用方法〕水煎服。

〔临床验案〕李某，工人，25岁，已婚，患者去年8月已孕2月余，因跌仆而自然流产，刮宫1次，至11月份出现两少腹疼痛，呈隐痛或掣痛象，带下时多时少，或白或黄，大便常结，月经尚正常，未经检查治疗，已7月余未再孕。察面色红润，舌暗红，苔黄根部略厚，脉弦滑。妇检：宫颈轻度糜烂，宫体大小正常，活动，无压痛，双侧附件增厚增粗，压痛（+）。B超提示双侧附件炎。证属热郁血瘀，气机不利所致，治宜清热祛瘀、行气为法。予柴枳败酱汤：柴胡9克，枳实9克，赤白芍各18克，甘草9克，丹参15克，牛膝9克，香附12克，三棱12克，莪术12克，红藤15克，败酱草30克，大黄9克。10剂，水煎服。二诊时患者两少腹疼痛有所好转，压痛减轻，带下色黄，大便调，舌暗红，苔黄，脉弦滑，继守原方加黄柏9克，蒲公英30克，以增强清热解毒之力，10剂，水煎服。三诊时两少腹有时隐隐不适，带下一般，色白，舌暗红，脉弦软，再守上方共14剂，水煎服。四诊时两小腹疼痛完全消失。妇检复查，右侧附件略厚。仍以上方加减巩固疗效。复查B超，双侧附件均消失。常规消毒下行子宫、输卵管通液术，以液体量 24 毫升缓慢注入宫腔无阻感无液体漏出，显示双侧输卵管通畅，2 月后停经，获孕。

现代医学的“盆腔炎”属中医学的“癥瘕”、“带下病”范畴。一般分实与虚实夹杂两类型。实者邪实正虚，药可直祛病邪。虚实夹杂者，有攻有利，用药颇难权衡。但二者均属慢性疾患，不能急于求其告愈。本例属于前者，亦多由反复感染所致，但无论内外之邪，其病理均在阻碍气机，气血运行不畅，瘀阻胞脉，导致附件增粗增厚，甚或结成包块，故小腹疼痛。或因经脉失于给养，随病情的浅深而为隐痛或掣痛，现症黄白带下，大便秘结，舌质暗，苔黄厚，脉滑数等，湿热毒邪之象，使胞脉受阻，冲任失调，自难孕育。本方使瘀去热清，气血条畅，冲任通盛，诸症自解，而孕育矣。

〔按语〕方中柴胡枢转气机，透达郁热；枳实配柴胡升清降邪，调理气机；赤白芍敛阴和血；甘草和中，与芍药同用，缓解舒挛；三棱、莪术破血行气消积；红藤、败酱草清热解毒消瘀，引诸药直达病所。众药合用，具有清热凉血、行气逐瘀、消积止痛之功。

加减运用：若患者系急性发热，当配伍五味消毒饮或选加大、小承气汤等；若系癥瘕久不化者，配加土鳖虫 9 克，鳖甲 15 克；黄白带下有气味者，可选加黄柏 9 克，蒲公英 30 克，苡米 30 克；经行腹痛拒按者，加蒲黄 9 克，五灵脂 12 克；经期延长者可加蒲黄炭 9 克，茜草 9 克，炒贯众 15～30 克；气虚者加党参 15 克，白术 9 克。

〔整理人〕刘文金。

盆腔炎经验方

〔方剂来源〕山西妇科名家于载畿经验方。

〔药物组成〕丹参 15 克，赤芍 15 克，桃仁 9 克，乳香 6 克，没药 6 克。

〔功效〕活血化瘀止痛。

〔适应证〕适用于子宫炎、输卵管盆腔结缔组织炎及盆腔腹膜炎。

〔使用方法〕水煎服。

〔按语〕若触及盆腔一侧或两侧有片状或索条状增厚，或有输卵管水肿、输卵管卵巢囊肿等炎性包块，加三棱、莪术。若经期延长，经水量多，白带多，色黄秽臭，大便秘结，舌质红苔黄，脉弦数，可加清热解毒药如银花、连翘、败酱草、蒲公英等。若小腹胀痛，有冷感，得温则舒，月经后期，量少，有味，白带清稀，舌质淡苔薄白，脉沉，可加肉桂。月经期停止服药。月经量多者去桃仁，量仍多者加鸡冠花。若恶心、呕吐者去乳香、没药。

〔出处〕《古今名医临证金鉴》。

结核性盆腔炎经验方

〔方剂来源〕于载畿经验方。

〔药物组成〕丹参 15 克，赤芍 12 克，桃仁 9 克，生龟板 9 克，生鳖甲 9 克，生牡蛎 9 克，夏枯草 9 克。

〔功效〕活血化瘀，养阴清热。

〔适应证〕适用于结核性盆腔炎，月经紊乱，经量进行性减少，甚至闭经，下腹憋痛，食欲不振，体倦乏力，午后盗汗，手足心热，舌光无苔，脉细数。

〔使用方法〕水煎服。

〔按语〕若输卵管梗阻或可触及盆腔炎性包块者，加三棱、莪术各 3 克；月经量少者，加当归、川芎、熟地、白芍、鸡血藤、枸杞子、覆盆子、菟丝子、肉苁蓉；有低热者，加银柴胡、地骨皮、秦艽；盗汗者加浮小麦、五味子、山萸肉；脾虚食欲不振者加党参、茯苓、山药、陈皮；偏寒者加肉桂。

〔出处〕《古今名医临证金鉴》。

5.3 不孕症

种子助孕汤

〔方剂来源〕北京中医药大学东直门医院肖承悰教授经验方。

〔药物组成〕女贞子 15 克，枸杞子 15 克，山萸肉 10 克，紫石英 15 克，紫河车 10 克，黄精 15 克，白芍 15 克，制香附 10 克，川椒 3 克。

〔功效〕补肝肾，益精血，调冲任。

〔适应证〕不孕症。

〔使用方法〕水煎服。月经净后始服14剂。

〔按语〕本方适用于肝肾不足，或兼有肝郁之不孕症。包括原发与继发不孕，可见子宫发育不良，卵巢功能低下。如因炎症引起输卵管堵塞之不孕者不宜使用。

〔整理人〕肖承悰。

功血排卵汤

〔方剂来源〕燕京中医妇科名家赵松泉经验方。

〔药物组成〕龙骨25克，牡蛎25克，龟板15克，鳖甲10克，乌贼骨15克（先煎），续断10克，女贞子10克，茜草10克，蒲黄10克，生地10克，旱莲草10克，山萸肉10克，白芍10克，菟丝子10克，枸杞子10克，淫羊藿10克，肉苁蓉10克，柴胡6克。

〔功效〕固摄安冲，调经助孕。

〔适应证〕功血不排卵的不孕症。

〔使用方法〕水煎服，每日1剂，每日2次，每月6～9剂，服至周期正常3个月，则停药。属于功血不排卵的不孕症，候排卵后停经40天时，基础体温高，超过半个月，则是早孕之象征，须做妊娠试验，服寿胎丸、培育汤，以慎重保胎。

〔按语〕方以龙骨、牡蛎、龟板、鳖甲滋养肾水，涵潜浮阳，又善消坚散结；乌贼骨味咸走血分，能软坚而通血脉；配以茜草、蒲黄、丹皮荡涤郁热，又能凉血活血，即所谓非通不能入于脉，能使已离经之血尽化其滞，对尚未离经之血以固摄安冲；配入柴、芍疏肝理气，行瘀调经；山萸肉、女贞、旱莲草、续断、生地养肝滋肾，复在滋肾阴的基础上，补阴顾阳；添入菟丝子、枸杞子、淫羊藿、肉苁蓉补肾填精益髓，助命门，通督脉，强壮性腺功能。属气虚下陷加黄芪、党参、升麻、五味子，减蒲黄、生地、丹皮、龟板、鳖甲；伴有血去气脱，急用红参6克煎汤频服；偏阳虚加补骨脂、胡芦巴、肉桂、熟附子、河车粉，减生地、女贞子与龟板、鳖甲；气阴两虚，血海不固，加人参、赤石脂、五倍子、五味子、三七；血量多加地榆、侧柏、棕榈、贯众等（炒炭）；湿热下注，赤带绵连，选加荆芥、椿皮、马鞭草、知柏；血虚加熟地、当归、阿胶、首乌，减蒲黄、丹皮、生地；阴虚潮热加青蒿、地骨皮，减苁蓉、淫羊藿、菟丝子。性功能低加仙茅、鹿茸、巴戟；偏气郁加香附、木香；偏血瘀加红花、泽兰、益母草、失笑散；瘀甚加三棱、莪术，间服大黄䗪虫丸；经行后错，间服得生丹、五子衍宗丸；然后经期服主方加减化裁，序贯服药。

〔整理人〕赵松泉。

排卵汤

〔方剂来源〕燕京中医妇科名家赵松泉经验方。

〔药物组成〕补肾方：熟地、首乌、菟丝子、肉苁蓉、仙茅、淫羊藿、女贞子、旱莲草、枸杞子、当归、川断各9克，怀山药15克，阿胶12克。经后连服7～10天，每日1剂，观察2～3周后，可按前法再服。

活血补肾方：柴胡、赤白芍、泽泻、益母草、刘寄奴、生蒲黄、牛膝、菟丝子、枸杞子、仙茅、淫羊藿各9克，鸡血藤、女贞子、覆盆子各15克。无周期者服3剂，停7天，每月9剂。有周期者在行经期服3剂，第11～13天再服3剂，每个周期共6剂。视病情变化随证加减，以观察排卵日期和孕育情况。

〔功效〕补肾助孕。

〔适应证〕不排卵之不孕症。

〔使用方法〕水煎服。

〔临床验案〕

病案一：患者，27岁，已婚。自14岁初潮后，经常不规则子宫出血，21岁时曾因出血不止而刮宫。长期以乙烯雌酚或避孕药控制月经周期。26岁开始服补肾方（舌质淡，脉细软），间断服药8个周期，每周期用药3～15剂。8个周期中，有6个周期基础体温双相。于第八个周期怀孕，分娩一女婴。

病案二：患者，32岁。婚后8年不孕。初潮19岁，周期5～6天/5～8月，量多。就诊时闭经8个月，曾作子宫输卵管通液无异常发现。查乳头旁长毛，脐下多毛，阴毛男性分布。妇检正常，阴道涂片雌激素水平呈轻度影响，子宫内膜为增殖期，尿17羟5.6毫克/24小时，17酮16.1毫克/24小时，基础代谢47%。诊断：多囊性卵巢综合征。男方精液检查正常。经后用活血补肾方（舌质暗，脉沉弦），每日1剂，服3

剂，停7天，共服22剂后怀孕，后分娩一女婴。

〔整理人〕赵松泉。

调冲促孕汤

〔方剂来源〕燕京中医妇科名家赵松泉经验方。

〔药物组成〕当归10克，熟地10克，白芍10克，川芎10克，太子参10克，巴戟天10克，肉苁蓉10克，菟丝子10克，枸杞子10克，淫羊藿10克，山茱萸10克，覆盆子10克，制首乌10克，山药15克，河车粉3克，鹿角霜10克。

〔功效〕调冲促孕。

〔适应证〕月经失调，月经先后不准，血量乍多乍少，不孕。幼稚子宫及卵巢功能低下，久不受孕。

〔使用方法〕水煎服。

〔按语〕方中当归养血调经，以通气血；白芍敛阴柔肝，通顺血脉；川芎搜肝气以活血；熟地滋补肾阴；太子参补气养胃以滋化源；菟丝子、枸杞子、覆盆子、首乌填精益髓；肉苁蓉、巴戟天、淫羊藿峻补命门，从阴引阳；紫河车血肉有情，大补奇经；鹿角霜是血肉之精，通督脉，振兴阳气以化阴。

加减运用：偏气虚太子参易党参12克，加黄芪15克；血虚加阿胶15克；阳虚加附子9克，肉桂1.5克，补骨脂10克，仙茅10克；阴虚内热加龟板15克，生地、丹皮、女贞子各10克；月经量少加益母草12克，鸡血藤、川芎各10克；月经量多加茜草炭6克，乌贼骨15克，侧柏叶10克；白带如水加芡实15克，乌贼骨15克。

〔整理人〕杨思澍。

降脂助孕汤

〔方剂来源〕山东省著名中医药专家张奇文经验方。

〔药物组成〕法半夏12克，茯苓15克，橘红10克，胆南星10克，炒白芥子6克，醋香附15克，泽泻30克，酒当归15克，川芎10克，小茴香15克，生蒲黄10克（包煮），炒灵脂10克，乌药15克，益母草30克，炮姜6克，紫油桂6克，炙甘草6克。

〔功效〕降脂助孕。

〔适应证〕不孕，体胖、超重之女性。

〔使用方法〕水煎服。月经来前服7剂；月经第一天服1剂，第二天服1剂。经后嘱外用大粒盐熨小腹，每晚40分钟，共10天。

〔注意事项〕嘱其控制饮食。饮食宜清淡，忌食高脂、高蛋白饮食。嗜睡患者，告其少卧床休息，加强体育锻炼。

〔临床验案〕陈某，28岁，潍坊市开发区保税区物流局职工。2011年10月25日求诊。患者型丰，按其身高体重算超重15公斤。结婚3年，同居，查男方精液正常，从未怀孕，由其外婆介绍前来求治。自述月经一年前正常，近一年来越来越少，经来腹痛，小肚子发凉，近三个月腰痛、腹痛加重，连续两个月痛得不能上班，两下肢膝盖疼痛不适，浑身皮肉发紧，两脚发凉。上楼活动后气短，嗜睡。适在经前期，嘱服下方7剂。酒当归15克，川芎15克，赤芍15克，姜半夏10克，茯苓30克，桂枝12克，乌药15克，醋香附15克，醋元胡30克，炒灵脂10克，生蒲黄（包煮）10克，小茴香10克，紫油桂6克，炮姜6克，益母草30克，柴胡10克。姜3片，枣3枚引，水煎服。

二诊：2012年1月7日。经后方：熟地30克，山萸肉15克，枸杞子15克，女贞子15克，旱莲草15克，小茴香18克，醋香附15克，醋元胡15克，益母草30克，鹿角片10克（先煎10分钟），紫油桂6克，炮姜6克，乌药15克，炙甘草6克。水煎服，7剂。大粒盐5斤，炒热，从经后第一天始，热熨少腹部，每晚临睡前熨40分钟，共10天。

三诊：经前方：法半夏12克，茯苓15克，橘红10克，胆南星10克，醋香附15克，泽泻30克，炒白芥子6克，小茴香15克，生蒲黄10克（包煮），炒灵脂10克，乌药15克，益母草30克，炮姜6克，紫油桂6克，炙甘草6克。水煎服，7剂。

2012年11月18日（农历10月25日），产一男孩，重8斤。第二天其外婆送来红鸡蛋感谢。

〔按语〕不孕症，在现代医学看来女性主要有：输卵管梗阻性不孕，多由于输卵管炎症或宫外孕引起；排卵障碍性不孕，多由于卵巢功能低下引起；幼稚子宫不孕，多因子宫发育不良引起。在中医看来，导致女性婚后不孕的原因多由气滞血瘀、冲任失调、痰湿瘀阻、宫冷宫寒、胞宫发育不良等多种因素相互作用而造成。在不同类型的病人身上，往往两种或两种以上的因素相互作用，有时难以截然分开。如此例病人，气滞血瘀互见，痰湿宫冷并存，在组方时，不可只顾及一个方面，而忽视其他因素。

〔整理人〕张振宇，于潍坊市福寿东街新城东路3-30A，百寿堂张奇文名老中医传承工作室。

宫冷助孕汤

〔方剂来源〕山东省名老中医张奇文教授经验方。

〔药物组成〕酒当归15～30克，川抚芎6～10克，赤芍药10～15克，炒桃仁10克，炮山甲6～10克，生蒲黄10克（包煮），炒灵脂10克，醋香附10～15克，醋元胡15～30克，紫油桂粉3～5克（冲服），炒艾叶10克，小茴香10～20克，炮姜6～10克，辽细辛3～6克，香白芷10～15克，益母草15～30克，炙甘草6克。

〔功效〕温经散寒，活血化瘀，暖宫助孕。

〔适应证〕婚后同居，男方精液正常，属宫冷宫寒的生育期妇女，时间在一年以上未孕者。

〔使用方法〕水煎服。根据血瘀和宫冷的情况，月经色、量的暗淡和多少，酌情加减活血和暖宫药。

〔临床验案〕邢某，30岁。住潍坊市福寿东街圣荣广场东区。患者于2011年2月21日（星期一）来百寿堂求诊。自述结婚近三年未孕，同居，从开始来月经即有腰痛，少腹发凉，四肢不温，经来腹痛，呕吐，逐渐加重。在潍坊市人民医院检查疑为腺肌病、子宫内膜异位症，B超检查子宫内膜厚度为1.7厘米。经前乳房胀痛，经色紫黯有块，腹痛伴肛坠感，经量越来越少，延请张奇文教授求诊。方拟：酒当归30克，川抚芎10克，赤芍药15克，炒桃仁10克，炮山甲6克，生蒲黄10克（包煮），炒灵脂10克，醋香附15克，醋元胡30克，嫩桂枝10克，炒艾叶10克，小茴香15克，青皮10克，辽细辛3克，香白芷15克，益母草30克，炙甘草6克。10剂，水煎服。大粒盐10市斤，经后第一天，铁锅内炒热，布包，熨腹部，每晚熨40分钟，共用10天。二诊：2011年3月4日（星期五），月经将来，周身无力，下午两三点钟，即想睡觉。乳房开始胀痛，时有心慌。方拟：酒当归30克，怀牛膝10克，川抚芎10克，赤芍药15克，炒桃仁10克，炮山甲6克，生蒲黄10克（包煮），炒灵脂10克，醋香附15克，醋元胡30克，嫩桂枝10克，台乌药 15 克，淫羊藿 10 克，炙蜂房 15 克，香白芷 15 克，小茴香 15 克，益母草 30 克，辽细辛 6 克，炙甘草 6 克。10 剂，水煎服。三诊：2012 年 12 月 24 日（星期一），告知已生育一女，现已 13 个月大，欲再得男孩。月经 12 月 5 日至，经来已无腹痛，乳房胀痛亦消。方拟：酒当归 15 克，川芎 6 克，赤芍药 10 克，醋香附 15 克，醋元胡 15 克，紫油桂 10 克，黑炮姜 10 克，台乌药 15 克，紫豆蔻 15 克（后入），香白芷 10 克，辽细辛 6 克，益母草 30 克，泽兰叶 20 克，嫩桂枝 10 克，炙甘草 6 克。10 剂，水煎服。

〔按语〕宫冷不孕为临床常见证型，患者畏寒怕冷，经来腹痛，小腹发凉，四肢手脚凉，经色紫黯有块量少。《金匮要略》有温经汤，主要用于冲任失调，内有瘀滞的月经不调、痛经、崩漏等病症，具有温经通脉、养血祛瘀的作用，为临床常用之方。是方鉴于当前我国人工流产较多，瘀血证常见于临床，故以祛瘀、温经二者并举，以酒当归、川芎、赤芍、炒桃仁、炮山甲、生蒲黄、炒灵脂等活血祛瘀之品，配合温经散寒的紫油桂、炮姜、小茴香、桂枝等，加醋香附、醋元胡疏肝理气；辽细辛、香白芷通少阴、理脾胃、芳香开窍；益母草温经、治血二者兼备；临床应用多配合大盐粒热熨小腹，取其“咸以软坚”，散化腹中之凝滞，改变阴冷环境，只要如法服药，多能受孕承嗣。

〔整理人〕张振宇，于潍坊市福寿东街新城东路 3-30A，百寿堂张奇文名老中医传承工作室。

天龙散

〔方剂来源〕全国名老中医哈荔田经验方。

〔药物组成〕女贞子 15 克，旱莲草 10 克，菟丝子 20 克，仙茅 15 克，石楠叶 15 克，龙胆草 7 克，丹皮 9 克，瞿麦穗 9 克，天龙散（大蜈蚣 1 条，九香虫 5 克，研面冲服）。

〔功效〕补肾壮阳，清肝燥湿。

〔适应证〕用于形体肥胖，神疲乏力，头晕心悸，月经量少，白带增多之痰湿不孕症。

〔使用方法〕上方前八味药水煎服，日 1 剂，天龙散一料，分二次冲服，于月经净后连服 10 日。

〔按语〕痰湿不孕多责于脾，然脾之运化需赖肾阳温煦。本方不补脾而重在温肾壮阳，药用二至、菟丝、仙茅、石楠叶等。更借蜈蚣、九香虫温中走窜之力，疏导脏腑气血之凝聚。郁久化热，故少佐龙胆草、丹皮、瞿麦穗以清热利湿。俟肾充脾健，运化复常，自能受孕矣。

〔整理人〕哈荔田。

孕育系列方

〔方剂来源〕上海蔡氏妇科蔡小荪经验方。

〔药物组成〕育肾通络方（孕Ⅰ方）：云苓 12 克，生地 10 克，怀牛膝 10 克，路路通 10 克，公丁香 2.5 克，制黄精 12 克，麦冬 10 克，淫羊藿 12 克，石楠叶 10 克，降香 3 克。

育肾培元方（孕Ⅱ方）：云苓 12 克，生熟地各 10 克，仙茅 10 克，淫羊藿 12 克，鹿角霜 10 克，女贞子 10 克，紫石英 12 克，巴戟天 10 克，麦冬 12 克，山萸肉 10 克。

〔功效〕育肾助孕。

〔适应证〕育肾通络方（孕Ⅰ方）：不孕症之肾气不足，络道欠畅，或用于月经失调甚至闭经等症之周期调治。一般参考基础体温，如单相或双相不典型者在月经净后开始服用；输卵管阻塞者，可根据各种致病原因加减使用。苔薄，质微红，脉细。

育肾培元方（孕Ⅱ方）：不孕症之肾气不足，基础体温单相或双相不典型。亦可用于月经失调，甚至闭经等症之周期调治。一般用于月经中期，可根据各种伴有症状加减施治。苔薄或边有齿印，脉细或平。

〔使用方法〕水煎服。

〔注意事项〕不孕症治疗周期较长，应积极测量基础体温，告知患者耐心治疗，增加信心。

〔临床验案〕宋某，女，39 岁。2001 年 12 月 28 日初诊。结婚 3 年未孕。输卵管造影显示：右侧通而不畅，左侧阻塞。B 超示：子宫肌瘤 2.2 厘米×2.5 厘米×1.5 厘米。基础体温双相欠典型。小腹时胀，昨经行量少欠畅，苔薄质红，脉略细。肾气不足，络道受阻，故先调经通络。处方：炒当归 10 克，大生地 10 克，桂枝 3 克，赤芍 10 克，川芎 10 克，怀牛膝 10 克，路路通 10 克，制香附 10 克，皂角刺 30 克，炙甲片 10 克。7 剂。二诊（3 月 7 日）：经行 7 天净，余无所苦，脉细，苔薄质红。拟化瘀通络，参以育肾。处方：云茯苓 12 克，桂枝 3 克，赤芍 10 克，丹皮 10 克，桃仁 10 克，路路通 10 克，公丁香 2 克，炙甲片 10 克，皂角刺 30 克，淫羊藿 12 克，麦冬 12 克，巴戟肉 10 克。7 剂。三诊（3 月 14 日）：时届中期，基础体温未升，苔薄边有齿印，脉细。拟育肾培元。处方：云茯苓 12 克，生熟地各 10 克，仙茅 10 克，淫羊藿 12 克，熟女贞 10 克，鹿角霜 10 克，紫石英 15 克，巴戟肉 10 克，苁蓉 10 克，陈皮 5 克，10 剂。本案患者年龄较大，求子心切，多方诊治未效，西医妇科建议作试管婴儿，经蔡师调治 4 个月后，基础体温明显转佳，经期可，经血畅，腹胀未作。于 7 月 23 日再诊，经阻五旬未行，略有呕恶，尿 HCG 阳性，次年得子，母子均安。

〔按语〕育肾通络方（孕I方）：方中茯苓入肾水，补脾和中；生地养血滋阴，益肾填精；黄精补中益气填精；牛膝下行补肾益精；路路通能通十二经，利水通络；麦冬配生地以强阴益精；丁香入肾壮阳，配路路通以通络；淫羊藿、石楠叶以补肾助阳益精；降香辛温行血破滞。

加减运用：如络道阻塞者加当归、川芎辛温活血，下通血海；增皂角刺、山甲片，前者辛温锐利，后者气腥走窜，贯通经络，透达关窍；寒滞者加桂枝，辛温香窜，通阳祛瘀，温经通络；痰湿阻滞者加制南星，下气散血，除痰攻积；白芥子辛温，理气豁痰；月季花佐上药以活血调经通络。

育肾培元方（孕Ⅱ方）：本方从六味丸化裁而成，仅用其半，云苓、生熟地、山萸肉和中益脾肾，滋阴养血兴阳；淫羊藿、仙茅补肝肾，助阳益精；鹿角霜补肾益气，生精助阳，性较温和；巴戟天温肾助阳；紫石英温宫助孕；女贞子治肝肾阴亏，益肝肾，强腰膝；麦冬强阴益精，与女贞子相配以抑制诸阳药之偏温，以使阴阳平衡而相得益彰。

加减运用：兼气虚者加党参、黄芪；血虚者加黄芪、当归，兼阴虚者加炙龟板；腰酸者加杜仲、川断，狗脊择用；目眩者加枸杞子；大便不爽者可加肉苁蓉、麻仁；大便不实者加菟丝子；白带较多者加蛇床子、海螵蛸；肝肾虚损、下元衰惫者加紫河车。

〔整理人〕黄素英。

温经导痰汤

〔方剂来源〕杭州何氏妇科何少山经验方。

〔药物组成〕肉桂、鹿角片、淫羊藿、姜半夏、苍术、香附、胆南星、花椒、泽兰、山楂、泽泻、鸡内金、保和丸等。

〔功效〕温经化痰燥湿，佐以理气和血化瘀。

〔适应证〕适用于痰湿互结继发不孕症。

〔使用方法〕水煎服。

〔按语〕温经导痰的目的在于，鼓舞脾肾阳气，祛脂减肥，调经种子。但应避免过用刚燥，以顾护阴血津液。何少山认为，本类型患者可因流产后营养过度，闲逸少动，形体肥胖，合并为内分泌紊乱，性腺功能低下，而未能再次怀孕。临床表现多为月经量少或闭经，腹壁增厚，性欲淡漠，腰酸畏冷等。出于流产损伤胞宫，肝脾肾三经受累，脾肾阳虚，气郁不畅，升清降浊不顺，使痰湿聚生，与留瘀互结，流阻胞脉，致月事不通，抑制了生机。治疗宜温经化痰燥湿，佐以理气和血化瘀之法。

〔整理人〕何少山。

血竭化癥汤

〔方剂来源〕杭州何氏妇科何少山经验方。

〔药物组成〕血竭、乳香、没药、五灵脂、桃仁、制大黄、皂角刺、炮山甲、水蛭、地鳖虫、鹿角片。

〔功效〕活血化瘀，温经通络。

〔适应证〕适用于瘀阻胞宫继发不孕。

〔使用方法〕水煎服。

〔按语〕瘀阻胞宫继发不孕证治：本类型好发于不全流产，或过期流产，或多次人工流产后。常有恶露不绝，并发盆腔感染，或输卵管不畅，或宫腔粘连，或内膜异位等症。就诊时多主诉经行小腹痛甚，经血不畅，平时带下腥秽，时久不能复孕。根据“宿血积于胞中，新血不能成孕”的理论，以活血化瘀，温经通络，荡涤胞宫，祛瘀生新，促其摄精成孕。常用经验方血竭化癥汤为主化裁加减。具体运用时，还应留意患者体质之壮实羸瘦，病邪之新起久暂，证候之虚实主次，以增损治之。务必做到祛邪不伤正，对于标实本虚者，应当扶正以祛邪。

〔整理人〕何少山。

麟珠丸

〔方剂来源〕杭州何氏妇科经验方。

〔药物组成〕鹿角片10克，淫羊藿12克，菟丝子24克，覆盆子24克，细辛6克，炙蜂房10克，当归12克，川芎9克，枸杞子9克，巴戟天9克，石楠叶12克，紫石英24克，蛇床子12克，韭菜子12克，紫河车（吞服）3克。

〔功效〕温肾填精，调经种子。

〔适应证〕不孕症、崩漏、月经先后不定、闭经等属肾阳不足之证。

〔使用方法〕上药研末，炼蜜为丸如弹子大，月经净后每日1粒，淡盐汤送下。或上述处方，每日1剂，均连服10天。

〔按语〕“肾主生殖”，肾亏不能摄精成孕，封藏失职，冲任失调则月经诸症均见。本方治疗肾阳不足之不孕症、崩漏、滑胎后的复旧不良及月经失调诸症，旨在温肾填精促排卵、调节月经周期。方中鹿角片、淫羊藿、蛇床子、韭菜子、紫石英温补肾阳，菟丝子、覆盆子、巴戟天、枸杞子、紫河车温养肝肾，补阴益精，调补冲任，蜂房、细辛温经散寒，行水开窍，使精充血足宫暖，冲任得养，胎孕易成。

〔出处〕《全国中医妇科流派研究》。

怡情解郁汤

〔方剂来源〕杭州何氏妇科经验方。

〔药物组成〕生地10克，白芍10克，玉竹10克，枸杞子10克，八月札9克，川楝子9克，合欢皮10克，绿梅花9克，麦冬10克。

〔功效〕疏郁调肝，怡情和血。

〔适应证〕肝郁型不孕。

〔使用方法〕水煎服。

〔按语〕血虚肝郁型不孕，多因阴血本亏于先，复由性情不畅，善感多郁，肝气郁结于后，疏泄失常，气血不和，冲任不能相资而致不孕。方用生地、枸杞子、玉竹、白芍、麦冬为主，养阴补血，调整机体的内在环境，以治其本；佐以合欢皮、绿梅花、八月札、川楝子怡情欢畅，疏肝经之郁气，而治其标。

〔出处〕《全国中医妇科流派研究》。

通卵受孕种育丹

〔方剂来源〕三晋韩氏妇科经验方。

〔药物组成〕当归9克，炒蒲黄9克，五灵脂9克，荔枝核6克，干姜3克，川芎6克，元胡6克，赤芍6克，官桂3克，炒小茴香3克。

〔功效〕温脾固肾，疏气暖宫。

〔适应证〕不孕症，肝气郁结，脾肾虚寒不孕，或心气不舒，腰脐不利，胞宫经脉受阻，不孕而痛。脉弦、沉牢。

〔使用方法〕水煎服。

〔按语〕此方是佛手散、失笑散联合导气汤加减而成，命名通卵受孕种育丹。据多年临床经验，对不孕症很效。在月经未行前，已行过后，各服一二剂，连服3个月，如无他症，即可受孕。如体瘦人，多热多郁，本方去干姜、官桂、小茴香，加郁金、丹皮；若肥胖人，多痰多湿，本方去蒲黄，加茯苓、橘红、白术。方中当归辛温，入心、肝、脾经，活血养血，调经止痛；蒲黄甘平，入心、肝经，生性滑，能行瘀滞，炒则治血崩，除儿枕痛、心腹痛，利血淋；灵脂甘温，入肝经，通利血脉，行瘀止痛，疗经痛崩漏；元胡辛温，入肺、肝、脾三经，活血散瘀，利气止痛，治月经不调；川芎辛温，入心包络、肝、脾三经，搜风止痛，理气活血，调经，主头痛眩晕，胸胁胀痛；芍药苦寒，入肝、脾经，散瘀活血，行经止痛；官桂辛甘热，入肝、肾经，补命门香火，治痼冷沉寒厥逆；荔枝核性温，治小肠气痛，少腹寒疝；干姜辛温，入心、肺、脾、肾四经，温中祛寒，治吐泻腹痛、肢冷脉厥、风寒湿痹；小茴香辛温，入肾、三焦，通肾气，利小肠，除寒疝气痛。

〔出处〕《全国中医妇科流派研究》。

王氏调经种玉汤

〔方剂来源〕三晋平遥道虎壁王氏妇科经验方。

〔药物组成〕当归15克，川芎9克，炒白芍12克，生地12克，醋香附10克，醋元胡6克，黄芩10克，丹皮8克，官桂5克，吴萸5克，益母草12克，陈皮8克，甘草3克。

〔功效〕养血调经，温阳理气，调冲助孕。

〔适应证〕血虚寒凝气滞之不孕症。

〔使用方法〕水煎服。

〔按语〕王氏调经种玉汤方是根据不孕之病机，精血不足，肝郁冲任失调，痰湿气阻，下焦寒凝，并结合临床经验而组成的一首经验方，有疏肝理气、调和冲任、暖宫散寒、升清降浊、燥湿化痰之功效。若肾阳不足，胞脉失养者，加巴戟天、鹿角霜、熟附片；若肾阴虚损，冲任失于滋养，可加酸枣仁、熟地；若肝郁气滞，胁痛乳胀有块者，加青皮、郁金、丹参；若肝郁化火，血热妄行，色红量多者，减官桂、吴萸，加栀子、黄柏；若痰湿内阻，升降失司，胞脉闭塞，白带量多，加苍术、半夏；若腰痛较甚者，加续断、杜仲；气虚失固者，加黄芪、党参。

〔出处〕《全国中医妇科流派研究》。

益阳渗湿汤

〔方剂来源〕黑龙江韩氏妇科韩百灵经验方。

〔药物组成〕熟地 30 克，山药 30 克，白术 30 克，茯苓 30 克，泽泻 20 克，枸杞子 30 克，巴戟天 30 克，菟丝子 30 克，肉桂 20 克，附子 20 克，鹿角胶 30 克，补骨脂 30 克，陈皮 10 克，甘草 20 克。

〔功效〕益阳渗湿。

〔适应证〕婚后多年不孕，月经量少、色清稀，白带绵绵，腰酸腿软，四肢不温，大便溏薄，头眩健忘，面色灰黯，舌质淡润，苔白滑，脉象沉弱。

〔使用方法〕水煎服。

〔按语〕方中山药、白术健脾益生化之源，茯苓、陈皮健脾理气，熟地、枸杞子养血调经，鹿角胶、巴戟天、肉桂、附子温肾助阳，川断、菟丝子、补骨脂补肾壮阳。(本方肉桂用量 20 克系韩老的经验)

加减运用：带下清稀、量多，加鹿角胶、金樱子固涩止带；月经后期、量少，加当归、川芎、怀牛膝；若兼肝气郁结者，加郁金、佛手、乌药。

〔整理人〕韩百灵。

养血通脉汤

〔方剂来源〕岭南妇科流派班秀文经验方。

〔药物组成〕鸡血藤 20 克，桃仁 10 克，红花 6 克，赤芍 10 克，当归 10 克，川芎 6 克，丹参 15 克，皂角刺 10 克，路路通 10 克，香附 6 克，穿破石 20 克，甘草 6 克。

〔功效〕活血祛瘀，养血活络，通脉破瘀。

〔适应证〕适用于冲任损伤，瘀血内停所致月经不调、痛经、闭经、血积癥瘕。输卵管不通、盆腔炎、附件炎的瘀血证型。

〔使用方法〕水煎服。

〔临床验案〕陈某，32 岁，已婚。1959 年 5 月 20 日初诊。13 岁月经来潮。5 年前结婚，婚后 3 个月不慎流产。4 年来有生育要求，夫妻双方共同生活，迄今未孕。月经周期基本正常，量一般，色黯夹血块。经将行略有少腹胀，性急易怒，经行则舒，脉细，舌红苔薄白。到广西某医院作输卵管通液试验为双侧输卵管不通。西医诊断：继发性不孕症（输卵管不通）。中医辨证：冲任损伤，气滞血阻。治法：养血活络，通脉破瘀。处方：鸡血藤 15 克，路路通 10 克，桃仁 10 克，红花 6 克，赤芍 10 克，当归 20 克，川芎 6 克，熟地黄 25 克，炮山甲 10 克，香附 6 克，穿破石 20 克，甘草 6 克。每日 1 剂，水煎服，连服 4 剂。二诊（5 月 25 日）：服上方后第 3 天，经水来潮。现值经期，经前腹部已不胀，经水色较鲜红，血块减少。上方去穿破石，加白术 10 克。水煎服，每日 1 剂，连服 7 剂。三诊（9 月 24 日）：服上方后自觉精神较好。自行到医院转方连服约 30 余剂。现停经已 52 天，妊娠试验阳性，证明已怀孕。

〔按语〕全方由桃红四物汤加减而成。冲为血海，任主胞胎。冲任损伤，瘀血内作，可出现经水不调、闭经、痛经、盆腔炎、附件炎等，甚或输卵管不通而致不孕症。方中鸡血藤苦甘温，归肝肾，入血分而走经络，历代认为通中有补，以通为主；当归补血活血，补中有活，修复冲任；川芎直通冲脉，行血中之气，能上能下；赤芍、丹参能补能行，散血中之积滞；桃仁、红花逐瘀行血，通行经脉，使瘀血得行，经脉得通；更用路路通以通行十二经脉而疏泄积滞；香附疏肝理气，使气调血畅；皂角刺、穿破石清瘀除热，破除陈积；甘草调和诸药。诸药合用，气得行，血得通，经得养，脉得复。共奏养血活络、通脉破瘀之功。

加减运用：输卵管不通致不孕症者，加炮山甲粉5克；盆腔炎、附件炎而带下量多，色黄稠者加马鞭草15克，土茯苓15克；盆腔炎、附件炎致小腹疼痛者加蒲黄6克，五灵脂6克；盆腔炎重而下腹有包块者加忍冬藤15克，莪术10克；经前性急易怒、情绪波动较大者加柴胡6克，白芍10克；肾虚腰痛者加菟丝子10克，川续断10克；胃脘不适者去皂角刺，加白术10克。

〔整理人〕班秀文。

助孕I号丸、助孕II号丸

〔方剂来源〕岭南妇科流派罗氏妇科罗颂平经验方。

〔药物组成〕助孕I号丸：菟丝子、女贞子、金樱子、当归、地黄、甘草等。助孕II号丸：菟丝子、淫羊藿、金樱子、党参、丹参、甘草等。

〔功效〕补肾化瘀助孕。

〔适应证〕助孕I号丸用于偏肾阴虚血瘀不孕；助孕II号丸用于偏于肾阳虚血瘀不孕。

〔使用方法〕水煎服。

〔按语〕助孕I号、II号丸治疗的作用机制主要是通过调整机体免疫功能，抑制机体对精子抗原的免疫反应，从而抑制新的抗体继续产生，同时消除原有的抗体。一般认为，扶正固本中药多有免疫调解作用。如党参有促肾上腺皮质功能及增强吞噬细胞吞噬功能的作用；菟丝子能增加细胞的比值；滋阴凉血的女贞子、地黄等能抑制免疫功能亢进。活血化瘀药物对体液免疫与细胞免疫均有一定的抑制作用，不仅能减少已生成的抗体，而且能抑制抗体形成；丹参对已沉积的抗原抗体复合物有促进吸收和消除作用。助孕I号丸、II号丸的组成特点是通过滋肾补肾，使机体阴阳平衡而改善机体免疫功能，通过活血化瘀清除已形成的抗体并抑制新的抗体产生，从而使血清中的抗精子抗体消失，促进受孕。加减运用：血瘀加桃仁、红花；有痰加陈皮、法半夏。

〔整理人〕罗颂平。

助 孕 汤

〔方剂来源〕孟河妇科流派夏桂成经验方。

〔药物组成〕当归 10 克，赤芍 10 克，白芍 10 克，山萸肉 10 克，紫石英 10 克（先煎），鹿角片 10 克（先煎），炒白术 10 克，醋柴胡 6 克。

〔功效〕益肾健脾疏肝。

〔适应证〕适用于黄体功能不健性不孕症。

〔使用方法〕上药在排卵后基础体温开始升高时服，至月经来潮停服。按常规煎服法服用，每日早晚分服，3 个月为 1 疗程，一般用药 1～4 疗程。

〔临床疗效〕运用经验方助孕汤加减治疗黄体功能不健性不孕症 82 例，治愈 36 例，占 43.9%；好转 41 例，占 50.0%；未愈 5 例，占 6.1%。总有效率为 93.9%。疗程最短者 2 个月，最长者 12 个月，平均治疗时间为 6 个月。

〔按语〕《内经》云："肾主蛰，封藏之本，精之处也。"肾藏精气，主生殖，为先天之本，肾中精气（阴、阳）的盛衰，主宰着人体的生长发育及生殖功能的成熟和衰退，所以肾虚是不孕症的致病之本，黄体功能不健性不孕也不例外。"女子以肝为先天"，肝主疏泄，喜条达，恶抑郁，肝郁不舒，易导致不孕，而肝郁以肾虚为本，肝血需依赖肾阴的充养，肝气的条达也依赖于肾阳命火，阳旺则肝气舒畅条达。所以，在治疗本病用益肾法的同时，常常兼顾疏肝。临床中，我们发现病人中相当一部分有脾虚症状，需结合健脾，培后天之本方能提高疗效。因脾为气血生化之源；肾中阴精需脾阳的支持。所以，我们确立了以肾为主兼顾肝脾的治疗思想。方中山萸肉、鹿角片、紫石英调理肾中阴阳，尤以温肾阳为主。有人观察到助阳药如鹿角片可改善下丘脑－垂体－卵巢的调节功能，提高黄体功能，使孕酮增加；炒白术健中焦脾胃，以培后天气血生化之源；醋柴胡、白芍疏肝柔肝；再加当归、赤芍调理气血。全方以益肾为主，结合健脾疏肝，临床辨证加减运用，对黄体功能不健性不孕症的治疗，能取得较好效果。

加减运用：肾虚兼肝郁型，以腰膝酸软为主症，伴见经前乳胀，加入钩藤、荆芥；肾虚兼脾弱型，以腰膝酸软为主症，伴见腹胀便溏，加入党参、砂仁、煨木香；肾虚兼肝脾不调型，以腰膝酸软为主症，伴见乳房胀痛、腹胀便溏，则加入党参、陈皮、娑罗子。

〔整理人〕于红娟。

俞氏温补方

〔方剂来源〕上海泰坤堂中医医院俞谨教授经验方。

〔药物组成〕熟地12克，黄精12克，淫羊藿12克，补骨脂12克，穿山甲9克，皂角刺12克，冰球子12克，贝母12克。

〔功效〕温补肾阳，化痰祛浊。

〔适应证〕肾阳不足，痰浊内盛之多囊卵巢综合征、不孕症。

〔使用方法〕水煎服。

〔按语〕本方偏于温补，其中熟地、淫羊藿、补骨脂在青春期功血中使用有促排卵之功效。加入补肾阴的熟地、黄精之类，取“无阴则阳无以化”之意。经治疗后，病人体内雌激素水平提高，在某些病人中出现对雌激素水平的双相调节，结合补肾药可调节卵巢促性腺激素受体水平，本方对卵巢的调节作用是存在的。方中穿山甲、皂角刺、冰球子、贝母软坚化痰，可能对睾酮在局部引起的被膜增厚和滤泡闭锁有治疗作用，并已从激素动态变化中观察到补肾化痰治疗后病人的血FSH水平、E_2水平上升，导致LH/FSH比值和T/E_2比值下降，E_2上升引起正反馈而排卵或妊娠。说明本方除了类雌激素样作用对卵巢的直接调节作用外，尚能通过调节下丘脑一垂体功能而促进卵巢排卵。

加减：怕冷加附子9克，肉桂3克；肝郁去皂角刺、冰球子、贝母，加丹皮9克，炒栀子、当归各12克，柴胡、青皮各6克。

〔整理人〕杨思澍。

滋养肝肾抑抗汤

〔方剂来源〕上海骆氏妇科骆益君经验方。

〔药物组成〕知母10克，黄柏10克，生地黄12克，枸杞子15克，怀山药12克，女贞子15克，制黄精15克，炒当归10克，玄参10克，僵蚕15克，徐长卿30克，生甘草6克。

〔功效〕滋养肝肾，抑抗助孕。

〔适应证〕月经多先期，经量偏少或多，经色红或黯红黏稠，腰腿酸软，口干咽燥，或头晕心悸，五心烦热，舌质红，苔少，脉细数或带弦，肝肾阴虚型免疫性不孕。

〔使用方法〕水煎服。

〔按语〕加减：兼有胸闷烦躁，乳房胀痛等肝郁化火者加柴胡 6 克，黄芩 9 克，山栀 10 克。兼有带下色黄，湿热者加茵陈 15 克，薏苡仁 30 克。本方于月经干净后开始服用，至排卵前可加入桑寄生 12 克，菟丝子 10 克，淫羊藿 12 克续服。

〔出处〕《全国中医妇科流派研究》。

温养脾肾消抗汤

〔方剂来源〕上海骆氏妇科骆益君经验方。

〔药物组成〕党参 15 克，生黄芪 20 克，炒白术 10 克，炒白芍 10 克，广木香 6 克，怀山药 12 克，菟丝子 10 克，淫羊藿 10 克，炒当归 10 克，制黄精 15 克，丹参 15 克，僵蚕 15 克，徐长卿 30 克，炙甘草 6 克。

〔功效〕温养脾肾，抑抗助孕。

〔适应证〕月经多后期，经色偏淡或量少，腰膝酸软，头晕耳鸣或神疲乏力，大便不实，小溲清长或频数，四肢不温，舌质淡红或边有齿痕，脉细或细软，脾肾阳虚型免疫性不孕。

〔使用方法〕水煎服。

〔按语〕加减：兼夹痰浊者加胆南星 10 克，山慈菇 12 克。如小腹冷痛，大便稀薄等虚寒甚者加肉桂 6 克，补骨脂 12 克。如腰膝酸冷，小便清长，夜尿频数等肾阳失固者加益智仁 10 克，桑螵蛸 12 克。

〔出处〕《全国中医妇科流派研究》。

利湿化瘀抑抗汤

〔方剂来源〕上海骆氏妇科骆益君经验方。

〔药物组成〕知柏各 10 克，土茯苓 9 克，马鞭草 30 克，红花 30 克，败酱草 30 克，白花蛇舌草 15 克，炒当归 10 克，丹皮 10 克，柴胡 6 克，黄芩 9 克，茵陈 30 克，徐长卿 30 克，僵蚕 15 克，生甘草 6 克。

〔功效〕利湿化瘀，抑抗助孕。

〔适应证〕经期尚准或先后不定，经色红，时夹血块，带下增多，色黄或气秽，质黏稠，小腹隐痛，以排卵期或经期为甚，或腰骶酸痛，口腻，小便色黄而短，舌质红，苔黄腻，脉细滑数或濡数。

〔使用方法〕水煎服。

〔按语〕加减：如经行不畅夹血块，大便秘结等瘀甚者加三棱 9 克，莪术 9 克，制川军 5 克。经行痛甚者加元胡 12 克，制乳香、没药各 6 克。

〔出处〕《全国中医妇科流派研究》。

益五合方

〔方剂来源〕全国名老中医刘云鹏经验方。

〔药物组成〕当归 10 克，川芎 10 克，熟地 12 克，白芍 10 克，丹参 20 克，白术 9 克，茺蔚子 12 克，香附 10 克，覆盆子 10 克，菟丝子 20 克，枸杞子 20 克，益母草 15 克，车前子 10 克，五味子 9 克。

〔功效〕养血填精，调经种子。

〔适应证〕适用于卵巢功能低下所致女性无排卵性不孕症。

〔使用方法〕水煎服。

〔临床疗效〕根据无排卵的临床诊断标准，选择因卵巢功能低下导致无排卵性不孕的患者 76 例，经治疗有 61 例正常排卵，排卵率 80.26%；排卵的 61 例中 33 例妊娠，妊娠率 54.10%。

〔按语〕现代医学认为，女性的生殖功能有赖于下丘脑一垂体一卵巢一子宫轴维持，在这一轴线的调节下，各种性激素协调分泌，导致周期性的卵泡发育、排卵、黄体形成、黄体萎缩，形成生理性月经周期。若此生殖轴功能失调，会引起卵泡发育不良，无排卵或黄体功能低下，从而引发月经紊乱及不孕症。中医学认为，排卵障碍的最大原因在于肾虚，肾一天癸一气血之间的平衡失调是引起排卵功能障碍性无排卵不孕症的主要因素。治疗多从补益肾精、养血活血、养胞助孕方面入手。肾虚是不孕症的基本病机，无论是先天禀赋不足，还是后天脾胃生化不足或各种疾病影响肾的功能，最终均可导致肾虚。肾藏精，主生殖。肝为血脏，女子以肝为先天，肝的功能也与女性正常内分泌功能密切相关，在不孕症发病过程中起重要作用。肝肾两脏一动一静，一开一合，互相配合，共同调节女性内分泌功能。肾精不足，肝血失养，可影响气血的运行，干扰妇女的内分泌系统，影响排卵而引起不孕症。益五合方中当归、川芎、白芍、熟地养血活血；白术健脾以益生化之源；丹参活血养血；香附疏肝理气开郁，肝脾得调，则月经按时来潮；茺蔚子、益母草活血调经种子；五子衍宗丸补肾益精以种子。其中覆盆子滋补肝肾，疗肾水亏虚；五味子入五脏大补五脏之气，因其入肾，故补肾之力更强；车前子养阴益精，与四物汤合用以加强养血益阴之效；枸杞子滋补肝肾，填精补血；菟丝子平补三阴经以益精髓，其性柔润，不燥不峻，既益阴精，又助肾阳，使阳生阴长，有促进性腺机能的作用。全方共奏养血填精、调经种子的功效，使肾精充盛，肝血得养，气血得调，卵泡得以蕴育、生长，卵巢调节功能得以恢复，并促进卵巢排卵，自能孕育。只有奠定癸水滋长的物质基础，才能促使卵泡发育；同时，五子衍宗丸又有益气生精作用，"精化气"，双补肾之阴阳，一方面阳中求阴，另一方面，阳主动，有利于成熟卵泡的排出。

加减运用：腰酸怕冷者，加仙茅 9 克、淫羊藿 15 克以温阳补肾；纳差、气短、大便不爽者，加党参 20 克、黄芪 20 克以益气升阳；头晕眼花、腰酸背痛者，加桑寄生 15 克、狗脊 15 克、女贞子 15 克、墨旱莲 15 克以滋补肝肾。

〔整理人〕罗爱鄂。

促排卵汤

〔方剂来源〕全国名老中医刘云鹏经验方。

〔药物组成〕菟丝子、枸杞子各 20 克，覆盆子、刘寄奴、泽兰、牛膝各 10 克，柴胡、苏木、生蒲黄各 9 克，赤白芍、女贞子、鸡血藤、益母草各 15 克，紫河加 15 克。

〔功效〕补肾益精，疏肝解郁，活血通滞。

〔适应证〕适用于无排卵不孕症，伴见经前乳胀，或经期下腹疼痛，经色黯红、量少有血块，多见于肾精不足、肝郁血瘀患者。

〔使用方法〕水煎服。

〔临床验案〕患者，24 岁，已婚，2004 年 2 月 23 日初诊。患者 2003 年 3 月人工流产后，未避孕一直未孕。2003 年 8 月，B 超监测排卵 3 次，无成熟卵泡发育。2003 年 9 月，查性激素全套：泌乳素 85.45 微克/升（高于正常），余均正常。经口服溴隐亭，2003 年 10 月，复查泌乳素正常（19.44 微克/升）。后因无成熟卵泡发育，曾口服克罗米芬。其丈夫精子检查正常。患者平素月经规则 5～6/30 天，量中等，色红，有痛经史，经前乳胀，口干欲饮，平素怕冷，纳可，睡眠可，小便可，大便干，舌红，苔薄黄，脉沉软。孕产史：孕 1 流 1 产 0。中医诊断：不孕症，属肾虚肝郁证。西医诊断：继发性不孕症。治疗：首诊以促排卵汤加紫河车、仙茅、淫羊藿，20 剂，每日 1 剂。二诊：本次月经时间为 2004 年 3 月 14 日，量中，4 天净。痛经较前减轻，纳可，舌红，苔薄黄。继守上方治疗，并予女科丸 6 瓶，嘱当天即与丈夫同时口服，连服 3 天。2004 年 4 月 8 日三诊：3 月 28 日 B 超检测提示排卵，仍予上方口服。2004 年 4 月 22 日四诊：诉月经已逾 8 天未至，感两侧下腹时有隐痛，腰酸痛，嗜睡，精神可，疲乏，纳可，二便可，舌红，苔薄黄，脉滑。考虑为妊娠之象。查：尿 HCG（＋）。患者欣喜不已。予胶艾四物汤加续断、桑寄生、菟丝子，7 剂，以养血补肾、固冲安胎治疗。按：患者平素怕冷，属先天肾气不足，复经人工流产术损伤胞宫脉络，营血外溢瘀滞于内，由于胞宫与冲、任、督脉直接连属，并通过经脉与肾、肝、脾等脏腑间接络属，所以，胞宫受损，必然累及冲、任、督脉和肾、肝、脾等脏腑的气血运行与阴阳平衡，使虚者益虚。因肾主生殖，肾虚则生殖功能低下，不排卵而不孕。营血瘀滞于内，表现为痛经，经前乳胀。本病病机是肾虚血瘀，治以促排卵汤补肾养血活血。方中紫河车补肾填精，修复胞宫；加仙茅、淫羊藿振奋肾阳，促使排卵。全方在温振肾督、修复胞宫的同时，佐以化瘀生新之品，调畅冲任气血，两者相得益彰。孕后患者下腹时有隐痛，腰酸痛，为血虚不营、肾虚不固之征，故治以胶艾四物合寿胎丸养血补肾、固冲安胎。

〔按语〕刘老师对此类患者的治疗，常在补肾益精基础上增加疏肝解郁、活血通滞之品，以激发卵子顺利排出，方用促排卵汤。方中柴胡、白芍疏肝解郁、敛阴调经；赤芍、鸡血藤、益母草和血调经；刘寄奴除新旧之瘀血；泽兰入厥阴经，能行血利水；牛膝为肝肾引经药，“以泻恶血”，引药下行，使瘀结消散，气血得以畅行；女贞子、覆盆子滋补肝肾，疗肾水亏虚；枸杞子滋肝补肾、填精补血；菟丝子温补三阴经，以益精髓，且其性柔润，故温而不燥、补而不峻，既益阴精，又助肾阳，使阳生阴长，有促进性腺机能的作用。全方能够促进卵泡发育，调畅气机，促使卵巢排卵。

加减运用：阴虚内热者，选加青蒿 9 克、地骨皮 15 克、知母 9 克、玄参 12 克，以养阴清热；烦躁、胸闷、乳胀痛者，选加青皮 9 克、木香

9克、制香附12克、王不留行10克、陈皮9克，以理气消胀；痛经腹胀者加元胡12克、制香附10克、木香9克、川楝子15克，以行气活血止痛；闭经者，选加三棱9克、莪术9克、茜草9克、当归12克、桃仁9克、红花9克，以活血化瘀；性欲减退者选加仙茅9克、淫羊藿15克、鹿角霜10克、肉苁蓉12克、山茱萸12克，以温精补肾；肾阳虚加补骨脂10克、鹿角片15克、肉桂6克、熟附片9克、胡芦巴9克，以温肾壮阳。

〔整理人〕程群。

罗　勒

〔方剂来源〕山东中医药大学金维新教授经验方。

〔药物组成〕罗勒异名兰香，是一味古代用药与民间验方，经研究含36种化学成分，其主要成分为茴香脑及芳樟醇两个活性物质，为雌激素活性物质。

〔适应证〕中医学：治疗女性不孕症。现代医学：治疗女性排卵障碍性不孕症，兼治痛经。

〔使用方法〕

1. 水煎剂：每日1剂（1剂27克），开锅后文火煎煮（必须加盖）10分钟，两煎合而为一，睡前顿服，每月经周期共服7剂。月经第五天开始服，每日1剂，连服7天，连服3个月经周期为一疗程。

2. 胶囊（原为烟台中药厂生产）：每粒胶囊内含水溶性提取物和脂溶性提取物共0.25克。自月经来潮第五天开始服，每次3粒，每日2次，连服5天，服用3个月经周期为一疗程。

〔注意事项〕罗勒含挥发性成分，故煎煮时间不宜过长，且煎煮时必须盖好锅盖，以免挥发性成分蒸发而影响疗效。

本药治疗以月经40天以内来潮者效果最好，若月经40～50天来潮者则可延长服药时间为9～12天为宜，月经2～3个月或更长时间者不适合本药治疗。

〔临床疗效〕

1. 水煎剂：临床验证100位病人，经治疗1个疗程后92例有效，其中18例妊娠，8例无效，总有效率为92%，妊娠率为18%，除其他原因所致的不孕因素外，纠正后的妊娠率为35%。

2. 胶囊：临床验证 91 例，经 1 疗程用药后 83 例有效，无效 8 例，总有效率为 91.2%，妊娠 23 例，妊娠率为 25.3%，除外其他因素纠正后的妊娠率为 28.1%。

〔按语〕罗勒系民间用药，最早载于《嘉祐本草》，《本草纲目》中称香菜，因香味纯正，古人多用于化湿消食，俗称为西王母菜，食之益人。该药异名还有熏草、零陵香、香草、佩兰、香佩兰、山东佩兰（不是常用的佩兰）、小桂香（山东蒙阴），在我国许多省份和地区均有栽培，亦有野生者。本研究取材于山东蒙阴，4 月份栽种，10 月份采收。

山东中医药大学罗勒研究课题组进行了广泛、全面的科学研究，两期研究（水煎剂及胶囊）均获得省厅级科研成果奖，该研究从药材形态、化学成分分析、药理学、临床研究等方面充分揭示和证实了该药的临床疗效，基础研究证实该药含 36 种化学成分，其主要成分为具挥发性的茴香脑及芳樟醇两个活性物质，临床研究本药主要治疗女性排卵功能障碍，其临床疗效超过现代医学王牌促排卵药物克罗米芬（以此作为对照组），罗勒的研究为中医药治疗女性排卵功能障碍创出了一条新路。另外在此研究的基础上课题组兼作了治疗痛经的研究，有效率为 80%，从临床与基础研究方面证实该药也为治疗痛经的有效药物。

本研究在《健康报》与《医学论坛报》报道后，全国的病人纷纷来济要求治疗，同行也前来购买药物种子进行种植，顿时在全国出现了“罗勒热”。在 1987 年南京举办的国际生育与不育会议上，金维新作为与会的两名中医代表之一作了相关报告，在国内外学术界引起了极大的关注与反响。新华社记者当即进行了采访与报道。科研文章参见《中医杂志》1991 年第 2 期。

〔整理人〕金维新。

化瘀通管方

〔方剂来源〕山东中医药大学金维新教授经验方。

〔药物组成〕

1. 汤剂：炮山甲 9 克，皂角刺 15 克，三棱 9 克，莪术 9 克，制乳香 9 克，制没药 9 克，昆布 9 克，海藻 9 克，赤芍 9 克，丹参 30 克，桃仁 9 克，益母草 30 克，夏枯草 9 克，路路通 15 克。每日 1 剂，水煎服，根据病情连服 2～6 个月。

2. 丸剂：炮山甲 60 克，制鳖甲 90 克，皂角刺 30 克，三棱 30 克，莪术 30 克，昆布 30 克，海藻 30 克，当归 45 克，柴胡 30 克，赤芍 30 克，川芎 20 克，桃仁 30 克，丹参 45 克，丹皮 30 克，玄参 30 克，生牡蛎 45 克，浙贝母 30 克，瓦楞子 45 克，夏枯草 30 克，连翘 30 克，白僵蚕 30 克，蜈蚣 10 条，薏苡仁 60 克，王不留行 30 克，路路通 30 克。一料加等量蜜为丸，9 克/丸，每次 2 丸，日 3 次，或水泛为丸，每次 10 克，日 3 次，一料约服 1 个月左右，根据病情连服 2～6 个月。

〔适应证〕输卵管通而不畅或不通。中医学中无此记载，其症状散见于“无子”、“断续”、“月经不调”、“带下”等。

〔使用方法〕温水浸泡 15～20 分钟，汤剂煎煮，水煎两次混合，一次服用。丸剂组成药物较汤剂为多，疗效更好，且服用方便，价格也较便宜。通而不畅者约服 3 个月左右，不通者须服用 6 个月左右。

〔注意事项〕本病系输卵管慢性炎症所致，管腔又较细，一旦堵塞治疗困难，故每须较长时间的用药治疗。月经期不停药（月经量过多者，经期须暂停服药）。服药期间忌烟酒，忌辛辣、冰镇食品。

〔临床疗效〕化瘀通管汤治疗输卵管不通已沿用 20 余年，治疗达数千例病人，大样本未能详细统计，但科研课题组所进行的课题研究，所选 108 例病人中总有效率为 89.8%，痊愈率为 85.2%，属国内首创，临床疗效达到国内领先水平，1992 年获山东省科委科技进步二等奖及国家中医管理局科技进步三等奖。

〔按语〕该方治则为活血化瘀、散结通络。方中炮山甲、制鳖甲、皂角刺祛瘀散结，通经透络；三棱、莪术消积祛瘀；乳香、没药活血通络，宣通脏腑，消肿生肌；昆布、海藻软坚散结化痰；夏枯草清火散结；赤芍、丹参、桃仁、益母草活血散瘀，凉血解毒；瓦楞子化瘀散结，软坚消痰；蜈蚣咸温，解毒，止痉逐瘀散结；丹皮清热凉血散瘀；生牡蛎、浙贝母、白僵蚕软坚散结，化痰通络；连翘清热解毒，消痛散结；薏苡仁淡渗利湿；路路通、王不留行疏通经络。全方活血化瘀、软坚散结、行气通络。既可改善输卵管局部的血运和血液流变，又能消除输卵管的炎症，以促使输卵管粘连的松解和吸收，不但能恢复其生理功能，而且使阻塞的管腔重新再通，基础研究已经得到证实。

需要提及的是，若病人同时患有盆腔子宫内膜异位症或慢性盆腔炎，由于盆腔粘连，可使输卵管与子宫、卵巢的解剖关系发生变化，使输卵管伞端远离卵巢，结果造成“拾卵”困难或失败，以致影响受孕，这在临床上常见，输卵管造影的片子上表现为输卵管有不同程度的“上举”或过度扭曲。本方可以松解粘连，使上举的输卵管接近或恢复正常位置，有利于“拾卵”，若与妇科消炎方剂同时应用效果更佳。本方基础研究可恢复输卵管内膜及输卵管肌层的生理功能，有利于恢复内膜纤毛上皮的摆动及输卵管肌层的节律性收缩，有利于精子、卵子及受精卵在输卵管内正常运行。但本方对输卵管间质部及峡部阻塞者疗效较差，对输卵管积水者无效。

输卵管不通是引起女性不孕的重要原因，现代医学无有效治疗方法，唯一的治疗措施是实施试管婴儿，病人除受身体折磨外，医疗费用昂贵，有效率不尽如人意。中医中药治疗本病疗效较好，无痛苦，医疗费用相对较低，易为病人接受，实为临床治疗输卵管疾病的有效治疗方法。该方剂在国际会议上被定为治疗输卵管不通最有效的方剂。

〔整理人〕金维新。

调节免疫方

〔方剂来源〕山东中医药大学金维新教授经验方。

〔药物组成〕

1. 水煎剂方：制龟板 30 克，制鳖甲 30 克，人参 9 克，黄芪 18 克，淫羊藿 18 克，枸杞子 15 克，女贞子 15 克，制首乌 15 克，麦冬 12 克，白芍 15 克，黄芩 9 克，丹参 30 克，徐长卿 9 克，薏苡仁 30 克，制黄精 15 克。每日 1 剂，水煎服，连服 30 剂为 1 疗程，根据病情连服 2～3 个疗程，或更长时间。

2. 丸药方：制龟板 90 克，制鳖甲 90 克，人参 45 克，黄芪 60 克，当归 45 克，白术 30 克，茯苓 30 克，紫河车粉 45 克，淫羊藿 45 克，枸杞子 45 克，女贞子 45 克，制首乌 30 克，白芍 45 克，赤芍 30 克，丹参 60 克，麦冬 30 克，五味子 20 克，金银花 45 克，薏苡仁 60 克。一料加等量蜜为丸，9 克/丸，每次 2 丸，日 3 次，或水泛为丸，每次 10 克，日 3 次。一料约服 1 个月左右，根据病情连服 2～3 个疗程，或更长时间。

〔适应病症〕免疫性不孕育症（抗体阳性）。

〔使用方法〕水煎剂按常规煎煮方法煎煮。丸剂可制成蜜丸或水丸，若病人胃部不适则以服用水丸为宜。

〔注意事项〕忌烟酒、辛辣食物。

〔临床疗效〕十几年来数以千计的免疫性不孕育病人（血中有关不孕育 6 项抗体 1 项以上阳性者）经治疗抗体转阴率达到 90%以上，抗体 1～2项阳性者一般服用 1～2 个月转阴，3～4 项阳性者一般服用 3～4 个月转阴，5～6 项阳性者服用 4～6 个月转阴。

本方同样适用于男性自身抗精子抗体阳性者，患者血中存在自身抗精子抗体，影响了精子的活力。

〔按语〕由免疫学因素造成的不孕，统称为“免疫性不孕”。由免疫性因素造成的流产或习惯性流产归为免疫性不育。约有 20%～30%的不孕育夫妇系由免疫学因素所引起，现代医学通过血液检测常见 6 项抗体作为诊断依据。这些抗体有抗精子抗体（ASAb）、抗子宫内膜抗体（AEMAb）、抗卵巢抗体（AOVAb）、抗绒毛膜抗体（AHCGAb）、抗透明带抗体（AZPAb）、抗心磷脂抗体（ACAb）。病人血液检测出现上述 1 项或 1 项以上抗体阳性者，往往影响病人的孕育功能。既往所谓的“原因不明性不孕育”，多数是免疫因素所致。现代医学对此尚无有效治疗方法，中医中药有其独特的治疗效果。上述方剂除具有中药的功能主治外，这些中药均可通过调节免疫作用，达到治疗免疫性不孕育的目的。中医学的“扶正”与现代医学的提高免疫力是一致的，只有扶正才能“祛邪”。

本方剂多系补气养血、补肾药物，除治疗免疫不孕育外，本方还有调经助孕的药效。许多病人经治疗抗体转阴获得妊娠，许多自然流产、习惯性流产病人经治疗后正常妊娠，为中医中药治疗免疫性不孕育等免疫性疾病闯出了一条新路，也填补了这一学术领域的空白。

〔整理人〕金维新。

温经甲通汤

〔方剂来源〕湖北鄂州中医院朱祥麟教授经验方。

〔药物组成〕吴茱萸 10 克，生姜 10 克，当归 10 克，赤芍 10，川芎 10，丹皮 10 克，半夏 10 克，桂枝 10 克，麦冬 12 克，党参 10 克，甘草 6 克，阿胶 10 克，穿山甲 6 克，路路通 15 克。

〔功效〕温经养血，调理冲任，行瘀通闭。

〔适应证〕少腹冷，久不受孕，月经后期，行经腹痛，血行不畅，或血多，或量少色黯，或唇口干燥，但欲嗽水不欲咽，或午后低热，舌淡红，脉弦或细涩等，B超或X光摄片检查输卵管不畅或阻塞者。

〔使用方法〕每日水煎服1剂，分3次温服。

〔临证加减〕若无寒冷之象者，可去吴萸、生姜；若无燥热之症，可减麦冬、阿胶。

〔临床验案〕

例一：全某，25岁，工人。2002年2月7日初诊。婚后一年未孕，月经愆期。刻诊经前乳房胀，阴中坠痛，白带时下，面多痤疮。婚前曾人流一胎。舌边瘀黯，苔薄黄，脉沉缓。输卵管X光造影检查：双侧输卵管不通。乃取上方先服5剂，经净无不适。又续服2周。至3月3日经潮，6天而净。后三日复作通液检查：双侧输卵管已通畅。续予温经甲通汤原方去吴茱萸、生姜，5剂。后停药，4个月后怀孕。

例二：左某，女，28岁。2001年5月24日初诊。25岁时曾人流一次。结婚后二年未孕。月经如期而行，经期小腹稍胀。检查输卵管双侧不通并盆腔炎。刻诊月经未潮，腰酸胀，平素黄白带多。舌红苔薄黄，脉缓，发育偏胖。此乃继发不孕。乃疏上方去吴茱萸、生姜，加土茯苓、败酱草。连服1月，第二次经净后4日妇科通液检查，双侧输卵管通畅。遂停药，3个月后有妊。

〔按语〕冲任虚寒，血气瘀滞，每致月经不调、崩漏、痛经、输卵管阻塞而不能摄精受孕。方用吴茱萸、桂枝、生姜温经散寒；白芍、归、芎养血；党参、甘草补气；阿胶、麦冬润燥；半夏化瘀散结，丹皮活血消瘀；穿山甲、路路通入任络以通地道。故能温暖冲任，和血调经，疏通输卵管之阻塞，地道通自能摄精成孕。

〔整理人〕朱祥麟。

黄氏通管方（经验方）

〔方剂来源〕广东省名中医黄海龙经验方。

〔药物组成〕丹参15克，益母草10克，当归10克，赤芍10克，生地15克，刺蒺藜10克，皂角刺10克，柴胡10克，制香附10克，蕲蛇10克，地龙10克，五灵脂10克，蒲黄10克，路路通10克，王不留行10克，小茴香10克。

〔适应证〕①输卵管通液检查报告阻塞病人；②输卵管造影检查报告阻塞病人；③输卵管核医学输卵管示踪检查（ECT）报告阻塞病人。

〔使用方法〕

1. 口服：每日 3 次，每次黄氏通管口服液 50 毫升。

2. 灌肠：每日 1 次，每次用一次性灌肠袋，内装 250 毫升黄氏灌肠液，高位保留灌肠，点数要慢，至少 10～15 分钟滴完。最好在医务人员指导下完成。

3. 外敷法（又称中药离子透入法）：①黄氏通管方药渣用塑料袋包好，再用布包，待温度 60℃左右，外敷腹部输卵管阻塞相应部位 30 分钟。②或用黄氏通管方药液 10～20 毫升浸泡消毒纱布，外敷腹部输卵管相应部位，用治疗仪照射 5～10 分钟，反复多次。或用电吹风机，对着浸药纱布用热风吹 5～10 分钟。

〔注意事项〕月经期不用灌肠和中药外敷方法，口服遵医嘱。

〔临床疗效〕《江西中医药》2004 年第 5 期报道，治疗 30 例，治愈 18 例，其中双侧卵管阻塞 4 例，单侧输卵管阻塞 14 例，怀孕 12 例。有效 8 例，无效 4 例。总有效率 86%以上。

〔按语〕输卵管阻塞症，主要病机是气滞血瘀，胞脉闭阻，所以活血化瘀、理气通络是其治疗大法。黄氏通管方、灌肠方中丹参活血化瘀为君，四物、失笑散等助丹参活血化瘀为臣，柴胡、制香附、刺蒺藜、皂角刺、路路通、小茴香、王不留行等理气通络为佐，蕲蛇、地龙等入络化瘀泄浊为使。全方具有活血化瘀、理气通络的作用。

〔整理人〕黄海龙。

桂仙皂甲汤

〔方剂来源〕山东省名中医药专家朱鸿铭临床经验方。

〔药物组成〕桂枝 15 克，淫羊藿 15 克，皂角刺 12 克，炮山甲 3 克（研细冲服），当归 15 克，川芎 10 克，赤芍 12 克，三棱（醋炒）10 克，莪术（醋炒）10 克，水蛭 7 克，路路通 12 克，忍冬藤 30 克，鸡血藤 20 克，川牛膝 12 克。

〔适应证〕输卵管阻塞性不孕。属于中医学中血瘀、癥瘕、冲任受阻、胞脉不通而致不孕。

诊断标准：①婚后夫妻同居，性生活正常；②男方精液常规检查无异常；③未避孕 2 年未受孕；④在月经干净后 3～7 天行子宫输卵管碘油造影证实为输卵管阻塞；⑤月经规律，有排卵。

输卵管阻塞性不孕约占不孕症的30%～35%。多由于性传播疾病，宫内感染，诸如反复多次行人工流产（手术或药物），以及不规范的宫腔操作，盆腔子宫内膜异位症等因素引起。西医治疗本病大多采用子宫输卵管通液术、输卵管插管术或腹腔镜下输卵管粘连松解和整形等手术，但术后易复发和出现异位妊娠的风险较大，而且妊娠者仅占复通者的20%～30%。对于后者，究其原因是没有补肾，中医学认为"肾主生殖"。

本病主要由于湿热、湿毒、寒湿之邪内侵，邪气与胞脉气血搏结成瘀，日久导致胞脉闭塞；或因医者认为感受湿热湿毒之邪，习用寒凉之药治疗，日久寒凉药物伐伤肾阳；或感受寒湿之邪，日久不祛，寒性凝滞，湿性黏滞，二者均可阻遏阳气，肾阳亏虚则胞宫、冲任无以温煦，气血运行迟缓而瘀阻胞脉，以致胞脉不通，不能摄精成孕。故其病机归纳为寒凝、阳虚和血瘀。

临床症见多年不孕，月经后期，经量少，色紫黯，经行不畅，或有血块，少腹冷痛拒按，经前痛剧，腰部冷痛，小腹及腰部得热则舒，夜尿次频，带下量多。舌黯或边有瘀点，脉弦涩或沉而无力。辨证：寒凝，阳虚，血瘀，冲任失于温煦而受阻，胞脉不通。治法：温阳除湿，化瘀通络。故选用桂仙皂甲汤治之。

〔使用方法〕第一煎加水1500毫升，冬季浸泡2小时，夏季浸泡1小时后煎熬，先用武火煮沸，再改文火煎半小时，煎煮过程中可用竹筷翻拌，取药液300毫升。第二煎加水800毫升，先以武火煎沸，再改文火煎20分钟，取药汁250～300毫升。第一煎睡前温服，第二煎次晨加热后早服，服后平卧半小时再起床进食。

〔注意事项〕服药期间，忌食生冷之物，不饮浓茶，调畅情志，节制房事。每周服5剂，月经期停服。服30剂，行子宫输卵管通液术，以验证疗效。

随证加减：若小腹灼疼，拒按，月经色红，质黏有块者，可去桂枝、淫羊藿，加败酱草20克，银花15克，连翘15克，薏苡仁15克，甘草3克以清热解毒；若经前少腹及乳房胀痛，心烦易怒者，可加炒枳壳10克，香附12克，荔枝核12克，八月札15克，以疏肝理气，行气止痛；若兼有神疲乏力，心悸气短，纳呆便溏，白带量多，色白质稀者，可加党参15克，炒白术15克，炙黄芪20克，以益气健脾；若伴有输卵管积水者，可加车前子15克，猪苓12克，泽兰15克以利湿行水。

〔典型病例〕

案一：孔某，26岁，2010年2月23日初诊。患者婚后月经规律，于2年前行人流一次，半年后又药流一次，近2年未避孕一直未再孕。现症畏寒肢冷，腰膝酸软，夜尿2～3次，大便稀溏，带下量多，色白质稀，月经量少，经行下腹坠痛，每于受寒或劳累后两少腹扯痛。曾于2009年12月16日外院行子宫输卵管造影示双侧输卵管不通。2010年1月30日本院妇科行子宫输卵管通液，显示双侧输卵管不通。配偶精液常规正常。苔薄白，舌稍黯，脉沉无力，两尺细弱。诊断：输卵管阻塞性不孕症。辨证：肾阳虚亏，胞脉血瘀。予桂仙皂甲汤加炮附子10克（先煎半小时），10剂。二诊时畏寒减轻，四肢已温，上方去炮附子，10剂。2010年4月13日四诊：已服桂仙皂甲汤30剂，上症均止，适值月经净后第5天，在本院妇科经子宫输卵管通液证实，双侧输卵管通畅。嘱患者停药，待下月月经净后第1天来取朱氏毓麟汤6剂，以助受孕。2010年6月7日：停经35天，B超示有妊娠囊与胎芽，宫内早孕。2011年2月8日足月顺产一健康男婴。

案二：颜某，27岁，2010年2月24日初诊。自2006年3月～2007年12月人流2次，药流1次至今不孕。1个月前在某院行子宫输卵管造影显示，左侧输卵管通而不畅，右侧输卵管不通。昨日在本院经子宫输卵管通液，结果同上。症见2年余不孕，腰与小腹凉痛，热敷则舒，夜尿3～4次，白带量多，月经愆后，经量少，色黯红，经前不畅，有时有血块，平日性欲冷淡。舌黯红，脉沉涩无力。辨证：肾阳虚亏，寒凝血瘀，冲任失于温煦而受阻，胞脉不通。予桂仙皂甲汤加鹿角胶10克（烊化兑入），10剂，每周服5剂。2010年3月11日二诊：诸症均减轻，性欲恢复如常，上方去鹿角胶，继服10剂。2010年5月26日三诊：因患者求嗣心切，服完桂仙皂甲汤20剂，于月经净后6天即同房求孕。现停经50天，B超见妊娠囊与胎芽，胎心搏动好，诊为宫内早孕。2011年1月10日足月顺产一健康女婴。

案三：王某，37岁。2007年12月6日初诊。患者10年前生一子，未满月即置宫内节育环，3年前其子因病夭折，即取出节育环，至今未孕。曾到各地医院求治，2次行输卵管造影均示双侧输卵管不通。症见经前少腹及乳房胀痛，心烦易怒，精神抑郁，经行后期，经量少，色黯红，经下不畅，夹有血块，腰与小腹冷痛，手足不温，夜尿3次，白带较多，舌略黯，脉弦涩。辨证：阳虚血瘀，胞脉不通，兼有肝气郁滞。

予桂仙皂甲汤加香附12克，荔枝核12克，八月札15克，（炒）枳壳10克。10剂，每周服5剂。2007年12月21日二诊：经前少腹及乳房已不胀痛，心烦易怒消失，精神较佳。上方去香附、荔枝核、八月札、枳壳，20剂。嘱其服尽20剂，待月经净后3～7天来诊。2008年1月23日三诊：共服桂仙皂甲汤30剂，经妇科行输卵管通液术证实，双侧输卵管已通。嘱患者下月月经过后，值排卵期可同房求孕。2008年12月10日剖宫产一健康男婴。

〔按语〕桂仙皂甲汤方中主药桂枝辛温香窜，通阳祛瘀，温经通络；淫羊藿补肾壮阳祛风除湿。辅以皂角刺辛散温通，性极锐利，贯通经络，通达关窍，攻走血脉；炮山甲善走窜，性专行散，能通经络而达病所；当归辛香善走，可治气血凝滞，血分有寒者最宜；川穹辛温香窜，走而不守，下达血海，温通血脉，常用于妇女寒凝气滞，血行不畅；赤芍微寒，凉血活血，祛瘀止痛，可佐制温阳药物不生热象；醋炒三棱破血行气，消积止痛；醋炒莪术行气破血，性峻善削，消积止痛，后二味醋炒，能增强散瘀止痛、消散积聚的作用；水蛭走窜，搜剔络中瘀血，化瘀消癥。佐以路路通行气活血通络；忍冬藤能清经络中的风、湿、热邪而止疼痛；鸡血藤行血活络，后二者均为藤类药，伍用能增强活络通络之效。使以川牛膝，活血通经，引血下行。合而共奏温阳除湿、化瘀通络之功，故输卵管阻塞可通。

方中穿山甲因价格昂贵，故不用10克，临床实践证实，炮山甲3克研细随药液冲服，即可达到治疗效果。

〔整理人〕朱传伟、朱正阳。

调经种子汤

〔方剂来源〕全国著名中医师周鸣岐经验方。

〔药物组成〕紫石英10克，醋柴胡10克，制香附15克，炒白芍20克，酒当归15克，合欢皮10克，生麦芽20克，制首乌15克，丹参15克，山药30克，炙甘草5克。

〔功效〕调经种子。

〔适应证〕适用于不孕症。

〔使用方法〕水煎服。

〔按语〕方中紫石英入厥阴经脉，温营血而润养奇经，“肝血不足及女子血海虚寒不孕者宜之”（《本草纲目》）；生麦芽最擅疏肝气，且柔润不伤肝体，又可健脾升清，《医学衷中参西录》云其“善助肝木疏泄以行肾气”，但不可炒用，否则轻扬舒展之性顿失，而惟存健脾消食之能；香附、柴胡舒畅肝气；白芍、当归、首乌养血柔肝；合欢皮、丹参调经和血，去滞生新；山药、炙甘草补气健脾，以益化源。若肝郁较甚，情志不舒，急躁易怒，经前乳胀甚者，加郁金、川楝子；肝郁化热，口苦咽干，舌红苔黄者，加焦栀子、丹皮、生地；血瘀较甚，痛经，经行色紫有块，乳胀不可触痛者，加蒲黄、五灵脂、牛膝、红花、川芎、元胡等味。并可于经尽后加服五子衍宗丸类药物，以调养冲任，增加受孕之机。

古人论无嗣，多谓男主于肾而病在精，女主于肝而病在血，此可为纲领之论，临床论治足资取法。但临床遵循，亦不可偏执。妇人一生，经带胎产乳无不以血为本，而肝藏血，司冲任之调畅，故有“女子以肝为先天”之说。肝血充旺，冲任调畅，按期经潮，血精交媾则可孕。若经乱不调则必多不孕之证，正所谓“十不孕，九病经”。《妇科切要》云：“妇人无子，皆由经水不调。”所以周老常言：“养血调经实为治妇人不孕最关键的一环，种子之法，即在调经之中。”而调经的实质，即是调血，血充行畅，则是生育子嗣之道。若于脏腑推究之，肝藏血，又司血气调畅，体阴而用阳，喜柔恶刚，若调经血必先调养肝脏，而治肝必当柔养其体，舒畅其性方可。

〔出处〕《古今名医临证金鉴》。

双补毓麟丹

〔方剂来源〕全国著名中医师周鸣岐经验方。

〔药物组成〕紫河车 15 克，鹿角胶 10 克（烊化），淡菜 25 克，人参 5～15 克，蛇床子 10 克，熟地 30 克，山萸肉 10 克，菟丝子 30 克，全当归 15 克，酒白芍 15 克，枸杞子 15 克，丹参 15 克，砂仁 10 克。

〔功效〕温肾益气，填精养血，调补冲任。

〔适应证〕先天亏损，肾中精气不足，冲任胞脉失养之不孕症。

〔使用方法〕水煎服。

〔临床验案〕王某，36 岁，工人。1988 年 5 月 6 日初诊。患者已婚 8 年，至今未孕。16 岁初潮，经行后期，其间隔每次最少 2 个月，经来量少色淡，伴神疲乏力，腰膝酸软，夜尿频，下肢浮肿，舌质淡嫩，边有齿痕，脉沉缓细无力，两尺尤甚。经多处西医妇科门诊检查，宫体小，测基础体温为单相型。诊断：子宫发育不良性不孕症；黄体功能不健全。经用胎盘组织液、女性激素等多种西药及中药汤剂治疗，效果不显。既往于9岁患再生障碍性贫血等病，经治疗病情好转。家族史：父母近亲结婚，兄妹均因智能低下患病早夭。证属先天亏损，肾中精气不足，冲任胞脉失养。治宜温肾益气，填精养血，调补冲任。方用双补毓麟丹加减：紫河车粉10克（冲服），鹿角胶15克（烊化），龟板胶10克（烊化），红人参10克（另煎），蛇床子10克，淫羊藿10克，全当归15克，熟地25克，酒白芍15克，茯苓20克，砂仁5克。二诊（7月6日）：诸症均见好转，继以前方加菟丝子20克，巴戟天15克，山药20克，增益补肾健脾、调养先后天之力。三诊（9月6日）：患者体力大增，诸症皆愈，经检查已早孕。足月顺产一男婴，母子均健康。

〔按语〕方中紫河车、鹿角胶、淡菜皆为血肉有情之品，可峻补精血，以养肾胞，久服自有返本还元之功，乃虚损不孕必不可少之药，用之若无壅腻，则可不厌其繁。人参大补先后天之气，以益肾元，蛇床子温肾养胞之阳气，以壮命火，二者皆为助阳气而生阴精之药，功效峻而性温壮，用之若无动火燥劫，则不厌其多，并根据阴精亏损程度增损剂量。此外，熟地、山萸肉、菟丝子、枸杞子、当归、白芍补肝益肾，生精养血；丹参养血和血，推陈致新；砂仁行药消食，以防滞腻。诸药合用，相得益彰，经血得以填补，肾胞得以温养，虚损不孕久服多可获效。

周老对不思辨证，而将肾虚不孕概为胞宫虚寒，悉用辛热壮火、温阳暖宫之剂以求嗣者，颇有微词，指出如不详辨阴阳之偏而概如此，必至偏颇，每使火旺精伤，真阴倍受耗竭，轻者经久不育，重者终身艰嗣并反生他疾，实当慎戒之。此外，尚有少数不孕患者，中西医久治均无效，其中不乏先天禀赋偏绝者，如《张氏医通》言："若夫禀赋偏绝，虽日用参术峻补，终无回天之力。"此等患者，多属"五不女"范畴，尚包括极少数免疫性不孕患者，治疗时当精详辨证，依常法而不泥常规，着重调节肝脾肾、精气血，配合活血化瘀、推陈致新之药，守方久服，药用双补毓麟丹加红花10克，桃仁10克，益母草50克等，并参考西医诊疗手段，每有可为。

论治不孕，既重视柔肝养血，调理月经，又重视肾中精气的作用。认为肾藏精，主发育生殖，又为肝血先天之源，"血之源头在乎肾"（《病机沙篆》），所以月经之主司在乎肝，而月经之源头本乎肾。故论子嗣之道，肾中精气亦是根本，实非单单男子倚之为重也。《素问·上古天真论》曰："女子七岁，肾气盛，齿更发长；二七而天癸至，任脉通，太冲脉盛，月事以时下，故有子。"可见妇人生育之道当以肾气盛，天癸至，冲任通盛为先决条件。肾虚不孕，多见于先天禀赋不足而致子宫发育不全、卵巢功能低下，无排卵性不孕，多见初潮较迟，月经稀发、量少，经闭等征象，每伴形体虚羸，腰痛乏力，眩晕耳鸣，齿浮足痿，性机能低下等症状。此等发于先天虚损不孕之患，临证辨治，尤应以益肾为要。从阴阳求之，有肾中阳气不足，命门衰微，致宫寒不孕者；有肾中阴精亏虚，虚热煎灼，致精竭无嗣者；亦有阴阳并损而无子者。论治或温养益气，或滋肾填精，而根据阴阳互根互生之理，多宜阴阳双补，力求补阴不忘扶阳，补阳兼以益阴。但临床之时，每应根据阴阳之孰甚孰微，辨治有所侧重。补虚益损，"谨查阴阳所在而调之，以平为期"（《素问·至真要大论》）。

〔出处〕《古今名医临证金鉴》。

驱痰种玉汤

〔方剂来源〕全国著名中医师周鸣岐经验方。

〔药物组成〕半夏 20 克，茯苓 30 克，淫羊藿 10～20 克，桂枝 10 克，砂仁 10 克，香附 15 克，苍术 15 克，川芎 10 克，干姜 5 克，益母草 50 克，薏苡仁 20 克，橘红 10 克。

〔功效〕利湿驱浊。

〔适应证〕肥胖不孕症。

〔使用方法〕水煎服。

〔按语〕方中半夏、茯苓祛痰利湿，重剂驱邪；桂枝、淫羊藿、苍术、干姜温补宣通，以化痰湿；香附、橘红、砂仁、川芎辛燥香透，以散阴邪；益母草、薏苡仁利湿驱浊。诸药配合，相辅相成而收功。若能辨证灵活增损药物，则多能获效。

每有虚浮肥胖不孕患者，见月经后期量少，月经稀发或闭经，白带量多，绵绵不绝，倦乏身重，嗜睡头晕，舌淡苔腻，脉沉滑或濡缓。此多由久嗜肥甘厚味，脾胃呆滞，痰湿壅滞，阻遏冲任，血气难荣胞宫所致。此多为内分泌紊乱不孕。痰湿乃阴浊滞腻之邪，易成难化，驱除颇难。治之当于重剂半夏、茯苓等驱痰湿药中辨证加用温壮阳气、辛散阴邪之药，如茯苓、淫羊藿、干姜、炒白术、苍术之类，使阴浊之邪得以温化宣散。多有人谓痰湿勿补，补药能滞气而生痰，实辨治不得法，虚证有痰，但治其虚，虚者既复，血气流畅，津液通调，何痰之有？

另外，若驱痰湿，用药当以轻疏灵动为贵，多加行气之品于其中，如香附、砂仁、木香、檀香之类，脾胃得香窜而能行，痰涎因气行而不滞，故香散畅灵气药，亦为必不可少之品。而于临床运用，尤推崇叶香岩之说，“善治者治其生痰之源，则不消痰而痰自无矣”（《临证指南医案》）。

〔出处〕《古今名医临证金鉴》。

清带种子汤

〔方剂来源〕全国著名中医师周鸣岐经验方。

〔药物组成〕生地榆 20～30 克，银花 60～80 克，鱼腥草 15 克，蒲公英 25 克，盐黄柏 15 克，当归 15 克，川芎 10 克，丹参 15 克，元胡 10 克，薏苡仁 20 克，生甘草 10 克。

〔功效〕清带种子。

〔适应证〕痰湿久滞，蕴毒化热，或体内蕴湿化热，下趋胞脉，每使肾胞冲任损伤，致血气不畅，胞络闭阻，终致不孕。症见少腹隐胀坠痛，或经行不调，带下黄白浊秽量多，伴口苦胸闷，舌红，苔黄腻，脉弦滑数等。此见于输卵管炎性阻塞不孕。

〔使用方法〕水煎服。

〔按语〕方中生地榆“入足厥阴、少阴，手、足阳明经”（《本草经疏》），可解下焦诸般热毒，功擅荡涤污浊；银花甘寒宣透，善解一切风湿热毒，于本病重剂用之以清下焦湿热毒邪，为取良效多另煎兑入群药冲服。此二药为治下焦湿热瘀毒之品。此外，鱼腥草、蒲公英、黄柏清热利湿解毒；当归、川芎、丹参养血活血，祛瘀生新，调和诸药。若白带量多加白果仁、椿皮；若脾虚，腹满纳呆者，加炒白术、山药、鸡内金；若肾虚腰痛者，加川断、牛膝。若湿热渐清，带下少，腹痛失者，改用四物汤合五子衍宗丸，以调经养血，益肾求嗣。

〔出处〕《古今名医临证金鉴》。

通 管 汤

〔方剂来源〕上海中医药大学庞泮池教授经验方。

〔药物组成〕当归 9 克，熟地 9 克，赤白芍各 9 克，川芎 9 克，桃仁 12 克，红花 9 克，生茜草 9 克，海螵蛸 12 克，制香附 12 克，路路通 9 克，石菖蒲 9 克，生薏仁 12 克，皂角刺 9 克，败酱草 15 克，红藤 15 克。

〔功效〕活血化瘀，理气通络。

〔适应证〕适用于因盆腔炎引起的输卵管阻塞性不孕症（经输卵管造影明确诊断者）。

〔使用方法〕水煎服。

〔按语〕本病主要为瘀阻，《石室秘录》云："任督之间，倘有疝瘕之证，则精不能施，因外有所障也。"由于疝瘕积聚，阻于脉络，以致精不得施，婚后无子。疝瘕之成，大都为血滞或血瘀，故本方以桃红四物汤为基础，四物汤养血活血，加入桃仁、红花，功专活血化瘀，以上六味药，皆入肝经，化瘀除滞，但活血必须行气，气机运行，以助活血，故用制香附、路路通、石菖蒲理气通络，加入皂角刺、薏仁以消积通障。方中生茜草、海螵蛸二药，即《素问·腹中论》的四乌贼骨一藘茹丸，原方治血枯经闭。藘茹即茜草，活血行瘀，海螵蛸咸温以软坚散结，达消积通络之效。本病病期较长，大量攻破，易耗正气，故用不峻烈之活血消积而不伤正气之药；同时瘀久常易化热，加入败酱草、红藤，清热凉血，散瘀通络，全方走肝肾血分缓消瘀积，可以久服。

加减运用：由于患者体质、症状有所不同，需随证加减。①经前下腹刺痛，烦躁易怒，脉弦，苔薄边暗，有肝经气郁者，上方去熟地加柴胡 6 克，郁金 9 克；②平素腰膝酸软，小腹隐痛，经行有块，脉细无力，舌质黯淡，肾元不足者，去红藤加菟丝子 12 克，淫羊藿 9 克；③口渴咽干，大便燥结，脉细数，舌质红，有阴虚内热者去熟地加生地 9 克，丹皮 9 克，黄芩 9 克；④临经形寒肢冷，腹痛喜热熨，脉细舌淡有寒者，去红藤加桂心 5 克，炮姜 5 克，小茴香 6 克。

〔整理人〕庞泮池。

输卵管阻塞经验方

〔方剂来源〕浙江省中医研究院盛玉凤研究员经验方。

〔药物组成〕当归12克，川芎12克，丹参12克，赤芍15克，丹皮15克，香附10克，元胡15克，生山楂15克，穿山甲（先煎）10克，路路通20克。

〔功效〕养血活血通络。

〔适应证〕适用于不完全性输卵管阻塞。

〔使用方法〕水煎服。

〔临床验案〕患者，29岁。2003年4月16日初诊。月经13岁初潮，7/28天，量中无痛经。25岁结婚，自24岁人流术后至今未孕。2002年11月盆腔碘油造影示："右侧输卵管不通"。今年2月腹腔镜及宫腔镜检查示："右侧输卵管不通，左侧输卵管通而不畅。"末次月经3月19日。舌质红，苔薄黄少津，脉沉细。辨为肝肾阴虚，脉络受阻，治宜养血活血通络。方用当归12克，川芎12克，丹参12克，赤芍15克，丹皮15克，香附10克，路路通20克，穿山甲（先煎）10克，7剂。二诊：4月24日。服药后4月17来月经，量中等，昨日净。月经净后自觉小腹坠胀不适，偶伴腰酸，心烦易怒，舌质红，苔薄，脉细。证属久婚不孕，冲任气机不畅，宜养血理气疏络兼清利。方用忍冬藤15克，丹皮15克，虎杖根15克，炒赤芍15克，炒白芍15克，元胡15克，川楝子10克，柴胡6克，丹参15克，路路通20克，穿山甲（先煎）10克，桑寄生15克，14剂。再配合外用理气活血、通络软坚中药保留灌肠，方用忍冬藤30克，丹皮30克，赤芍30克，虎杖根15克，蛇舌草15克，14剂。按上法调治3个月。7月20日，子宫输卵管碘油造影示："两侧输卵管通而欠畅。"症情好转，再宗原法诊治，并加入养肝益肾助孕中药。10月25日，已孕2月。

〔按语〕输卵管阻塞性不孕是女性不孕尤其是继发性不孕的重要原因之一，占女性不孕的30%～40%。本病可见于中医"不孕"、"带下"、"癥瘕"等病症。多与气血失和，瘀血阻络有关。胞络冲任瘀阻，输卵管不通，故不能受精成孕，为妇科疑难病症之一。盛师临诊时，首先需要根据患者实际情况对其输卵管阻塞性不孕作出正确诊断，采用西医诊断，中医内治、外治相结合综合治疗，以提高受孕率。盛师特别指出，应用活血化瘀法治疗输卵管阻塞性不孕，须根据瘀积之微甚，病程之短长，选用相应的方药，方能获效。如血瘀日久，势必深陷经隧，出现“久病入络”的病理现象。此类病人，胞脉闭阻，牢不可破，非寻常活血化瘀方药所能奏效，宜用虫类灵动之品，如水蛭、地鳖虫、鳖甲、广地龙等入络搜邪，如是则胞络通畅，自能摄精受孕。

加减运用：其中穿山甲、路路通为疏通要药，两药配伍，活血通络，无所不至。临诊中可随证加减，如兼有肝郁气滞甚者，可加用柴胡、枳壳、郁金、橘络等疏肝理气之品；如兼寒邪者加茴香、干姜、官桂等温经散寒之品；如兼肾虚者加用仙茅、淫羊藿、巴戟肉等补肾之品。外用灌肠基本方：忍冬藤 30 克，丹皮 30 克，赤芍 30 克，蛇舌草 15 克，虎杖根 15 克。盛师临诊中多在患者月经净后开始服用活血通络之中药，配合外用中药灌肠，每月用药 14～21 天。3 个月为 1 疗程。用之于临床，常获效验。

〔整理人〕陈军。

吴氏通管汤

〔方剂来源〕福州吴熙中医院吴熙经验方。

〔药物组成〕莪术 15 克，丹参 15 克，细辛 2 克，大黄 15 克，炮山甲 15 克，水蛭 15 克，当归 15 克，桃仁 10 克，三棱 10 克，红花 10 克，甘草 5 克。

〔功效〕活血祛瘀，疏通经络。

〔适应证〕适用于输卵管阻塞所致不孕症。

〔使用方法〕上药每个月经周期用药 10 剂，于月经后 5 天开始用药，每日 1 剂，用水煎 3 次，将 3 次药汁合并，取 100 毫升药液趁温保留灌肠，隔日 1 次，每月 5 次为 1 疗程；余下药液，一日 2 次分服，10 天为 1 个疗程。每剂药三煎后药渣，用布包热敷下腹部，冷却时蒸热再敷，每日上、下午各敷 1 次，每次 40～50 分钟。可于宫腔干净后 3～5 日，用宫腔导管缓慢地宫腔注入药液，首次量不得超过 10 毫升，速度 1 毫升/分钟，隔日 1 次，每月 5 次为 1 疗程，连续 3 个疗程。治疗期间禁止性生活。

〔按语〕“吴氏通管汤”具有破血逐瘀之功效，能抗菌。方中莪术、三棱、桃仁、红花行血破瘀，攻逐积滞；丹参活血祛瘀，扩张血管；细辛散寒，止痛，抗菌；大黄抗菌泻下；炮山甲散瘀通络，消肿排脓；水蛭破血逐瘀，抗凝，扩血管，促吸收；当归补血行血；甘草调和诸药。中药灌肠利于盆腔组织吸收，提高盆腔组织药物浓度，增强疗效。药渣外敷起到热敷的物理作用，促进血液循环，有利于炎症吸收，有利于药物的热蒸气离子透入。宫腔缓慢加压注入药液，对粘连的输卵管起到扩张作用，有利于粘连的解除，使管腔复通。加之药物作用，功效更显著。

加减运用：若气滞血瘀，寒邪凝滞，痰湿阻滞，拟活血为主，调经种子，用官桂、小茴香、干姜温经散寒，川芎、赤芍活血化瘀，元胡、五灵脂、蒲黄、没药化瘀止痛。若发现输卵管粘连或炎症，酌加牛角丝（水牛角切丝）、人字草、牛膝。若出现白带多，色浓，味臭，酌加白冠花、白果仁、银花、紫花地丁。若遇宫冷不孕者配以附子、肉桂、紫石英。

〔整理人〕吴熙。

通脉大生丸

〔方剂来源〕川蜀中医妇科名家卓雨农经验方。

〔药物组成〕杜仲 30 克，续断 30 克，菟丝子 60 克，桑寄生 30 克，艾叶 24 克，砂仁 15 克，茯苓 24 克，山药 24 克，首乌 24 克，鹿角霜 15 克，乌药 15 克，当归 24 克，肉苁蓉 15 克，车前仁 6 克，枸杞 15 克，紫河车 30 克，荔枝核 15 克。

〔功效〕补肾气，益精血，通脉络。

〔适应证〕适用于婚久不孕，经期延后，量少色淡，闭经，功能性子宫出血，白带清稀，腰酸痛，小腹冷，夜尿多，面色晦暗，苔白润，舌质淡，脉沉细弱。

〔使用方法〕以上诸药，共研细末，炼蜜为丸，每丸重 3 克，每日早、晚各服 1 丸，开水送下。

〔注意事项〕需详审病机，辨明虚实，方能遣方用药。除药物治疗外，尚须情志舒畅，房事有节，注意起居劳逸等。

〔临床疗效〕通脉大生丸是已故妇科名老中医卓雨农先生的经验方，临床使用 50 余年，广泛用于治疗卵巢功能低下类病症，如月经后期、量少、闭经和不孕症等属肾精肾气亏虚证者，疗效卓越。

〔按语〕中医学理论认为，肾藏精，主生长发育，为生殖之本，内寓真阴真阳，肾气盛，天癸至，冲任通盛，则月经如期，孕育正常，即肾一天癸一冲任一胞宫轴在女性生殖系统中起着主导作用。卵子属“生殖之精”的范畴，先天生殖之精藏于肾，肾精滋长是卵子发育成熟的基础，充盛的肾精是实现排卵的物质基础，肾精亏虚，卵子缺乏物质基础而不能成熟。而卵子的正常排出有赖于肾阳鼓动，“肾者主蛰，司开合”，阳主乎动，肾阳作为内在动力鼓动成熟卵子排出。冲为血海，任主胞胎。《内经》云：“任脉通，太冲脉盛，月事以时下，故有子。”冲任流通，气血畅达，卵子才能顺利排出。其中任何一个环节出现问题，均会导致排卵功能障碍而致不孕。方中菟丝子、肉苁蓉、杜仲、续断、桑寄生、紫河车补益肾精，鼓舞肾气；枸杞子、何首乌、当归养血益肝，调养冲任；山药、砂仁健脾和胃；鹿角霜、艾叶、乌药、荔枝核温经理气；茯苓、车前仁利水渗湿引诸药下行。全方补肾为主，肾、肝、脾三脏同治，共奏补肾气、益精血、通脉络之功。通过填补肾精，通畅冲任二脉来治疗肾虚型排卵障碍性不孕。

〔整理人〕卓启墀。

紫仙丹

〔方剂来源〕沈阳中医院于作涛主任医师经验方。

〔药物组成〕紫石英10克，淫羊藿15克，丹参10克，炮姜10克，当归20克，香附20克，茺蔚子15克，菟丝子15克，狗脊20克，熟地25克，木香15克，茴香10克，赤石脂15克，鹿角胶15克，青皮15克，丹皮10克，怀牛膝10克，白芷6克，吴茱萸3克，金铃子15克，肉苁蓉15克，金樱子10克，枸杞子20克，柴胡10克，白芍20克。

〔功效〕养血疏肝，温肾暖宫，调补冲任。

〔适应证〕阳虚宫寒，肝郁气滞，胞脉受阻的不孕症。

〔使用方法〕共为细末，每次6克，每日两次。黄酒为引，或红糖水送服。

〔注意事项〕阴虚火旺者忌服。

〔按语〕宫寒不孕，宜于此方。

〔整理人〕于作涛。

菟蓉合剂

〔方剂来源〕全国名老中医李衡友经验方。

〔药物组成〕菟丝子12克，肉苁蓉6克，怀山药12克，熟地12克，枸杞子10克，川断10克，当归10克，香附6克，淫羊藿6～10克。

〔功效〕补肾调经助孕。

〔适应证〕肾虚闭经，月经过少，不孕症。

〔使用方法〕在排卵前期及排卵期（周期第11～16天）每日1剂，早晚各1次，连服5～10剂。在服此方前，于月经净后，先服乌鸡调经丸、胎盘片4～6天。

〔按语〕本方治疗：①无排卵月经，黄体功能差，或子宫发育不良不孕症。②崩漏血止后可调整月经周期。偏肾阴虚加女贞子10克，旱莲草12克，麦冬10克。偏肾阳虚加鹿角霜、巴戟天、艾叶各6克。

〔整理人〕李衡友。

石英毓麟汤

〔方剂来源〕山东中医药大学李广文教授经验方。

〔药物组成〕紫石英15～30克，淫羊藿15～30克，川椒1.5克，菟丝子9克，肉桂6克，续断15克，当归12～15克，白芍9克，川芎6克，枸杞子9克，赤芍9克，川牛膝15克，香附9克，牡丹皮9克。

〔功效〕温肾助阳，调经助孕。

〔适应证〕适用于排卵障碍所致之不孕症、月经后期、月经先后不定期、闭经、功能性子宫出血等病。

〔使用方法〕水煎服，每日1剂，服2次，连服3天停药1天，至基础体温升高3天停药。

〔注意事项〕月经周期在40～50天左右，子宫发育略小，肾虚表现不重者，可用原方原量，于月经第7天开始服药，每日服1剂，连服3天停药1天（顾护脾胃，保持胃纳良好），每月共服6～12剂。月经周期在2～3个月，子宫为正常之2/3大小，或伴有性欲低下，或阴道细胞涂片连续为轻度影响（达不到中度或高度影响），紫石英用45克，而且应先煎；淫羊藿可增加为30克。每日服1剂，连服3日停药1天，发现基础体温上升3天后停药，待行经第7天再开始服药。若不能测基础体温，而月经2个月不来者，应做妇科检查，排除妊娠后再调方。继发性闭经者，紫石英用90克，先煎，服法同上。肝郁肾虚者，兼有心烦易怒，乳房胀痛等，加柴胡、栀子各9克；气虚乏力者，加党参、黄芪各15～30克；纳谷不香者，加砂仁6克，陈皮9克；面浮足肿者，加茯苓15克，车前子9克；双侧卵巢较大（包括多囊卵巢综合征）者，加丹参30克，桃仁9克，或三棱、莪术各9克；少腹冷痛者，加小茴香、艾叶各6克。治疗期间寡欲节精，待时而动。中医妇科学中称排卵期为“真机”、“的候”，届时阴道分泌物增多，性感增强，则交而孕，孕而育。

〔临床验案〕刘某，女，29岁，因结婚8年未避孕未孕，月经后延15年，于1997年5月6日初诊。夫妻同居，性生活正常，2～3天一次，未避孕一直未孕。月经15岁初潮，40天～6个月一行，经期、经量正常，色红，有少量血块，无腹痛。末次月经4月26日（黄体酮撤血，距上次月经4个月）。白带量少，色白，平日腰酸痛，手足凉，纳眠可，二便调。曾用人工周期、克罗米芬及中药治疗，仍未妊娠。2年前输卵管通液示通畅。B超示PCO，形体正常，体毛不多，挤压双乳房无溢乳。舌淡红，苔薄白，脉细，妇科检查无异常。男方精液化验，不液化。中医诊断：①不孕症；②月经后期。西医诊断：①原发性不孕；②月经稀发。治宜温肾助阳，调经助孕，予石英毓麟汤加减：紫石英30克，淫羊藿30克，赤白芍各9克，当归15克，续断15克，菟丝子9克，枸杞子9克，制首乌12克，香附9克，肉桂6克，川牛膝15克，川芎6克，桃仁9克，川椒1.5克。12剂，水煎服，日1剂，连服3天停1天。克罗米芬100毫克，日1次，连服5天，己烯雌酚0.25毫克，日1次，连服10天。男方予液化汤（自拟经验方）24剂。1997年6月4日二诊：服药平妥，月经于6月3日来潮，距上次38天，经前腰酸，恶心，纳差。舌脉同前。上方加姜半夏12克，15剂。1997年7月11日三诊：末次月经7月6日，距上次34天，无明显不适。上方继服12剂。1997年8月14日四诊：服药平妥，末次月经8月8日，5天干净。舌脉同前。上方继服12剂。1997年9月24日五诊：月经40余天未行，轻微恶心3天，纳可，无腹痛。舌质淡红，苔薄白，脉细滑。尿HCG阳性。诊断：早孕。嘱禁房事，调饮食，适寒温。后丈夫来报：1998年4月19日顺产双胞胎，男孩2550克，女孩2700克。

〔按语〕肾主生殖，为生胎之源，肾与排卵功能及受孕有直接关系，肾虚则胎孕难成，治疗女性不孕从肾入手，是古今医家公认之法。中医古籍论述较多的因肾阳亏虚所致的宫寒不孕，是临床常见的证型。清代陈士铎《石室秘录》曰："胞胎之脉所以受物者也，暖则生物，而冷则杀物矣。"晋代王叔和《脉经》谓："妇人少腹冷，恶寒久，年少者得之，此为无子。年大者得之，绝产。"宋代赵佶《圣济总录》曰："妇人所以无子，由于冲任不足，肾气虚寒故也。"清代傅山《傅青主女科》云："夫寒冰之地，不生草木，重阴之渊，不长鱼龙，今胞胎既寒，何能受孕?"余认为，肾主系胞，小腹为胞宫所居之地，子宫脉络与肾相通，胞宫赖肾阳温煦和肾精滋养才能孕育胎儿。禀赋素弱，肾气不足，或后天摄生不慎，均可损伤肾中真阳，肾阳虚衰，不能温煦胞宫，宫寒则不能摄精成孕。临床所见排卵障碍所致不孕患者，多有肾阳虚衰的表现，故石英毓麟汤以温补肾阳为主。女子以血为用，月经、胎孕均以血为主，故配以养阴补血，实为善补阳者，必阴中求阳，则阳得阴助而生化无穷。古谓督脉为病，女子不孕，所以选用川椒以温督脉。临床及动物实验表明，紫石英有兴奋卵巢功能和提高性欲的作用，淫羊藿可使正常大鼠垂体前叶、卵巢、子宫重量增加。温肾药物加养血活血药可以促使排卵。

对月经正常且无明显症状，经系统检查亦非输卵管、子宫、宫颈、阴道及免疫等因素者，亦从肾论治。余用毓麟珠加紫石英、淫羊藿、香附、赤芍，以鹿角胶易鹿角霜，每月服 6 剂，自月经周期的第 7 天开始服，每日 1 剂，连服 3 天停 1 天，服完最后 1 剂的当天同房（恰好为排卵期），1～2 天后再同房 1 次。

〔整理人〕王东梅。

通任种子汤

〔方剂来源〕山东中医药大学李广文教授经验方。

〔药物组成〕香附 9 克，丹参 30 克，赤、白芍各 9 克，桃仁 9 克，连翘 12 克，小茴香 6 克，当归 12 克，川芎 9 克，元胡 15 克，莪术 9 克，皂角刺 9 克，穿山甲 3 克，炙甘草 6 克。

〔功效〕适用于各种证型的输卵管阻塞患者，尤以气滞血瘀型、寒凝血瘀型效果最佳。

〔适应证〕活血祛瘀，消肿止痛。

〔使用方法〕水煎服，每日 1 剂，日 2 次，连服 3 天停药 1 天，经期停药。

〔临床验案〕康某，女，32岁，1994年年底因未避孕未孕8个月，就诊于外院，检查输卵管不通。经三家省级西医院治疗仍未怀孕，于1996年6月3日就诊。予通任种子汤，每月服6剂，月经第7天开始服，服3天停1天。至9月份怀孕，予寿胎丸加味14剂。1997年6月4日剖腹产一男婴，体重3450克。

〔按语〕方中丹参、桃仁、赤芍活血祛瘀止痛；当归活血补血；川芎活血行气；香附理气止痛，助活血祛瘀之力；白芍补血敛阴，缓急止痛；连翘清热解毒散结；小茴香入肝经，理气止痛；元胡活血祛瘀，行气止痛；莪术行气破血止痛；皂角刺攻走血脉，直达病所，具消肿排脓之功；穿山甲性善走窜，可透达经络直达病所，功能消肿排脓；炙甘草既能缓急止痛，又可清热解毒。诸药合用，共奏活血祛瘀、消肿止痛之效，使堵塞之输卵管复通而孕。对检查输卵管通畅，但妇科检查为附件炎，且无其他不孕因素者，也给予通任种子汤。

加减运用：气滞血瘀型，经前乳房胀痛者，加柴胡9克，陈皮12克；肾虚挟瘀型加淫羊藿18克，紫石英30克；湿热瘀阻型去炒小茴香，加金银花3克，蒲公英18克。加减：少腹痛重者，加生蒲黄9克；附件炎性包块者，加三棱9克；腹胀者，加木香、陈皮各9克；若少腹痛重者加元胡、生蒲黄各9克；腹有包块者加三棱、莪术各9克。凡不孕症患者输卵管不通，或通而不畅，或输卵管虽通但有少腹疼痛，或妇科检查发现附件区增厚、压痛者，皆服用通任种子汤，治愈者颇多。有许多患者在本院或外院输卵管通液3次均不通，服上方数10剂，输卵管通畅（通液或子宫造影证实）。本方对气滞血瘀型及寒凝血瘀型疗效好。

〔整理人〕刘静君。

温润填精汤

〔方剂来源〕湖北中医药大学附属医院黄绳武教授经验方。

〔药物组成〕党参15克，白术12克，茯苓15克，甘草6克，当归10克，川芎9克，香附12克，熟地20克，白芍15克，枸杞15克，菟丝子15克，鹿角胶15克，川椒6克，紫河车30克。

〔功效〕温肾填精，调补冲任，补气养血。

〔适应证〕肾阳不足，冲任脉虚不孕症。

〔使用方法〕水煎服。

〔按语〕本方用于子宫发育不良不孕症。阳虚甚者加巴戟天、二仙丹。血虚加阿胶。阴虚火旺加丹皮、龟板、女贞子。

〔整理人〕黄绳武。

加味养精种玉汤

〔方剂来源〕湖北中医药大学附属医院黄绳武教授经验方。

〔药物组成〕当归 15 克，熟地 20 克，白芍 15 克，山萸肉 15 克，枸杞 15 克，丹皮 10 克，龟板 30 克。

〔功效〕滋阴养血，调冲益精助孕。

〔适应证〕肾阴不足，阴虚火旺不孕症。

〔使用方法〕水煎服。

〔按语〕该方以《傅青主女科》养精种玉汤加味而成。对阴虚火旺之身瘦不孕者有效。倘口燥咽干者加沙参，汗多者加山药。

〔整理人〕黄绳武。

自拟求嗣方

〔方剂来源〕妇科名家陈筱宝经验方。

〔药物组成〕当归、川芎、香附、泽兰、红花、丹参、牛膝、艾叶、川断、益母草、月季花、赤砂糖。

〔功效〕调气疏肝，祛瘀生新。

〔适应证〕妇人不孕之属气血郁滞者。

〔使用方法〕水煎服。

〔临床验案〕诸某太太，结婚七八年不育，经行无定期，或多或少，日渐消瘦，陈老先生审知其夫狎邪，不务正业，认为因于情志怫逆，肝气郁结，以求嗣方试探之（当归、川芎、香附、泽兰、丹参、牛膝、艾叶、川断、益母草、月季花、朱砂糖），3 剂觉腹中略有抄动，乃用调气疏肝法嘱连续进服二月，一面劝其改变环境，使其情志舒畅，同时赠予八制香附丸（香附、当归、熟地、白芍、川芎、红花、川连、半夏、秦艽、丹皮、青皮）久服，逾年经调，怀孕生子。

〔按语〕陈老指出，妇人久不受孕，审无其他病，检查正常（包括配偶健康），必因气血有所郁滞，可以用此方试探动静。在经行时服 1 剂后，腹中有气抄动，大便微利，日行二三次，自觉舒适，继续再服 2 剂，即不觉抄动，这表示气血流畅，可有生育之望。假使先进 1 剂，腹中不抄动而大便亦不得通畅，再进始有抄动感觉，表示气血瘀结，胞络之气不调畅，则生育较慢。假使服此方而毫无动静，连续经过 6 个月试服，也了无影响，则生育多无希望。服药后腹中有气抄动的感觉，虽与孕育无直接关系，但由此可测知气血之盛衰，任脉之通调与否。

陈老还特别指出，此方应在月经来潮时当日进服，有祛瘀生新之功效，可以帮助气机之调畅，使无瘀滞之患。如经行日期延长者，又可使之缩短。经净之后，每日服八制香附丸，使气血充旺，易于生育。

本方运用时的加减法是：月经先期，加赤芍、丹皮；后期加鹿角、巴戟；经行腹痛加元胡、木香；腰酸，加秦艽、杜仲。

〔出处〕《近现代 25 位中医名家妇科经验》。

助孕汤

〔方剂来源〕崔玉衡经验方。

〔药物组成〕熟地 15 克，当归 15 克，炒白芍 15 克，川芎 10 克，吴茱萸 6 克，官桂 3 克，淫羊藿 15 克，仙茅 6 克，沉香 5 克，醋香附 20 克，炙甘草 6 克。

〔功效〕气血双补，益肾固冲。

〔适应证〕适应于身体素弱，脾虚血亏不孕者。

〔使用方法〕水煎服。

〔临床验案〕杨某，女，27 岁。1987 年 3 月 3 日初诊。患者结婚 4 年未孕，素来月经错后，现又 4 个月未至。经妇科检查：继发性闭经。平时有白带，量不多，其他无不适感，脉沉细，舌质淡苔薄白。诊断：不孕症，闭经。治宜温经散寒，活血祛瘀。肉桂 3 克，吴茱萸 5 克，川芎 15 克，当归 30 克，赤芍 15 克，丹皮 10 克，干姜 3 克，香附 30 克，清半夏 10 克，党参 15 克，淫羊藿 15 克，桃仁 15 克，红花 10 克，沉香 3 克，炙甘草 6 克。服药 3 剂，月经仍未行，余无所苦。守上方加三棱 30 克，莪术 20 克。又服 3 剂后，月经已至，量少。经净后，改用滋肝肾、养血活血之剂，拟“助孕汤”加味治之。当归 15 克，熟地 15 克，白芍 15 克，川芎 10 克，香附 20 克，菟丝子 15 克，云苓 13 克，淫羊藿

15克，沉香3克，党参13克，肉桂3克，吴茱萸5克，炙甘草6克。服6剂，经期正常2个月，仍间断口服上方，于1987年8月20日停经，检查已妊娠50日。

本例为不孕症兼闭经。此患者因气血瘀滞，胞宫虚寒，而致经闭不行，血瘀血虚致冲任二脉虚损，久不受孕。先治用调经之剂，首方以温经散寒、活血祛瘀为主，使经水通调，月事如期，再拟养血活血之助孕汤，补肝肾，益精血，活瘀调经，即达到摄精助孕之效。

〔按语〕若寒凝胞宫，可加附子，倍官桂，使肾中真阳得补，寒邪除去，阴霾得散。对于子宫发育不良，或幼稚子宫者，可加党参、黄芪、鹿茸、菟丝子等。诸药配伍，既温养先天肾气以生精，又培补后天以化血，并佐调和血脉之品，使精血充足，月经调和，胎孕自成。

〔出处〕《古今名医临证金鉴》。

嗣育丹

〔方剂来源〕全国名老中医崔玉衡经验方。

〔药物组成〕当归30克，熟地30克，川芎15克，炒白芍15克，醋香附30克，沉香6克，云苓20克，苍术15克，紫河车15克，巴戟天30克，淫羊藿30克，菟丝子20克，砂仁6克。

〔功效〕补肾精血，调经温宫，健脾行瘀。

〔适应证〕冲任虚损，久不受孕。

〔使用方法〕上药可服汤剂，每隔1～2日1剂，间断口服。也可研为细末，炼蜜为丸，每丸9克重，1次2丸，每晚1次，连服3个月为1疗程。服药时间，一般以经净后3日用药，经前1周停药，此需因人因证而异。并嘱患者要密切配合，坚持服药，定有嗣育之效。

〔按语〕本方中当归、熟地、芍药、川芎有补血活血、敛阴养血之效。配巴戟天、淫羊藿、菟丝子等药，可补肾壮阳，益精气，治男子绝阳不起，女子绝阴无子。加紫河车一药，为血肉有情之品，气味甘温，大补元气，滋阴补肾，益精血，专治冲任虚损，久不受孕。佐香附一味，入血分祛旧血生新血，《本草纲目》云，“香附……暖子宫……乃气病之总司，女科之主帅……”配伍云苓、苍术、砂仁可健脾祛湿，芳香和胃，并起到防止滋补腻膈、中满之弊。加入沉香，可入肝肾脾胃经，功能降气温中，暖身纳气，启子宫。如《日华子本草》曰：“调中补五脏，益精壮阳暖腰膝……”综观全方，补肾气，益精血，调经温宫；健脾胃，生化源，行瘀阻，启子宫。其补中有活，摄中有调，组合得体，能达到益肾助孕之功效。

〔出处〕《古今名医临证金鉴》。

天英消癥系列方

〔方剂来源〕湖北武汉中医妇科名家周文瑜经验方。

〔药物组成〕口服方：皂角刺 10 克，蒲公英 30 克，柴胡 6 克，白芍 10 克，穿山甲 10 克，红花 10 克，当归 12 克，乌药 10 克，青皮 10 克，陈皮 10 克，路路通 6 克，香附 10 克。

灌肠方：皂角刺 15 克，蒲公英 30 克，川朴 15 克，大黄 10 克，银花藤 30 克。

药包外敷方：皂角刺 15 克，蒲公英 30 克，路路通 15 克，威灵仙 20 克，乳香 20 克，没药 20 克，红花 15 克，透骨草 15 克，赤芍 15 克。

〔功效〕清热解毒，消瘀通络。

〔适应证〕输卵管粘连所致不孕症。

〔使用方法〕口服方每日 1 剂，每周 5 剂，8 周为 1 疗程。灌肠方每晚 1 剂，50～100 毫升保留灌肠，经期停用。若大便稀溏或腹泻者灌肠方中去大黄。药包外敷方做成包，蒸 40 分钟，双侧下腹各 1 包，敷 30 分钟，可重复使用 2～3 次，疗程不限。

〔临床验案〕陈某，32 岁（初诊年龄），工人。结婚 5 年未孕，丈夫精液常规正常。本人长期低烧，经量少，痛经，腰与少腹疼痛，苔白厚，脉细滑。妇检：子宫较小，左侧附件增粗压痛。输卵管通畅试验示阻力很大，水流不得通过（1979 年 9 月）。BBT 双相。月经中期宫颈黏液可见羊齿状结晶。诊断为输卵管粘连所致不孕症。采用天英煎剂随证加减治疗，共 2 个疗程，加三棱、白薇、青蒿。未配合任何西药。于 1981 年 3 月受孕，后剖腹产一女婴。

〔按语〕天英消癥方以皂角刺、蒲公英为主药。其中，蒲公英清热解毒作用强，能消恶肿；皂角刺又名天丁，辛散温通，性锐利，具有消肿、托毒、排脓之功，凡痈疽脓毒未成能消，已成能溃，与本方穿山甲共为《外科正宗》透脓散之消肿溃脓主药。受透脓散的启发，应用皂角刺、穿山甲，使其透达输卵管粘连、堵塞之病所；配蒲公英、银花藤（或野菊、贯众）等药，达到消炎通管之作用。本方还配以柴胡、当归、白芍、香附等妇科良药，疏肝解郁，再加上红花、路路通、青皮、陈皮、乌药行气化瘀，使全身气机宣达，加速血液流行，促进炎症消散，以利于输卵管之通畅。

口服方随证加减：痛经，少腹疼痛者加丹参15克，川楝子10克，元胡10克。盆腔炎急性发作有包块者加野菊12克，银花藤15克，丹皮10克，赤芍10克，贯众12克。慢性盆腔炎合并包块或第二次通水不通畅者加三棱10克，莪术10克。腰痛甚者加川断12克，杜仲12克。低烧者加青蒿10克，白薇10克，柴胡改银柴胡10克，加丹皮10克，栀子10克。黄体不健或子宫内膜分泌不良者加菟丝子12克，枸杞子12克，淫羊藿10克，覆盆子12克，淡大芸10克。耳鸣、眩晕者加石菖蒲6克，远志6克，郁金10克。乳腺肿块者加王不留行10克。输卵管积水者加桂枝10克，云苓12克，萹蓄10克。大便干结者加火麻仁12克，桃仁6克，大黄10克。大便稀溏或腹泻者加黄连6克，木香10克，薏苡仁24克。

〔出处〕《古今名医临证金鉴》。

暖宫促孕汤

〔方剂来源〕北京中医药大学名誉教授谢海洲经验方。

〔药物组成〕艾叶15克，香附10克，吴茱萸10克，当归10克，川芎10克，熟地黄15克，赤芍15克，川断15克，肉桂5克，黄芪15克，狗脊15克，桑寄生15克，小茴香5克，台乌药10克。

〔功效〕暖宫促孕。

〔适应证〕肾阳虚衰、胞宫寒冷、经少后错兼有痛经以致久不受孕。

〔使用方法〕水煎服。

〔临床验案〕杨某，28岁，婚后6年未孕，经期错后，量少色淡，少腹冷痛，手足不温，经行前后腰腿酸痛，精神萎靡，舌淡苔水滑，脉沉细而迟。证属肾阳虚衰，宫冷不孕。治拟益肾暖宫，温经散寒之法，以暖宫促孕汤予服30剂，每日1剂，另加七制香附丸30袋，每次1/3袋，2次/日，益母草膏30瓶，每日早晚各1匙。至经血正常，脉由虚弦转至小弦、弦，舌由淡转红润，面色亦红润有神。

傅青主曰："夫寒水之地，不生草木，重阴之渊，不长鱼龙，胞胎寒冷，又何能受孕哉。”投以暖宫促孕汤以温肾暖宫为主，虑其经寒则凝，而加用七制香附丸、益母草膏以理气活血，化瘀生新，使胞宫暖而肾气固，冲任调而经脉痛，故能得效有孕。

〔按语〕妇人不孕责在肾及冲任，重在经血，当以温肾暖宫、益精养血为主，本方包括四物汤、艾附暖宫丸加味，务求气血调和，阴阳平衡，以期孕育。服上方待经行量增，脉舌均趋正常时，可加党参 10 克，白芍 15 克。

〔出处〕《中国名医名方》。

逐瘀助孕汤

〔方剂来源〕黑龙江中医药大学马宝璋教授经验方。

〔药物组成〕丹皮 15 克，赤芍 20 克，柴胡 15 克，黄芩 20 克，香附 20 克，元胡 15 克，银花 50 克，连翘 20 克，海藻 20 克，牡蛎 50 克，皂角刺 15 克，牛膝 20 克。

〔功效〕逐瘀助孕。

〔适应证〕适用于血瘀气滞型不孕症，夹热者多，夹寒者少。

〔使用方法〕使用本方治疗的最佳时间是月经间期至月经前期，一般在经前 10～14 天开始服用，每日 1 剂，服至月经第 2 天。此时血海中血多气盛，用药易达病所，且可借月经来潮之机，达到因势利导的祛瘀目的。对个别病人，根据中医学对月经的认识，也可在经净后服用六味地黄丸 1 丸，日 2 次，服用 1 周，以补血海之虚，扶正以利祛邪。

〔临床验案〕袁某，27 岁，干部。1989 年 8 月 23 日初诊。患继发性不孕 2 年多。既往月经正常，24 岁结婚，1987 年 7 月 10 日孕 5 个月自然流产，后即再未受孕。经前 4～5 天开始小腹胀痛，经前 1 周开始乳房胀痛，心烦易怒，舌红有紫点，苔薄微腻，脉弦滑。妇科检查：双侧附件明显增厚压痛，输卵管通水试验通而不畅。中医诊断：气滞血瘀型痛经、血瘀型不孕。西医诊断：慢性附件炎、继发性不孕。处置：逐瘀助孕汤，每经前 10 天开始服用，每日 1 剂，服至月经来潮第 2 天。经净后服六味地黄丸，日 2 次，每次 1 丸。如是治疗 2 个月。末次月经 1989 年 10 月 29 日，后未再潮，停经 58 天时妊娠试验（＋）。1990 年 2 月 16 日 B 超诊断：活胎，胎儿大小符合妊娠月份。

〔按语〕若血瘀不甚则去赤芍、牛膝，酌加白芍、川断；若兼寒者去银花、连翘，酌加肉桂、小茴香。笔者以此法治疗血瘀气滞不孕症，每收卓效。

〔出处〕《古今名医临证金鉴》。

不孕民间流传验方

〔方剂来源〕民间流传验方。

〔药物组成〕上沉香、白蔻仁、川乌片、北细辛、粉干葛各 3 克。

〔功效〕温肾通络，理气种子。

〔适应证〕适用于妇女不孕或子宫偏小，属肾阳偏虚，肾气虚寒所致。

〔使用方法〕在月经净后当天服 1 剂，3 个月为 1 个疗程。为了方便病人服用，后将此方药味共研为细末，1 剂药量分做成 3 粒蜜丸，约 30 克，于月经净后当天分 3 次服完，或配合其他调经种子方药应用。

〔按语〕任主胞胎，脑脉系于肾，肾阳足则能温煦胞宫，而孕育正常，肾阳虚则胞宫寒冷，任脉不通，难于受孕。

〔整理人〕全国名老中医刘云鹏。

补肾泻浊汤

〔方剂来源〕安徽中医学院梁文珍教授经验方。

〔药物组成〕菟丝子、枸杞子、淫羊藿、金银花、紫花地丁、车前子、牡丹皮、泽泻、川牛膝、怀牛膝各 10 克，薏苡仁 20 克，黄柏 5 克，生甘草 9 克。

〔功效〕补肾泻浊。

〔适应证〕适用于免疫性不孕。

〔使用方法〕水煎服。

〔临床验案〕王某，26 岁，农民，1993 年 12 月 6 日初诊。婚后 2 年未孕。月经 14 岁初潮，周期 28～30 天，带经 6～7 天。末次月经为 1993 年 11 月 23 日，量中等，质黏稠，色暗红，伴小腹隐痛。平时带下偏多，色淡黄，腰骶酸楚。妇科检查：慢性附件炎、慢性宫颈炎。血抗精子抗体（+）。舌淡红，苔薄黄微腻，脉细滑。补肾泻浊汤去枸杞子，加茯苓、茵陈各 10 克，每月 10 剂，连服 2 个月。1994 年 3 月 10 日二诊：药后腰酸减轻，白带正常，复查血抗精子抗体转阴，嘱停药观察。1994 年 5 月 8 日三诊：告知已早孕 43 天。

〔按语〕对于免疫性不孕的本质，至今尚未完全澄清，但多认为，当妇女生殖器官有感染或创伤因素存在时，皆可促使抗精子抗体的产生，验之临床，大部分患者均有生殖器官的慢性炎症或腰酸、腹痛、带下等症状，据症辨证，治拟益肾化瘀、清热利湿的补肾泻浊汤，并验证于临床，说明免疫性不孕与肾虚、瘀滞、湿热有一定的内在联系，其机理尚待进一步研究。肾主生殖，其精宜填不宜泻。肾虚瘀滞湿热者，益肾不可温燥，利湿不可苦泄，化瘀不可克伐。补肾泻浊汤选用菟丝子、枸杞子、淫羊藿甘润补肾而不燥烈；薏苡仁、泽泻、黄柏泄肾浊燥湿邪而坚阴；车前子甘寒滑窍；金银花、紫花地丁清热解毒，配以牡丹皮、牛膝疏利冲任；甘草缓急止痛。全方消补共济，消利结合，共奏补肾泻浊之功。尤其是菟丝子配枸杞子，薏苡仁配牡丹皮为本方配伍之要，临床屡获佳效。

加减运用：热甚加黄芩，郁甚加郁金，瘀甚加桃仁，湿甚加茯苓，阳虚加鹿角胶，阴虚加北沙参，脾虚加炒白术。

〔整理人〕梁文珍。

5.4 阴痒

外阴瘙痒症经验方（Ⅰ）

〔方剂来源〕上海蔡氏妇科蔡小荪经验方。

〔药物组成〕龙胆草 9 克，生山栀 12 克，黄芩 9 克，胡黄连 9 克，柴胡 6 克，白芍 9 克，生地 12 克，泽泻 10 克，木通 9 克，竹叶 9 克，生甘草 5 克。

〔功效〕清肝泻火止痒。

〔适应证〕适用于外阴瘙痒属肝火上炎者，症见肝火较旺，外阴瘙痒夜间加剧，带多色黄或赤，急躁易怒。

〔使用方法〕水煎服。

〔整理人〕黄素英。

外阴瘙痒症经验方（Ⅱ）

〔方剂来源〕上海蔡氏妇科蔡小荪经验方。

〔药物组成〕土茯苓30克，防风9克，白芷9克，枯矾4.5克，细辛3克，土槿皮20克，川芎9克，黄柏30克，冰片4.5克，蛇床子30克。

〔功效〕清利湿热，杀菌止痒。

〔适应证〕适用于外阴瘙痒属湿热下注者，或有真菌感染，出现外阴瘙痒，甚则抓破而溃，带多色黄，或如豆渣样，或有秽臭气味，心烦不安，小便短赤刺痛。

〔使用方法〕制成粉剂，内喷外扑，也可煎水熏洗。

〔整理人〕黄素英。

外阴瘙痒症经验方（Ⅲ）

〔方剂来源〕上海蔡氏妇科蔡小荪经验方。

〔药物组成〕当归9克，川芎6克，白芍9克，熟地9克，龟板胶9克，麦冬12克，知母9克，黄柏9克，制首乌12克，泽泻4.5克。

〔功效〕滋阴润燥止痒。

〔适应证〕适用于外阴瘙痒属阴虚血燥者，症见外阴瘙痒日久不愈，外阴皮肤、黏膜干燥或粗糙，

〔使用方法〕水煎服。

〔按语〕如口干咽燥，加玄参、沙参；痒甚加白蒺藜、防风、白鲜皮；大便秘结加全瓜蒌、火麻仁；皮肤干燥加黄精、女贞子、鸡血藤等。

〔整理人〕黄素英。

涤净洗剂

〔方剂来源〕杭州何氏妇科经验方。

〔药物组成〕苦参10克，白鲜皮10克，川椒3克，鹤虱10克，冰片适量。

〔功效〕清热化湿，杀虫止痒。

〔适应证〕肝郁型不孕。

〔使用方法〕水煎，外洗。

〔按语〕本方选苦参为君药，性寒，归心、肝、胃、大肠、膀胱经，功能清热燥湿、祛风杀虫、利尿。南鹤虱，其味苦辛性平，有小毒，归脾胃经，功能杀虫。白鲜皮苦寒，归脾胃经，清热解毒，燥湿祛风，为佐使药。诸药合用，共奏清热解毒、燥湿杀虫之功。

〔出处〕《全国中医妇科流派研究》。

消肿痛

〔方剂来源〕全国名老中医哈荔田经验方。

〔药物组成〕芒硝 3 克，甘草 9 克。

〔功效〕清热解毒，消肿。

〔适应证〕外阴炎。

〔使用方法〕布包，外用熏洗。

〔按语〕《本经疏正》曰“硝者消也”，极言其软坚散结之力。以之配伍甘草外用，清热解毒，散结止痛，宜于外阴肿痛之症。

〔整理人〕哈荔田。

灭霉洗剂

〔方剂来源〕河南中医学院第一附属医院胡玉荃经验方。

〔药物组成〕马鞭草、黑矾、蛇床子、雷丸、槐米、凤仙子。

〔功效〕清热解毒，杀虫止痒。

〔适应证〕霉菌性阴道炎，宫颈炎，尿道口炎，肛周炎，会阴炎。症见阴痒，阴肿，阴痛，带下量多有秽味，阴部溃疡等。

〔使用方法〕每次倒出 1/3 瓶药液，按 1∶1 比例兑入开水稀释后冲洗阴道，或熏洗外阴，或坐浴，或用纱布蘸药液湿敷患处，一日 1～2 次。

〔临床验案〕杨某，28 岁。外阴瘙痒伴白带异味 3 个月前来就诊。经检查诊为霉菌性阴道炎。患者不喜吃药，故给予灭霉洗剂于非经期外用，连用 3 个月后停药，无复发。

〔按语〕方中马鞭草味苦性凉，清热解毒，活血散瘀，利水消肿，为君药。《本草经疏》云："马鞭草，本是凉血破血之药。下部䘌疮者，血热之极，兼之湿热，故血污浊而成疮，且有虫也。血凉热解，污浊者破而行之，靡不瘥矣。"黑矾酸涩，性收敛，能除腐肉、生好肉，收湿敛疮，外用有解毒杀虫、燥湿止痒之功效，主治风热湿毒凝滞于肌肤之湿肿瘙痒，为臣药。蛇床子味苦性温，杀虫止痒，祛风燥湿，《本草经疏》言其"主妇人阴中肿痛，男子阴痿湿痒"，雷丸味咸性微寒，清热解毒，杀虫除湿，槐米凉血止血，对多种癣菌有抑制作用，共为佐药。凤仙子"治诸恶疮，败一切火毒"。诸药合用，共奏清热解毒除湿、杀虫止痒敛疮之效。

〔整理人〕胡玉荃，翟凤霞。

滋阴养血止痒方

〔方剂来源〕成都中医药大学附属医院杨家林主任医师经验方。

〔药物组成〕制首乌30克，生地10克，熟地10克，山茱萸10克，怀山药15克，茯苓10克，枸杞10克，丹参15克，赤芍15克，白芍15克，白鲜皮15克，紫荆皮15克，荆芥10克，当归10克。

〔功效〕滋阴养血，祛风止痒。

〔适应证〕阴虚血燥生风的阴痒。

〔使用方法〕水煎服。

〔按语〕本方用于阴血亏虚、外阴失荣之干燥瘙痒。功具滋阴养血、祛风止痒之效，于"外因白损病"每所常用。

〔整理人〕杨家林。

黄花蛇床洗方

〔方剂来源〕上海骆氏妇科骆益君经验方。

〔药物组成〕一枝黄花30克，川槿皮30克，蛇床子30克，百部15克，苦参15克，川椒15克。

〔功效〕清热除湿，杀虫灭虱，治癣止痒。

〔适应证〕滴虫性阴道炎，霉菌性阴道炎。

〔使用方法〕水煎熏洗，坐浴。经期及孕妇禁坐浴。

〔出处〕《中医妇科验方选》。

5.5 阴疮

儿茶溃疡散（外用药）

〔方剂来源〕黑龙江韩氏妇科韩百灵经验方。

〔药物组成〕儿茶、枯矾、冰片、雄黄、龙骨、黄柏。

〔功效〕清热解毒，燥湿敛疮，祛腐生肌，杀虫止痒。

〔适应证〕湿热下注或湿热生虫所引起的外阴、阴道瘙痒，如虫行状，甚至奇痒难忍，带下量多，色黄呈泡沫状或色白如豆渣状，或阴部红肿热痛，阴部内外局部破溃，狐惑病，口舌生疮等。

〔使用方法〕用上药研末，少许涂于患处，日 1～2 次。亦可适量外洗。

〔整理人〕韩延华。

护 阴 煎

〔方剂来源〕内蒙古呼和浩特市中医院纪世卿主任医师经验方。

〔药物组成〕蛇床子 30 克，川椒 9 克，白矾 9 克。

〔功效〕燥湿，解毒，杀虫。

〔适应证〕阴户生疮痛痒。

〔使用方法〕水煎熏洗。

〔注意事项〕忌食辛辣腥之品。

〔整理人〕纪世卿。

5.6 子宫脱垂

当归黄芪汤

〔方剂来源〕三晋韩氏妇科经验方。

〔药物组成〕当归6克，炙黄芪9克，人参6克，白术6克，炙甘草3克，升麻1.5克。

〔功效〕补气升阳。

〔适应证〕阴挺，妇人阴户中突下一物，如合钵或菌头，清水续续。脉象：沉、牢、涩。

〔使用方法〕水煎服。

〔按语〕此方即《傅青主女科》收膜汤去白芍加炙甘草，生黄芪改为炙黄芪。此方补气之中，加健脾升阳之品，引以升麻升阳解毒，止中气下陷，收缩痿脱。

〔出处〕《全国中医妇科流派研究》。

5.7 妇人脏躁

养血宁心安神汤

〔方剂来源〕浙江省中医院裘笑梅主任医师经验方。

〔药物组成〕紫丹参24克，琥珀末1.2克（冲），茯神12克，磁石30克，青龙齿15克，紫贝齿30克，九节菖蒲3克，淮小麦30克，红枣15克，炙甘草6克。

〔功效〕养血宁心安神。

〔适应证〕阴亏火盛，心肾失养所致心悸失眠，情绪烦躁，善怒，甚则悲伤啼哭等症。

〔使用方法〕水煎服。

〔按语〕方中用二齿安神汤为主合甘麦大枣汤，旨在养心神，开心窍，镇惊而守其神。

〔整理人〕裘笑梅。

5.8 高泌乳素血症

泌乳平

〔方剂来源〕山东中医药大学金维新教授经验方。

〔药物组成〕炒麦芽 30 克，女贞子 15 克，旱莲草 15 克，生地 15 克，山萸肉 12 克，丹皮 12 克，茯苓 12 克，栀子 9 克，柴胡 9 克，白芍 15 克，当归 15 克，白术 15 克，山药 30 克，枸杞子 15 克，制龟板 15 克，夏枯草 9 克，黄芩 9 克。

〔适用症〕高泌乳素血症（血中泌乳素＞23 纳克/毫升）。中医学没有本病的专门论述，多见于溢乳、月经病及不孕。

〔使用方法〕每日 1 剂，水煎服，连服 30 剂为 1 疗程，也可做成蜜丸或水丸服用。

〔注意事项〕服药期间注意勿食辛辣及热性食物。

〔临床疗效〕高泌乳素血症病人经治疗达正常（＜23 纳克/毫升）者约占 90％～95％以上。

〔临床验案〕济南某公司职员陈女士患本症，血中泌乳素（PRL）为 66 纳克/毫升，服西药溴隐亭 2 个月后血中泌乳素降至正常值以下，停用溴隐亭治疗 1 个月后再次查血中泌乳素为 54 纳克/毫升，改服中药泌乳平药丸 2 个月后复查，血中泌乳素降至 15 纳克/毫升，2 个月后病人妊娠。

〔按语〕本病病因病机为肝肾阴虚或肝郁化热，方中炒麦芽消乳胀、回溢乳；生地、山萸肉、枸杞子滋补肝肾；山药补气养阴；丹皮、栀子、黄芩泻火除烦，清热凉血；柴胡疏肝解郁；当归、白芍养血补肝；女贞子、旱莲草补养肝肾；白术、茯苓健脾利湿；制龟板滋阴潜阳；夏枯草清火散结。全方滋补肝肾、疏肝健脾、清热泻火，使血中泌乳素下降。

高泌乳素血症是下丘脑一垂体病变所致，常伴有婚久不孕，月经先后不定，月经稀少或闭经，经前乳房胀痛，有时乳汁溢出或挤出，病人常烦躁内热，口干便秘，舌质红，苔薄黄，脉弦细数，血中泌乳素测定高于23纳克/毫升，现代医学治疗本症有特效药物溴隐亭，此药疗效迅速、确实，不足的是有40%的病人服药后出现副作用，甚至被迫停药，再者溴隐亭停药后易复发，而中药泌乳平疗效恒定，很少复发，而且无任何副作用。

〔整理人〕金维新。

高泌乳素血症经验方

〔方剂来源〕上海蔡氏妇科蔡小荪经验方。

〔药物组成〕全当归9克，大生地9克，白芍9克，大川芎6克，怀牛膝9克，川郁金9克，生大黄（后下）6克，玄明粉（冲服）4.5克，鸡血藤12克，生麦芽30克，石菖蒲4.5克，穿山甲片9克。

〔功效〕养血活血，通脑利窍，顺气舒络，退乳行经。

〔适应证〕适用于高泌乳素血症。

〔使用方法〕水煎服。

〔临床验案〕张某，27岁，未婚。初诊：1991年7月18日。经来稀少，甚至数月一行，点滴即净。现经阻5个月，头晕烦躁，便艰口干，形体渐胖，一周前乳房略胀，挤之有白色分泌物。苔薄质红，脉细弦。嘱请西医妇科检查，行血清FSH、LH、PRL测定。乃冲任蕴热，胞脉瘀阻，当清热通闭，活血调经。全当归9克，大生地9克，白芍9克，怀牛膝9克，玉竹9克，川郁金9克，生大黄（后下）6克，玄明粉（冲服）4.5克，石菖蒲4.5克，鸡血藤12克，穿山甲9克，生麦芽30克。7剂。二诊：1991年8月16日。妇科肛查及B超显像，认为子宫偏小，PRL增高，西医诊断为高泌乳素血症。患者因有“慢迁肝”史，不愿接受西药。服用中药后自觉烦躁、头痛等恙好转，泌乳已除，白带增多，大便亦畅，舌脉同前，仍以原方去玄明粉，改生大黄为酒炒大黄，加制香附9克，红花4.5克，继服7剂。患者自服上方半月后，月经来潮，量显增且畅，色鲜有块，溢乳、头痛已除，再服上方去玄明粉，加红花4.5克，经期已准，量中色暗红，5日净，溢乳等症基本消除，PRL复查亦已正常而告愈。

〔按语〕方用四物汤养血调经，唯川芎香燥有上窜之弊，加牛膝活血下行，通利下焦；调胃承气汤泻胃肠实热，内大黄苦寒攻下，不仅祛下焦积滞，又能祛瘀生新，寓攻于补。元代罗天益血极膏，一味大黄治妇人干血经闭，被称为妇人之仙药。穿山甲片散血中之滞，通经络之闭；鸡血藤气清而香，补血和血，宣通经络；川郁金顺气开郁，活血调经；生麦芽健脾下气，回乳消胀，具有抗泌乳素分泌的作用；菖蒲辛温芳香，通脑髓而利九窍，除痰湿而宁心神。全方养血活血，通脑利窍，顺气舒络，退乳行经。

〔整理人〕黄素英。

归肾定经汤

〔方剂来源〕山东省立医院李克勤教授经验方。

〔药物组成〕熟地24克，山药、山萸肉、菟丝子、杜仲、枸杞子各15克，当归、茯苓、柴胡、荆芥穗、白芍各12克。对闭经或量少、稀发者可加桃仁、红花、牛膝、泽兰各12克；溢乳者加炒麦芽60克；肥胖伴经不调者加苍术、香附、半夏、陈皮各12克；习惯性流产者以归肾丸（《景岳全书》）合寿胎丸（《医学衷中参西录》）加减。

〔功效〕疏解肝郁，滋养肾精。

〔适应证〕适用于高泌乳素血症。

〔使用方法〕水煎服。

〔临床验案〕34例服药12～74天，平均40.3天，PRL降至正常者30例。治疗前PRL平均值55.2纳克/毫升，治疗后PRL平均值为20.3纳克/毫升，与治疗前相比，治疗后PRL平均值降低35.0纳克/毫升。月经稀发和闭经的31例中，月经恢复26例，恢复时间最早为药后2周，最长为2个半月。其中闭经不孕的9例中，待月经周期规律后随即妊娠2例，2个月经周期后加用促排卵药物即妊娠者3例。溢乳者2例，药后溢乳消失。习惯性流产者4例中，用中药保胎成功1例。

〔按语〕高PRL血症属于中医月经量少、后期、闭经、不孕、溢乳范畴。中医学认为，月经和孕育原本于肾，傅青主云：“经水出诸肾。”肾为月经之本，然而月经的调节又取决于肝，肝藏血主疏泄，故李克勤认为，本病的发病机理是肝郁及肾，肝肾精血亏虚，肝司血海而主疏泄，肾主胞宫而藏精血，肝肾一体，精血同源，肝郁则疏泄失职而影响血海，肾虚则精血失化而胞宫失养，故经来量少、后期，甚则闭经不孕，且乳头属肝，肝郁疏泄失常，气血逆乱，血不循常道下归血海为经，反随肝气上逆乳房变为乳汁，即出现闭经溢乳。因此高PRL症治疗关键在于疏解肝郁、滋养肾精，故以《傅青主女科》定经汤与《景岳全书》归肾丸加减。方中以柴胡、荆芥穗疏肝解郁，当归、白芍养血柔肝，熟地、山萸肉、枸杞子滋养精血，菟丝子、杜仲补益肾气，山药、茯苓健脾，肝气条达则经期可定，精血得养则经血自充，阴平阳和，孕育乃成。

〔整理人〕李克勤。

5.9 子宫发育不良

加味艾附暖宫丸

〔方剂来源〕安徽省名老中医张琼林验方。

〔药物组成〕潼蒺藜80克，自制胎盘2具，艾叶70克，制香附150克，川续断40克，山萸肉50克，炒白芍50克，川芎50克，黄芪50克，生地黄50克，肉桂15克。

〔适应证〕发育不良，宫寒不孕（子宫略小于正常，月经错后，长期不孕）。

〔使用方法〕炼蜜作丸或醋糊为丸如绿豆大。每服10克，2～3次/日。食远服，经期停服。

〔注意事项〕经期勿行寒饮冷。胃肠不适，可以停停再服。

〔按语〕子宫发育偏小或欠佳，往往“天葵”迟来或经期错后。月经婚前常闭，婚后不孕，经色暗淡，宫寒肢冷，多因先天不足，后天失养之故。“女子肝为先天”，初诊可服用温经填冲、调补肝肾之剂，最后再服此丸。结合食疗，常吃“毛蛋”（鸡肧，沪上常称“喜蛋”），坚果类果仁如葵花子、南瓜子、核桃肉等，可以助孕。孕初必服补肾、健脾、益气、养血之剂，以固胎元。

〔整理人〕张琼林，张善堂。

益元荣冲方

〔方剂来源〕山东烟台莱阳复健医院蔡锡英经验方。

〔药物组成〕菟丝子 12 克，车前子 12 克，蛇床子 12 克，枸杞子 12 克，韭菜子 12 克，女贞子 12 克，肉桂 10 克，制附子 6 克，紫石英 30 克，鹿茸 1 克（研冲），仙茅 12 克，淫羊藿 15 克，炒艾叶 10 克，小茴香 10 克，当归 15 克，川芎 10 克，熟地黄 15 克，丹皮 12 克，白芍 12 克，首乌 15 克，甘草 6 克，大枣 10 克。

〔适应证〕“子宫发育不良”，为妇科常见疾病，现代医学认为，本病多由“子宫先天发育不良”或“卵巢功能不全”所致。患者常兼见：头晕目眩，腰背酸痛，畏寒肢冷，神疲乏力，月经量少，经期延迟，或闭经，或婚后久不受孕等肾元亏虚证。故此证当属中医学“闭经”、“经行后期”、“不孕症”之范畴。

〔使用方法〕肾中精气亏虚者合以“左归饮”；气血双亏者合以“十全大补汤”。有气滞者加香附 15 克、乌药 10 克；有血瘀者加土元 10 克、水蛭 10 克、益母草 30 克。服法：从就诊之日起，服至月经来潮，停药至周期 3～5 天时，继续服用。每周期可连续服用 2～4 周，依次连续服用 3 个月经周期，即为 1 个疗程。每周期服药的剂数，视月经周期情况而定：月经逾期两周以内者，每周期服用 14 剂；逾期 4 周以内者，每周期服用 20 剂；两月以上一至者，可服用 30 剂。

〔临床验案〕王某，25 岁。初诊日期：1991 年 8 月 24 日。婚后 2 年未孕，闭经 6 个月，男方检查无异常，追问其病史，发现月经自初潮后，经常 5～8 个月来潮一次，量少，色淡，经期两天左右。彩超检查示：子宫大小为 4.0 厘米×2.8 厘米×1.5 厘米。精神不振，面色少华，形体消瘦，六脉沉细，舌苔薄白。辨证：肾元亏虚，胞宫失充，冲任不调。诊断：子宫发育不良（经迟、经闭、不孕症）。治法：益肾填精，养血荣冲。方药：益元荣冲方合十全大补汤加减调服。加减服用 36 剂后，月经来潮，但仍量少色淡，彩超示：全子宫大小为 5.2 厘米×3.5 厘米×2.0 厘米。嘱其按法服药。时隔 5 个月后再诊。主诉：按要求服药 30 余剂，月经来潮两次，均 40 余日而至，量较前增多，但本次月经近两月未至并感胃脘部不适 10 余日，伴恶心，恶闻食气，患者疑为中药反应。检查：神色尚可，脉滑数，舌苔薄白。脉症合参，疑之为早孕，做妊娠试验，确为阳性。见其体弱，予“十全大补丸”服至孕三月余。足月后顺产一女婴，母子均健康。

〔按语〕中医学认为，胞、经、妊与肾气、冲脉、任脉、天癸关系密切。《内经·上古天真论》云：“女子七岁肾气盛，齿更发长；二七天癸至，任脉通，太冲脉盛，月事以时下，故能有子。……七七任脉虚，太冲脉衰少，天癸竭，地道不通，故形坏而无子。”叶天士《临证指南》调经篇亦云：“不孕，经不调，冲脉病也。”可见月经按期至否，有子否，均与肾气、冲任、天癸有密切关系。因此，临证以“益肾填精”法为主，使肾元充足；佐以“调冲养血”，使冲任和调，并立“益元荣冲方”，治疗“子宫发育不良”症，使元气充盛，天癸自至，月经自调，因而“有子”，故临床能获得满意疗效。方中以菟丝子、车前子、蛇床子、枸杞子、女贞子、韭子益肾填精，以补肾阳。辅以附、桂、鹿茸、紫石英、二仙、艾叶、小茴香等温肾暖宫以补肾阳，振元气，故曰“益元”。此即《素问》“从阴引阳，从阳养阴”，及宋代朱肱“阳根于阴，阴本于阳，无阴则阳无以生，无阳则阴无以长”之意。佐以归、芎、芍、地、枣、首乌以养血荣冲；丹皮一味，既能入血化瘀，又能清透阴分伏火，而防温补之品助火太甚。使以甘草调和诸药。诸药合用，则元气振奋，肾精充足，冲任胞脉通盛，故而受孕有子。

〔临床疗效〕报道用本方治疗子宫发育不良 78 例，78 例中已婚者 42 人，未婚者 36 人，年龄最大者 32 岁，最小者 23 岁，月经周期正常者 8 人，延后者 42 人，闭经者 28 人，婚后 1 年不孕者 9 例，2 年不孕者 12 例，3 年不孕者 6 例，4 年不孕者 4 例，4 年以上不孕者 6 例。78 例中有 62 例曾经中西医多方医治未愈，有 16 例未曾就医。子宫大小最大者为 5.3 厘米×3.4 厘米×2.0 厘米，最小者为 3.5 厘米×2.5 厘米×1.5 厘米。经治疗，其中 26 例子宫长径均增长 1.5 厘米以上，横径增长 0.8 厘米以上，全部病例子宫均有不同程度的增大。月经周期恢复正常者 32 例，四五十天一至者 28 例，治疗中发生妊娠者 18 例，停药后 3 个月以内妊娠者 6 人，半年以内妊娠者 8 人，一年以内妊娠者 3 人，78 例中，服药最多者 120 剂，最少者 30 剂，并提示年龄愈小者疗效愈佳。

〔整理人〕蔡锡英，柳朝晴。

育宫汤

〔方剂来源〕张文阁经验方。

〔药物组成〕育宫汤基础方由当归、金毛狗脊、紫河车组成。育宫汤1号方适宜肾阳虚者，用基础方酌加补阳药如肉桂、附子、吴萸、炮姜、仙茅、淫羊藿、巴戟天、蛇床子、韭子、紫石英、川椒等，补气药人参、黄芪、党参等，以及六味地黄丸中的药物等。育宫汤2号方适于肾阴虚者，以基础方合知柏地黄汤，可酌加旱莲草、女贞子、麦冬、玄参、龟板、鳖甲、地骨皮、青蒿等。育宫汤3号方适于肾阴阳两虚者，以基础方合二仙汤并酌加蛇床子、鹿角霜、紫石英、生地、熟地、首乌、白芍、麦冬、菟丝子、枸杞子、肉苁蓉等。

〔功效〕温补育宫，滋阴填精。

〔适应证〕适用于幼稚子宫。

〔使用方法〕水煎服。

〔注意事项〕经治疗，有些患者子宫逐渐发育良好，月经正常来潮而育子。但必须做到：①定决心：鼓舞和引导患者在你处治疗的决心，避免乱投医而错过最佳治疗时期。②早治疗：该病的临床效果与年龄关系甚密，25岁以前治愈希望较大，30岁以后则希望大减，因此要早发现，早治疗。③贵坚持：医患要密切配合，不要急于求成，宜于缓图，贵在坚持，一般需治疗3个月以上，药物可先汤剂后丸剂。④莫早通：治疗此种经闭重在养精保精，不要急于通经。与其勉而通之，莫如持续充之，否则于治无益，甚至前功尽弃。待子宫基本发育完好，精气充实，经可自调。若不潮可在方中酌加香附、泽兰叶、益母草、月季花之类以因势利导即可。

〔按语〕张老师临床诊治30余年，尤对幼稚子宫的治疗有一套行之有效的方法。他认为，原、继发性经闭是幼稚子宫的主要临床症状之一，治疗颇有难度，医者甚感棘手，但亦弗尽愈弗尽不愈也。治愈希望之有无、大小，通过四诊特别是望诊大凡可以有数。他常常告诫：若临床表现为原发性闭经，身材矮小，发育不良，璞颈、桶胸，面部表情少神或呆滞，第二性征发育不全或不发育，白带少，性欲淡漠，脉沉细弱，尺迟无力，舌淡等，是难于治愈的。若表现为原、继发性经闭，或伴有肾虚证候，或无明显全身症状，身体发育尚好，甚或红光满面，精力充沛，外阴、乳房发育亦可，则有可能治愈。此种经闭系由肾气不充，天癸未能成熟而不能发挥应有的作用，任脉之气不流通，太冲脉之血不旺盛所致，因此，其根本原因是肾虚。临床辨治时，全身症状明显者，可依症分为肾阳虚、肾阴虚、肾阴阳两虚三大证型；若无明显全身症状者亦归属于肾阴阳两虚。分别以温补肾阳调养任督育宫法、滋阴填精调养冲任育宫法、阴阳并补调养奇经育宫法治之。

〔整理人〕杨鉴冰。

5.10　妇科肿瘤术后诸症

萧友龙治子宫癌方

〔方剂来源〕京城四大名一萧友龙经验方。

〔药物组成〕赤小豆 12 克，生栀子 9 克，细生地 18 克，白通草 6 克，赤芍 9 克，元参心 12 克，鲜石斛 12 克，带皮苓块 12 克，甘草梢 6 克，朱灯心 9 克。

〔功效〕利湿清热，养阴生津。

〔适应证〕子宫癌。

〔使用方法〕水煎服。

〔整理人〕肖承悰。

妇科肿瘤手术及放、化疗后气虚经验方

〔方剂来源〕上海中医药大学庞泮池教授经验方。

〔药物组成〕党参 9 克，黄芪 12 克，白术 9 克，白芍 9 克，茯苓 9 克，当归 9 克，生熟地各 9 克，补骨脂 9 克，木香 9 克，枸杞 9 克，鹿角霜 9 克，龙眼肉 9 克，陈皮 9 克。

〔功效〕益气和胃，补益脾肾。

〔适应证〕适用于妇科肿瘤手术及放、化疗后气虚者，症见白细胞下降，面色苍白，气促心慌，懒于行动，恶心呕吐，纳谷不香，胸闷，口渴不欲饮，大便溏薄，有时面浮肢肿，自汗，脉细小，苔薄或白腻，舌

胖或有锯齿。

〔使用方法〕水煎服。

〔按语〕其中党参、黄芪、白术、白芍、茯苓补中益气，健运脾胃。脾为后大之本，肾为先天之本，二者生理上相互资助，相互促进，病理又相互影响，互为因果，故用熟地、补骨脂、枸杞、鹿角霜补益肾精。当归、龙眼肉补血益气。陈皮、木香理气醒脾。诸药相配，共奏健脾益肾、补气和血之功。加减运用：胃纳差可半夏、陈皮煎水，冲上药。

〔整理人〕庞泮池。

妇科肿瘤手术及放、化疗后阴虚经验方

〔方剂来源〕上海中医药大学庞泮池教授经验方。

〔药物组成〕生地 9 克，天麦冬各 9 克，天花粉 15 克，玄参 9 克，五味子 5 克，当归 9 克，白芍 9 克，枸杞子 9 克，旱莲草 15 克，丹皮 9 克，阿胶 9 克，沙参 9 克，党参 9 克，地骨皮 9 克。

〔功效〕养阴生津，清热安神。

〔适应证〕适用于妇科肿瘤手术及放、化疗后阴虚者，症见白细胞下降，头晕失眠，心烦口渴，渴欲冷饮，有时牙宣、鼻衄，小便色赤，大便不调，烘热盗汗，纳少，精神倦怠，脉细小数，苔薄或剥，舌质红或绛。

〔使用方法〕水煎服。

〔按语〕其中天花粉、麦冬、玄参、五味子、枸杞功能滋养阴液，生津润燥，清心安神；阴虚者血亦不足，故用当归、白芍、阿胶补血养血，旱莲草、丹皮清热凉血止血，地骨皮凉血退蒸；气血同源，阴阳互根，故加党参以补中益气，生津养血。诸药相伍，以收滋阴养血、生津润燥、清心除烦之功。

〔整理人〕庞泮池。

妇科肿瘤手术及放、化疗后气阴两虚经验方

〔方剂来源〕上海中医药大学庞泮池教授经验方。

〔药物组成〕党参 9 克，黄芪 9 克，白术 9 克，白芍 9 克，天麦冬各 9 克，天花粉 15 克，五味子 5 克，枸杞 9 克，丹皮 9 克，生地 9 克，鹿

角霜9克，木香6克，佛手片6克。

〔功效〕益气养阴扶正。

〔适应证〕适用于妇科肿瘤手术及放、化疗后气虚、阴虚。

〔使用方法〕水煎服。

〔按语〕对于放射性直肠炎的治疗，庞氏指出，除益气养阴扶正外，还需根据患者体质随证加减：便血多者加槐角、侧柏叶、阿胶等止血之品；便溏阳虚者加炮姜、补骨脂、怀山药等以温中止泻；溲赤者加碧玉散、赤苓、猪苓以清热利湿；苔黄，大便有黏冻者加黄芩、薏米仁、白头翁、脏连丸等；纳差者加谷麦芽、砂仁以消食化滞；带下黄臭、大便臭秽者加土茯苓、蜀羊泉、白花蛇舌草等以清热解毒利湿。

〔整理人〕庞泮池。

妇科肿瘤手术及放、化疗后防止肿瘤复发或转移经验方

〔方剂来源〕上海中医药大学庞泮池教授经验方。

〔药物组成〕铁树叶30克，八月札30克，白花蛇舌草30克，夏枯草15克，蜂房9克，半枝莲30克，白术9克，陈皮6克。

〔适应证〕妇科肿瘤手术及放、化疗后防止肿瘤复发或转移。

〔使用方法〕水煎服。

〔整理人〕庞泮池。

5.11 人流术后诸症

双花汤

〔方剂来源〕江苏南通市中医院姚寓晨经验方。

〔药物组成〕金银花、鸡冠花、全当归、泽兰。

〔功效〕清热利湿，活血解毒。

〔适应证〕对预防人流术后感染出血有一定的效果，并对月经周期的恢复亦有较好的作用。

〔使用方法〕水煎服。

〔整理人〕姚寓晨。

5.12 黄褐斑

菟丝祛斑汤

〔方剂来源〕朱鸿铭经验方。

〔药物组成〕菟丝子15克，女贞子12克，旱莲草10克，何首乌15克，生熟地各15克，白芍12克，当归10克，阿胶9克，枸杞9克，八月札15克，甘草3克。

〔功效〕滋养肾阴，养血。

〔适应证〕肾虚火旺、血虚不荣、火燥结滞、肝郁气滞的面部黄褐斑。

〔使用方法〕水煎服。

〔临床验案〕孔某，24岁，未婚，农民。1974年5月28日就诊。自3月初农田劳动时面部经日光暴晒，鼻部皮肤即出现淡黑色斑块，枯暗无光泽，境界清楚，不高出皮肤。后斑色渐渐加深，呈深褐色，对称性，斑块逐渐向上唇、面颊、眉、额部蔓延，形状不一，无自觉症状。曾在当地治疗1个月不效，又经皮肤科静注大量维生素C未效而来就诊。查舌苔薄白，舌淡红，脉细略数。综观脉证，属肾阴亏损，阴精不足，经暴烈日光照射，而致面部重度黄褐斑。治宜滋阴养血，予菟丝祛斑汤，先后服药15剂，色斑消失。次年5月因日光直接照射面部致黄褐斑又发，且合并贫血，予菟丝祛斑汤加黄芪15克、党参18克、补骨脂9克、鸡血藤30克，服药30剂又获愈。

体会：面部黄褐斑的病因西医尚不清楚，中医学认为，不外肾亏火旺、血虚不荣、火燥结滞和肝郁气滞四端。临床观察发现，以阴亏、阴血虚者为多。主药菟丝子祛面部黄褐斑效果可靠，正如《食疗本草》所说，菟丝子“益体添精，悦颜色，黑须发”，《本草正义》谓其“多脂微辛，阴中有阳，守而能走，与其他滋阴诸药之偏于腻者绝异”。菟丝子与女贞子、旱莲草、枸杞、生熟地相伍能起到滋养肾阴的作用。曾以此方治疗53例：女49例，男4例；年龄在16～43岁之间；农民29例，工人 11 例，学生 13 例；春季发病 35 例，夏季发病 12 例，秋季、冬季发病分别为 4 例、2 例；18 例因环境改变后发病，35 例因日光照射后发病；病情为轻度者 13 例，中度者 31 例，重度者 9 例。一般用本方 15 剂后即可见黄褐斑减退或消失，少数重度患者用药 30 剂后也多见效。有 5 例复发后再次服药 15 剂又获愈，有 8 例合并贫血者，加重养血益气药，服药 45 剂后亦获痊愈。

〔按语〕菟丝子补肾益精养肝；女贞子补肾滋阴养肝；旱莲草补益肝肾之阴；制首乌补肝肾、益精血；熟地滋肾育阴补血；生地清热滋阴凉血；白芍养血滋阴柔肝；当归甘辛苦温，入肝、心、脾经，补血活血；阿胶补血敛阴润燥；枸杞滋补肝肾；八月札疏肝理气；甘草调和诸药。诸药合用，既能滋养肾阴，又能养血。合并贫血者加党参 15 克，黄芪 15 克，鸡血藤 30 克，补骨脂 9 克。

〔出处〕《中国名医名方》。

益肾化斑汤

〔方剂来源〕江苏南通市中医院姚寓晨经验方。

〔药物组成〕淫羊藿 15 克，菟丝子 20 克，地黄（血热用生地，虚寒用熟地）15 克，当归 12 克，川芎 12 克，芍药（养血用白芍，化瘀用赤芍）12 克，桃仁 12 克，红花 12 克，僵蚕 10 克。

〔功效〕益气化斑。

〔适应证〕黄褐斑。

〔使用方法〕水煎服。

〔按语〕黄褐斑是妇女面部出现的色素沉着，古称“皯黯”。姚寓晨集多年临床经验，对黄褐斑的诊治提出了自己独到的见解，用之临床，效验殊速。

黄褐斑一症，临床多见，究其成因，姚氏认为乃肾虚络瘀所致。肾虚则邪易入，邪入则络易瘀，虚瘀相搏，发而为斑。正如《诸病源候论》所述：“五脏六腑十二经血，皆上注于面，夫血之行俱荣表里，人或痰饮渍脏，或腠理受致气血不和，或涩或浊，不能荣于皮肤，故发生黑皯。”姚氏临证诊治黄褐斑，主张首分患者体质之阴阳，即所谓“二分”。偏于阴虚体质者多见形体较瘦，性格外向，畏热喜寒，舌质偏红，脉象浮数；而偏于阳虚体质者多见形体较胖，性格内向，畏寒喜热，舌质偏淡，脉象沉迟。然后再辨年龄、辨经产、辨病程、辨兼夹、辨部位，即所谓“五辨”。①辨年龄：若患者为青春期妇女，因其肾气初盛，天癸始至，常易夹风、夹痰、夹寒。若患者为生育期妇女，因其调理不当，七情过度，常集虚、瘀、郁为一体。若患者为更年期妇女，因其肾气渐衰，阴阳失调，常致相火、虚寒合而为病。姚氏注意女性发病年龄之不同，而分别责之肝、脾、肾三脏，从而给予不同的治疗，这恰恰是中医学整体观念中“因人制宜”辨证精神的充分体现和反映。②辨经产：经产为妇女之生理特点，临床所见患者除面呈褐斑外，常可伴见月经不调、痛经、闭经、不孕等症，因此需细究经产，灵活辨证施治。对于青春期、更年期患者，若无明显月经证候，则责之于肾虚。③辨病程：病程短者，以瘀为主，瘀化则斑易消；病程长者，以虚为主，施补而病乃愈。④辨兼夹：即患者之兼见证候，以明所现之黄褐斑与兼见症之先后标本。⑤辨部位：姚氏根据《素问·刺热篇》将面部黄褐斑所现部位与五脏划分为：左颊——肝，右颊——肺，额——心，颏——肾，鼻——脾。并认为黄褐斑若见于眼眶周围应属肾虚，若出现于上唇则属瘀阻胞宫。另外，姚氏还将本病分为单纯性和合并性二类。单纯性黄褐斑是指患者除患黄褐斑外，别无它病。合并性黄褐斑是指患者除黄褐斑外，还合并有明显的经带胎产病证。

方中君药淫羊藿温而不燥，功善补肾壮阳；菟丝子性平，既补肾阳又补肾阴且补而不腻。当归、地黄、川芎、芍药俱为臣药，功能补营血调冲任。佐以桃仁、红花入血分而通瘀行血。使药僵蚕祛风搜络。诸药相伍，共奏补肾祛瘀之功。

对于单纯性黄褐斑的治疗，姚氏惯用益肾化斑汤加味，因其无明显兼夹证，故临证常需结合患者之体质、部位全面分析。①若患者为阴虚体质，可酌选二至丸、知母、黄柏等。若患者为阳虚体质，可酌选肉桂、附片、巴戟、肉苁蓉、鹿角霜等。②若黄褐斑仅现额部，可酌加丹参、肉桂、川连；若黄褐斑仅见于左颊，可酌加柴胡、白蒺藜；若黄褐斑仅见于右颊，可酌加桑白皮、杏仁；若黄褐斑仅见于鼻部，可酌加苍白术、枳壳；若黄褐斑仅见于下颏部，可酌加补骨脂、炮山甲；若黄褐斑仅见于上唇，可酌加紫石英、地鳖虫。③更年期妇女肾气渐衰，脾胃虚弱，易致阴阳失调，治疗上常阴阳并调，可酌加知母、黄柏、附片、肉桂、二至丸、肉苁蓉、巴戟天，并佐以紫河车、龟板胶等血肉有情之品。④若夹风而黄褐斑时隐时现，皮肤瘙痒者，可酌加防风、白鲜皮；若夹火而黄褐斑色深者，可酌加生石膏、地骨皮；若夹寒而黄褐斑色淡者，可酌加肉桂、吴萸；若夹痰而黄褐斑、疙瘩迭见者，可酌加白芥子、白附子；若夹湿热而黄褐斑垢腻者，可酌加苍术、黄柏、生苡仁。

对于合并性黄褐斑的治疗，姚氏采用在辨证施治中结合益肾化斑之法，以收治病消斑之效。①对患黄褐斑而又见月经病者，姚氏认为治疗应循经后益肾补虚、经间调燮阴阳、经前养血调经、经期因势利导之法。在所有调经方中加用益肾化斑汤之主药，对月经量多、月经先期、崩漏等在经前、经期应慎用桃仁、红花等活血祛瘀药，但在经后、经间可酌情选加。②对患黄褐既而又见子宫肌瘤、卵巢囊肿者，姚氏按经后充养任督，经间化瘀软坚，经前养血摄血之法治疗。③对患黄褐斑而又见不孕症者，若经不调则调经，络不通则通络，待经调而络通者再进益肾化斑汤，并可酌加参、芪、紫河车等。④对患黄褐斑而又见带下症患者，姚氏指出不应拘于湿热，应随证灵活施治。⑤对胎前黄褐斑患者，姚氏惯用扁鹊三豆饮加减（绿豆、赤小豆、黑穞豆、银花、生甘草、陈皮、砂仁、桑寄生、炒黄芩）以安胎消斑，禁用桃仁、红花等祛瘀破滞动胎之品。⑥对产后黄褐斑患者，姚老使用大补气血中佐以化瘀消斑之法。⑦对黄褐斑由长期服用避孕药所致者，治疗上则当于益肾化斑汤中酌加鹿角霜、炙鳖甲、炮山甲、龟板、蛇床子、马鞭草等通补搜逐之品。

〔出处〕《近现代25位中医名家妇科经验》。

5.13 上环术后诸症

环宁安冲汤

〔方剂来源〕贵阳中医学院丁启后教授经验方。

〔药物组成〕生地15～30克，茜草、白头翁、败酱草、山药、白芍、生龙骨、生牡蛎、乌贼骨、元胡各12～15克。

〔功效〕清热凉血祛瘀，解毒行气止痛，收敛养阴益气。

〔适应证〕上环术后诸症。

〔使用方法〕水煎服。

〔临床验案〕臧某，40岁，已婚，于1993年3月29日初诊。述10

年前人流后上环，术后常带多黄臭，时夹血丝，伴腰腹胀痛，月经量尚正常，7～10天干净，周期规律。透视环位正常。诊为“子宫内膜炎”。多次用过“青霉素”、“链霉素”、“庆大霉素”、“灭滴灵”等，开始用有效，近年用之效不佳。就诊时带多夹血有臭味，腰坠胀痛，口干心烦，手心潮热，月经仍7～10天干净。舌胖黯尖红，苔薄黄腻，脉细。属瘀热湿毒蕴结胞宫并阴亏气虚之带下症、经期延长症。用“环宁安冲汤”加土茯苓、地榆、旱莲草、莲子。服5剂带血止，带仍黄多，上方去旱莲草加椿根白皮，5剂带转正常，余症明显减轻。共服20剂，于1993年4月28日来述，月经来潮5天净，带正常。

〔按语〕“环宁安冲汤”实为“清带汤”之发展。张锡纯之“清带汤”本“治赤白带下”。丁氏在此方基础上加生地、茜草、败酱草、白头翁、白芍、元胡。方中生地重用为君药，配茜草清热凉血化瘀，茜草又能止血；败酱草、白头翁清热解毒凉血，败酱草又能活血行瘀；龙牡、乌贼骨收敛止血，固精止带；元胡行气活血止痛；山药、生地、白芍滋阴而固元气。全方清热凉血祛瘀，解毒行气止痛，收敛养阴益气，使环置宫腔之瘀热湿毒诸证得以解除。“环宁安冲汤”的主体药物生地、茜草、败酱草、白头翁具有抗感染和修复子宫内膜的作用，现代药理研究早已证实，活血祛瘀药能改善局部微循环，解除炎症的梗阻，促进炎症的吸收，加快病理损害的修复，并能调节机体免疫力。清热解毒凉血药有抗菌、抗炎、抗感染的作用，能提高机体免疫力，增强吞噬细胞和白细胞的吞噬能力。方中龙骨、牡蛎、乌贼骨的“生肌收敛”作用实为帮助损害内膜的修复以达止血止带，并有较好的镇静除烦作用。此外，方中山药、生地、白芍养阴益气而扶正，可提高机体抗病能力。该方几类药物不同功用，相互增效。“环宁安冲汤”这种既能治疗局部病变，改变宫腔内环境，又能调节机体抗病力的综合协同作用，是它临床疗效较好和优于单纯西药抗生素治疗的根本所在。

“上环术后诸症”是指部分妇女上环后，出现以带下异常、经期延长、月经量多伴腰腹疼痛或痛经、口干心烦、潮热失眠等为主要临床表现，并以这些症状三三两两、轻重不一同时出现为特征的一类证候。它可归在中医妇科的带下症、月经过多、经期延长、痛经等病的范畴。“上环术后诸症”的病名在中医书籍里无此记载，因在随丁氏诊疗的数百例上环者中，发现都是以多个症状而无一例是单一症状来就诊，同时也为了文中叙述方便，故将上环术后出现的一系列症状统称为“上环术后诸证”。

丁氏认为，该证的起因主要是“瘀热”。因环为有形之物，搁置宫腔，必碍气机，使胞宫内气血瘀阻不畅，瘀久化热，热迫冲任，加之胞脉瘀滞，血不循经，致带中有血，经期延长，经量过多；瘀热内阻，“不通则痛”，则现腰腹疼痛或痛经，并以胀、钝、刺痛为特点；长期带血或经多不止，加之热耗阴津，出现口干心烦、潮热眠少；阴损及阳，脾虚湿注，或湿毒之邪乘虚而入，使带多黄臭；气阴两伤又加重带症、经症。如此周而复始、恶性循环，致使上环者病程绵长，反复不愈。因此该证应属瘀热湿毒所致阴血伤耗为主的虚实夹杂证。其治疗方法应是凉血祛瘀、清热解毒、养阴益气。

加减运用：瘀滞重加丹皮、川楝；湿热重加土茯苓、地榆、苦参；带血或经多不止加贯众炭、旱莲草；带多黄臭加椿根白皮、鸡冠花；烦热口干加莲子、枣仁；气阴虚明显加太子参、麦冬。

〔出处〕《古今名医临证金鉴》。

5.14 阴中痛

阴痛洗方

〔方剂来源〕全国著名中医哈荔田经验方。

〔药物组成〕吴茱萸 3 克，麻黄 3 克，黄柏 6 克，樟木 10 克，地丁 10 克，公英 10 克，白芷 15 克。

〔功效〕通利气血，温中止痛。

〔适应证〕阴中痛。

〔使用方法〕外洗。

〔整理人〕哈荔田。

消痛灵

〔方剂来源〕天津中医药大学第一附属医院张吉金教授经验方。

〔药物组成〕柴胡 8 克，白芍 15 克，乌药 10 克，枳壳 10 克，元胡 10 克，川楝子 10 克，橘核 10 克，小茴香 6 克，吴茱萸 3 克，甘草 5 克。

〔功效〕疏肝理气，温中散寒。

〔适应证〕阴部抽痛。

〔使用方法〕水煎服。

〔按语〕本方稍加细辛尤佳。亦可配合外用熏洗药物。

〔整理人〕张吉金。

5.15 产后急性血栓性静脉炎

解毒通脉汤

〔方剂来源〕燕京中医妇科名家刘奉五经验方。

〔药物组成〕桃仁9克，大黄6克，水蛭6克，虻虫6克，金银藤30克，生石膏24克，丹皮6克，连翘15克，栀子9克，黄芩9克，元胡6克，赤芍6克。

〔功效〕活血化瘀，清热解毒，通脉止痛。

〔适应证〕产后急性血栓性静脉炎。

〔使用方法〕水煎服。

〔按语〕刘老医生认为，产后血栓性静脉炎，是由于寒湿阻络，恶露不下，毒邪逆窜经脉，气血壅滞，堵塞血脉，郁久化热而致。湿毒热邪瘀阻脉道，则见发热肢肿、疼痛难忍。脉道被瘀血所阻，此种瘀血均属死血，非一般活血药所能散。所以，他以抵当汤为主，根据本病的特点加味组成本方。抵当汤中水蛭、虻虫为主药。水蛭咸苦平，《本草经百种录》中曾记载："凡人身瘀血方阻，尚有生气者易治。盖血既离经，与正气全不相属，投之轻药则拒而不纳，药过峻又能伤未败之血，故治之极难。水蛭最喜食人之血而性又迟缓，迟缓则生血不伤，善入则坚积易破，借其力以攻积久之滞，自有利而无害也。"虻虫又称蜚虫，苦微寒，《本草崇原》中记载："虻虫吮血之虫，性又善动，故主逐瘀血、积血，通利血脉九窍。"所以两者均入血分，化瘀血，蚀死血。刘老医生比较同意上述看法。另外桃仁活血化瘀；大黄苦寒入血分，化瘀血，清解血分毒热；赤芍、丹皮清热凉血，活血破血。由于本病系因湿毒热邪瘀阻血脉所致，多见高热、患肢疼痛，故加用石膏、连翘、栀子、黄芩清热解毒而散结；金银藤不但能清热解毒，尚有通血脉活络的作用。另外，仅用一味性平的元胡行气活血止痛。完全针对产后急性栓塞性静脉炎的病理实质，既清热解毒，又活血通脉，且以清为主。只清不通则热毒不能解，只通不清，与热毒交阻的瘀血不能行，所以边清边通，使之湿毒热邪得以清解，瘀血死血得以活散。方中活血化瘀之剂，药虽不多但药力峻猛，又因虑其毒邪扩散蔓延，所以仅用一味行气止痛之剂，稍事通气以助血行即可。

〔出处〕《刘奉五妇科经验》。

5.16 围绝经期综合征

安坤汤

〔方剂来源〕河南中医学院第一附属医院胡玉荃经验方。

〔药物组成〕生熟地、女贞子、山萸肉、当归、杭白芍、生龙牡、珍珠母、石决明、丹皮、栀子、酸枣仁、合欢皮、鸡血藤、甘草。

〔功效〕滋阴养血，平肝潜阳，清心安神。

〔适应证〕围绝经期综合征。症见烘热汗出，眩晕耳鸣，头痛目胀，眼目干涩，心悸失眠，烦躁易怒，潮热盗汗，情志不宁等。

〔使用方法〕每日 1 剂，水煎早晚各服 1 次。

〔临床验案〕李某，50 岁，2008 年 2 月 18 日初诊。患者已断经 1 年，近 3 个月出现明显夜半盗汗，头痛，耳闷，时而烘热汗出，眠差多梦，伴牙痛，咽部不适，纳可，大便干结。中等身材略胖。舌质红苔薄少，脉弦细。诊为绝经前后诸症（更年期综合征）。方药：生熟地各 30 克，女贞子 12 克，杭白芍 15 克，当归 20 克，夏枯草 15 克，炒栀子 15 克，石决明 20 克，珍珠母 30 克，青葙子 15 克，生龙牡各 30 克，益母草 30 克，丹参 10 克，酸枣仁 15 克，明天麻 10 克，广木香 10 克，甘草 6 克，7 剂，日 1 剂，水煎服。2010 年 1 月 26 日二诊：自诉前年服药当天症状即明显好转，药服完后症状即消失，现又反复。近日有时烘热汗出，上火牙痛，耳鸣失眠，胸闷，舌质红苔少，脉沉细数。照第一方去夏枯草、明天麻，加山萸肉 12 克，双钩 15 克，蝉蜕 10 克，10 剂，日 1 剂，水煎服。2010 年 3 月 25 日三诊：服药后症状好转，现睡眠差，伴耳鸣耳痒，有时出汗，胃脘痞满，气短胸闷，大便干结，舌脉同前。采用二诊方继服 10 剂。2010 年 4 月 5 日四诊：服药后诸症基本消失，仅轻微耳鸣，继服上方10剂。

〔按语〕《素问·上古天真论》云："……七七，任脉虚，太冲脉衰少，天癸竭，地道不通……""冲任之本在肾"，肾为人体阴阳之根。该患者已近七八之年，肾阴逐渐衰竭，阴阳失去平衡，五脏气血不相协调是本病发生的病机关键。"水不涵木"，则肝体失柔，肝阳上亢而见急躁易怒，情绪不稳，时有眩晕；肾阴不足，阴不维阳，虚阳上越，故潮热盗汗；水亏不能上制心火，心肾不交，神志不宁，故心悸、失眠；肝旺克犯脾土，运化失职，气血生化乏源，不能荣养四肢肌肉，故气短乏力，周身不适，四肢酸困疼痛；心肝火旺，消烁阴液，致心肝阴血亦不足，心肝血虚则面色晦暗，表情淡漠，时欲哭泣。舌脉为阴亏血少，心肝火旺之象。综上所述，本病病机主要在于肾阴亏虚，心肝火旺，病位涉及肾、肝、心、脾。治宜育阴潜阳，养血平肝，清心安神。方中女贞子、山萸肉滋肾养阴，为君；四物汤养血柔肝，精血互化，以助君药养阴之力而为臣，川芎辛散故去之；珍珠母、石决明、生龙骨、生牡蛎平肝潜阳，使上亢之阳下潜入阴，生地清热又养阴，牡丹皮、栀子清泻肝火，使水火既济，酸枣仁养心安神，合欢皮解郁安神，共为佐；鸡血藤养血通经，引药达病所，甘草调和诸药，共为使。全方补泻并行，清养俱施，育阴镇潜共用，标本同治，共奏滋阴养血、平肝潜阳、清心安神之功。

〔整理人〕胡玉荃，翟凤霞。

5.17 外阴白斑病

止痒消斑汤

〔方剂来源〕河南中医学院第一附属医院胡玉荃经验方。

〔药物组成〕当归、女贞子、紫草、黄连、石榴皮、苦参。

〔功效〕养血滋阴，清热除湿，活血止痒。

〔适应证〕外阴白色病变。症见外阴瘙痒，皮肤黏膜色素减退，干燥粗糙，或溃疡淋沥。

〔使用方法〕每日1剂，水煎外洗及湿敷患处。

〔临床验案〕明某，48岁，于2005年4月15日初诊。诉会阴皮肤变白伴瘙痒1年。一年前自觉会阴皮肤瘙痒，干燥脱屑，在某医院检查发现大阴唇皮肤黏膜变白，诊为“外阴白色病变”，曾在某医院用西药治疗无效，且症状越来越重，经人介绍慕名来诊。饮食一般，情绪郁闷，睡眠差，大小便正常。妇检：白色病变覆盖大、小阴唇2/3区域，病灶皮肤粗糙，表面有抓痕和血痂。舌质暗红，舌苔薄少，脉沉涩。诊为阴痒（肝肾阴亏，血虚风燥）（外阴白色病变）。治以滋补肝肾，养血行血，润燥止痒。处方：①内服方：生熟地各30克，山茱萸12克，女贞子15克，何首乌15克，当归30克，川芎15克，丹参15克，赤芍12克，益母草30克，柏枣仁各12克，甘草6克。20剂，日1剂，水煎服。②外洗方：当归30克，女贞子15克，紫草30克，黄连12克，石榴皮15克，苦参30克。10剂，2日1剂，水煎外洗及湿敷会阴。2005年5月3日二诊：诉用药后症状明显改善，阴痒轻微，情绪和睡眠好转。查会阴病灶皮肤已变成正常肤色，且变得润泽光滑。效不更方，守上方继续治疗20天。2005年6月9日病人电话告知，病已痊愈并感谢。2010年3月9日电话随访，病未再复发。

〔按语〕前阴为“宗筋之所聚”，精血亏虚则阴部肌肤失于濡养。精亏燥生，“燥胜则干”；血虚风起，“风盛则痒”，故见阴痒、皮肤粗糙之表现。方中当归、女贞子养血滋阴，紫草凉血活血。因本病常因长期会阴潮湿刺激引起，湿胜则痒，又阴虚生内热，故以黄连、苦参、石榴皮清热燥湿止痒。内外合治，使阴得滋，血得养，燥得润，瘀得活，风得祛，热得清，湿得收，痒得消。

〔整理人〕胡玉荃，翟凤霞。

6. 乳房疾病

6.1 乳癖

化 核 丹

〔方剂来源〕全国名老中医哈孝廉经验方。

〔药物组成〕醋柴胡 10 克，炙山甲 10 克，蓬莪术 12 克，赤芍 12 克，山慈菇 15 克，全瓜蒌 15 克，黄药子 8 克，大蜈蚣 2 条，青皮 9 克。

〔功效〕疏肝化瘀，软坚散结

〔适应证〕乳腺增生，乳腺纤维瘤。

〔使用方法〕水泛为丸，每日 2 次，每次 6 克。饭后白水送服。经期停服。

〔整理人〕哈孝廉。

逍遥蒌贝散

〔方剂来源〕全国名老中医赵尚华经验方。

〔药物组成〕柴胡 9 克，当归 9 克，白芍 9 克，白术 9 克，茯苓 9 克，瓜蒌 15 克，贝母 9 克，半夏 9 克，南星 9 克，生牡蛎 15 克，山慈菇 9 克。

〔功效〕疏肝理气，化痰散结。

〔适应证〕主治乳癖（乳腺增生病），证属肝郁痰凝者。乳癖是一种乳腺组织的良性增生性疾病，其特点为一侧或两侧乳房出现单个或多个肿块，多数伴有周期性乳房疼痛，且多与情绪及月经周期有明显关系。肿块大小不等，形态不一，质韧，多位于外上象限，与周围组织无粘连，可被推动，常有轻度触痛。本病肝郁痰凝证型的证候特点是：乳房肿块随喜怒消长，伴有胸闷胁胀，善郁易怒，失眠多梦，心烦口苦诸症，舌苔薄黄，脉弦滑。

〔使用方法〕煎药之前，先将药物用冷水约1000毫升浸泡20～30分钟，武火烧开，文火煎煮30分钟。挤渣取汁，约200毫升。两次煎煮的药液混合过滤，服用时对半分服。每日服用2次，每次150～200毫升，空腹温服。

〔注意事项〕本病的疗程较长，一般以1个月为1疗程。应同时注意情绪的调节，保持舒畅乐观的心情和战胜疾病的信心非常重要。

〔疗效观察〕由于此方临床疗效肯定，已由山西中医学院附属医院加工为院内制剂加以推广。我们曾选用145例病例进行临床试验，这些病例来源于1986年6月～2000年12月的门诊病人，均为女性，按随机数目表抽取治疗组及对照组。治疗组90例，年龄为20～55岁，平均年龄37岁，其中20～40岁者67例；病程1个月～6年，在3年以内75例；单侧乳房发病42例，双侧发病48例；已婚者66例，妊娠一胎者45例，2胎以上者10例，未怀孕或有习惯性流产者11例；未婚者24例；月经正常者66例，伴月经失调者24例；有乳痈者72例。对照组55例，年龄19～52岁，平均年龄36岁，20～40岁者40例；病程1月～5年，3年以内44例；单乳发病27岁，双侧发病28例；月经正常者38例，月经失调者17例；有乳痈者46例。据统计学分析，两组在年龄、病程、病情上分布相近，具有可比性（$p<0.05$）。治疗组：口服逍遥蒌贝胶囊，每天3次，每次3粒。从月经来潮第6天起服药至下次月经来潮止，每服6天停药1天，1个月为1疗程。对照组：口服乳癖消片（由辽宁省桓仁中药厂生产），每天3次，每次5粒，服法同前。全部病例连服2个疗程，观察疗效，治疗期间停止其他内外治法。治疗组共90例，治愈68例，显效12例，有效7例，无效3例；对照组共55例，治愈28例，显效8例，有效12例，无效7例。

〔按语〕乳腺增生病是育龄妇女最常见的乳房病，发病率约占该年龄段妇女的30%～40%，占全部乳房病的74.1%，癌变率4%～10%，且发病率有逐年上升的趋势。治疗上目前仍无特效疗法。西医多采用激素替代疗法，但副作用较大，手术切除既不易为患者接受，又不能彻底解决问题。逍遥蒌贝散紧紧抓住本证的主要病机肝脾两伤，痰气互结来组方。方中用柴胡疏肝解郁，当归、白芍养肝血、柔肝木，肝得条达，气顺则痰消；白术、茯苓健脾祛湿，使运化有权，则杜绝生痰之源；瓜蒌、贝母、半夏、胆南星散结化痰；牡蛎、山慈菇软坚散结。共奏疏肝理气，化痰散结之功。实践证明，本方只要坚持服用，多数患者都会取得预期疗效。

〔整理人〕赵怀舟。

乳癖化坚汤

〔方剂来源〕天津著名中医王季儒经验方。

〔药物组成〕草河车30克，夏枯草30克，半枝莲30克，海藻12克，昆布12克，瓜蒌30克，乳香6克，没药6克，橘叶6克，青皮6克，浙贝母10克，三棱6克，莪术6克，蜈蚣4条，山慈菇10克，茜草12克。

〔功效〕疏肝解郁，软坚散结。

〔适应证〕乳癖。

〔使用方法〕水煎服。

〔临床验案〕王某，女，在内蒙古边境工作。患者于1969年患乳房纤维瘤，经医院手术，至1970年复发，回津治疗，随以乳癖化坚汤加减，以疏肝解郁、软坚散结。草河车30克，夏枯草30克，醋柴胡9克，丝瓜络9克，当归尾9克，红花9克，橘叶6克，白芷9克，山慈菇15克，浙贝母12克，瓜蒌30克，乳香6克，蒲公英30克，海藻12克，昆布12克，蜈蚣4条。中间曾加入半枝莲30克，青皮5克，三棱6克，莪术6克，两头尖12克，漏芦9克，王不留行30克出入为方，计服50～60剂，肿瘤日渐消散，最后以丸药常服清除根蒂。丸药方：半枝莲150克，夏枯草60克，草河车90克，王不留行50克，茜草根30克，漏芦30克，两头尖30克，紫花地丁50克，黄花地丁50克，连翘50克，浙贝母50克，橘叶50克，白芷30克，瓜蒌60克，乳香30克，没药30克，当归30克，杭芍30克，赤芍30克，三棱30克，莪术30克，白术30克，云苓30克，柴胡30克，青皮50克，鸡血藤50克，制山甲30克，海藻30克，昆布30克，蜈蚣40条，生牡蛎60克。共研细末，以夏枯草500克，煎浓汁将药泛为小丸，每服6克重，每日2次。服1料，以后未再复发。

〔出处〕《肘后积余集》。

海藻连翘方

〔方剂来源〕湖南名老中医李伟成经验方。

〔药物组成〕海藻20克，昆布20克，法半夏15克，浙贝15克，青皮15克，陈皮10克，连翘20克，当归15克，川芎10克，甘草5克。

〔功效〕疏肝健脾，活血行气，化痰软坚。

〔适应证〕肝郁气滞、痰浊凝聚之“乳癖”，相当于现代医学乳腺纤维瘤、乳腺增生病者。

〔使用方法〕水煎服。

〔临床验案〕黄某，女，44岁，本市干部。1976年2月18日初诊。患者近来食纳欠佳，嗳气，胸胁、乳房胀痛，烦躁，失眠，多梦，经期未变，但行而不畅，量少色黯，舌苔薄黄，脉弦细，左乳内可扪及黄豆大小肿块，经某医院检查诊为“乳房纤维瘤”。观其脉症，乃肝气郁结，气滞痰凝无疑。拟海藻连翘方加减，药用：海藻20克，昆布20克，法半夏15克，浙贝15克，青皮15克，陈皮10克，连翘20克，当归10克，川芎10克，郁金10克，甘草5克。5剂，水煎服。二诊诸症减轻，但仍胸闷，肿块未消，苔白滑，脉缓。前方去陈皮、青皮、郁金，加玄参20克、牡蛎25克、夏枯草25克、天葵子20克，再服5剂。三诊自觉症状解除，肿块基本消失，予八珍汤调治而愈。同年10月随访，症未复发。

乳腺纤维瘤属中医之“乳癖”范畴，多与肝胃有关，肝木不疏则气滞，胃土不和则水湿不去而生痰，气滞痰凝，聚积不散。故临证先予疏肝解郁，再重用化痰软坚、行气活血之药而取得满意效果。

〔按语〕方中海藻、昆布味咸性寒，功专化痰软坚；法半夏辛温，入脾胃经，功能燥湿化痰，消痞散结；青皮、陈皮疏肝理气，陈皮还具有健脾祛痰之功；浙贝、连翘取其清热散结之用；当归、川芎活血补血。诸药共奏疏肝健脾、活血行气、化痰软坚之效。

〔出处〕《中国名医名方》。

丹参化瘀汤

〔方剂来源〕安徽中医学院周玉朱教授经验方。

〔药物组成〕丹参20～30克，赤芍10～30克，川芎10～30克，三棱10～30克，莪术10～30克，穿山甲5～30克，皂角刺10～30克。

〔功效〕化瘀散结，和营活血，软坚消块。

〔适应证〕乳癖（乳腺囊性增生症），腹痛（盆腔瘀血综合征）等病症。

〔使用方法〕水煎服。

〔按语〕以祛瘀生新、活血通脉的丹参为君，仿“丹参一味，功同四物”之意；赤芍，既能行气破瘀，又能散血块，去坚积；川芎，其性消散，为血中之气药；三棱、莪术，可治一切聚结停滞有形之新生物；穿山甲、皂角刺，锐利善窜，功专行瘀散血，通中寓补。诸药配伍，可收化瘀散结、和营活血、软坚消块、直达病所之功。

兼气滞者，加青皮、元胡、川楝子、乌药等行气之品；兼痰结者，加制半夏、山慈菇、白芥子、夏枯草化痰之辈；兼寒凝者，加肉桂、干姜、制附子散寒之属；兼气虚者，加党参、南沙参、炙黄芪、炒白术补气之味。

〔出处〕《中国名医名方》。

白芥祛痰汤

〔方剂来源〕安徽中医学院周玉朱教授经验方。

〔药物组成〕白芥子30～70克，白附子8～10克，生半夏5～12克，茯苓10～20克，熟地10～15克，生麦芽8～15克，炙甘草10～20克，制蜈蚣2～4条，炙水蛭1～3克，海藻10～30克。

〔功效〕化痰浊散缠结。

〔适应证〕寒痰积聚而致的乳癖（乳腺囊性增生症）、乳疽（乳房后脓肿）等。

〔使用方法〕水煎服。

〔临床验案〕金某，23岁，学生。初诊日期：1984年3月24日。两乳房散起肿块近3个月。他院诊断为“囊性小叶增生症”，肌肉注射丙酸睾丸酮25毫克，隔日1次，连用3次，胀痛稍减而肿块未消。视其形体丰腴，郁郁寡欢，两乳可及结核数枚（右乳外上、外下象限各1枚，左乳外上象限1枚，外下、内下象限交界处2枚），大小不等（大者为2厘米×1.5厘米，小者为1厘米×1.2厘米），按之微痛，质地较硬，表面光滑，边界欠清，推之可动，皮色如常，无灼热感，两腋窝淋巴结（—）。舌淡苔白，脉弦而缓。证属痰气搏结，聚于乳络。治宜祛痰散结，佐以行气。处方：白芥子 60 克，白附子 10 克，生半夏 5 克，茯苓 10 克，熟地 10 克，生麦芽 9 克，炙甘草 10 克，制蜈蚣 3 条，炙水蛭 2 克，海藻 30 克。连服 12 天后，虽适逢经期而觉乳房胀痛明显缓解，但肿块缩小不著。嘱暂停治疗，于月经干净的第 4 天更进原方半月。复诊时扪及肿块有渐小趋势，为痰浊化而未尽也。上方白芥子 70 克，制蜈蚣 4 条，生半夏 10 克，加橘络 1 克，又服半月，月经来潮。经潮时除无胀痛感外，肿块软而缩小。守方两周，肿块消散。3 个月后复查，是恙未发。

乳腺囊性增生症，与中医的乳癖颇为相似。乳癖之病因多端，治法不一。高锦庭在《疡科心得集·辨乳癖乳痰和乳岩论》中指出：良由肝气不舒，郁积而成，治法不必治胃，宜治肝则肿块自消矣。余则认为，是由肝脾二经气滞血瘀而致，主张肝脾同治（《外证医案汇编·乳胁腋肋部》）。个人管见，寒热虚实皆能为痰，何也？痰为津液所化。津液因寒凝结，或受火热之邪煎熬，或虚而乏力不运，或壅滞不行，痰斯生矣。然就列举的验案而言，则属寒痰致之。投温化痰浊而不伤正的白芥祛痰汤，由于药证合拍，切中病机，故奏效颇佳。有必要提醒的是，有毒的白附子、生半夏、炙水蛭，尽管化痰浊散壅结之功力专著，但不宜多用，否则可使患者口、咽肿痛，或出现恶心、呕吐、腹泻及尿常规异常等不良反应。

〔按语〕痰系津液所化的病理产物及浊阴之邪。重用白芥子为君，旨在辛温化痰。脾主运化，喜燥恶湿，脾运失健，则湿痰内生，投白附子、生半夏，一则燥湿化痰，一则协同君药，以助其化痰浊散壅结之力。配茯苓、熟地、生麦芽、炙甘草，既能健脾利湿，以杜生痰之源，又能避白芥子、白附子、生半夏及蜈蚣等大队辛温发散之品耗阴伤津之嫌。复用炙水蛭、海藻，一是取其性咸，软坚消块，一是与辛温药为伍，阳中求阴，阴生阳长，更增强上述药物化痰散结的功效。由于含有皂苷的甘草能将不溶于水的钙性药物海藻的活性成分溶解于水，使海藻的逐痰浊消核肿之功得以充分发挥，故将两者合用，以资相反而相成也。

兼冲任不调者，应加鹿角片、肉苁蓉、狗脊、月季花等调理冲任之品；兼血瘀气滞者，须入急性子、川楝子、八月札、橘络等化瘀行气之属。

〔出处〕《中国名医名方》。

6.2 乳痈

压乳红肿方

〔方剂来源〕张奇文主任医师师承业师郄秋浦（晚清秀才）先生方。

〔药物组成〕槐花12克，蒲公英9克，夏枯草9克，漏芦9克，炮山甲3克，王不留行9克，通草6克，甘草3克。

〔功效〕清肝泻火，下乳消痈。

〔适应证〕哺乳期妇女，乳房突然红肿，恶寒发热，初出三日，尚未成脓，服1剂即消。此由于乳内乳管被挤压，瘀积乳汁在管内，不流畅，感染所致。

〔使用方法〕水、黄酒各半，水煎服。服后，微出汗即消。

〔注意事项〕对酒过敏体质，不用黄酒或少用黄酒，以微汗出为度。

〔按语〕方中槐花、蒲公英、夏枯草清肝泻火；漏芦、炮山甲、王不留行、通草活血散瘀，通经下乳；甘草调和诸药。用水酒各半煎，借黄酒温通经络，共奏通乳消痈之效。

〔整理人〕张振宇，于潍坊市福寿东街新城东路3-30A，百寿堂张奇文名老中医传承工作室。

乳痈验方

〔方剂来源〕全国名老中医许履和经验方。

〔药物组成〕蒲公英15～30克，全瓜蒌12克，连翘10克，当归10克，青皮6克，橘叶6克，川贝6克，柴胡3克，生甘草3克。

〔适应证〕乳腺炎急性期。

〔功效〕疏肝清胃，下乳消痈。

〔使用方法〕每日1剂，水煎2次，分服。

〔注意事项〕尚可配合局部处理，内服外敷，疗效更捷。乳头破裂者，用麻油或蛋黄油搽之，每日4～5次；乳汁不通者，用热毛巾敷揉患乳，再用吸乳器吸尽乳汁。红肿热痛明显者，外敷马培之青敷药（大黄

240 克，姜黄 240 克，黄柏 240 克，白及 180 克，白芷 120 克，赤芍 120 克，花粉 120 克，青黛 120 克，甘草 120 克，共研末，蜂蜜或饴糖调成糊状)，每日 1 次。

〔临床验案〕田某，女，24 岁。产后两月，左乳房结块已 20 余天，经注射青霉素及内服中药，未有转机。刻诊乳房上部俱肿，按之坚硬，时时疼痛，皮肤微呈红紫灼热，乳头内陷，乳汁排出困难。体温正常。血象：白细胞总数 20300/立方毫米，中性细胞 62%，淋巴细胞 38%。此为乳汁蕴积，气血凝滞，而成乳痈。目前虽无寒热表现，但积热已久，将有化脓趋势。治宜疏肝清胃，下乳消痈。

①吸奶器吸出奶汁，一日 4～5 次。

②青敷药外敷，一日 1 次。

③中药汤剂。蒲公英 30 克，当归尾 10 克，赤芍 10 克，银花 15 克，连翘 10 克，全瓜蒌 12 克，生甘草 3 克，橘叶 6 克，青皮 5 克，川贝 5 克，漏芦 10 克，炒甲片 6 克。

治疗经过，上法续治 8 天，肿痛得消，其皮肤红紫之色亦转淡，按之已无灼热感；但余肿未消，有时尚有抽痛，还系气血瘀滞之局。上方加制乳香、没药各 3 克，续服 5 剂，痊愈。

〔按语〕有云："乳头属足厥阴，乳房属足阳明，若乳房臃肿，结核色红，数日外肿痛溃稠脓，脓尽而愈，此属胆胃热毒，气血壅滞，名曰乳痈，易治。"本方为先师许履和先生在此理论指导下精心配伍而成，方中蒲公英、连翘清热解毒；青皮、橘叶疏肝行气，消肿解毒；全瓜蒌、柴胡疏肝理气；川贝清热散结消痈；当归活血化瘀；甘草调胃和中。

〔整理人〕章茂森，徐福松。

公英汤

〔方剂来源〕全国著名中医胡子周经验方。

〔药物组成〕蒲公英 60 克，青皮 12 克，陈皮 12 克，乳香 10 克，没药 10 克，麦芽 30 克。

〔功效〕清热解毒，消肿散结。

〔适应证〕乳痈。

〔使用方法〕冷水 1000 毫升浸泡半小时，煮取 250 毫升，再加冷水 1000 毫升煮取 200 毫升，二煎混匀，日分 2 次服。

〔注意事项〕①服药期间忌食辛辣、油腻食物。②除服汤剂外，用芙蓉树叶一把捣烂外敷患处（鲜品最好）。

〔临床验案〕吴某，28岁。1980年8月2日初诊。患者产后半个月，右侧乳房隐隐作痛，未介意，继而皮肤红肿发热，胀痛。偕夫前来门诊，要求服中药治疗。舌苔薄黄，质红，脉象弦滑小数。诊断为乳痈。证属肝郁气滞，热毒蕴结。治宜清泄热毒，疏肝通乳。遂予公英汤3剂，并嘱其夫及时吸出积乳，并外敷捣烂之芙蓉叶。3日后再诊，热退。乳房皮肤转暗，肿消，稍胀。仍以上方加路路通15克，王不留行15克，先后服12剂痊愈。

〔按语〕乳痈多由热毒蕴结，乳络不通，乳汁郁滞所致，故治之应抓住热、毒、郁三个要点。方中蒲公英量大力宏，重在清热解毒；乳香、没药活血消肿止痛；青皮、陈皮疏肝理气、散结消滞；麦芽和中疏肝回乳。诸药合用，可使热除，毒解，郁消，痈愈。再加芙蓉叶之外敷，更增其清热解毒之功，以冀速效。

〔整理人〕胡懿读。

敷乳方

〔方剂来源〕全国名老中医哈荔田经验方。

〔药物组成〕蒲公英15克，紫花地丁15克，野菊花9克，生大黄9克。

〔功效〕清热解毒消肿。

〔适应证〕急性乳腺炎（红肿热痛未溃者）。

〔使用方法〕煎汤热敷患部。

〔按语〕本方于清热解毒药中佐大黄活血散结，以畅乳腺，宜于化脓性乳腺炎。于内服药的同时兼用此外敷，自可事半功倍。

〔整理人〕哈荔田。

散痈汤

〔方剂来源〕内蒙古著名中医黄惠卿经验方。

〔药物组成〕荆芥7克，防风7克，金银花20～30克，连翘10克，蒲公英15～25克，浙贝母7克，当归9克，赤芍7克，全瓜蒌20克，没药6克，生甘草5克。

〔功效〕清热散结。

〔适应证〕乳痈未溃期。一般指初起乳房忽然红肿、灼热，全身发热（体温有时正常，有时升高）恶寒，头痛，脉多见浮数有力或无力等。如在1周内，为未溃期。脓未成时，及时治疗，可使红肿热痛消退而愈。

〔使用方法〕将上药放入容器内，加冷水浸过药面，泡60分钟后煎煮，煮沸后改用微火，再煎20分钟，滤取药液；再倒入开水微火煎15分钟，滤取药液，两次所煎之药液混匀，分早、午、晚三次服之，连服3剂。一般2日体温下降，红肿见消，再改为日服2次，至肿消则药止。

〔注意事项〕如高烧不退，疼痛增加，继续发展，3日后可加柴胡9克、炒黄芩6克，4小时服1次，日夜连服。好转后改为日服3次或2次。3～4天热退痛减迅速而愈。如口干咽燥，大便秘结，可加酒大黄6～9克，大便通即减去。如确见身虚汗出者，虽有高烧，亦加生黄芪30～50克，以助抗邪退热消肿之效。

〔临床验案〕李某，女，27岁，门诊病人，初诊日期1978年3月13日。主诉：左乳红肿疼痛已3天。病史：产后14天，一般情况均佳，3天来左乳左侧红肿，焮热，疼痛，全身发热恶寒，头痛，体温38.3℃，脉浮略数，苔黄白薄，乳头发育正常，其他无所见。考虑为产妇睡眠压伤乳络，郁积化热所致。治法：消热散结。方药：散痈汤加减。荆芥9克，防风7克，橘络7克，瓜蒌15克，银花15克，连翘10克，当归5克，赤芍7克，蒲公英15克，薄荷6克，甘草5克，水煎服3剂。服法：日服3次。1日后热退，2日肿消痊愈。

〔整理人〕黄惠卿。

复方瓜蒌散

〔方剂来源〕山东泰安市中医院刘洪祥主任医师经验方。

〔药物组成〕瓜蒌、炒麦芽各25克，橘核20克，当归、牛膝、赤芍各15克，郁金12克，木香、红花各10克。

〔功效〕行气解郁，活血通络。

〔适应证〕适用于乳痈、乳癆、乳癖、乳疬、乳衄等，包括现代医学之急慢性乳腺炎、乳腺囊性增生病及某些乳腺良性肿瘤等。

〔使用方法〕水煎服。

〔临床验案〕张某，24 岁，初产妇。1991 年 12 月 28 日就诊。患者产后第 12 天，突感恶寒，继之发热，右侧乳房上方出现一硬块，红肿热痛，触之痛甚。某医院诊为“急性乳腺炎”，肌注青霉素 6 天，又静点氨苄青霉素 3 天，病情未减，包块逐渐增大。查患者右侧乳房正上方有一约 7 厘米×8 厘米之包块，局部红肿，压痛明显，经服“复方瓜蒌散”10 剂而愈。

〔按语〕本方是以《寿世保元》之神效瓜蒌散（瓜蒌、当归、乳香、没药、甘草）、《济阴纲目》之免怀散（当归、红花、赤芍、牛膝）、木金散（经验方：木香、郁金）三方化裁而成。方中瓜蒌、橘核、郁金、木香疏肝理气解郁，当归、牛膝、红花活血化瘀，炒麦芽回乳，共奏行气解郁、活血通络之功，故可用于多种乳腺疾病。

加减运用：乳痈初起，见红肿热痛者，加蒲公英、金银花、连翘，尤其重要的是，蒲公英至少用 30 克，以发挥其“疏通阻塞之乳腺管”之作用。痈口未溃可加穿山甲、皂角刺、天花粉；已溃或溃后日久不愈，以气虚为主者，可加党参、黄芪；以阳虚为主者，可加淫羊藿、鹿角胶、肉桂、附片等。有一点还需要指出，大凡理气之药如橘核、橘红、香附，行血药如红花、牛膝、川芎，消积药如山楂、麦芽等，均有一定回乳作用，在痈肿初起时用之可减少乳汁郁积，防止痈肿形成，若痈肿已消，应逐渐停用，不可大剂量久服，以免影响哺乳。

〔整理人〕王光辉。

乳痈消汤

〔方剂来源〕山东中医药大学附属医院姜兆俊教授经验方。

〔药物组成〕柴胡 10 克，蒲公英 30 克，瓜蒌 30 克，金银花 30 克，连翘 15 克，赤芍 15 克，黄芩 10 克，青皮 10 克，漏芦 10 克，生甘草 10 克。

〔功效〕疏肝清胃，清热解毒，和营通乳。

〔适应证〕肝气郁结，阳明胃热所致的急性乳腺炎初期。

〔使用方法〕水煎服。

〔临床验案〕盛某，女，26 岁。于 1987 年 5 月 10 日因左乳肿痛发烧 5 天就诊。查见左乳外上象限有 6 厘米×6 厘米热痛肿块，压痛明显，排乳不畅，伴发热恶寒，口渴，便秘，舌苔黄，脉弦数。体温 39.2℃，白细胞 12000/立方毫米，诊断：急性乳腺炎。治宜疏肝清胃、清热解毒、和营通乳。方用乳痈消汤，原方中柴胡改为20克，加生石膏30克，山甲珠6克内服。另加紫雪丹1.5克，日2次，冲服。金黄膏（《医宗金鉴》如意金黄散3/10，加凡士林7/10，调匀成膏），外敷，日1次。服药4小时后，全身微汗出，体温下降至38.5℃。连服3剂，肿痛明显减轻，肿块缩小至3厘米×3厘米，体温正常。前方柴胡改为10克，减去生石膏，停服紫雪丹，继服3剂，金黄膏外敷，每日1次，即告痊愈。

体会：急性乳腺炎（乳痈）的治疗关键是及早治疗，并从整体观念出发，辨证施治，才有消散之望。本病初期证属肝气郁结，胃热壅滞，乳汁郁结，气血凝滞，邪毒侵入与瘀血、积乳相搏，蕴结生热而成。故宜疏肝清胃、清热解毒、和营通乳。疏肝清胃以治其本，清热解毒有利于和营通乳，和营通乳有利于清热解毒，三法结合，相得益彰。姜教授用此方法辅以相应的外治法治愈本病40例，取得理想效果。伴有乳头皲裂者，应积极治疗本病，对加速乳腺炎的治愈和防止愈后复发极为重要。

〔按语〕方中柴胡、青皮疏肝行气，解郁退热；蒲公英、金银花、连翘、黄芩、生甘草清热解毒，消肿散结，而蒲公英兼能散滞气，入阳明胃经散结而通乳，为治乳痈要药；瓜蒌、漏芦、赤芍，清热和营，消肿疗痈，散结通乳。诸药合用，共奏疏肝清胃、清热解毒、和营通乳之功。

发热恶寒者，原方柴胡加倍用量；发热口渴者，加生石膏30克；高热便秘者，加紫雪丹（《和剂局方》）1.5克，冲服，日2次；红肿热痛明显者，加犀黄丸（《外科全生集》）1.5～3克，冲服，日2次；乳汁积滞者，加山甲珠10克，王不留行10克。

〔出处〕《中国名医名方》。

6.3 乳岩

调神攻坚汤

〔方剂来源〕全国名老中医卢祥之经验方。

〔药物组成〕柴胡15克，黄芩15克，苏子30克，党参30克，夏枯草30克，王不留行90克，牡蛎30克，瓜蒌30克，石膏30克，陈皮30克，白芍30克，川椒5克，甘草6克，大枣10枚。

〔适应证〕乳癌。

〔使用方法〕水煎服。

〔临床验案〕郭某，女，34 岁，教师。1973 年 9 月初诊。患者于 1973 年春发现左侧乳房有一鸡卵大肿物，在北京某医院做病理检查，诊为乳腺腺癌。后行根治术，并行 45 天放疗。4 个月后右侧乳房又出现核桃大肿物，双侧腋下、颈部也有大小不等的硬性肿物。因此又去北京求治，诊断为癌肿广泛转移，无法医治，转回原址。患者于 9 月来诊治疗。见其极度消瘦，面色无华，四肢乏力，食欲不振，各处肿物如上所述，脉细无力，舌苔黄腻。投以调神攻坚汤，嘱其精神保持愉快，避免生气。服药后食量即见增加，服药至 30 剂时，各处肿物开始变小，精神渐好。服药至 120 剂，肿物已完全消除，体重已增加 10 多公斤。服药至 180 剂，体重增加 20 多公斤，精神佳，脉舌象正常。再去北京检查，亦未见有异常。后半年去某肿瘤医院复查一次，亦无异常发现，治疗已近 6 年，患者仍健在。应用调神攻坚汤，治愈乳癌 1 例，本方治疗其他肿瘤，也有较好效果，但必须坚持服药，以 120 剂为 1 疗程。久服、坚持，是取效的关键。

〔整理人〕卢祥之。

乳疡无忧丹

〔方剂来源〕全国名老中医李济舫经验方。

〔药物组成〕陈蛀全瓜蒌 3 个（越大越好），生地黄 150 克，土贝母 120 克，生香附 120 克，生牡蛎 120 克，漏芦 90 克，白芥子 90 克，野茯苓 90 克，炒麦芽 90 克，王不留行 60 克，制半夏 60 克，全当归 60 克，福橘叶 60 克，炒白芍 60 克，小青皮 60 克，广陈皮 60 克，炮山甲 30 克，潼木通 30 克，川抚芎 30 克，西粉草 30 克。

〔适应证〕乳岩。

〔使用方法〕共研细末，用蒲公英 60 克，连翘 60 克，煎汤代水泛丸，晒干，置石灰甏内收贮，勿使受潮。1 日 3 次，每次 6 克，饭后服，需连续服勿间断，至愈为度，并宜忌口，凡椒、姜及海味等物皆为禁忌之品，切戒恼怒、房劳。

〔整理人〕李济舫。

消岩膏

〔方剂来源〕全国名老中医李济舫经验方。

〔药物组成〕山慈菇 30 克，土贝母 30 克，五倍子（瓦上炙透）30 克，川独活 30 克，生香附 30 克，生南星 15 克，生半夏 15 克。

〔适应证〕乳岩。

〔使用方法〕共研细末，用醋调膏如厚糊状，摊贴核块上。

〔注意事项〕使用时注意贴膏部位，不可过小，当视核块的状况，略为加宽，必须贴着四周，使稳固而不致移动脱落。一日一易，至全消为止（近时用法，将膏涂脱脂纱布上，用橡皮硬膏粘上较妥）。切忌时时揭开，时时更换。急性化脓性炎症忌用此膏。

〔按语〕制醋膏法：用上好米醋，陈久者更好，不拘多少，文火熬老至四分之一为度，冬季可凝结不散，夏天可略加白醋少许（夏宜稍老，冬宜稍嫩），膏成，趁热倾入冷水中，以去火毒为要。

〔整理人〕李济舫。